普通高等教育案例版系列教材

案例版

供临床、基础、口腔、麻醉、影像、药学、检验、护理、法医等专业使用

医学统计学

第 3 版

主　　编　罗家洪　郭秀花
副 主 编　姚应水　贾　红　刘启贵　赵若望　董莉萍　程晓萍　李晓梅　李秀央　谢红卫　罗艳侠
学术秘书　毛　勇　彭林珍
编　　委　（按姓氏笔画排序）

王良君（锦州医科大学）	王耶盈（昆明医科大学）
毛　勇（昆明医科大学）	叶运莉（西南医科大学）
刘军祥（西南医科大学）	刘启贵（大连医科大学）
刘　艳（南华大学）	李秀央（浙江大学）
李晓梅（昆明医科大学）	李　霞（首都医科大学）
肖媛媛（昆明医科大学）	吴立娟（首都医科大学）
吴梦吟（浙江大学）	何利平（昆明医科大学）
宋桂荣（大连医科大学）	张俊辉（西南医科大学）
陈　莹（昆明医科大学）	罗艳侠（首都医科大学）
罗　健（昆明医科大学）	罗家洪（昆明医科大学）
和丽梅（昆明医科大学）	孟　琼（昆明医科大学）
赵若望（内蒙古科技大学包头医学院）	郝金奇（内蒙古科技大学包头医学院）
胡志宏（北华大学）	侯瑞丽（内蒙古科技大学包头医学院）
俞婉琦（浙江大学）	姚应水（皖南医学院）
贺连平（皖南医学院）	贾　红（西南医科大学）
郭秀花（首都医科大学）	常　巍（昆明医科大学）
康耀文（皖南医学院）	彭林珍（云南交通职业技术学院）
董莉萍（北华大学）	喻　箴（昆明医科大学）
程晓萍（锦州医科大学）	童玲玲（南华大学）
谢红卫（南华大学）	詹志鹏（锦州医科大学）

科 学 出 版 社

北 京

郑 重 声 明

为顺应教学改革潮流和改进现有的教学模式,适应目前高等医学院校的教育现状,提高医学教育质量,培养具有创新精神和创新能力的医学人才,科学出版社在充分调研的基础上,首创案例与教学内容相结合的编写形式,组织编写了案例版系列教材。案例教学在医学教育中,是培养高素质、创新型和实用型医学人才的有效途径。

案例版教材版权所有,其内容和引用案例的编写模式受法律保护,一切抄袭、模仿和盗版等侵权行为及不正当竞争行为,将被追究法律责任。

图书在版编目(CIP)数据

医学统计学 / 罗家洪,郭秀花主编. —3 版. —北京:科学出版社,2018.3
ISBN 978-7-03-056283-8

Ⅰ. ①医… Ⅱ. ①罗… ②郭… Ⅲ. ①医学统计-医学院校-教材
Ⅳ. ①R195.1

中国版本图书馆 CIP 数据核字(2018)第 006872 号

责任编辑:朱 华 / 责任校对:郭瑞芝
责任印制:赵 博 / 封面设计:王 融

科学出版社 出版
北京东黄城根北街 16 号
邮政编码:100717
http://www.sciencep.com
天津市新科印刷有限公司 印刷
科学出版社发行 各地新华书店经销
*
2006 年 8 月第 一 版 开本:850×1168 1/16
2018 年 3 月第 三 版 印张:17 1/2
2022 年 7 月第三十四次印刷 字数:580 000
定价:68.00 元
(如有印装质量问题,我社负责调换)

前　言

本教材是根据《国家中长期教育改革和发展规划纲要（2010—2020 年）》《国家中长期人才发展规划纲要（2010—2020 年）》《国家中长期科学和技术发展规划纲要（2006—2020 年）》等的精神，在本科案例版《医学统计学》第 2 版的基础上编写的第 3 版教材，本教材本着与时俱进、改革与创新医学生培养模式、教学方法的宗旨，采用先进教学模式——案例式教学模式的基础上，编写的适合中国国情的全新案例式教材。

医学统计学是医学生的一门重要基础学科，它是应用统计学的基本原理和方法，研究医学及其有关领域数据信息的搜集、整理、分析、表达和解释的一门科学。由于医学领域及其有关领域的研究主要对象是人，人的健康及其影响因素较复杂，具有生物变异性和多因素特点，与社会因素、心理因素、环境因素等有关，需要借助医学统计学的方法进行统计分析，解决医学日常工作和医学科研工作的实际问题。因此，医学统计学是医学生的公共基础课，又是专业基础课；医学统计学是医疗卫生人员正确认识医学领域及其有关领域的客观规律、总结工作经验、进行医学科研和疾病防治工作的重要工具。人类已进入信息时代，要在大量的信息中获得有价值的结果，需要对信息进行科学的统计分析，这就要求医学生具有扎实的医学统计学基础。为培养合格的 21 世纪医学人才，绝大多数医科院校都将医学统计学列为本专科生、硕士研究生、博士研究生以及医学继续教育和成人在职培训的必修课程。但是，由于医学统计学的抽象性、综合性和灵活性等特点，加之传统的教材内容和教学模式，使得医学生普遍感到该课程难学、难懂，以至于在医疗实践中不知如何应用。

长期以来，我国高等教育的教学活动中"教""学"分离现象突出，枯燥的"填鸭式"教学，单向传输的师生关系，导致医学生学习主动性不够，创新思维不强，自学能力缺乏，影响了人才培养的质量。相对于其他学科而言，医学教学模式更为传统和保守，课程体系、教学方法几十年不变，这与"灌输式"的教材结构有着很大关系。传统教材模式为基本概念→基本理论→正常案例→习题，没有错误案例，学生不知道会犯何种错误？应该怎样避免？怎样正确分析？为了顺应教育部教学改革的潮流，改进现有教学模式和课程体系，提升教学质量和就业率，我们在不改变教学核心内容的前提下，采用先进教学模式，借鉴职业教育成功经验，以全新面貌编写了案例式医学统计学，其主要特点有以下几个方面：

1. **先进性**　在突出基础理论、基本知识和基本技能的基础上，融典型科研正反案例于教材中，以案例引导教学，采用错误案例（或正常案例）→问题→分析→引导出基本概念→基本理论→实际科研案例→正确分析方法→知识点→思考练习模式，丰富教学内容，提高学习效率。强调以"学"为中心，以学生的主动学习为主，打破传统教学中强调的以"教"为主，将教学改革落到实处。

2. **科学性**　注重创新能力和实践能力的培养，力求为学生知识、素质和能力的协调发展创造条件。将教学改革和教学经验、临床科研成果融入教材，基础课程中加入临床案例，加强了基础学科与临床学科的联系和结合，明确了学习基础课的目的，让学生感到学有所用，既能充分调动学习主动性和积极性，提高学习效率，又能大幅度提升教学质量。

3. **启发性**　用各种正确和错误的典型案例启发学生思考，引导学生提出问题，鼓励学生自己寻找问题的答案，培养学生批判性和分析性的思维能力，从根本上改变死记硬背、理论与实践相脱离的学习过程。

4. **实用性**　各章节知识点明确，学生易学，教师好教，使学生在较短的时间内掌握所学知识。教材内容符合教育部制定的基本教学要求，以 5 年制医学本科生为主要对象，以临床医学专业为主，兼顾预防、基础、口腔、影像、麻醉、护理、药学、检验、视光、社保等专业需求，同时适用于医学生全国统考、毕业后执业医师考试和硕士研究生入学考试，也可作为在职医疗卫生人员继续教育培训教材，还可以作为在职医疗卫生人员科研参考书。

5. **激励或行动指南**　每章有许多名人名言，在学习《医学统计学》时也熟悉许多名人名言，这些名人名言将给予读者激励、警戒或作为行动的指南。

本教材第 1 版出版后受到读者的一致好评，获得 2010 年云南省优秀教材和昆明医学院优秀教材。第 2 版在第 1 版的基础上，增加了二项分布与 Poisson 分布、多因素分析两章内容，每章新增许多名人名言，给读者激励、警戒或作为行动的指南。第 3 版在第 2 版基础上，更换了最新科研案例，修改了第 2 版不足之处，增添了许多思考练习题。

本教材是常年从事医学统计学和卫生统计学教学工作的各位主编、副主编及编委的经验总结，也是医学科研统计方法的综合反映。在教材编写和出版过程中，得到了科学出版社医学分社社长李国红及朱华编辑等和各参编医科院校的大力支持；同时，昆明医科大学校长李松教授，副校长李燕主任医师，公共卫生学院院长殷建忠教授、罗勇前书记、许传志副院长等也给予了大力支持并提出了宝贵意见，我谨代表全体编委一并鸣谢。

  本教材是全新的案例式教材，限于我们的水平和编写经验，可能有不少的缺点和错误，热忱欢迎广大师生和同行批评指正，并希望各医科院校在使用过程不断总结经验，提出宝贵意见，以便进一步修改提高。

罗家洪

2017 年 11 月于春城昆明

目　　录

第 1 章　绪　　论

第一节　概　　述

【例 1-1】

　　某医师研究中西药治疗胃溃疡患者疗效，在进行简单实验设计后，随机抽取胃溃疡患者 120 人作为研究对象，用随机方法将研究对象随机分成两组，分别采用中药和西药进行治疗，两组除用药不同外，其他条件尽可能相同；观察时采用盲法观察。中药组治疗 60 人，有效 54 人，有效率为 90.0%；西药组治疗 60 人，有效 42 人，治愈率为 70.0%，该医师认为中药治疗胃溃疡患者的疗效高于西药。该医师将资料整理撰写成论文，投稿到某杂志编辑部，没有几天，该医师接到该杂志编辑部的回信：请重新做统计学处理。该医师非常不理解，已经计算了各组的有效率，还要做什么统计处理？

【问题 1-1】

　　（1）该医师得到的资料属于何种类型资料？

　　（2）该资料属于何种设计方案？

　　（3）为什么杂志编辑部编辑要求重新做统计学处理？

　　（4）该资料需要用何种统计方法处理？

> 读一本好书，就是和许多高尚的人谈话。
> ——歌德

【分析】

　　（1）该资料的治疗结果按有效和无效分类，分别清点中西药组的有效和无效人数，属于典型的二分类计数资料。

　　（2）该医师采用随机抽样和随机分组方法，属于完全随机设计（成组设计）方案。

　　（3）该医师采用抽样研究，不可避免存在抽样误差，不能直接凭统计描述指标即有效率大小下结论，故该杂志编辑部编辑要求重新做统计学处理，需要进一步进行统计推断即假设检验后根据 P 值大小再下结论。

　　（4）根据资料的类型及其设计方案，应采用四格表 χ^2 检验。

　　该医师请统计学专家进行四格表 χ^2 检验，得 $\chi^2 = 7.500$，$P = 0.006$，小于检验水准 α（$\alpha=0.05$），中西药有效率差异有统计学意义，可认为中西药治疗胃溃疡患者的有效率有差别。通过资料的统计分析，该医师深刻认识到：**没有较好的统计学知识，就不可能进行较好的科学研究，更不可能写出一篇高质量的科研论文**。

　　统计学（statistics）是应用概率论和数理统计的基本原理和方法，研究数据的搜集、整理、分析、表达和解释的一门科学。通过对被研究对象的数量信息的综合分析，去粗取精，去伪存真，透过表面现象揭示事物内部的客观规律。将统计学的理论和方法应用于自然科学和社会科学的不同领域，形成了若干统计学的分支，医学统计学就是其中之一。国际统计学界把医学统计学称为生物统计学（biostatistics）。

　　医学统计学（medical statistics）是应用统计学的基本原理和方法，研究医学及其有关领域数据信息的搜集、整理、分析、表达和解释的一门科学。由于医学领域及其有关领域的研究主要对象是人，人的健康及其影响因素较复杂，具有生物变异性和多因素特点，与社会因素、心理因素、环境因素等

> 有志者，事竟成。
> ——［南朝］范晔

有关，需要借助医学统计学的方法进行统计分析，解决医学日常工作和医学科研工作的实际问题。因此，医学统计学是医学生的公共基础课，又是专业基础课；医学统计学是医疗卫生人员正确认识医学领域及其有关领域的客观规律、总结工作经验、进行医学科研和疾病防治工作的重要工具。

　　医学统计学的主要内容：①基本理论与方法：包括研究设计（调查设计、实验设计）、统计描述（计量资料的统计描述、分类资料的统计描述、统计图表）、统计推断（t 检验、方差分析、χ^2 检验、秩和检验等）、直线相关与回归、多元统计分析等。②健康统计：包括医学人口统计、疾病统计、健康体检统计等。③医疗服务统计：病案统计、医院统计、医疗服务的需求与利用、医疗保健制度与管理的统计分析等。本教材内容主要是医学统计学的基本理论和方法，有些教材上没有的方法可以参考其他统计教材。

统计学的起源可以追溯到18世纪甚至更早，但统计学的主要发展却是在19世纪末和20世纪初才真正开始，到40年代才逐渐成熟起来的。第二次世界大战以后，随着电子计算机的发展，统计的计算工作变得简化而快捷，计算工作全部用计算程序完成。将对资料进行各种统计处理分析的一系列程序组合就成为统计软件包（statistical package），有了统计软件包以后，统计学的计算非常简便，应用更为广泛。

统计软件包较多，国际上最著名的三大统计软件包为SAS、SPSS和BMDP，SAS（statistical analysis system，统计分析系统）是由美国的SAS institute在20世纪60年代开发的统计软件包。SPSS（statistical package for social sciences，社会科学统计软件包）是美国SPSS公司开发的大型统计软件包。自BMDP被SPSS收购后，第三大国际统计软件包一直没有确定。在国际学术界有条不成文的规定：凡是用SAS和SPSS统计分析的结果，在国际学术交流中可以不必说明算法。此外，国际统计软件包还有STATA、SYSTAT、STATISTICA、S-PLUS、P-STAT、SPIDA、MINITAB、GLIM、EPI INFO、R软件等；国内有四川大学华西公共卫生学院卫生统计学教研室开发的PEMS（The Package for Encyclopaedia of Medical Statistics，《中国医学百科全书·医学统计学》统计软件包）中文统计软件包等。目前，统计学及其软件包已广泛普及和应用于医学、社会学、市场学、经济学和自然科学等各个领域的信息处理、定量研究和科研分析中。

> **【知识点 1-1】**　　　　　　　　　　**统计学的概念**
>
> 1. 统计学是应用概率论和数理统计的基本原理和方法，研究数据的搜集、整理、分析、表达和解释的一门科学。
>
> 2. 医学统计学是应用统计学的基本原理和方法，研究医学及其有关领域数据信息的搜集、整理、分析、表达和解释的一门科学。
>
> 3. 统计软件包是对资料进行各种统计处理分析的一系列程序的组合。

> 每一个成功者的秘诀，是由于坚定不移的志向和热烈不懈的工作。
> ——［英］马尔顿

医学生学习统计学，不仅多了一个认识世界、了解事物的工具，而且对将来的工作也有一定的帮助。医学工作和研究的对象是富于变化的人体，目前人类对自己的身体还有许多未知的部分，医学的发展离不开统计学的应用。对医生和医学科研工作者，阅读文献是了解学科发展的必不可少的工作，统计学知识有助于在阅读中对文献的可靠性进行正确的判断，也有助于更好地理解别人的工作。如果要进行科学实验或将自己的工作总结发表，更是离不开统计学知识。而统计学的基本思想，有助于形成良好的逻辑思维，增强科研工作能力。

学习统计学，不是像学数学那样单纯理论和做习题，也不是像学医学那样记忆许多细节，事事眼见为实。学习统计学必须理论课与实习课紧密结合。理论课着重掌握基本概念、基本思想与基本方法，掌握它们的意义、用途和应用条件，而不必深究其数学推导和计算；实习课通过讨论和案例分析，加深对"三基"的理解与认识，并通过一些应用分析题的解题练习，掌握医学统计学的分析过程和方法。

学习统计学的最好方法是熟练掌握一个统计软件包，如SPSS或SAS。根据实际资料正确选用分析方法，自己操作统计软件包完成有关计算，并对计算结果做出合理的解释。在实际操作过程中，可以加深统计方法的理论和应用条件的理解。学习统计是一个长期的过程，经常撰写科研论文有助于对所学知识的掌握和巩固，也有助于提高统计方法的应用能力。

第二节　统计工作的步骤

例1-1例子提示统计工作步骤分为研究设计→搜集资料→整理资料→分析资料→撰写科研论文，一般把前四步作为统计工作的基本步骤，简化为**"设计、搜集、整理、分析"**八字。

1. 研究设计（research design）　科研结果的好坏取决于研究设计的好坏，一定的设计决定了一定的数据分析方法，不同设计方案下获得的资料要用不同的方法来分析，因此，设计决定分析，选择统计方法时应首先弄清楚资料类型属于何种资料，采用什么设计方案。设计是整个研究过程中最关键的一环，因此将在调查设计和实验设计中进行专门的介绍。

> 千里之行，始于足下。
> ——老子

2. 搜集资料（data collection）　对统计资料的收集要做到完整、准确、及时、可靠。医学科学研究的资料主要来源于三个方面：①日常工作记录。包括病历、卫生监测记录、健康检查记录等。应注意资料的完整性和准确性。病历是临床研究资料的重要来源，由于没有经过研究的设计环节，可能会产生不完整和不准确的情况。②统计报表。包括工作报表、传染病报表等。报表资料的质量取决于填报人员的认识和责任感，使用时应对数据的准确性做出判断。③专题调查或实验。实验和现场调查一般都经过严格的研究设计过程，但应注意收集资料过程中的质量控制和审核。

3. 整理资料（data sorting） 包括对收集到的资料进行检查和整理的过程。一般采用计算机统计软件包对资料进行核查、汇总与整理分析。在输入计算机前，需要对资料进行编码处理（coding），例如，可以用汉字、字母（如 M 代表男、F 代表女）或数字（如 1 代表男，2 代表女）表示性别。应根据下一步的统计分析选择合适的编码类型。注意输入计算机的信息准确，特别是数量较大、项目较多的资料，可以选择能提高输入质量的数据管理软件如 EpiData 等软件输入数据。

4. 分析资料（data analysis） 统计分析可以分为统计描述和统计推断两大类。统计描述（statistical description）是对已知的样本（或总体）的分布情况或特征进行分析表述，常用的统计描述方法有统计图（statistical graph）、统计表（statistical table）、统计指标（statistical index）和统计模型（statistical model）等。在统计指标中，常用集中趋势（central tendency）、离散趋势（tendency of dispersion）和相对数（relative number）等表示。

统计推断（statistical inference）是根据已知的样本信息来推断未知的总体，是统计分析的目的，包括参数估计（parameter estimation）和假设检验（hypothesis test）。

【知识点 1-2】

1. 统计工作的基本步骤：研究设计、搜集资料、整理资料和分析资料。

2. 科研结果的好坏取决于研究设计的好坏，研究设计是统计工作的基础和关键，决定着整个统计工作的成败。

3. 统计分析包括统计描述和统计推断。统计描述是对已知的样本（或总体）的分布情况或特征值进行分析表述；统计推断是根据已知的样本信息来推断未知的总体。

第三节 统计资料的类型

【例 1-2】

某医师观察中药溃疡灵治疗成人胃溃疡的疗效，用胃舒平作对照。在进行临床实验设计时，考虑观察病人的年龄（实际岁数）、性别（男、女）、民族（具体民族）、文化程度（文盲、小学、初中、高中、中专、大专、本科、硕士研究生、博士研究生）、职业（无业、个体、农民、工人、干部）、血型（A、B、O、AB）、病情（轻、中、重）、病程（天）、血常规（红细胞计数、血红蛋白、白细胞计数等）、临床治疗效果（治愈、显效、有效、无效）等30个指标。随机抽取成人胃溃疡患者200人作为研究对象，随机分成治疗组和对照组，治疗组用中药溃疡灵治疗100人，治愈40人，显效30人，有效15人，无效5人，总有效95人，总有效率为95.0%；对照组用胃舒平治疗100人，治愈20人，显效15人，有效35人，无效20人，总有效80人，总有效率78.3%，治疗组和对照组的疗效分布差异有统计学意义（$z = -4.876$，$P < 0.001$），治疗组治愈率高于对照组；治疗组和对照组的总有效率比较差异有统计学意义（$\chi^2 = 10.286$，$P = 0.001$），治疗组总有效率高于对照组。

在上述例 1-2 中，观察对象的指标因个体差异不同而统称为变量（variable），如病人的年龄、性别、职业等，变量可分为定性与定量两种类型，前者说明事物的类别和本质，后者反映事物的数量特征。兼具两种性质者常称为半定量变量或等级变量。变量观察结果或变量的测定数值称为变量值（variable value），如实际的年龄、性别的男女等。某次研究变量值的组合构成了该次研究的统计资料（data）。由不同的变量产生的统计资料类型也不同，由定量变量产生的统计资料一般称为计量资料（measurement data），而由定性变量产生的统计资料一般称为计数资料（count data）或定

聪明在于学习，天才在于积累。
——华罗庚

性资料（qualitative data）。等级变量产生的资料是等级资料（ordinal data）。

医学领域原始资料类型可分为计量资料（measurement data）、计数资料（count data）和等级资料（ordinal data），三类资料在一定条件下可以互相转换。

> 不读书的人，思想就会停止。
>
> ——狄德罗

1. 计量资料（measurement data，或定量资料 quantitative data） 计量指标也称数值变量（numerical variable）或定量变量（quantitative variable）。计量资料是用定量的方法对每一个观察单位的某项指标进行测定所得的资料。计量资料的变量值是定量的，表现为数值大小，一般具有度量衡单位，例1-2中年龄、RBC数、血红蛋白等。定量变量按取值的不同可分为离散型变量（discrete variable）和连续型变量（continuous variable）两种，前者取值范围是有限个值或者一个数列构成的，常取0和正整数值，如现有子女数，儿童的龋齿数，胎次等。连续型变量则可以取实数轴上的任何数值，如身高、体重、血红蛋白等。

2. 计数资料（count data，或定性资料 qualitative data，或分类资料 categorical data） 计数指标也称分类变量（categorical variable）或名义变量（nominative variable）。计数资料是把观察单位按某种属性（性质）或类别进行分组，清点各组观察单位数所得资料。各观察数值是定性的，一般无度量衡单位。各属性之间互不相容。例1-2中的性别、职业、血型等

3. 等级资料（ordinal data） 等级资料是把观察单位按属性程度或等级顺序分组，清点各组观察单位数所得资料。各属性之间有程度的差别。各属性之间互不相容。例1-2中的文化程度、临床治疗效果等。等级资料的等级顺序不能任意颠倒。两分类（dichotomy）的等级资料由于分析方法与计数资料相同，因此，等级资料通常指有序多分类的资料。

变量和资料的类型以及相应的统计方法列于表1-1。

表 1-1　变量或资料的类型及其相应的分析方法

变量类型	变量值表现	资料类型	例子	可选分析方法
定量变量（数值变量）				
离散型变量	不连续的数值	计量资料	出生孩子数、死亡动物数等	t 检验、方差分析、相关回归分析等
连续型变量	连续的数值	计量资料	身高、体重、血红蛋白、血清铁含量等	t 检验、方差分析、相关回归分析等
分类变量				
无序分类：二分类	定性（不同属性）对立的两类	计数资料	性别	χ^2 检验、z 检验等
多分类	类间无程度差异	计数资料	血型、职业	χ^2 检验等
有序分类	类间有程度差异	等级资料	文化程度、临床治疗结果	秩和检验、Ridit 分析等

【知识点 1-3】　**医学原始资料类型**

1. 计量资料是用定量的方法对每一个观察单位的某项指标进行测定所得的资料。
2. 计数资料是把观察单位按某种属性（性质）或类别进行分组，清点各组观察单位数所得资料。
3. 等级资料是把观察单位按属性程度或等级顺序分组，清点各组观察单位数所得资料。各属性之间有程度的差别。等级资料的等级顺序不能任意颠倒。

第四节　统计学的几个基本概念

1. 随机事件与必然事件 随机事件（random event）是指随机现象的某个可能观察结果或可能发生也可能不发生的事件，如医疗事故、交通事故等。必然事件（certain event）是指一定要发生的事件，如水加温到100℃就成开水了。

2. 同质与变异 统计分析是建立在同质基础上的。同质（homogeneity）是指所研究的观察对象具有某

些相同的性质或特征。变异（variation）是同质个体的某项指标之间的差异，即个体变异（individual variation）或个体差异性。如研究儿童的生长发育情况，研究对象是同年龄、同性别的儿童，其生长发育指标如身高、体重、智商等各自不同，即存在个体变异；研究某种新药对高血压病人的疗效，研究对象为确诊的高血压病人，使用相同的药物进行治疗，其疗效也不尽相同。统计分析的目的就是在同质的基础上对变异进行研究，找出客观存在的规律性，从而对同类事物加以估计和预测，以便指导实际工作。

> 学无早晚，但恐始勤终随。
> ——［宋］张孝祥

3. **总体与样本** 总体（population）是根据研究目的确定的同质研究对象的全体（或全部同质观察单位）。观察单位数有限的总体称为有限总体（finite population），如某校 2016 年在校大学生的体质调查，某地 2016 年高血压流行病学调查等。无法确定数量的总体称为无限总体（infinite population）。

要研究总体中的全部观察单位，需要花费巨大的资源，有时是不可能的。在实际工作中，常常是从总体中抽取一部分有代表性的个体组成样本（sample），对样本进行研究以推断总体。样本是从总体中抽取的具有代表性的部分个体（individual），其能否代表总体取决于抽取样本的过程，即抽样（sampling）。样本的代表性还取决于抽取的个体数的多少，称为样本含量或样本例数（sample size）。抽样方法和样本含量估计详见调查设计。

总体与样本的划分是相对的，一个研究中的样本可能是另一个研究中的总体。

4. **抽样研究与抽样误差** 通过从总体中随机抽取样本，对样本信息进行分析，从而推断总体特征的研究方法称为抽样研究（sampling research）。由随机抽样造成的样本指标与总体指标之间、样本指标与样本指标之间的差异称为抽样误差（sampling error）。抽样误差的根源在于个体变异，在抽样研究中是不可避免的，但其规律可以认识。统计学的任务之一就是寻找抽样误差的规律并估计其大小。

5. **参数与统计量** 反映总体特征的指标称为参数（parameter），常用小写的希腊字母表示，确定的研究

> 书山有路勤为径，学海无涯苦作舟。
> ——［唐］韩愈

总体的参数是常数。而通过样本资料计算出来的相应指标称为统计量（statistic），常用英文字母表示。根据统计量推断参数是统计推断（statistical inference）的主要任务，包括对总体参数大小进行估计的参数估计（parameter estimation）和对总体参数进行比较的假设检验（hypothesis test）。

6. **概率** 概率（probability，P）是随机事件发生可能性大小的数值度量。概率的取值为 $0 \leq P \leq 1$。$P=1$ 的事件称为必然事件，即一定会发生的事件；而 $P=0$ 的事件为不可能事件，即不会发生的事件；P 介于 $0 \sim 1$ 之间的事件称为随机事件，即可能发生也可能不发生的事件。$P \leq 0.05$ 的随机事件称为小概率事件，小概率事件的原理是在一次实验中是不大可能发生的。统计学研究的事件只是随机事件，必然事件和不可能事件不属于统计学的研究范畴。

【知识点 1-4】 统计基本概念

1. 总体是根据研究目的确定的同质研究对象的全体。样本是总体中具有代表性的一部分个体。

2. 抽样研究是通过从总体中随机抽取样本，对样本信息进行分析，从而推断总体的研究方法。抽样误差是由随机抽样造成的样本指标与总体指标之间、样本指标与样本指标之间的差异。其根源在于总体中的个体存在变异性。只要是抽样研究，就一定存在抽样误差，不能用样本的指标直接下结论。

3. 统计学的主要任务是进行统计推断，包括参数估计和假设检验。

4. 概率是某随机事件发生可能性大小（或机会大小）的数值度量。小概率事件是指 $P \leq 0.05$ 的随机事件。

思 考 练 习

一、名词解释

1. 总体与样本　　　2. 参数与统计量　　　3. 抽样研究与抽样误差　　　4. 概率

二、是非题（正确记"＋"，错误记"－"）

1. 只要增加样本例数就可以避免抽样误差。　　　　　　　　　　　　　　　（　　　）

2. 某医院发生的医疗事故属于小概率事件。 （　　）

3. 统计描述就是用样本推断总体的统计过程。 （　　）

4. 如果对全部研究对象都进行了调查或测定就没有抽样误差。 （　　）

5. 分类资料中的各类别可以相互包含。 （　　）

6. 医学领域中的三类资料不能互相转换。 （　　）

7. 定量变量按取值的不同可分为离散型变量和连续型变量两种。 （　　）

8. 科研结果的好坏取决于研究设计的好坏，研究设计是统计工作的基础和关键，决定着整个统计工作的成败。 （　　）

9. 没有较好的统计学知识，就不可能进行较好的科学研究，更不可能写出一篇高质量的科研论文。 （　　）

10. 用 SAS 和 SPSS 统计分析的结果，在国际学术交流中可以不必说明算法。 （　　）

三、选择题（从 a～e 中选出一个最佳答案）

1. 若成年男子以血红蛋白＜125g/L 为贫血，调查某地 1000 人中有多少个贫血患者，这是＿＿＿＿＿。

a. 计量资料　　　　　　　　　b. 还不能决定是计量资料还是计数资料　　　c. 计数资料

d. 既可作计量也可作计数资料　　e. 等级资料

2. 一批病人的淋巴细胞转换率（%）是＿＿＿＿＿。

a. 计量资料　　　　　　　　　b. 还不能决定是计量资料还是计数资料　　　c. 计数资料

d. 既可作计量也可作计数资料　　e. 等级资料

3. 统计一批糖尿病患者的住院天数是＿＿＿＿＿。

a. 计量资料　　　　　　　　　b. 还不能决定是计量资料还是计数资料　　　c. 计数资料

d. 既可作计量也可作计数资料　　e. 等级资料

4. 测量某病患者的抗体滴度（1:2，1:4，1:8，…），是＿＿＿＿＿。

a. 计量资料　　　　　　　　　b. 还不能决定是计量资料还是计数资料　　　c. 计数资料

d. 既可作计量也可作计数资料　　e. 等级资料

5. 调查某医院医生的工作状况，医生一天内上班的时间是＿＿＿＿＿。

a. 变量　　　　b. 总体　　　　c. 个体　　　　d. 变量值　　　　e. 统计指标

6. 治疗结果分为有效和无效的资料，严格说来属于＿＿＿＿＿。

a. 等级资料　　b. 计数资料　　c. 计量资料　　d. 等级或计量均可　　e. 计数或计量均可

四、简答题

1. 某医师根据自己 20 年来收集的胆结石病例进行分析，认为：胆结石的发病和居住地有关，某些地区特别容易发生胆结石。女性发生胆结石的机会比男性大。从治疗效果看，保守治疗的效果不如手术治疗的效果好。

请从统计学的角度，分析该医师的结论。

2. 举例说明如何正确区分不同类型的统计资料？

3. 举例说明如何进行不同类型资料间的相互转换？

（罗家洪　彭林珍　罗　健）

第 2 章　　计量资料的统计描述

第一节　频数表和直方图

一、频　数　表

表 2-1　某市 130 名初中女生一分钟仰卧起坐完成次数频率分布

次数	人数	频率（%）	累计频率（%）
15	6	4.62	4.62
16	9	6.92	11.54
17	18	13.85	25.38
18	28	21.54	46.92
19	33	25.38	72.31
20	25	19.23	91.54
21	8	6.15	97.69
22	3	2.31	100.00
合计	130	100.00	—

用于描述计量资料的分组组段及其频数（frequency）的统计表称为频数分布表，简称频数表（frequency table）。对于离散型资料，只要列出取值及其相应的例数（即频数），就完成了频数表的编制，也可计算相应的频率（%）及累计频率（%）（表 2-1）。

对于类似总胆固醇的连续型资料，以例 2-1 为例进行频数表的编制。

（一）求极差

极差（range）是资料中的最大值（maximum value）与最小值（minimum value）之差，又称为全距，用 R 表示。

$$R = \max(x) - \min(x) \qquad (2\text{-}1)$$

本例中最大值为 278 mg/dl，最小值为 138 mg/dl，故极

差 $R = 278 - 138 = 140$ （mg/dl）。也就是说这 100 个人的总胆固醇值最大相差 140mg/dl。

（二）确定组数

组数的多少视样本含量及资料的变动范围大小而定，一般以达到既简化资料又不影响反映资料的规律性为原则。组数要适当，不宜过多，亦不宜过少。分组越多所求得的统计量越精确，但增大了运算量；若分组过少，资料的规律性就反映不出来，计算出的统计量的精确性也较差。通常分成 8～15 个组（一般样本量在 100 左右的分 10 组，样本量较大时，组数可适当增加）。本例拟分 10 组。

（三）确定组距

每组上限（upper limit）与下限（lower limit）之差称为组距（class interval）。组距可以相等，也可以不等，实际应用时一般采用等距分组。组距的大小由极差与组数确定。

$$组距 = 极差/组数 \qquad (2-2)$$

分 10 组时，用极差的 1/10 并取整数作组距。本例组距=140/10=14，为便于计算，组距可适当取整，本例取整数为 15。

（四）确定各组段的上下限

各组段的起点和终点分别称为该组的下限（lower limit）和上限（upper limit），显然上限=下限+组距。第一组段必须包含最小值，其下限≤最小值。本例最小值为 138，可取 130 为第一组段的下限，因此第一组段的上限=130+15=145。需要注意，各组段不能重叠，第一组段为[130，145），在频数分布表中用 130～表示（见表 2-2），若总胆固醇值恰为 145mg/dl，则应归入下一组段。依此类推。最末一组必须包括最大值，其上限≥最大值。如本例最大总胆固醇值为 278mg/dl，最末组段为 265～280。

（五）归组计数，作频数分布表

分组结束后，按照"下限≤x<上限"的原则统计各组段内的观测值个数即频数，将各组段及其落入该组段的频数列成相应的频数表（见表 2-2 第 1、2 列）。在编制频数表时，可计算相应的频率（表 2-2 第 3 列）、累计频率（表 2-2 第 5 列）等指标。

表 2-2　某地 100 名 40～50 岁健康男子总胆固醇（mg/dl）值的频数分布

组段	频数	频率（%）	累计频数	累计频率（%）
（1）	（2）	（3）	（4）	（5）
130～	1	1.0	1.0	1.0
145～	3	3.0	3.0	4.0
160～	11	11.0	11.0	15.0
175～	12	12.0	12.0	27.0
190～	25	25.0	25.0	52.0
205～	15	15.0	15.0	67.0
220～	13	13.0	13.0	80.0
235～	11	11.0	11.0	91.0
250～	5	5.0	5.0	96.0
265～280	4	4.0	4.0	100.0
合计	100	100.00	—	—

据表 2-2，我们可以看出 100 人的总胆固醇值分布在 130～280 mg/dl 之间，以中间 190～204 mg/dl 范围内人数最多，占 25.0%。而总胆固醇值较低和较高的人数都逐渐减少。

二、直方图

除了频数表，计量资料还可以用频数分布图来描述。对表 2-1 的离散型计量资料，在横轴上取变量值，纵轴表示相应的频数，用等宽的长方形表示各变量值的频数，由于变量值是不连续的，因此，各长方形间有一间隔，这种统计图称为条图（bar graph），如图 2-1。

对连续型变量，以横轴表示变量值，纵轴表示频数，也用等宽的长方形代表各组的频数，但变量值是连续的，因此长方形也是相连的，这种频数分布图，又称直方图（histogram）。例 2-1 资料的直方图如图 2-2。频数分布图的用途与频数表类似，但图形更直观和形象。

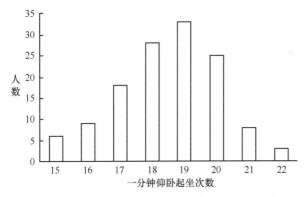

图 2-1　某市 130 名初中女生一分钟仰卧起坐完成次数

图 2-2　参加慢性病调查的 100 人所测总胆固醇值的频数分布图

从直方图我们可以看出，100 人的总胆固醇值的频数在 190～组段较集中，该组段的频数最大，称为集中趋势（central tendency），以此为中心，两侧（收缩压较高与较低）的频数逐渐减少，这种同质的一组数据的分散程度称为离散趋势（dispersion）。

> 古之立大事者，不惟有超世之才，亦必有坚忍不拔之志。
> ——［宋］苏轼

频数表和频数分布图的用途：

（1）揭示计量资料的分布类型。从图 2-2 可以看出，100 人的总胆固醇分布，频数分布的高峰在中间，两端基本对称，逐步减少，这种分布称为近似正态分布，如果两端完全对称则称为正态分布（normal distribution）。如果高峰偏离中心，称为偏态分布（skew distribution），如果高峰在左侧（小的一侧）称为正偏态（positive skew）分布，如果高峰在右侧（大的一侧）称为负偏态（negative skew）分布（图 2-3）。根据资料的分布类型选择合适的统计描述指标。

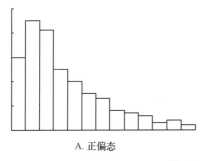

A. 正偏态

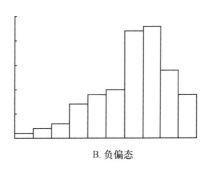

B. 负偏态

图 2-3　偏态分布示意图

（2）揭示计量资料的资料分布的重要特征：集中趋势（central tendency）和离散趋势（dispersion）。从频数表和频数分布图可以看出计量资料的两个特征：一方面，所有的观测值以某一数值为中心，即频数分布有一个高峰，称为集中趋势，反映资料的平均水平或中间位置；另一方面，观察值又不同程度地偏离集中位置，即存在离散趋势或资料的变异程度。因此，在描述资料时，要全面描述计量资料，需要对资料的集中趋势和离散趋势都进行描述。

（3）便于发现某些特大或特小的可疑值。如在频数表的两端连续出现几个组段的频数为 0 后，又出现一个特大或特小的值，应该怀疑这个数值在测量上可能有误，提醒研究者进一步检查核实。

（4）作为陈述资料的形式。如医院传染病年统计报表、学生成绩频数分布等。例数大时，可以频率估计概率。

（5）提供分组数据，便于进一步计算统计描述指标和统计分析。

【知识点 2-1】　　　　　　　　　**频数表和频数分布图的用途**

1. 揭示计量资料的分布类型。
2. 揭示计量资料分布的重要特征——集中趋势与离散趋势。
3. 便于发现特大或特小的可疑值。
4. 作为陈述资料的形式。例数大时，可以频率估计概率。
5. 便于资料的进一步统计分析。

第二节　集中趋势的描述

例 2-1 资料的统计分析中，编制了频数表及绘制频数分布图仅做了简单的描述统计分析，需要进一步计算我们在研究时最关心的集中趋势和离散趋势指标的大小，集中趋势的指标常用平均数（average）来表示。例如，了解某地某年龄儿童的身高，首先关心的是平均身高；了解某癌症患者手术后的存活时间，首先关心术后平均存活时间等。

平均数（average）是描述一组同质变量值的平均水平或集中趋势的指标，也可描述频数分布的集中位置。常用的平均数有算术均数（arithmetic mean）、几何均数（geometric mean）、中位数（median）、众数（mode）和调和均数（harmonic mean）。本教材只介绍前三个平均数。

一、算　术　均　数

算术均数（arithmetic mean）简称均数（mean），即所有观察值的和除以观察值的个数。总体均数用 μ 表示，描述总体的集中趋势；样本均数用 $\bar{x}$（念作 x bar）表示，描述样本资料的集中趋势。

设某一资料包含 n 个观测值：x_1，x_2，$\cdots$，x_n，则样本均数 $\bar{x}$ 为：

$$\bar{x} = \frac{x_1 + x_2 + \cdots + x_n}{n} = \frac{\sum_{i=1}^{n} x_i}{n} = \frac{\sum x}{n} \tag{2-3}$$

【例 2-2】

求例 2-1 中 100 人的总胆固醇值算术均数。

$$\bar{x} = \frac{\sum x}{n} = \frac{138 + 149 + \cdots + 278}{100} = 207.41$$

100 人的总胆固醇平均值约为 207.41mg/dl。

对于分组的计量资料，可以在频数表的基础上采用加权法计算均数，计算公式为：

$$\bar{x} = \frac{f_1 x_1 + f_2 x_2 + \cdots + f_k x_k}{f_1 + f_2 + \cdots + f_k} = \frac{\sum_{i=1}^{k} f_i x_i}{\sum_{i=1}^{k} f_i} = \frac{\sum fx}{\sum f} \tag{2-4}$$

式中，x_i 为第 i 组组中值，$x_i = \dfrac{组段下限 + 组段上限}{2}$；$f_i$ 为第 i 组频数；k 为组数。

第 i 组的频数 f_i 是权衡第 i 组组中值 x_i 在计算均数时所占比重的大小，因此 f_i 称为 x_i 的"权数"，加权法由此得名。

【例 2-3】

对表 2-2 资料用加权法求收缩压的算术均数。

根据表 2-2，求得各组组中值 x_i，以及 $f_i x_i$，见表 2-3。

$$\bar{x} = \frac{\sum fx}{\sum f} = \frac{20755}{100} = 207.55$$

100 人的总胆固醇平均值为 207.55mg/dl。与直接法计算的结果相近。

积累其德，狗吠而
不惊。
——《淮南子。佺言训》

表 2-3　100 人总胆固醇的均数计算表

组段	频数（f_i）	组中值（x_i）	$f_i x_i$
130～	1	137.5	137.5
145～	3	152.5	457.5
160～	11	167.5	1842.5
175～	12	182.5	2190.0
190～	25	197.5	4937.5
205～	15	212.5	3187.5
220～	13	227.5	2957.5
235～	11	242.5	2667.5
250～	5	257.5	1287.5
265～280	4	272.5	1090.0
合计	100	—	20755

【知识点 2-2】

1. 均数应用于计量资料的正态分布或近似正态分布资料。

2. 当资料呈正态分布时，均数位于分布的中心。

3. 每个观察值都加一个常数 a，则均数为原均数加常数 a；每个观察值都乘以一个常数 b，则均数为原均数的 b 倍。

二、几何均数

【例 2-4】

千淘万漉虽辛苦，
吹尽狂沙始到金。
——［唐］刘禹锡

6 名慢性肝炎患者 HBsAg 滴度资料分别为：1：16、1：32、1：64、1：128、1：256、1：512，求平均滴度。

【问题 2-2】

（1）这是什么资料？

（2）如何描述该资料的集中趋势？

【分析】

该资料为计量资料，但观察值相差较大，而极大值对均数的影响较大，因此，用均数不能较好地反映该组资料的集中趋势。因资料呈倍数增加，可以用几何均数（geometric mean）描述其平均水平。

设某一资料包含 n 个观测值：x_1，x_2，…，x_n，其几何均数为：

$$G = \sqrt[n]{x_1 x_2 \cdots x_n}$$

(2-5)

为了计算方便，可用对数值计算几何均数：

$$G = \lg^{-1}\left(\frac{\sum \lg x}{n}\right) \tag{2-6}$$

例 2-4 资料，可用几何均数描述平均滴度：

$$G = \lg^{-1}\left(\frac{\sum f \lg x}{\sum f}\right) = \lg^{-1}\left(\frac{\sum f \lg x}{n}\right)$$

$$G = \lg^{-1}\left(\frac{\lg 16 + \lg 32 + \lg 64 + \lg 128 + \lg 256 + \lg 512}{6}\right) = 90.51$$

故该 6 人的平均滴度为 1 : 90.51。

对于分组资料，加权法计算几何均数的公式为：

$$G = \lg^{-1}\left(\frac{\sum f \lg x}{\sum f}\right) = \lg^{-1}\left(\frac{\sum f \lg x}{n}\right) \tag{2-7}$$

【例 2-5】

某地对 120 名微丝蚴血症患者治疗 3 个疗程后，用 IFA 间接荧光抗体试验测得抗体滴度如表 2-4，求抗体滴度的平均水平。

表 2-4　120 名微丝蚴血症患者的抗体滴度表

抗原滴度	1 : 5	1 : 10	1 : 20	1 : 40	1 : 80	1 : 160	1 : 320
人数	5	16	27	34	22	13	3

【分析】

该资料为计量资料，为偏态分布资料，将滴度倒数取对数后，其频数分布近似对称分布（表 2-5），故可用几何均数描述平均滴度。

$$G = \lg^{-1}\left(\frac{\sum f \lg x}{\sum f}\right) = \lg^{-1}\left(\frac{187.129591}{120}\right) = 36.26$$

故这 120 名微丝蚴血症患者的平均抗体滴度为 1 : 36.26。

表 2-5　120 名微丝蚴血症患者的平均抗体滴度频数分布表

抗原滴度 (1)	人数 (f) (2)	滴度倒数 (x) (3)	$\lg x$ (4)	$f \lg x$ (5) = (2) × (4)
1 : 5	5	5	0.698970	3.494850
1 : 10	16	10	1.000000	16.000000
1 : 20	27	20	1.301029	35.127783
1 : 40	34	40	1.602059	54.470006
1 : 80	22	80	1.903089	41.867958
1 : 160	13	160	2.204119	28.653547
1 : 320	3	320	2.505149	7.515447
合计	120	—	—	187.129591

【知识点 2-3】

1. 几何均数应用于对数正态分布或近似正态分布资料，也可用于呈倍数关系的等比资料。在医院中主要用于抗原（体）滴度资料。

2. 计算几何均数的资料一般不能有观察值为 0，也不能同时包含正负观察值。

三、中 位 数

【例2-6】

某医院观察11名病人某类手术后的恢复期分别是25小时，50小时，38小时，40小时，40小时，66小时，158小时，31小时，20小时，36小时，26小时。用均数描述其平均恢复期为48.18小时。

【问题2-3】

（1）该资料是什么类型的资料？

（2）描述指标的选择是否合适？

（3）适宜的描述指标是什么？

【分析】

该资料为计量资料，观察值的变异较大，有特大值存在，会影响均数对资料的代表性，故不适宜用均数描述其平均水平。本例资料是偏态分布资料，适宜用中位数（median）描述其集中趋势。

中位数（median）是将观测值从小到大依次排列，位于中间位置的那个观测值，记为M。当观测值的个数是偶数时，则以中间两个观测值的均数作为中位数。

$$M = x_{\frac{n+1}{2}} \quad n\text{为奇数} \tag{2-8}$$

或

$$M = \frac{x_{\frac{n}{2}} + x_{(\frac{n}{2}+1)}}{2} \quad n\text{为偶数} \tag{2-9}$$

> 谁要是能够把苦难一笑置之，苦难也会减弱它咬人的力量。
> ——［英］莎士比亚

其中，$x_{\frac{n+1}{2}}$表示排序后位于$\frac{n+1}{2}$位置上的x。其他同。

按照中位数的定义，全部观察值中，50%的观察值大于等于中位数，另外50%的观察值小于等于中位数，即中位数既是50%的位置指标，同时又是中心位置的集中趋势指标。

本例资料有11例，中位数的计算如下：

先将观察值从小到大排序：

20，25，26，31，36，38，40，40，50，66，158

中位数$M = x_{(n+1)/2} = x_6$，即第6位观察值是中位数，$M = 38$。所以，11例病人的某类手术后的恢复期为38小时。

【例2-7】

在前述11名病人的基础上，又观察到1名病人手术后恢复期为160小时，求这12名病人手术后恢复期的中位数。

【分析】

这组计量资料相差悬殊，由于有特大值存在，若用均值，则将会夸大他们手术后恢复期。而中位数是较适宜的描述指标。

$$M = \frac{x_{\frac{n}{2}} + x_{(\frac{n}{2}+1)}}{2} = \frac{x_6 + x_7}{2} = \frac{38 + 40}{2} = 39 \text{（小时）}$$

这12名病人手术后恢复期为39小时。

【例2-8】

某医院为了研究某种手术后病人的康复状况，测定了293名病人的生存质量，结果如表2-6，求平均评分。

表 2-6　293 名病人手术后生存质量评分

评分	0～	10～	20～	30～	40～	50～	60～	70～	80～	90～100
人数	8	31	55	71	60	48	12	5	2	1

> 每一个成功者的秘诀,是由于坚定不移的志向和热烈不懈的工作。
> ——[英]马尔顿

【分析】

本资料为计量资料。从频数分布看,为偏态分布资料,故不宜用均数描述平均水平。可选择中位数描述集中趋势。

对于大样本($n \geqslant 100$)的频数表资料,计算中位数可通过式(2-10)。

$$M = L + \frac{i}{f_M}(\frac{n}{2} - \sum f_L) \tag{2-10}$$

式中,L 为中位数所在组的下限,i 为中位数所在组的组距,f_M 为中位数所在组的频数,$\sum f_L$ 为该组段之前的累计频数。

例 2-8 资料计算中位数。将表 2-6 列成表 2-7。从表中可以看出,中位数所在组为 30～组(累计频率包含 50% 的组段)。

$$M = L + \frac{i}{f_M}(\frac{n}{2} - \sum f_L) = 30 + \frac{10}{71}(\frac{293}{2} - 94) = 37.4$$

则该 293 名病人生存质量评分的平均值为 37.4 分。

表 2-7　293 名病人手术后生存质量评分频数分布

评分	人数	累计频数	累计频率(%)
0～	8	8	2.73
10～	31	39	13.31
20～	55	94	32.08
30～	71	165	56.31
40～	60	225	76.79
50～	48	273	93.17
60～	12	285	97.27
70～	5	290	98.98
80～	2	292	99.66
90～100	1	293	100.00
合计	293	—	—

【知识点 2-4】

1. 中位数可用于描述任何分布类型计量资料的集中趋势,但对于正态分布或近似正态分布的资料,中位数不利于进一步的统计分析,故对正态分布或近似正态分布资料应首选均数描述其集中趋势。

2. 中位数适用于描述偏态分布资料、一端或两端无确定数据的资料和分布不明资料的集中趋势。

第三节　离散趋势的描述

【例 2-9】

某医院体检中心测得三组同年龄、同性别的女子身高(cm)数据如下:

甲组　162,164,166,168,170,172,174

乙组　159, 162, 165, 168, 171, 174, 177

丙组　160, 164, 165, 168, 171, 172, 176

这三组的均数相等，中位数也相等，那么就有人想当然的认为这三组的身高分布是完全相同的。

【问题 2-4】

（1）该结论是否正确？

（2）仅用集中趋势指标能否全面地描述资料的分布状况？

【分析】

虽然三组数据的中心位置相同，但三组观测值的波动情况或在中心位置附近分布的程度是不同的：甲组数据在均数附近取值较集中，而乙组数据距离均数较远，即取值较分散，丙组数据取值也接近均数，但较甲组分散（图 2-4）。

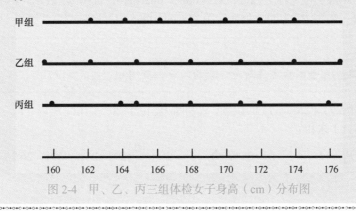

图 2-4　甲、乙、丙三组体检女子身高（cm）分布图

因此，仅有一个集中趋势指标（平均数）是不全面的，它只描述了分布的一个特征。要全面描述一组计量资料的分布特征，还要有一个描述资料离散程度（变异程度）的指标，即离散趋势指标。

描述资料离散趋势的指标有极差、四分位数间距、方差、标准差和变异系数等。

一、极　差

极差（range）是资料中最大值与最小值之差，又称为全距，用 R 表示。

极差是表示资料中各观测值变异程度大小最简便的统计量。极差大，则资料中各观测值变异程度大，说明数据分布较分散；极差小，则资料中各观测值变异程度小，说明数据分布较集中。如例 2-9 中三组的极差分别为：

$R_甲 = 174 - 162 = 12（cm）$，$R_乙 = 177 - 159 = 18（cm）$，$R_丙 = 176 - 160 = 16（cm）$

$R_乙 > R_甲$ 和 $R_丙$，说明甲组和丙组的身高分布较为集中，乙组的身高分布较为分散。即甲组和丙组的变异度较小，而乙组的变异度较大。这样三组体重尽管集中趋势位置相同，但在离散趋势方面是不同的。甲组数据的离散程度最小，乙组数据的离散程度最大。极差只利用了资料中的最大值和最小值，并不能准确表达资料中各观测值的变异程度，比较粗略。

另外，样本量越大，由于观测到偏小或偏大值的可能性越大，从而极差也会越大，因此样本量相差悬殊时，不宜比较极差；即使样本量相同，极差的抽样误差也较大，即极差不稳定。

当资料很多而又要迅速对资料的变异程度作出判断时，可以利用极差这个统计量。

二、四分位数间距

为克服极差的不稳定性，可采用从小到大排列观察值的中间值的波动范围来描述资料的离散趋势，即百分位数间距（inter-percentiles range）。

百分位数（percentile）是一种位置指标，样本的第 x 百分位数记为 P_x。它表示将全部观测值 x_1，x_2，…，x_n 由小到大依次排列后位于第 x 百分位置的数值。全部观测值中，有 $x\%$ 的观测值 $\leq P_x$，而有 $(100-x)\%$ 的观摆脱心事的最好的方法是工作。
——[俄]车尔尼雪夫斯基

测值$\geqslant P_x$。

利用频数表资料计算百分位数的公式如下：

$$P_x = L_x + \frac{i_x}{f_x}(nx\% - \sum f_L) \qquad (2\text{-}11)$$

式中，L_x 为 P_x 所在组段的下限，i_x 为 P_x 所在组段的组距，f_x 为 P_x 所在组段的频数，n 为总例数，$\sum f_L$ 为该组段之前的累计频数。

显然，中位数 M 是一个特殊的百分位数，即第 50 百分位数 P_{50}。中位数是最稳定的百分位数，越接近中位数的百分位数越稳定，而越远离中位数的百分位数越不稳定。

百分位数间距（inter-percentiles range）即两个百分位数的差值，可用于描述资料的离散趋势。如 $P_{95}\sim P_5$、$P_{90}\sim P_{10}$ 等。最常用的百分位数差为 $P_{75}\sim P_{25}$，由于 P_{25}、P_{75} 和中位数将全部观察值分成四个等分，因此又称为四分位数（quartile），P_{75} 称上四分位数（upper quartile），常用 Q_U 表示，P_{25} 称下四分位数（lower quartile），常用 Q_L 表示。$P_{75}\sim P_{25}$ 为四分位数间距 Q（inter-quartiles range）。

【例 2-10】
求例 2-8 中 293 名病人手术后生存质量评分的四分位数间距。

第 25 百分位数位于 $293\times25\%=73$ 的位置，故判断 P_{25} 位于 20～组段。所以，$L_{25}=20$，$i_{25}=10$，$f_{25}=55$，$\sum f_L=39$，故由式（2-11）求得：

$$P_{25} = L_{25} + \frac{i_{25}}{f_{25}}(n\times25\% - \sum f_L) = 20 + \frac{10}{55}(293\times25\% - 39) = 26.23$$

同理，可求得：

$$P_{75} = L_{75} + \frac{i_{75}}{f_{75}}(n\times75\% - \sum f_L) = 40 + \frac{10}{60}(293\times75\% - 165) = 49.13$$

则四分位数间距为 $Q = P_{75} - P_{25} = 49.13 - 26.23 = 22.90$。

【知识点 2-5】
1. 极差与四分位数间距可用于描述计量资料的离散程度，但都比较粗略。
2. 四分位数间距较极差稳定。
3. 极差和四分位数间距用于描述偏态分布资料。
4. 中位数 M 是一个特殊的百分位数，即第 50 百分位数 P_{50}。
5. 百分位数是一种位置指标，样本的第 x 百分位数记为 P_x。它表示将全部观测值 x_1，x_2，…，x_n 由小到大依次排列后位于第 x 百分位置的数值。

三、方　　差

为了准确地描述变异程度，可以考虑以均数为标准，求出总体中的各个体值与总体均数的离差，即离均差（$x-\mu$）。虽然离均差能表达个体偏离均数的性质和程度，但它有正、有负，总和为零，即 $\sum(x-\mu)=0$。为解决此问题，将离均差平方，再求和，即离均差平方和 $\sum(x-\mu)^2$，记为 SS（sum of squares）。显然，当总体中的观测例数 N 越大，离均差平方和也越大，于是除以 N，即求离均差平方的平均数 $\sum(x-\mu)^2 / N$，这就是总体方差（variance），记作 σ^2，计算公式为：

$$\sigma^2 = \frac{\sum(x-\mu)^2}{N} \qquad (2\text{-}12)$$

实际工作中，总体均数 μ 往往未知，通常用抽样得到的样本均数 $\bar{x}$ 作为其估计值。由于存在抽样误差，通常 $\bar{x}\neq\mu$，可以证明 $\sum(x-\bar{x})^2 < \sum(x-\mu)^2$。为使由样本数据计算的方差是相应总体方差的无偏估计量，统计学证明，在求离均差平方和的平均数时，分母不用样本含量 n，而用 $n-1$。样本方差记作 s^2，其计算公式为

$$s^2 = \frac{\sum (x-\overline{x})^2}{n-1} \tag{2-13}$$

四、标　准　差

由于方差的单位是原观测单位的平方，这不利于进一步的统计分析，应将平方单位还原。统计学上把方差的算术平方根称作标准差（standard deviation），总体标准差记为 σ，对于有限总体而言，σ 的计算公式为：

$$\sigma = \sqrt{\sigma^2} = \sqrt{\sum (x-\mu)^2 / N} \tag{2-14}$$

样本标准差记为 s，计算公式为：

$$s = \sqrt{s^2} = \sqrt{\frac{\sum (x-\overline{x})^2}{n-1}} \tag{2-15}$$

实际计算样本标准差 s 常用下式：

$$s = \sqrt{\frac{\sum x^2 - \dfrac{(\sum x)^2}{n}}{n-1}} \tag{2-16}$$

对于频数表资料，样本标准差的计算公式为：

$$s = \sqrt{\frac{\sum fx^2 - (\sum fx)^2 / n}{n-1}} \tag{2-17}$$

> 志之难也，不在胜
> 人，在自胜。
> ——［战国］韩非薏

式中，x 为组中值，f 为组段频数，n 为总例数。

【例 2-11】
　　求例 2-9 中三组数据的标准差。

利用公式（2-16），求得甲组 $s=4.32\text{cm}$，乙组 $s=6.48\text{cm}$，丙组 $s=5.45\text{cm}$

因此，甲组标准差最小，乙组标准差最大，丙组居中。说明乙组的变异程度大于甲组和丙组，丙组数据的离散程度大于甲组。

【例 2-12】
　　求例 2-1 总胆固醇数据的标准差。

该数据已整理成频数表 2-2。用式（2-17）求得：

$$s = \sqrt{\frac{\sum fx^2 - (\sum fx)^2 / n}{n-1}} = \sqrt{\frac{4397725 - 430770025/100}{100-1}} = 30.2(\text{mg/dl})$$

100 名被调查者总胆固醇的标准差为 30.2mg/dl。

标准差具有以下特性：

（1）标准差的大小，受资料中每个观测值的影响，如观测值间变异大，求得的标准差也大，反之则小。

（2）如果各观测值加上或减去一个常数 a，标准差不变。

（3）当每个观测值乘以或除以一个常数 b，则标准差是原标准差的 b 倍或 $1/b$ 倍。

【知识点 2-6】
　　1. 方差和标准差用于描述正态分布计量资料的离散程度。
　　2. 均数与标准差结合用于全面描述正态分布计量资料的集中趋势与离散趋势。科研论文中表示为均数±标准差（$\overline{x} \pm s$），对于偏态分布资料则用中位数±四分位数间距（$M \pm Q$）表示。
　　3. 同质的两组资料，在均数相近的条件下，标准差大说明该组各观测值较分散（远离均数），因而均数的代表性较差；反之，标准差小，说明该组观测值集中在均数附近，因而均数的代表性较好。

五、变异系数

【例 2-13】

> 吾志所向，一往无前；
> 愈挫愈奋，再接再厉。
> ——孙中山

　　某地参与体检的 1445 名 45 岁以上男性中收缩压均值为 133.3 mmHg，标准差为 20.5mmHg；身高均值为 169.8cm，标准差为 11.9cm，试问收缩压与身高哪个变异程度大？

【分析】

　　由于收缩压与身高的度量衡单位不同，无法比较 20.5mmHg 和 11.9cm 的大小，可采用无度量衡单位的变异系数进行比较。

　　变异系数（coefficient of variation，CV）定义为标准差 s 与均数 $\bar{x}$ 的比值：

$$CV = \frac{s}{\bar{x}} \times 100\% \qquad\qquad (2\text{-}18)$$

　　则收缩压的变异系数为：$CV = \dfrac{20.5}{133.3} \times 100\% = 15.38\%$

　　身高的变异系数为：$CV = \dfrac{11.9}{169.8} \times 100\% = 7.01\%$

　　故该地参加体检的 1445 人的收缩压的变异程度大于身高的变异程度。

【例 2-14】

　　在上述参加体检的人中，男性身高均数是 169.8cm，标准差为 11.9cm；而女性身高的均数为 158.41cm，标准差为 10.95cm，试问哪个性别组的身高变异程度大。

【分析】

　　此例观测值虽然都是身高，单位相同，但它们的均数相差较大，宜用变异系数来比较其变异程度的大小。

　　由于，男性身高的变异系数：$CV = \dfrac{11.9}{169.8} \times 100\% = 7.01\%$

> 坚其志，苦其心，
> 劳其力，事无大小，必
> 有所成。
> ——［清］曾国藩

　　女性身高的变异系数：$CV = \dfrac{10.95}{158.41} \times 100\% = 6.91\%$

　　所以，女性身高的变异程度小于男性身高的变异程度。

【知识点 2-7】
　　1. 变异系数描述的是相对离散程度。
　　2. 变异系数无度量衡单位。
　　3. 变异系数用于单位不同，或虽单位相同，但均数相差较大的资料间变异程度的比较。

第四节　正态分布

一、正态分布的概念

　　例 2-1 对于 100 名 40～50 岁健康男子总胆固醇值的研究中，利用所得的样本数据，绘制图 2-2 的直方图，见图 2-5 中的 A，频数分布的高峰在中间，两端基本对称，逐步减少，这种分布称为近似正态分布，如果两端完全对称则称为正态分布（normal distribution）。正态分布最早是德国数学家高斯（C. F. Gauss，1777～1855）研究误差理论时发现的，故又称为高斯分布（Gaussian distribution）。例 2-1 中，当样本量 n 越来越大而组距越来越小时，图中直条将逐渐变窄，见图 2-5 中的 B，其顶端将逐渐接近于一条光滑的曲线，这条曲线描述了收缩压的分布，见图 2-5 中的 C，这条曲线称为正态曲线（normal curve），它是一条高峰位于中央，均数处最高，两侧逐渐下降并完全对称，曲线两端永远不与横轴相交的钟形曲线。

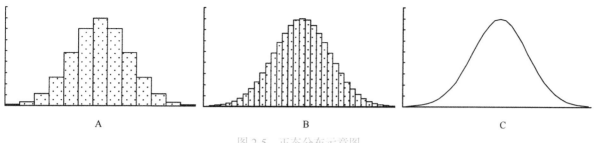

图 2-5　正态分布示意图

正态曲线的函数表达式 $f(x)$ 称为正态分布密度函数：

$$f(x) = \frac{1}{\sigma\sqrt{2\pi}} e^{-\frac{(x-\mu)^2}{2\sigma^2}}, \quad -\infty < x < +\infty \tag{2-19}$$

式中 π 为圆周率，e 为自然对数的底，μ（总体均数）和 σ（总体标准差）为正态分布的参数。如果连续型随机变量 x 具有如公式（2-19）的概率密度函数，则称随机变量 x 服从参数为 μ 和 σ^2 的正态分布（normal distribution），记为 $x \sim N(\mu, \sigma^2)$。

一般把 $\mu=0$，$\sigma=1$ 的正态分布 $N(0, 1)$ 称为标准正态分布（standard normal distribution）。

二、正态分布的特征

正态分布具有以下几个特征：

（1）正态分布（normal distribution）是横轴上方以均数处最高的单峰对称分布，以均数为中心，左右两侧对称。

（2）正态分布 $N(\mu, \sigma^2)$ 中有两个参数：总体均数 μ 和总体标准差 σ。μ 是位置参数，描述正态分布曲线峰的位置，即集中趋势位置。当 σ 固定时，μ 增大，则曲线沿 x 轴向右移动；反之，μ 减小，曲线沿 x 轴向左移动，如图 2-6A 所示。σ 是变异度参数，描述正态变量取值的离散程度。当 μ 固定时，σ 愈大，表示 x 的取值愈分散，曲线愈"矮胖"；σ 愈小，X 的取值愈集中在 μ 附近，曲线愈"瘦高"，如图 2-6B 所示。

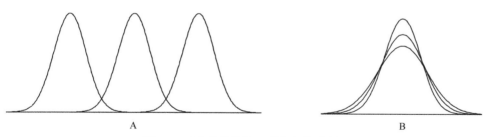

图 2-6　正态曲线位置、形状参数示意图

（3）正态曲线与横轴所夹的面积为 1，其分布有一定规律。

【知识点 2-8】
1. 正态分布是横轴上方以均数处最高的单峰对称分布，以均数为中心，左右两侧对称。
2. 正态分布 $N(\mu, \sigma^2)$ 中有两个参数：总体均数 μ 和总体标准差 σ。μ 是位置参数，σ 是变异度参数。

三、正态曲线下的面积分布规律

标准正态分布的概率密度函数及分布函数分别记作 $\varphi(z)$ 和 $\Phi(z)$，可分别用式（2-20）及（2-21）计算。

你若要喜爱你自己的价值，你就得给世界创造价值。
——歌德

$$\varphi(z) = \frac{1}{\sqrt{2\pi}} e^{-\frac{z^2}{2}} \quad (2\text{-}20)$$

$$\Phi(z) = \frac{1}{\sqrt{2\pi}} \int_{-\infty}^{z} e^{-\frac{1}{2}z^2} \mathrm{d}z \quad (2\text{-}21)$$

标准正态分布的概率密度曲线如图 2-7 所示，图中阴影部分的面积（表示标准正态变量 z 落在 $(-\infty, \mu)$ 内的概率）即为分布函数 $\Phi(z)$ 的值。z 称为标准正态变量或标准正态离差（standard normal deviate）。

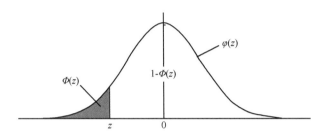

图 2-7　标准正态分布的概率密度曲线与分布函数示意图

按式（2-21），统计学家对不同的 z 值编制了标准正态分布曲线下面积表（见附表 1），从中可查到标准正态变量落在区间 $(-\infty, \mu)$ 内的概率，即对应的 $\Phi(z)$ 值。

利用标准正态分布，可以计算出正态分布曲线下常用的几个面积：

1. 位于 $(\mu-1.64\sigma, \mu+1.64\sigma)$ 内的面积为 90%，即正态变量在 $\mu\pm1.64\sigma$ 范围内取值的概率为 0.90，在该区间以外取值的概率（两侧的阴影面积之和）为 0.10。

2. 位于 $(\mu-1.96\sigma, \mu+1.96\sigma)$ 内的面积为 95%，即正态变量在 $\mu\pm1.96\sigma$ 范围内取值的概率为 0.95，在该区间以外取值的概率（两侧的阴影面积之和）为 0.05。

3. 位于 $(\mu-2.58\sigma, \mu+2.58\sigma)$ 内的面积为 99%，即正态变量在 $\mu\pm2.58\sigma$ 范围内取值的概率为 0.99，在该区间以外取值的概率（两侧的阴影面积之和）为 0.01。（见图 2-8）

实际工作中，μ 和 σ 分别用 $\bar{x}$ 和 s 替换，即 $\bar{x}\pm1.64s$ 内的面积为 90%，$\bar{x}\pm1.96s$ 内的面积为 95%，$\bar{x}\pm2.58s$ 内的面积为 99%。

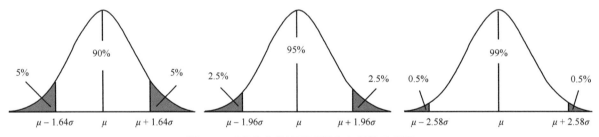

图 2-8　正态分布曲线下面积分布规律示意图

实际工作中可以通过公式 2-22 将一般正态分布转换为标准正态分布。

$$z = \frac{x-\mu}{\sigma} \quad (2\text{-}22)$$

百虑输一忘，百巧输一诚。
——顾图河《任运》

【例 2-15】

若已求得某市参与体检的 116 名儿童身高均数 $\bar{x}=120.9\text{cm}$，标准差 $s=10.5\text{cm}$，试估计该地初中生身高介于 93.0～108.0cm 的比例及人数。

本例由于是大样本，可用样本均数和样本标准差分别作为总体 μ、σ 的估计值，即将该市人群的收缩压（记作 x）近似看作服从 $N(120.9, 10.5^2)$ 的正态分布。作如下标准化变换：

$$z = \frac{93.0 - 120.9}{10.5} = -2.66, \quad z = \frac{108.0 - 120.9}{10.5} = -1.23$$

查标准正态分布表得：$\Phi(z_1) = \Phi(-2.66) = 0.0039$

$\Phi(z_2) = \Phi(-1.23) = 0.1093$

于是 $P(93.0 < x < 108.0) = \Phi(z_2) - \Phi(z_1) = 0.1093 - 0.0039 = 10.54\%$

故估计该市儿童的身高介于 93.0～108.0cm 之间的比例为 10.54%。估计该市 116 儿童中身高介于 93.0～108.0cm 之间的人数约为 116×10.54% ≈ 12 人。

【知识点 2-9】
1. 正态分布曲线下的面积为 1，其分布有一定的规律：$\bar{x} \pm 1.64s$ 内的面积为 90%，$\bar{x} \pm 1.96s$ 内的面积为 95%，$\bar{x} \pm 2.58s$ 内的面积为 99%。

2. 任一正态分布 $N(\mu, \sigma^2)$ 均可通过 $z = \frac{x-\mu}{\sigma}$ 或 $\frac{x-\bar{x}}{s}$ 转化为标准正态分布 $N(0, 1)$。

四、正态分布的应用

正态分布是一种重要的连续型概率分布，是很多统计方法的基础。在医学研究中，正态分布的应用很广。因为许多医学现象服从或近似服从正态分布，如同性别、同年龄儿童的身高，同性别健康成人的红细胞数、血红蛋白含量、脉搏数等。再如测量误差，正常情况下生产的产品尺寸：直径、长度、重量等也都近似服从正态分布。许多统计分析方法都以正态分布为基础。此外，还有不少随机变量的概率分布在一定条件下以正态分布为其极限分布。因此在统计学中，正态分布无论在理论研究还是实际应用中，均占有重要的地位。

（一）制定医学参考值范围

医学参考值范围（medical reference range）又称正常值范围，医学上常将包括绝大多数正常人的某指标值的波动范围称为该指标的正常值范围。这里所谓"正常人"，并非指没有任何疾病的人，而是指排除了影响研究指标的疾病和有关因素的同质人群。"绝大多数"习惯上包括正常人的 90%、95%、99% 等，默认为 95%。

> 不登高山，不知天之大也；不临深谷，不知地之厚也。
> ——荀况

制定观察指标的参考值范围的一般步骤如下：

1. 依据观察指标的特点、背景和已知的影响因素，确定抽样的入选标准和排除标准（例如在制定正常成年女子血红蛋白含量的参考值范围研究中，要排除贫血的成年女子；而在制定肺通气量的参考值范围研究中，要排除患有呼吸道疾病的个体），并抽取一定的样本含量（一般要求 100 以上）。

2. 根据指标特点决定单侧或双侧：若某指标过高或过低均属异常（如血红蛋白含量，白细胞数等），则参考值范围应取双侧；若某指标仅过高属异常（如血铅，发汞等），应采用单侧参考值范围制定上侧界值（上限），反之，若某指标仅过低属异常（如肺活量等），应对此指标制定下侧界值（下限）。总之，需根据专业知识确定计算医学参考值范围应采用单侧还是双侧界值。

3. 确定置信度：一般以 95% 参考值范围最为常用。也可根据需要确定置信度。

4. 按资料分布特征选取不同方法计算正常值范围：正态分布或近似正态分布资料用正态分布法，偏态分布或分布不明资料用百分位数法（见表 2-8）。

表 2-8　常用参考值范围的制定

参考值范围（%）	正态分布法			百分位数法		
	双侧	单侧		双侧	单侧	
		下限	上限		下限	上限
90	$\bar{x} \pm 1.64s$	$\bar{x} - 1.28s$	$\bar{x} + 1.28s$	$P_5 \sim P_{95}$	P_{10}	P_{90}
95	$\bar{x} \pm 1.96s$	$\bar{x} - 1.64s$	$\bar{x} + 1.64s$	$P_{2.5} \sim P_{97.5}$	P_5	P_{95}
99	$\bar{x} \pm 2.58s$	$\bar{x} - 2.33s$	$\bar{x} + 2.33s$	$P_{0.5} \sim P_{99.5}$	P_1	P_{99}

【例 2-16】

已知某市正常成年女子的血清总蛋白近似服从正态分布。调查了该地 200 名正常成年女子，得样本血清总蛋白均数为 73.5（克/升），标准差为 3.9（克/升），试估计该地正常成年女子的血清总蛋的 95%参考值范围。

【分析】

由于该地正常成年女子的血清总蛋白近似服从正态分布，可用正态分布法计算。因血清总蛋白过高或者过低均属异常，应计算双侧 95%参考值范围。

贪满者多损，谦卑者多福。

——[宋]欧阳修

下限　$\bar{x}-1.96s = 73.5-1.96\times3.9 = 65.9$（克/升）

上限　$\bar{x}+1.96s = 73.5+1.96\times3.9 = 81.1$（克/升）

故该地正常成年女子的血清总蛋白 95%的参考值范围为（65.9，81.1）克/升。

【例 2-17】

估计某地 110 名健康成年男子第一秒肺通气量的 95%参考值范围，已知 $\bar{x}$=4.2L，标准差 s=0.7L。

【分析】

由于该地健康成年男子第一秒肺通气量近似服从正态分布，可用正态分布法计算。因第一秒肺通气量过低才是异常，故只需求出下限。

$$\bar{x}-1.64s = 4.2-1.64\times0.7 = 3.05(L)$$

即该地健康成年男子第一秒肺通气量的 95%参考值范围为不低于 3.05L。

【例 2-18】

某市参加体检的 125 名 55～60 岁健康男性的血清低密度脂蛋白含量（mmol/L）如表 2-9 所示。请根据以上资料制定该地 55～60 岁健康男性的血清低密度脂蛋白含量的 95%参考范围。

表 2-9　125 名 55～60 岁健康男性的血清低密度脂蛋白含量（mmol/L）频数分布

组段	频数	累计频数	累计频率（%）
1.3～	5	5	4.0
1.6～	2	7	5.6
1.9～	4	11	8.8
2.2～	5	16	12.8
2.5～	4	20	16.0
2.8～	11	31	24.8
3.1～	14	45	36.0
3.4～	15	60	48.0
3.7～	19	79	63.2
4.0～	27	106	84.8
4.3～	17	123	98.4
4.6～	2	125	100.0
合计	125	—	—

【问题 2-5】

（1）该资料是正态分布资料还是偏态分布资料？

（2）应当选用什么方法计算正常值范围？

【分析】

从频数表 2-9 可以看出，该样本资料呈偏态分布，故不能用正态分布法计算正常值范围，而应该用适合偏态分布的百分位数法，因血清过高和过低均属异常，因此应该计算

$$P_{2.5} = 1.3+0.3/5 \times (125 \times 2.5\% - 0) = 1.49 \text{mmol/L}$$
$$P_{97.5} = 4.3+0.3/17 \times (125 \times 97.5\% - 106) = 4.58 \text{mmol/L}$$

故估计该地 55～60 岁健康男性的血清低密度脂蛋白含量的 95% 正常值范围是 1.49～4.58 mmol/L。

【知识点 2-10】

1. 医学参考值范围又称正常值范围是绝大多数正常人的某指标值的波动范围。
2. 正常人是指排除了影响研究指标的疾病和有关因素的同质人群。
3. 正态分布法适用于正态分布或近似正态分布资料。
4. 百分位数法适于偏态分布或分布不明资料。

（二）质量控制

若实验误差仅由随机误差引起，不存在系统误差，则指标的波动应服从正态分布，根据这一原理，可以实现测量过程的质量控制。

为控制检验误差，通常以 $\bar{x} \pm 2s$ 作为上下警戒限，以 $\bar{x} \pm 3s$ 作为上下控制限。因为根据正态分布曲线下的面积规律，落在 $(\bar{x}-2s, \bar{x}+2s)$ 区域的概率约为 95%，而落在 $(\bar{x}-3s, \bar{x}+3s)$ 区域的概率约为 99%，从而在一次测量中落在 $(\bar{x}-3s, \bar{x}+3s)$ 区域以外的概率几乎为 0，可以认为是不可能事件。若一测量值落在控制限以外，则有理由认为数据的波动不仅仅是由随机测量误差引起的，可能存在某种非随机的系统误差。

（三）正态分布是许多统计方法的理论基础

后面各章讨论的许多统计方法如 t 检验、方差分析、回归分析等都要求指标服从正态分布。对于非正态分布的资料，实施统计处理的一个重要途径是对其进行变量变换，使得转换后的资料近似服从正态分布，然后按正态分布的方法作统计学处理。

另外，关于统计量的分布如 t 分布、χ^2 分布、F 分布等都是在正态分布的基础上推演出来的，所以正态分布在统计学中占有重要的地位。

思考练习

一、是非题（正确记"+"，错误记"-"）

1. 对数值变量资料绘制频数表时，组段数越多越好。　　　　　　　　　　　　　（　　）
2. 中位数适用于任何分布类型的资料，因此在选用描述资料集中趋势的指标时应首选中位数。（　　）
3. 描述资料离散程度时选择计算标准差来描述是最好的。　　　　　　　　　　　（　　）
4. 对正态分布资料进行描述时，标准差一定小于算数均数。　　　　　　　　　　（　　）
5. 变异系数 CV 是一相对数，无度量衡单位，因而具有便于比较分析的特点，可用于多组资料间度量衡单位不同或均数相差悬殊时的变异度比较。　　　　　　　　　　　　　　　　（　　）
6. 正态分布有两个参数，μ 决定位置，σ 决定形状。σ 越大曲线越扁平。　　　　（　　）
7. 医学正常值范围不适用于偏态分布资料。　　　　　　　　　　　　　　　　　（　　）

二、选择题（从 a～e 中选出一个最佳答案）

1. 各观察值均加（或减）同一个不为 0 的数后，_____。
a. 均数不变，标准差不一定变　　b. 均数不变，标准差变　　　　c. 均数不变，标准差也不变
d. 均数变，标准差不变　　　　　e. 均数变，标准差也变

2. 算术均数与中位数比较，算数均数_____。

a. 更适于偏态分布资料　　　　b. 更适于对数正态分布资料　　　c. 更适于分布不明的资料

d. 更适于正态分布资料　　　　e. 有不确定数值资料。

3. 对指标取值过小时无法准确测量的资料，宜用_____指标进行统计描述。

a. 算术均数、标准差　　　　b. 算术均数、四分位数间距　　　c. 中位数、标准差

d. 中位数、四分位数间距　　　　e. 中位数、极差

4. 描述一组对称（正态或近似正态）分布资料的变异程度，用_____较好。

a. 标准差　　　　b. 极差　　　　c. 离均差平方和　　　　d. 变异系数　　　　e. 四分位数间距

5. 某资料的观察值呈正态分布，理论上有_____的观察值大于 $\bar{x}+1.96s$。

a. 97.5%　　　b. 95%　　　c. 10%　　　　　　d. 5%　　　　e. 2.5%

6.　若正常人的血铅含量 x 近似服从对数正态分布，则制定 x 的 95%参考值范围，最好采用（其中 $y=\lg x$，s_y 为 y 的标准差）_____。

a. $\bar{x}\pm1.96s$　　　b. $P_{2.5}\sim P_{97.5}$　　　c. $\lg^{-1}(\bar{y}+1.64s_y)$　　　d. $\lg^{-1}(\bar{y}+1.96s_y)$　　　e. $P_5\sim P_{95}$

三、应用分析题

1. 随机了调查某地 120 名健康成年女性的红细胞数（10^{12}/L），结果如下。

5.12	4.45	4.07	3.58	4.41	4.03	4.22	3.53	4.69	4.62
4.56	3.99	4.28	3.10	4.98	3.37	4.01	3.59	4.20	4.13
4.17	4.47	4.31	4.31	4.04	4.37	4.10	5.05	4.68	4.64
4.64	4.14	5.45	4.00	4.95	4.18	4.44	3.64	3.96	4.12
4.61	3.86	4.63	3.67	4.37	4.40	4.35	4.33	4.20	4.43
4.29	4.16	4.41	4.49	4.29	4.07	4.42	4.31	4.10	4.82
4.34	3.99	4.02	3.32	4.45	4.08	3.23	4.58	3.82	4.16
4.24	4.28	4.41	4.29	4.23	3.22	4.00	4.26	4.36	4.28
3.99	4.24	4.39	4.16	4.31	4.17	4.54	5.07	3.74	4.03
4.42	4.01	4.11	3.12	4.03	4.88	3.87	4.61	4.84	4.36
3.73	4.67	4.68	4.34	3.69	4.47	4.13	4.08	3.44	4.33
4.23	4.28	4.22	4.42	4.13	3.85	4.05	4.18	4.42	4.67

（1）该资料属于什么类型的资料?

（2）试作统计描述。

（3）估计该地区健康成年女性红细胞数的 95%正常值范围。

2. 收集了某医院 2015 年某病的治疗费用（千元）如下

费用	0～	1～	2～	3～	4～	5～	6～	7～	8～	9～	10～
例数	8	64	57	55	41	20	14	8	3	5	2

（1）试选用合适的集中趋势与离散趋势指标对该资料进行统计描述。

（2）估计该医院 2015 年治疗某病费用的 95%正常值范围。

3. 随机测量了 224 名正常男性的身高和体重，算得身高 x_1（cm）为 167.1±6.2，体重 x_2（kg）为 64.2±5.3。

（1）试比较身高和体重的离散程度大小。

（2）分别计算身高和体重的 95%正常值范围。

（3）现有一名男性测得身高为 176.0cm，体重为 80.5kg，试对该名男性的身高、体重进行判断。

（李　霞　罗艳侠）

第 3 章 分类资料的统计描述

第一节 常用相对数

【例 3-1】

　　某医生调查甲乙两中学初中三年级学生的近视眼患病情况，结果甲校近视眼患者为 100 人，乙校近视眼患者 60 人，甲校比乙校多 40 人，由此得出甲校近视眼患病情况比乙校严重。你认为该结论是否正确？为什么？

【问题 3-1】

　　（1）这是什么资料？

　　（2）该医生分析结论是否正确？为什么？

　　（3）如何正确分析比较？

> 我读的书愈多，就愈亲近世界，愈明了生活的意义，愈觉得生活的重要。
> ——高尔基

【分析】

　　（1）近视眼患病人数是按患病与未患病分类，属于二分类资料，即计数资料。

　　（2）该医生分析结论不正确。因为患病人数是根据患病与未患病分组直接清点各组所得数据即绝对数，可以说明某现象在一定条件下的规模和实际水平，但不能互相比较，因基数（或调查人数）未知。

　　（3）若要比较两校近视眼患病严重程度，还需要考虑两校被调查的学生数，计算两校学生近视眼患病率后才能比较。近视眼患病率是近视眼患病人数除以调查人数所得的比值，是一种相对数。相对数（relative number）是分类资料的描述性统计指标，是两个有联系指标之比。常用相对数有率、构成比、相对比和动态数列，对比的两个指标可以是绝对数、相对数、平均数等，性质可以相同，也可以不同。假如调查了甲校 400 人，乙校 200 人，则甲校近视眼患病率为 100/400×100%＝25%，乙校近视眼患病率为 60/200×100%＝30%，可见乙校近视眼患病率高于甲校。

【知识点 3-1】

　　1. 绝对数是分类资料整理中，根据资料的类别直接清点各组所得的数据。

　　2. 相对数是分类资料的描述性统计指标，是两个有联系指标之比。常用相对数有率、构成比、相对比和动态数列。

　　3. 相对比中对比的两个指标可以是绝对数、相对数、平均数等，性质可以相同，也可以不同。

【例 3-2】

　　某年某地不同年龄组某病的患病情况见表 3-1，某医师由此认为"20～"年龄组的患病情况最为严重。该结论是否正确？为什么？

表 3-1　某年某地不同年龄组某病的患病情况比较

年龄组（岁） （1）	调查人数 （2）	患病人数 （3）	患病构成比（%） （4）	各年龄组的患病构成比与0～岁之比 （5）
0～	60030	1820	21.24	1.00
20～	38013	3019	35.24	1.66
40～	20260	2208	25.77	1.21
60～	7120	1521	17.75	0.84
合计	125423	8568	100.00	—

【分析】

　　该结论不正确。原因是以患病构成比代替患病率来说明问题。上表第 4 栏是根据第 3 栏每个年龄段患病人数除以总患病人数得到的；第 5 栏是定基比，以"0～"岁组的患病构成比（或患病人数）作基数，每组患病构成比（或患病人数）与之相比。从第 4 栏和第 5 栏可以看出，患病构成比是随着年龄的增加而增大，"20～"岁组达到最高峰（达 35.24%），以后随着年龄的增加而逐渐减少，"60～"岁组最低，但这并不能说明"20～"岁组的患病情况最为严重，见图 3-1A，只能说明"20～"岁组患病构成比重最大。要说明患病的严重程度，需要用患病率来比较。在表 3-1 的基础上，用患病人数除以调查人数计算出患病率，见表 3-2 第 6 栏和图 3-1B。从患病率可以看出，患病率是随着年龄的增加而增大，"60～"岁组患病最严重，原因是疾病免疫力或抵抗力是随着年龄的增加而减少。因此，该医师用患病构成比来代替患病率分析是错误的。

表 3-2　某年某地不同年龄组某病的患病情况比较

年龄组（岁）（1）	调查人数（2）	患病人数（3）	患病构成比（%）（4）	各年龄组的患病构成比与0～岁之比（5）	患病率（%）（6）=（3）/（2）
0～	60030	1820	21.24	1.00	3.03
20～	38013	3019	35.24	1.66	7.94
40～	20260	2208	25.77	1.21	10.90
60～	7120	1521	17.75	0.84	21.36
合计	125423	8568	100.00	—	6.83

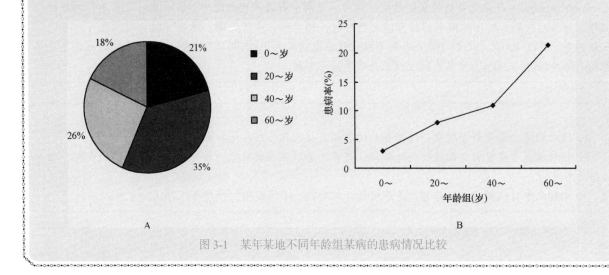

A　　　　　　　　　　　　　　　　B

图 3-1　某年某地不同年龄组某病的患病情况比较

> 成功的秘诀，在永不改变既定的目的。
> ——卢梭

一、率

　　1. 意义　率（rate）是说明某现象发生的频率或强度，又称为频率指标。

　　2. 计算公式

$$率 = \frac{某现象实际发生的观察单位数}{可能发生该现象的观察单位总数} \times 比例基数 \qquad (3-1)$$

　　表 3-2 第 7 栏"0～"的患病率为 1820/60030=3.03%，由第 2、3 栏的数据算得，依次类推，可算得"20～"、"40～"和"60～"岁组的患病率分别为 7.94%、10.90% 和 21.36%。

　　比例基数可以取 100%、1000‰ 或 100 000/10 万等。比例基数的选择主要根据习惯用法或使计算的率有适当位数的整数，而且整数不太大；小数位数保留 1～2 位即可。

3. 特点

【例 3-3】

南华大学某医师在研究乳腺癌与 C-erbB-2 表达的关系时，数据显示：55 例特征表现为肿块的其 C-erbB-2 阳性表达率为 69.1%，19 例乳腺癌 X 线特征表现为局限浸润致密影的其 C-erbB-2 阳性表达率为 73.7%，17 例乳腺癌 X 线特征表现为单纯钙化的其 C-erbB-2 阳性表达率为 82.4%，三者之间差异无统计学意义（χ^2=1.162，P=0.559）。

表 3-3 乳腺癌患者不同 X 线直接征象的 C-erbB-2 表达的阳性率

影像表现	例数	阳性数	阳性率（%）
肿块	55	38	69.1
局限浸润致密影	19	14	73.7
单纯钙化	17	14	82.4
合计	91	66	72.5

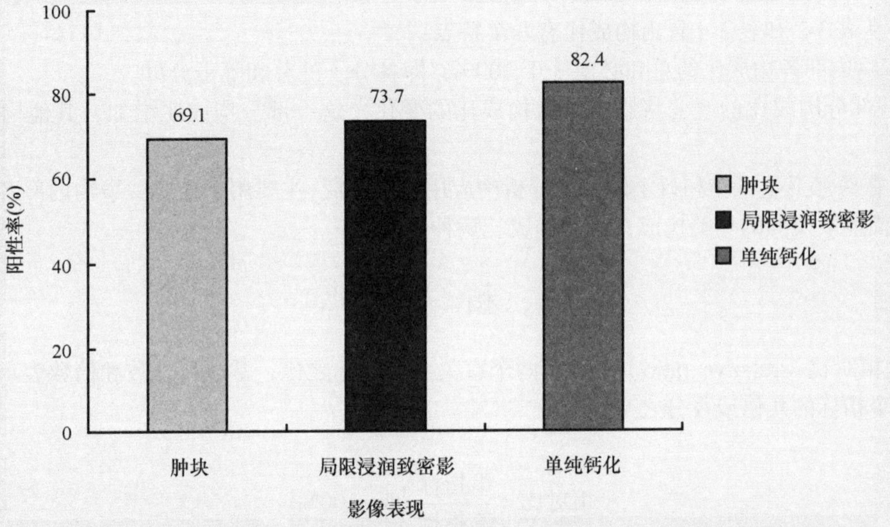

图 3-2 乳腺癌患者不同 X 线直接征象的 C-erbB-2 表达的阳性率

从表 3-2、表 3-3 和图 3-2 看出，率有以下两个特点：

（1）一般合计率或总率不等于 100%。

（2）某一部分的分率改变不影响其它分率的变化。

4. 应用 在医疗卫生工作和科学研究的分析中应用非常广泛，如患病率、发病率、死亡率、病死率、阳性率、治愈率、有效率等。

二、构 成 比

1. 意义 构成比（proportion）是表示某事物内部各组成部分所占的比重或分布，常以百分数表示。

2. 计算公式

$$构成比 = \frac{事物内部某一组成部分的观察单位数}{该事物各构成部分的观察单位总数} \times 100\% \tag{3-2}$$

表 3-1 第 4 栏的患病构成比是由第 3 栏算得的，其中"0～"占全部患病人数的比重为 1820/8568×100%=21.24%，依次类推，可算得"20～"、"40～"和"60～"所占的比重分别为 35.24%、25.77% 和 17.75%。

【例 3-4】

某医院内科用甲乙两种药物治疗哮喘病人，两组病人病情分布状况见表3-4。

表3-4　甲乙两药物治疗组病情轻重的分布

病情	甲药		乙药	
	例数	构成比（%）	病床数	构成比（%）
轻	40	20.0	100	50.0
中	60	30.0	60	30.0
重	100	50.0	40	20.0
合计	200	100.0	200	100.0

表 3-4 中甲乙两药物治疗组病情轻重分布的构成比等于各个病情轻重下的人数除以每组总的例数再乘 100%，如甲药组轻病情的构成比=40÷200×100%=20.0%，其余依次类推，各病情轻重的构成比相加总和等于100%。

3. 特点　从表3-2和表3-4看出构成比有两个特点：

（1）某事物内部各构成比的总和必定等于100%，即各分子的总和等于分母。

（2）某一部分构成比的改变将影响其他构成比的变化，这一部分构成比增加，其他构成比将减少，反之，亦然。

4. 应用　在医疗卫生工作和科学研究的分析中应用非常广泛，主要用于描述一事物内部各个部分所占比重的大小，如描述某人群的年龄构成、血型构成、病种构成等。

三、相　对　比

1. 意义　相对比（relative ratio）是表示两个有关事物指标之比，常以百分数和倍数表示，用以说明一个指标是另一个指标的几倍或百分之几。

2. 计算公式

$$相对比 = \frac{甲指标}{乙指标}(或×100\%) \tag{3-3}$$

式中甲、乙指标可以是相对数、绝对数、平均数。如果甲指标大于乙指标，用倍数表示；如果甲指标小于乙指标，用百分数表示。

如：例 3-1 甲校近视人数与乙校近视人数之比=100/60=1.67。说明甲校近视人数是乙校的 1.67 倍。

3. 特点

（1）甲乙两个指标的性质可相同也可不同。

（2）甲乙两个指标可以是绝对数、相对数或平均数。

4. 应用　在医疗卫生工作和科学研究的分析中应用也非常广泛，如性别比、人口密度、医生（护士）床位比等。

【知识点 3-2】

1. 率是说明某现象发生的频率或强度。某一分率改变不影响其他分率变化。

2. 构成比是表示某事物内部各组成部分所占的比重或分布。某一部分构成比的改变将影响其他构成比的变化。

3. 相对比表示两个有关事物指标之比，用以说明一个指标是另一个指标的几倍或几分之几。两个指标可以是绝对数、相对数或平均数。

第二节　动态数列

【例 3-5】

某县医院 1995～2005 年门诊就诊人数的统计数据见表 3-5，试作动态分析。

表 3-5　某县医院 1995～2005 年门诊就诊人数动态变化

年份 (1)	符号 (2)	门诊就诊人数 (3)	绝对增长量		发展速度（%）		增长速度（%）	
			累计 (4)	逐年 (5)	定基比 (6)	环比 (7)	定基比 (8)	环比 (9)
1995	a_0	4700	—	—	100.0	100.0	—	—
1996	a_1	5000	300	300	106.4	106.4	6.4	6.4
1997	a_2	5300	600	300	112.8	106.0	12.8	6.0
1998	a_3	5400	700	100	114.9	101.9	14.9	1.9
1999	a_4	5650	950	250	120.2	104.6	20.2	4.6
2000	a_5	5820	1120	170	123.8	103.0	23.8	3.0
2001	a_6	6010	1310	190	127.8	103.3	27.9	3.3
2002	a_7	6280	1580	270	133.6	104.5	33.6	4.5
2003	a_8	6450	1750	170	137.2	102.7	37.2	2.7
2004	a_9	6500	1800	50	138.3	100.8	38.3	0.8
2005	a_{10}	6700	2000	200	142.6	103.1	42.6	3.1

【分析】

动态数列（dynamic series）是按照一定的时间顺序，将一系列描述某事物的统计指标依次排列起来，观察和比较该事物在时间上的变化和发展趋势，这些统计指标可以为绝对数、相对数或平均数。动态数列分析建立在相对比基础上，采用定基比和环比两种方式。常用的动态数列分析指标：绝对增长量、发展速度与增长速度、平均发展速度与平均增长速度。

1. 绝对增长量　说明事物在一定时期所增长的绝对值。绝对增长量可计算：①累计增长量，若以 1995 年该县医院门诊就诊人数为基数，各年门诊就诊人数与其相减即得，如 1998 年门诊就诊累计增长量为 5400 − 4700 = 700（人）；②逐年增长量，即以下一年门诊就诊人数与上一年相减，如表 3-5 第 5 栏。

2. 发展速度和增长速度　可计算：①定基比，即统一以某个时间的指标为基数，用各时间的指标与之相比；②环比，即以前一个时间的指标为基数，用相邻的后一时间的指标与之相比。发展速度和增长速度是说明事物在一定时期的速度变化。增长速度 = 发展速度 − 1（或 100%）。如：

2000 年定基发展速度 = 5820/4700×100% = 123.8%

2000 年定基增长速度 = 123.8% −100% = 23.8%

2000 年环比发展速度 = 5820/5650×100% = 103.0%

2000 年环比增长速度 = 103.0% −100% = 3.0%

按上述方法分别计算出各时期的发展速度与增长速度。见表 3-5 的第 6～9 栏。

3. 平均发展速度和平均增长速度　平均发展速度是各环比发展速度的几何平均数，说明某事物在一个较长时期中逐年平均发展变化的程度。平均增长速度是各环比增长速度的平均数，说明某事物在一个较长时期中逐年平均增长的程度。其计算公式为

$$平均发展速度 = \sqrt[n]{a_n/a_0} \tag{3-4}$$

式中：a_0 为基期指标；a_n 为第 n 年指标。

$$平均增长速度 = 平均发展速度 − 1 \tag{3-5}$$

根据表 3-5 第 3 栏资料计算平均发展速度与平均增长速度：

$$平均发展速度=\sqrt[10]{6700\,/\,4700}=1.036=103.6\%$$
$$平均增长速度=103.6\%-100\%=3.6\%$$

可以看出，该县医院 1995～2005 年间门诊就诊人数平均发展速度为 103.6%，平均增长速度则为 3.6%。

【知识点 3-3】

1. 动态数列是指按照一定的时间顺序排列起来的统计指标，可以通过计算绝对增长量、发展速度与增长速度、平均发展速度与平均增长速度等动态数列的分析指标来说明这些统计指标随时间上变化发展的趋势。

2. 动态数列不仅可以分析过去一段时间该指标的变化规律，也可以根据其过去的变化规律预测未来发生情况。

第三节　应用相对数的注意事项

【例 3-6】

某医生收集了三种消化道肿瘤患者血清 TPS 检出结果见表 3-6，问此表中存在的主要问题是什么？

表 3-6　消化道肿瘤患者血清 TPS 阳性率

肿瘤类型	检查人数	阳性人数	阳性率（%）
食管癌	8	8	100.0
胃癌	9	6	66.7
大肠癌	12	7	58.3
合计	29	21	75.0

【问题 3-2】

（1）这是什么资料？

（2）该表中有无不当之处？为什么？

（3）正确做法是什么？

【分析】

（1）这是计数资料。

（2）此表中存在主要问题有两个：①计算"阳性率"的分母太小，因为分母太小时，抽样误差大，偶然性大，相对数波动大，结果不稳定；②合计率的计算错误，不能简单地把各组率相加求其平均值而得。

（3）正确做法：①分母过小时，最好用绝对数表示，否则，应列出率的可信区间；②计算合计率应该分别将绝对数相加，然后用合计的分子与合计的分母求出合计率，本例的合计率为 21/29×100% = 72.4%。

【例 3-7】

某单位于 2015 年对 1200 名全体职工进行了冠心病普查，按年龄分组统计结果见表 3-7。作者认为：该单位职工的冠心病发病率均随年龄增加而下降，发病率高峰在 40～岁组，这与其他研究资料的结果不符。你同意上述分析吗？请说明理由。

表 3-7　某单位 2015 年不同年龄组冠心病患病率比较

年龄（岁）	病人数	患病率（%）
40～	42	60.0
50～	18	25.7
60～70	10	14.3
合计	70	100.0

【问题 3-3】

（1）此例分析是否正确？为什么？

（2）正确做法是什么？

【分析】

（1）结论是错误的，原因是犯了用构成比代替率的错误。根据表 3-7 的统计结果，该作者用每个年龄段的冠心病患病人数除以三个年龄段冠心病的总人数所得指标是构成比的指标，只能说明在此单位，冠心病患者 40～岁组占的比例高，而不能得出该单位职工的冠心病发病率均随年龄增加而下降，发病率高峰都在 40～岁组的结论。

（2）正确做法：应计算各个年龄段的患病率进行比较。调查各年龄段的职工数及每个年龄段冠心病的病例数，再计算出该职工各个年龄组的冠心病患病率再比较。若只在该单位下结论，可直接根据各年龄组患病率下结论。

【例 3-8】

　　某医院发现一批罕见的疾病病例，其中 85% 有某化学物接触史，只有 15% 否认接触史，据此院方认为该病主要是由该化学接触导致的，无接触史者不易发病。你认为如何？

【问题 3-4】

　　（1）85% 和 15% 是构成比还是率？

　　（2）该院方结论是否正确？为什么？

　　（3）正确做法是什么？

【分析】

　　（1）这里 85% 是指在所有病例中有 85% 的人接触过某化学物，是构成比而不是率。

　　（2）该医院的结论是错误的，它犯了把构成必当作率的错误。

　　（3）正确做法：随机抽取一定数量的有某化学物接触史者和无某化学物接触史者，分别计算两组人群该病的发病率，采用一定的统计学方法进行假设检验后再下结论。

【例 3-9】

　　某医院研究枸橼酸乙胺嗪与酒石酸锑钾对丝虫病的疗效，对 81 例不合并其他寄生虫病的丝虫病患者采用枸橼酸乙胺嗪治疗，对 120 例合并血吸虫病患者用酒石酸锑钾治疗，结果见表 3-8。据此表，作者认为枸橼酸乙胺嗪疗效比酒石酸锑钾好，你怎样评价？

表 3-8　枸橼酸乙胺嗪与酒石酸锑钾治疗丝虫病的疗效比较

药物	病例数	治愈例数	治愈率（%）
枸橼酸乙胺嗪	81	52	64.2
酒石酸锑钾	120	25	20.8

【问题 3-5】

　　（1）此作者的结论是否正确？为什么？

　　（2）正确做法是什么？

【分析】

　　（1）该作者的结论不正确。因为他犯了两个错误，首先，对 81 例不合并其他寄生虫病的丝虫病患者采用枸橼酸乙胺嗪治疗，对 120 例合并血吸虫病的丝虫病患者用酒石酸锑钾治疗，治疗方法与是否合并血吸虫病都可能影响治疗效果，这样就导致了两组除了治疗方法不同外，还有是否合并血吸虫这个非处理因素的不同，两组不具有可比性；其次，所比较的两组均是样本治愈率，欲比较两组疗效，应该在有可比性的情况下做假设检验，不能根据样本率直接下结论。

　　（2）正确做法：随机抽取一定数量的丝虫病患者（不合并其他寄生虫病），并随机分为枸橼酸乙胺嗪治疗组和酒石酸锑钾治疗组，两组之间除治疗方法不同外其余条件应尽可能一致。治疗一段时间后，观察两组的治愈情况，采用一定统计学方法进行假设检验后再下结论。

【知识点 3-4】　　　　　　　　　**应用相对数注意事项**

　　1. 计算相对数时分母应该有足够数量即例数不能太小。

　　2. 计算合计率或平均率时，不能把 n 个率相加后除以 n，应将绝对数相加后再计算相对数。

　　3. 正确区分构成比与率，分析时不能以构成比代替率。

　　4. 相对数的比较应该注意其可比性。对比组之间除了被研究的因素不同以外，其他对相对数造成影响的因素应尽可能保持在相同或相近的水平。

　　5. 样本率或样本构成比在比较时应做假设检验。

第四节 标 准 化 法

【例 3-10】

某医院欲比较甲、乙两种疗法治疗某病疗效，资料见表 3-9。据此认为甲疗法为优。

表 3-9　甲、乙两种疗法治疗某病的治愈率比较

病型	甲疗法			乙疗法		
	病人数	治愈数	治愈率（%）	病人数	治愈数	治愈率（%）
轻型	400	360	90.0	100	90	90.0
重型	100	60	60.0	400	240	60.0
合计	500	420	84.0	500	330	66.0

【问题 3-6】

（1）这是什么资料？

（2）该医生的结论是否正确？为什么？

（3）正确做法是什么？

【分析】

（1）甲、乙两种疗法的治疗结果为治愈人数和未治愈人数，为计数资料。

（2）该医师结论不正确，因为这两组病人的病型构成有很大不同，甲疗法中治愈率较高的轻型病人所占比重较大，而乙疗法中治愈率较低的重型组病人所占比重大，并且轻型与重型的治愈率也有很大差别。两种疗法分别按轻型组和重型组进行比较时，甲、乙两疗法的治愈率相等，但由于两组内部构成不同，即乙疗法的重型组病人多于甲疗法，造成了两种疗法的合计治愈率不同（甲疗法高于乙疗法）。

（3）正确做法：先将两组治疗对象的病型构成按照统一标准进行调整，然后计算出调整后的标准化合计治愈率即标准化率后再进行比较。

【知识点 3-5】

当比较的两组资料内部各小组率明显不同，且各小组观察例数的构成比，诸如年龄、性别、工龄、病情轻重、病程长短等也明显不同时，直接比较两个合计率是不合理的。因为其内部构成不同，往往影响合计率的大小，需要按统一的内部构成进行调整后计算标准化率，使其具有可比性，这种方法称为率的标准化法。

标准化率（standardized rate）亦称为调整率（adjusted rate），常用的标准化方法有直接法、间接法和反推法。本教材主要介绍前两种标准化方法。

一、直 接 法

【例 3-11】

试就表 3-10 资料分析比较甲、乙两地的肿瘤死亡率。

表 3-10　甲、乙两地的肿瘤死亡率（1/10 万）

年龄（岁）	甲地				乙地			
	人口数	人口构成比（%）	肿瘤死亡数	肿瘤死亡率	人口数	人口构成比（%）	肿瘤死亡数	肿瘤死亡率
（1）	（2）	（3）	（4）	（5）	（6）	（7）	（8）	（9）
0～	206338	53.17	13	6.30	263309	62.30	17	6.46

续表

年龄（岁）	甲地				乙地			
	人口数	人口构成比（%）	肿瘤死亡数	肿瘤死亡率	人口数	人口构成比（%）	肿瘤死亡数	肿瘤死亡率
（1）	（2）	（3）	（4）	（5）	（6）	（7）	（8）	（9）
30～	67187	17.31	27	40.19	55028	13.02	24	43.61
40～	45883	11.82	41	89.36	38724	9.16	39	100.71
50～	28114	7.25	80	284.56	31890	7.54	101	316.71
60～	23621	6.09	147	622.33	21204	5.02	144	679.12
70～	16929	4.36	139	821.08	12513	2.96	123	982.98
合计	388072	100.00	447	115.18	422668	100.00	448	105.99

【分析】

由表3-10资料看出，肿瘤死亡率随年龄增长明显升高，乙地各年龄别肿瘤死亡率皆比甲地高，但甲地总的肿瘤死亡率却高于乙地。究其原因是由于两地年龄别构成不同所致，须计算标化率后再进行比较两地的总肿瘤死亡率。本例已知两地的年龄别死亡率，用直接法。

1. 以某地各年龄组人口数作标准（表3-11第2栏）；按式（3-6）计算甲、乙两地的标准化总肿瘤死亡率。

$$p' = \frac{\sum N_i p_i}{N} \tag{3-6}$$

式中 N_i 为标准年龄别人口数（表3-11第2栏），p_i 为实际年龄别死亡率（表3-11第3、5栏），N 为标准人口总数，$\sum N_i p_i$ 为预期死亡数（表3-11第4、6栏）。本例得：

甲地标准化总肿瘤死亡率　$p' = \dfrac{846}{810740} \times 10万 / 10万 = 104.35 / 10万$

乙地标准化总肿瘤死亡率　$p' = \dfrac{953}{810740} \times 10万 / 10万 = 117.55 / 10万$

可见，经标准化以后，乙地的总肿瘤死亡率高于甲地。

表3-11　直接法计算标准化肿瘤死亡率（1/10 万）

年龄（岁）	标准人口数	甲地		乙地	
		原肿瘤死亡率	预期肿瘤死亡数	原肿瘤死亡率	预期肿瘤死亡数
	N_i	p_i	$N_i p_i$	p_i	$N_i p_i$
（1）	（2）	（3）	（4）＝（2）×（3）	（5）	（6）＝（2）×（5）
0～	469647	6.30	30	6.46	30
30～	122215	40.19	49	43.61	53
40～	84607	89.36	76	100.71	85
50～	60004	284.56	171	316.71	190
60～	44825	622.33	279	679.12	304
70～	29442	821.08	242	982.98	289
合计	810740	—	846	—	953

2. 以某地各年龄组人口构成比作标准（表3-12第2栏）；按式（3-7）计算甲、乙两地的标准化总肿瘤死亡率。见表3-12第4、6栏合计值。

$$p' = \sum \left(\frac{N_i}{N}\right) p_i \tag{3-7}$$

式中 N_i/N 为标准年龄别人口构成比，乘以实际年龄别死亡率 p_i，其乘积和就是直接法的标准化总肿瘤死亡率。由表 3-12 得甲、乙两地标准化总肿瘤死亡率分别为 104.33/10 万、117.50/10 万，乙地总肿瘤死亡率高于甲地，与按式（3-6）计算的结果相同。

表 3-12　直接法计算标准化总肿瘤死亡率（1/10 万）

年龄	标准人口	甲地		乙地	
（岁）	构成比	原肿瘤死亡率	分配肿瘤死亡率	原肿瘤死亡率	分配肿瘤死亡率
	N_i/N	p_i	$(N_i/N)p_i$	p_i	$(N_i/N)p_i$
（1）	（2）	（3）	（4）=（2）×（3）	（5）	（6）=（2）×（5）
0～	0.5793	6.30	3.65	6.46	3.74
30～	0.1507	40.19	6.06	43.61	6.57
40～	0.1044	89.36	9.33	100.71	10.51
50～	0.0740	284.56	21.06	316.71	23.44
60～	0.0553	622.33	34.41	679.12	37.56
70～	0.0363	821.08	29.82	982.98	35.68
合计	1.0000	—	104.33	—	117.50

二、间　接　法

【例 3-12】

已知甲地总肿瘤死亡数 447 人，乙地总肿瘤死亡数 448 人，以及两地人口资料见表 3-13 第 3、5 栏，求标准化总肿瘤死亡率。本例已知甲乙两地总肿瘤死亡数与年龄组人口数，用间接法计算 SMR 及标准化率。

$$p' = P\frac{r}{\sum n_i P_i} = P \times SMR \qquad (3-8)$$

式中，P 为标准组的总死亡率，r 为被标化组的实际总死亡数，n_i 为被标化组的实际年龄别人口数，P_i 为标准组的年龄别死亡率，$\sum n_i P_i$ 是被标化组的预期死亡人数，$r/\sum n_i P_i$ 是被标化组的实际死亡数与预期死亡数之比，称为标准化死亡比（standardized mortality ratio，SMR）。若 $SMR>1$，表示被标化组的死亡数高于标准组；若 $SMR<1$，表示被标化组死亡数低于标准组。本例得：

甲地总肿瘤标化死亡比　$SMR = 447/473 = 0.95$

甲地总肿瘤标化死亡率　$p' = 110.39/10$ 万 $\times 0.95 = 104.87/10$ 万

乙地总肿瘤标化死亡比　$SMR = 448/422 = 1.06$

乙地总肿瘤标化死亡率　$p' = 110.39/10$ 万 $\times 1.06 = 117.01/10$ 万

乙地总肿瘤死亡率高于甲地，与直接法的结果相同。

表 3-13　间接法计算标准化肿瘤死亡率

年龄	标准肿瘤	甲地		乙地	
（岁）	死亡率	人口数	预期肿瘤死亡数	人口数	预期肿瘤死亡数
	P	n_i	$n_i P_i$	n_i	$n_i P_i$
（1）	（2）	（3）	（4）=（2）×（3）	（5）	（6）=（2）×（5）
0～	6.39	206338	13	263309	17
30～	41.73	67187	28	55028	23
40～	94.55	45883	43	38724	37
50～	301.65	28114	85	31890	96

续表

年龄 （岁） （1）	标准肿瘤 死亡率 P （2）	甲地		乙地	
		人口数 n_i （3）	预期肿瘤死亡数 n_iP_i （4）=（2）×（3）	人口数 n_i （5）	预期肿瘤死亡数 n_iP_i （6）=（2）×（5）
60～	649.19	23621	153	21204	138
70～	889.89	16929	151	12513	111
合计	110.39	388072	473（$\sum n_iP_i$）	422668	422（$\sum n_iP_i$）

【知识点 3-6】

1. 常用的标准化方法有直接标准化法和间接标准化法，简称直接法和间接法。若已知年龄别死亡率，可采用直接法，若只有总死亡数和年龄别人口数而缺乏年龄别死亡率时，宜用间接法。

2. 一般选择"标准"的方法有二种

（1）选择具有代表性的、较稳定的、数量较大的人群作为"标准"。如采用世界的、全国的、全省的、本地区或杂志论文中的数据作为标准。

（2）互相比较资料中任选一组数据作"标准"。最好用合并数据作为"标准"。

3. 标准化死亡比（SMR）是被标化组的实际死亡数与预期死亡数之比，若 SMR>1，表示被标化组的死亡率高于标准组；若 SMR<1，表示被标化组死亡率低于标准组。

4. 计算标准化率的步骤

（1）根据资料所具备的条件选用直接法或间接法。

（2）选定标准构成。

（3）选择公式计算标准化率。

【知识点 3-7】　　　　　**应用标准化法的注意事项**

1. 标准化法只适用于内部构成不同影响到总率比较的情况。

2. 由于选择的标准不同，算出的标准化率也不同，但比较的结论一致。

3. 标准化后的标准化率，已经不再反映当时当地的实际水平，它只表示两组相互比较的资料间的相对水平。

4. 样本标准化率也存在抽样误差，也需要进行假设检验。

第五节　医学人口统计常用指标

医学人口统计是医学统计学在居民健康和医疗卫生保健领域中的应用。它应用医学统计学的理论和方法，从医疗卫生保健的角度研究人口的数量、结构、变动及其与卫生事业发展的相互关系，为制定医疗卫生工作计划及其工作效果评价等提供重要依据。

常用医学人口统计指标主要包括四方面：人口数和人口构成指标（表 3-14）、生育统计指标、死亡统计指标和疾病统计指标等。

一、人口数和人口构成指标

【例 3-13】

卫生部门想要了解某地的人口数量和构成，请问需要收集哪些主要指标？

【分析】

这个调查需进行一次医学人口统计，要收集人口数、人口年龄构成、人口性别构成等几项指标。

1. 人口数（population size） 又称人口总量（total number of population），指一定时点、一定地点范围内所有存活人口的总和。但在实际中不可能获得各个时点的人口数字，一般只能计算平均人口数的近似值。当人口数在一年中是均匀变动时，可用相邻两年年末（12月30日）人口数的平均值计算年平均人口数；也可用年中（7月1日零时）人口数代表全年的平均人口数。

2. 人口构成（population composition） 可按照不同的人口学特征进行计算。人口学特征包括年龄、性别、文化和职业等，其中最常用来描述人口构成情况的是性别和年龄。

表 3-14 常用人口数和人口构成指标

人口数量	人口数
人口年龄构成	老年人口系数（proportion of old population）指≥65岁以上人口数与总人口数之比。
	少年儿童人口系数（proportion of child population）指≤14岁以下人口数与总人口数之比。
	抚养比（dependency ratio）又称为人口负担系数（反映劳动人口负担程度的指标）
	$$抚养比 = \frac{14岁及以下人口数 + 65岁及以上人口数}{15\sim64岁人口数} \qquad (3\text{-}9)$$
	老少比（ratio of old to young）根据国际年龄分组，0～14岁为少年儿童人口；15～64岁为劳动人口；65岁以上为老年人口。老少比为≥65岁以上人口数与≤14岁以下人口数之比。
人口性别构成	性别比（sex ratio）即男女人口比例。

二、生育统计指标

【例3-14】

2005年某地育龄妇女生育数和活产数见表3-15，试计算总生育率（GFR）、年龄别生育率（ASFR）和总和生育率（TFR）。

表 3-15 2005年某地育龄妇女年龄别生育率

年龄组（岁）	育龄妇女数	活产数	年龄别生育率（‰）
（1）	（2）	（3）	（4）=（3）/（2）
15～	126203	2484	19.68
20～	116960	27347	233.81
25～	77523	11972	154.43
30～	87190	5798	66.50
35～	73060	1394	19.08
40～	52560	302	5.75
45～49	43920	60	1.37
合计	577416	49357	85.48

【分析】

反映生育水平的统计指标包括总生育率、年龄别生育率和总和生育率等。

1. 总生育率（general fertility rate，GFR） 指某地某年平均每千名育龄妇女的活产数。计算公式：

$$总生育率 = \frac{同年活产数}{某年平均育龄妇女数} \times 1000‰ \qquad (3\text{-}10)$$

2. 年龄别生育率（age-specific fertility rate，ASFR） 指某年某地某年龄组平均每千名育龄妇女的活产数。计算公式：

$$年龄别生育率 = \frac{该年同年龄组的活产数}{某年某年龄组的平均妇女数} \times 1000‰ \qquad (3-11)$$

3. 总和生育率（total fertility rate，TFR）　　假定同时代出生的一代妇女，按照某年的年龄别生育率水平度过一生的生育历程，平均每个妇女可能生育的子女数。计算公式：

$$总和生育率 = i \times \sum ASFR \qquad (3-12)$$

式中，i 为组距，$\sum ASFR$ 为各年龄组生育率的总和。

据式（3-10）、式（3-11）、式（3-12）得：

$$总生育率 = \frac{49357}{577416} \times 1000‰ = 85.48‰$$

$$15 \sim 岁组年龄别生育率 = \frac{2484}{126203} \times 1000‰ = 19.68‰$$

依次类推，结果见表 3-15 第 4 栏。

$$总和生育率 = 5 \times (19.68‰ + 233.81‰ + 154.43‰ + 66.50‰ + 19.08‰ + 5.75‰ + 1.37‰) = 2.5$$

根据以上计算结果，如果按 2005 年某地的生育水平计算，估计每个妇女一生平均生 2.5 个孩子。常用生育统计指标见表 3-16。

表 3-16　常用的生育统计指标

反映生育水平的统计指标	粗出生率（CBR）、总生育率（GFR）、年龄组生育率（ASFR）、终生生育率（LTFR）、总和生育率（TFR）等
测量人口再生育的统计指标	自然增长率（NIR）、粗再生育率（GRR）、净再生率（NRR）等
反映计划生育工作情况的统计指标	避孕现用率、人工流产率等

三、死亡统计指标

【例 3-15】

某县 1 岁以下儿童死亡情况如表 3-17 所示，请计算各年的婴儿和新生儿死亡率，并做简要分析。

表 3-17　某县 1 岁以下儿童死亡情况

年份	活产数	死亡数	
		新生儿	婴儿
2001	2761	144	185
2002	2458	120	155
2003	2161	88	116
2004	1870	65	84
2005	1630	55	67

【分析】

世界卫生组织将"死亡"明确定义为"在出生后的任何时候，全部生命现象永远消失称为死亡"。活产之前的死亡称为"胎儿死亡"，不应包括在生命统计的死亡之内。

1. 婴儿死亡率（infant mortality rate，IMR）　　指某年平均每千名活产中不满 1 周岁（婴儿）的死亡数。

$$婴儿死亡率 = \frac{同年未满1岁婴儿死亡数}{某年活产总数} \times 1000‰ \qquad (3-13)$$

2. 新生儿死亡率（neonatal mortality rate，NMR）　　指某地平均每千名活产数中未满 28 天的新生儿死亡数。

$$新生儿死亡率 = \frac{同年未满28天的新生儿死亡数}{某年活产总数} \times 1000‰ \qquad (3\text{-}14)$$

据式（3-13）、式（3-14）得：

2001 年　新生儿死亡率 $= \dfrac{144}{2761} \times 1000‰ = 52.16‰$

$\qquad\qquad\qquad$ 婴儿死亡率 $= \dfrac{185}{2761} \times 1000‰ = 67.00‰$

2002 年　新生儿死亡率 $= \dfrac{120}{2458} \times 1000‰ = 48.82‰$

$\qquad\qquad\qquad$ 婴儿死亡率 $= \dfrac{155}{2458} \times 1000‰ = 63.06‰$

2003 年　新生儿死亡率 $= \dfrac{88}{2161} \times 1000‰ = 40.72‰$

$\qquad\qquad\qquad$ 婴儿死亡率 $= \dfrac{116}{2161} \times 1000‰ = 53.68‰$

2004 年　新生儿死亡率 $= \dfrac{65}{1870} \times 1000‰ = 34.76‰$

$\qquad\qquad\qquad$ 婴儿死亡率 $= \dfrac{84}{1870} \times 1000‰ = 44.92‰$

2005 年　新生儿死亡率 $= \dfrac{55}{1630} \times 1000‰ = 33.74‰$

$\qquad\qquad\qquad$ 婴儿死亡率 $= \dfrac{67}{1630} \times 1000‰ = 41.10‰$

从数据上可以看出 2001～2005 这 5 年婴儿和新生儿死亡率呈递减的趋势，可能与我国经济发展和妇幼卫生保健工作的开展有关。常用死亡统计指标见表 3-18。

表 3-18　常用死亡统计指标

死亡水平指标	1. 粗死亡率（死亡率）$= \dfrac{同期内死亡总数}{某年平均人口内数} \times 1000‰$	(3-15)
	2. 年龄别死亡率 $= \dfrac{同年该年龄组的死亡人数}{某年某年龄组平均人口数} \times 1000‰$	(3-16)
	3. 婴儿死亡率（见式 3-13），新生儿死亡率（见式 3-14）	
	4. 围产儿死亡率 $= \dfrac{同年围产期死胎数+死产数+出生7天内的新生儿死亡数}{某年围产期死胎数+死产数+活产数} \times 1000‰$	(3-17)
	围产期是指胎儿体重达到 1000g 及以上，或孕期满 28 周至出生后 7 天以内的时期。在此期间的死亡称为围产儿死亡。	
	5. 孕产妇死亡率 $= \dfrac{同年孕产妇死亡数}{某年活产总数} \times 1000‰$	(3-18)
死因顺位指标	1. 死因构成或相对死亡比 $= \dfrac{同年某类死因死亡人数}{某年死亡总人数} \times 100\%$	(3-19)
	2. 死因顺位：指按各类死因构成比从高到低排列的位次，说明死因的重要性，反映了各种死亡原因导致死亡的严重程度	

四、疾病统计指标

【例 3-16】
2005 年某单位有职工 4000 人，该单位医院对全体职工进行体检，发现甲肝患者两例，于是上报该单位 2005 年甲肝发病率为 2/4000=0.5‰，你认为是否正确，为什么？

【分析】

指标计算错误,发病率是指观察期间内某病在一定人群中的新发病例数,而体检得到的是某一时点上的患病人数,所以计算得到的是甲肝患病率。

1. 发病率(incidence rate,IR) 观察期间内,某病在一定人群中的新发病例数。或某病在一定时期、一定人群中发生的频率或机会大小。一般把发病率高的疾病称为多发病。发病率的计算公式:

$$某病发病率 = \frac{该期间内新发生的某病病例数}{一定时期内可能发生某病的平均人口数} \times K \tag{3-20}$$

式中,K 为比例基数,可为 100%、1000‰、万/万等,视具体情况和习惯而定。发病率的时间范围,可以是年、季、月、旬、周等时间单位,常用年和月。

2. 患病率(prevalence rate,PR) 指在某时点上受检人数中患某种疾病的人数与受检人数的比例。一般把患病率高的疾病称为常见病,如果发病率高,患病率也高的疾病则称为常见多发病。患病率的计算公式:

$$某病患病率 = \frac{检查时发现的某病现患病例的总数}{该时点受检人口数} \times K \tag{3-21}$$

式中现患病例总数包括新旧病例数。一般使用时点患病率,"时点"表示调查的期限,一般不超过一个月。该指标适用于病程较长的疾病或发病时间不易明确的疾病的统计研究,反映某病在一定人群中流行的规模和水平。常用疾病统计指标见表 3-19。

表 3-19 常用疾病统计指标

1. 发病率(IR):见式(3-20)

2. 患病率(PR):见式(3-21)

3. 某病病死率(case fatality):观察期间某病患者中因该病死亡的频率。

$$某病病死率 = \frac{观察期间因某病死亡人数}{同期某病患者数} \times 100\% \tag{3-22}$$

4. 某病死亡率(mortality rate):表示一定观察期内因某病死亡的机会大小。

$$某病死亡率 = \frac{观察期间因某病死亡人数}{同期平均人口数} \times K \tag{3-23}$$

【知识点 3-8】

1. 发病率是计算一定期间内某人群中的新发病例数,而患病率是计算调查时点被调查人群中的现患病例数。

2. 在一定期间内某人可能发病一次以上而成为多个病例,所以发病率可能会大于 100%;而患病率不会出现大于 100% 的情况。

3. 发病率高的疾病称为多发病;患病率高的疾病称为常见病。患病率高,发病率也高的疾病称为常见多发病。

【例 3-17】

某地有居民 1000 人,2004 年暴发麻疹,有 128 人患病,其中 8 人死亡;2005 年又有 79 人感染,其中 3 人死亡。问 2005 年该地麻疹的发病率和死亡率。

【分析】

该地原有 1000 居民,2004 年患麻疹 128 人,死亡 8 人,即这些人不会再患麻疹,所以:

$$2005 年麻疹发病率 = \frac{79}{1000 - 128} \times 100\% = 9.06\%$$

$$2005 年麻疹死亡率 = \frac{3}{1000 - 8} \times 1000‰ = 3.02‰$$

思考练习

一、选择题（从 a～e 中选出一个最佳答案）

1. 计算麻疹疫苗接种后血清检查的阳转率，分母是_____。

a. 麻疹患者数　　　　　　　　b. 麻疹疫苗接种人数　　　　　　c. 麻疹易感人数

d. 麻疹疫苗接种后的阳转人数　　e. 麻疹疫苗接种后的阴转人数

2. 下列哪种说法是错误的_____。

a. 计算相对数尤其是率时应有足够数量的观察单位数或观察次数

b. 分析大样本数据时可以构成比代替率

c. 应分别将分子和分母合计求合计率或平均率

d. 相对数的比较应注意其可比性

e. 样本率或构成比的比较应作假设检验

3. 甲乙两地某病的死亡率进行标准化计算时，其标准的选择_____。

a. 不宜用甲地的数据　　　　　b. 不宜用乙地的数据　　　　　c. 不宜用甲地和乙地的合并数据

d. 可用甲地或乙地的数据　　　e. 以上都不对

4. 某厂全厂职工不同年龄组呼吸系统疾病的发病率如表 3-20，据此可认为_____。

表 3-20　某厂全厂职工不同年龄组呼吸系统疾病的发病率比较

年龄组（岁）	人数	发病数	发病率（%）
35～	67	8	10.9
45～	53	11	20.7
合计	120	19	15.8

a. 年龄越大呼吸系统发病率越高　　　　　b. 两组来自不同的年龄，不具可比性

c. 该厂工人呼吸系统发病率 45 岁组高于 35 岁组　　d. 可进行假设检验后再下结论

e. 以上都不对

5. 欲了解某地 5～15 岁儿童肺炎的发病率，现抽样求得男、女童肺炎发病率分别为 21.2% 和 19.1%，可认为_____。

a. 男童的肺炎发病率高于女童　　　　　b. 资料不具可比性，不能直接作比较

c. 应进行标准化后再做比较　　　　　　d. 应进行假设检验后再下结论

e. 以上都不对

二、思考题

1. 常用的相对数有哪几种？各种相对数指标的含义、计算方法及特点？

2. 怎样区别率和构成比？

3. 应用相对数应该注意哪些问题？

4. 何为标准化法？直接标准化法与间接标准化法的区别。

5. 什么是动态数列？其有何用途？

三、应用分析题

1. 某地某年循环系统疾病死亡资料如表 3-21。

表 3-21　某地某年循环系统疾病死亡资料

年龄组（岁）	平均人口数	循环系统死亡人数	死亡人数构成比（%）	死亡率（1/10 万）	相对比（各年龄组死亡率/0～组死亡率）
0～	745000	25			
30～	538760	236			
40～	400105	520			
50～	186537	648			
60～	52750	373			
合计	1923152	1802			

（1）请根据上述数据计算各年龄组构成比、死亡率和相对比。

（2）分析讨论各指标的含义。

2. 据表 3-22 资料回答问题：

（1）填充

（2）各种病以哪个年龄组容易发病？

（3）各种病的病人主要是哪个年龄组的儿童？

（4）各个年龄组的发病儿童以哪一种病为主？

表 3-22　某地某年两个年龄组的五种传染病统计

病种	0～4 岁（2000 人）			10～14 岁（4000 人）		
	病例数	百分数	发病率（%）	病例数	百分数	发病率（%）
麻疹	320	（　）	（　）	（　）	16	1.2
肺炎	160	（　）	（　）	75	（　）	（　）
猩红热	（　）	5	2	45	15	（　）
痢疾	240	（　）	12	（　）	（　）	（　）
百日咳	40	（　）	（　）	（　）	4	（　）
合计	（　）	100	（　）	（　）	100	（　）

3. 2005 年云南省大理州抽查 0～7 岁儿童营养不良患病情况如表 3-23，某医师据此认为 0～7 岁儿童中，3 岁以前儿童最容易患营养不良，其中 1～岁组最严重。你认为是否正确？为什么？

表 3-23　2005 年云南省大理州 0～7 岁儿童患病情况

年龄（岁）	0～	1～	2～	3～	4～	5～	6～7	合计
患病人数	98	278	86	29	59	82	34	666
患病率（%）	14.7	41.7	12.9	4.4	8.9	12.3	5.1	100.0

4. 试就表 3-24 资料分析比较某年某省城乡女性原发性骨质疏松症患病率。

表 3-24　某年某省城乡女性的原发性骨质疏松症患病率比较

年龄组（岁）	城市			农村		
	调查人数	患病人数	患病率（%）	调查人数	患病人数	患病率（%）
50～	354	78	22.0	241	49	20.3
60～	251	125	49.8	315	136	43.2
70～	130	90	69.2	175	110	62.9
80 及以上	41	29	70.7	58	40	69.0
合计	776	322	41.5	789	335	42.5

5. 某市 1996～2005 年围产儿死亡率见表 3-25，试对该动态数列进行分析。

表 3-25　某市 1996～2005 年围产儿死亡率（%）

年份	围产儿死亡率	年份	围产儿死亡率
1996	22.45	2001	10.11
1997	21.35	2002	10.65
1998	20.82	2003	9.83
1999	15.84	2004	9.02
2000	14.34	2005	8.70

（谢红卫　童玲玲　刘　艳）

第 4 章 统计表与统计图

第一节 统 计 表

【例 4-1】

为比较匹伐他汀与普伐他汀治疗高胆固醇血症的疗效，某项多中心、随机、双盲临床试验将 400 例原发性高胆固醇血症患者随机等分为两组（每组 200 例），两组除治疗药物不同外，其他条件基本相同。采用双盲法治疗和观察 12 周后结果显示，400 例患者中有效例数共 334 例，无效例数共 66 例，有效率为 83.5%[95%可信区间（CI）为 79.9%～87.1%]。其中，匹伐他汀组有效 178 例，无效 22 例，有效率为 89.0%（95%CI 为 84.7%～93.3%）；普伐他汀组有效 156 例，无效 44 例，有效率为 78.0%（95%CI 为 72.3%～83.7%）。该医师采用完全随机设计四格表资料的 χ^2 检验比较两种药物的有效率，得 Pearson χ^2=8.782，P=0.003，差异有统计学意义，故认为匹伐他汀治疗高胆固醇血症的疗效好于普伐他汀。

【问题 4-1】

（1）这是什么资料？

（2）试验结果的描述方式是否直观？为什么？

【分析】

> 男儿不展风云志，空负天生八尺躯。
>
> ——冯梦龙

（1）该资料的分析变量疗效（有效、无效）为二分类变量，属于计数资料。

（2）该试验结果的内容较多，用冗长的文字加以叙述，直观性较差。

（3）正确做法：对于复杂的内容，宜选用清晰、形象、直观的统计表描述。

【例 4-2】

某医师将例 4-1 的试验结果列表见表 4-1：

表 4-1 两组疗效比较

疗效 组别	有效	无效	合计	有效率	95%CI
匹伐他汀组	178	22	200	89.0%	84.7%～93.3%
普伐他汀组	156	44	200	78.0%	72.3%～83.7%
合计	334	66	400	83.5%	79.9%～87.1%
备注	Pearson χ^2=8.782，P=0.003				

【问题 4-2】

该表格的设计有无不妥之处？如有，请指出。

【分析】

（1）该表格的设计不妥。主要缺陷：①标题过于简单，不能概括统计表的主要内容；②竖线、斜线和数据区的横线多余；③"无效"栏冲淡了比较有效率的主题；④不应在数据区内标注单位，如"有效率"栏和"95%CI"栏的"%"；⑤错将备注列入表内。

（2）正确做法：①标题以最少的文字高度概括主要内容，如"表 4-2 两种药物治疗高胆固醇血症的疗效比较"；②去除多余的竖线、斜线和横线；③去掉"无效"栏；④标注单位：由于数据区既有绝对数（如例数），又有相对数（如有效率），纵标目名称不应只写"有效"、"合计"、"有效率"、"95%CI"，应分别在纵标目上注明单位，如"有效例数"、"治疗例数"、"有效率（%）"、"有效率 95%CI（%）"；⑤备注项移至表的下方。改进后的列表方式如表4-2。

表4-2 两种药物治疗高胆固醇血症的疗效比较

组别	治疗例数	有效例数	有效率（%）	有效率95%CI（%）
匹伐他汀组	200	178	89.0	84.7～93.3
普伐他汀组	200	156	78.0	72.3～83.7
合计	400	334	83.5	79.9～87.1

* Pearson χ^2=8.782，P=0.003

一、统计表的基本概念

统计表（statistical table）是将统计分析的事物及其指标用表格的形式列出来，直观地反映事物的数量关系及其趋势的一种表现形式。通过统计表，可将数据简单明了、层次清楚地表达出来，既代替了冗长的文字叙述，又便于进一步的计算、分析和比较，在科研论文中常常被采用。统计表有广义和狭义之分，广义统计表包括统计工作各环节所用的表格，如调查表、整理表和统计分析表等，狭义统计表仅指统计分析表。研究报告和科研论文统计表以及本教材所讲的统计表仅指狭义统计表。

二、统计表的结构与编制要求

（一）统计表的结构

统计表一般由标题、标目、线条、数字和备注等部分组成。其基本结构如下图所示。

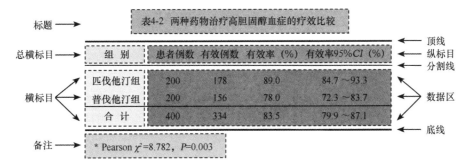

（二）统计表的编制要求

1. **标题** 置于表的上方正中，一般包括表号、时间、地点和主要事件，用于说明统计表的内容。标题不能过于简练或烦琐，应当用最少的文字高度概括地说明主要内容。如"表 4-2 两种药物治疗高胆固醇血症的疗效比较"。

2. **标目** 用于分别说明表格内的项目。根据标目的位置，可分为横标目和纵标目。

（1）横标目：列于表的左侧，用于说明同行数据的特征（一般为研究的事物）。如表4-2中的"匹伐他汀组"、"普伐他汀组"。通常情况下，横标目应冠以总标目，如表4-2中的"组别"。

（2）纵标目：列于表的上端，用于说明同列数据的特征（一般为描述事件的指标），如表4-2中的"患者例数"、"有效例数""有效率（%）""有效率95%CI（%）"。必要时，纵标目可冠以总标目，如表4-4中的"男性"（或"女性"）作为"检查例数""高血压例数""高血压患病率（%）"的总标目。

注意：①单位标注：当指标有单位时，要统一标注在相应的标目处，不能在数据区内标注单位。如表4-2，在纵标目"有效率"、"有效率 95%CI"处用括号注明"%"。②总标目层次：编制组合表时，可分别对横标目和纵标目冠以总标目，但一般不超过两个层次。

3. **线条** 统计表中只有横线，无竖线、斜线和边线。一般情况下，统计表只包括3条基本线（顶线、底线、纵标目分隔线），故统计表又称为"三线表"。顶线与底线的线条应略粗于纵标目分隔线。当表中有合计项时，应加细横线隔开。如有多层纵标目，应加短横线隔开，表示从属关系，见表4-4。

4. 数字　表内数字必须准确无误，一律用阿拉伯数字表示。同一列的小数位数要一致，且位次对齐。数字中如有"±"或"～"号，则以其为中心对齐。表格内不能留有空项，数据缺失或未记录时用"…"表示，无数值时用"—"表示，数值为零时表示为"0"。

5. 备注　备注不是统计表的固有组成部分，一般不列入表内。如需对统计表的某个指标或数字做出说明时，可在该指标或数字的右上角用星号"*"标注（多处备注可用不同的符号表示），并在统计表的下方用文字加以说明。如表4-2下方的备注项，用于说明四格表χ^2检验的结果。

三、统计表的种类

根据分组标志或变量的多少，统计表可分为简单表和组合表。

（一）简单表

简单表（simple table）只按单一标志或变量分组。如表4-2，只按治疗方式分组；如表4-3，只按年龄分组。

表4-3　2013年某地2121例冠心病患者年龄别高血压情况

年龄组（岁）	检查例数	高血压例数	高血压患病率（%）
40～	377	144	38.2
50～	592	258	43.6
60～	527	280	53.1
70～	443	306	69.1
80～90	182	134	73.6
合计	2121	1122	52.9

（二）组合表

组合表（combinative table）又称复合表，是将两个或两个以上标志或变量结合起来分组形成的表格形式。如表4-4，将性别和年龄结合起来分组，既可分析同一性别高血压患病率的年龄趋势，又可比较各年龄组高血压患病率的性别差异。

表4-4　2013年某地2121例冠心病患者性别年龄别高血压情况

年龄组（岁）	男性			女性		
	检查例数	高血压例数	高血压患病率（%）	检查例数	高血压例数	高血压患病率（%）
40～	195	75	38.5	182	69	37.9
50～	291	125	43.0	301	133	44.2
60～	268	139	51.9	259	141	54.4
70～	211	155	73.5	232	151	65.1
80～90	93	71	76.3	89	63	70.8
合计	1058	565	53.4	1063	557	52.4

【知识点4-1】
1. 统计表是将统计分析的事物及其指标用表格的形式列出来，直观地反映事物的数量关系及其趋势的一种表现形式。
2. 统计表一般由标题、标目、线条、数字和备注等部分组成。

3. 统计表的3条基本线：顶线、底线、纵标目分隔线。

4. 统计表内数字必须准确无误，一律用阿拉伯数字表示。

5. 根据分组标志或变量的多少，统计表可分为简单表和组合表。

四、统计表的编制原则

（一）重点突出，简单明了

【例4-3】

为了解某县农村居民的卫生服务需要及其影响因素，2012 年某课题组横断面调查了随机抽取的该县 4142 名农村居民的两周患病和慢性病患病情况，其性别年龄别两周患病率和慢性病患病率的结果如表4-5 所示。

表4-5　2012 年某县 4142 名农村居民性别年龄别两周患病率和慢性病患病率

年龄组（岁）	调查人数	两周患病率（%）		慢性病患病率（%）	
		男性	女性	男性	女性
0～	124	22.7	27.6	1.5	0.0
5～	714	11.9	11.4	0.3	0.0
15～	754	4.0	7.4	0.8	1.6
25～	529	3.8	7.5	2.5	6.2
35～	1060	8.5	9.3	9.0	5.9
45～	384	11.4	9.7	13.7	17.0
55～	237	10.7	15.2	20.5	22.4
65～96	340	9.6	12.0	35.9	28.8
合计	4142	8.6	10.2	8.3	7.8

【问题4-3】

该表格的设计有无不妥？如有，请指出。

【分析】

（1）该表格的设计不妥。主要缺陷：中心内容过多，重点不突出。两周患病率和慢性病患病率是从不同角度反映居民卫生服务需要情况的两个指标，属于两个中心内容，放在同一张表格内，既不突出重点，也不便于进一步的分析和比较。

（2）正确做法：根据中心内容（两周患病率、慢性病患病率），将表格进行拆分。

> 人的天职在于勇于探索真理。
>
> ——哥白尼

一般情况下，一张表只应包括一个中心内容，不要包罗万象。在篇幅允许的情况下，不同的中心内容应当用不同的表格加以描述。根据该原则，将表 4-5 拆分为表 4-6 和表 4-7。

表4-6　2012 年某县 4142 名农村居民性别年龄别两周患病情况

年龄组（岁）	男性			女性		
	调查人数	患病人数	患病率（%）	调查人数	患病人数	患病率（%）
0～	66	15	22.7	58	16	27.6
5～	337	40	11.9	377	43	11.4
15～	376	15	4.0	378	28	7.4
25～	237	9	3.8	292	22	7.5

续表

年龄组（岁）	男性			女性		
	调查人数	患病人数	患病率（%）	调查人数	患病人数	患病率（%）
35～	532	45	8.5	528	49	9.3
45～	219	25	11.4	165	16	9.7
55～	112	12	10.7	125	19	15.2
65～96	156	15	9.6	184	22	12.0
合计	2035	176	8.6	2107	215	10.2

表 4-7　2012 年某县 4142 名农村居民性别年龄别慢性病患病情况

年龄组（岁）	男性			女性		
	调查人数	患病人数	患病率（%）	调查人数	患病人数	患病率（%）
0～	66	1	1.5	58	0	0.0
5～	337	1	0.3	377	0	0.0
15～	376	3	0.8	378	6	1.6
25～	237	6	2.5	292	18	6.2
35～	532	48	9.0	528	31	5.9
45～	219	30	13.7	165	28	17.0
55～	112	23	20.5	125	28	22.4
65～96	156	56	35.9	184	53	28.8
合计	2035	168	8.3	2107	164	7.8

（二）主谓分明，层次清楚

【例 4-4】

为评价某种新药治疗 2 型糖尿病的疗效，某医师将 100 例 40～65 岁、病程在 6 个月以上的 2 型糖尿病患者随机分为两组，每组 50 例。试验组服用新药，对照组服用传统药物。两组除治疗药物不同外，其他条件基本相同。采用双盲法治疗和观察。治疗前与治疗 3 个月后均测定了空腹血糖（FPG）、餐后 2h 血糖（2hPG）、糖化血红蛋白（HbA1C）等指标，该 3 项指标治疗前后的变化情况如表 4-8。

表 4-8　两种药物治疗前后 FPG、2hPG、HbA1C 的变化（$\bar{x} \pm s$）

时期	FPG（mmol/L）		2hPG（mmol/L）		HbA1C（%）	
	试验组（n=50）	对照组（n=50）	试验组（n=50）	对照组（n=50）	试验组（n=50）	对照组（n=50）
治疗前	9.7 ± 1.9	9.8 ± 1.6	15.8 ± 3.2	16.3 ± 3.4	8.7 ± 1.6	8.4 ± 1.4
治疗后	7.3 ± 2.1[*]	7.1 ± 1.7[*]	10.8 ± 3.1[*]	11.2 ± 3.6[*]	7.3 ± 1.1[*]	7.1 ± 1.2[*]

注：与同组治疗前比较，*$P<0.05$

世界上最快乐的事，莫过于为理想而奋斗。
　　　　——苏格拉底

【问题 4-4】

该表格的设计有无不妥之处？如有，请指正。

【分析】

（1）该表格的设计不妥。主要缺陷：①主语（试验组、对照组）的位置不正确，且重复出现；②试验组和对照组数据未能紧密对应，不便于互相比较。

（2）正确做法：将主语（试验组、对照组）换到横标目上，并作为"治疗前"、"治疗后"两个横标目的总标目，使横标目、纵标目主谓分明、层次清楚。

统计表的主谓语位置要准确，标目的安排及分组要层次清楚，符合逻辑，避免层次过多或结构混乱。通常情况下，横标目代表主语，纵标目代表谓语，横标目、纵标目、表中相应数字三者结合起来可以表达一个完整的意思，从左读到右应为一句通顺的话。如表 4-2，试验组所在行可读为"试验组治疗心绞痛患者 100 例，有效 91 例，有效率为 91.0%（95%CI 为 85.4%～96.6%）"。根据该原则，将表 4-8 改进为表 4-9。

表 4-9　两种药物治疗前后 FPG、2hPG、HbA1C 的变化（$\bar{x}\pm s$）

组别		FPG（mmol/L）	2hPG（mmol/L）	HbA1C（%）
试验组（n=50）	治疗前	9.7±1.9	15.8±3.2	8.7±1.6
	治疗后	7.3±2.1[*]	10.8±3.1[*]	7.3±1.1[*]
对照组（n=50）	治疗前	9.8±1.6	16.3±3.4	8.4±1.4
	治疗后	7.1±1.7[*]	11.2±3.6[*]	7.1±1.2[*]

注：与同组治疗前比较，*$P<0.05$

【例 4-5】

为了解某地 65 岁以上居民 2 型糖尿病的患病率及其影响因素，2010 年 5 月，某课题组横断面调查了随机抽取的当地 1020 名入选对象的 2 型糖尿病患病情况，并对该调查结果进行了统计分析。其中，2 型糖尿病患者组与非患者组之间部分指标比较的单因素分析结果如表 4-10。

表 4-10　2010 年某地 2 型糖尿病患者与非患者之间部分指标的比较

组别	年龄（岁）	男性	体质指数（kg/m²）	脉压（mmHg）	总胆固醇（mmol/L）	甘油三酯（mmol/L）
患者组（n=366）	71.5±4.8	142（38.8）	25.7±3.2	70.6±17.0	5.1±1.1	1.5（1.1，2.2）
非患者组（n=654）	72.2±5.3	239（44.8）	25.5±3.4	67.2±17.0	5.1±1.1	1.5（1.0，2.1）
检验统计量	−1.987	3.458[a]	0.623	3.062	−0.184	−0.724[b]
P 值	0.047[*]	0.063	0.533	0.002[**]	0.854	0.469

注：数值用 $\bar{x}\pm s$、n（%）或 M（P_{25}，P_{75}）表示；a. Pearson χ^2 值；b. z 值；*. $P<0.05$；**. $P<0.01$

【问题 4-5】

该表格的设计是否合理？为什么？

【分析】

（1）该表格的设计不合理。该表虽然符合主语放在横标目，谓语放在纵标目的要求，但此时谓语（指标）的内容较多，而主语（患者组、非患者组）相对简单，编制出来的表格横幅过宽。如果要罗列所有需要比较的指标，还需增加表格才能满足要求。

（2）正确做法：将主语（患者组、非患者组）换至纵标目，谓语（指标）换至横标目。改进后的列表方式如表 4-11。

注：当主语比较简单，谓语内容较多时，也可以用纵标目代表主语，横标目代表谓语，这样就可以在表格横幅不变的情况下，不断增加需要比较的指标。

> 天才是百分之一的灵感加百分之九十九的汗水。
> ——爱迪生

表 4-11　2010 年某地 2 型糖尿病患者与非患者之间部分指标的比较

指标	患者组（n=366）	非患者组（n=654）	检验统计量	P 值
年龄[岁，$\bar{x}\pm s$]	71.5±4.8	72.2±5.3	−1.987	0.047[*]
男性[例（%）]	142（38.8）	239（44.8）	3.458[a]	0.063
体质指数[kg/m²，$\bar{x}\pm s$]	25.7±3.2	25.5±3.4	0.623	0.533
脉压[mmHg，$\bar{x}\pm s$]	70.6±17.0	67.2±17.0	3.062	0.002[**]
总胆固醇[mmol/L，$\bar{x}\pm s$]	5.1±1.1	5.1±1.1	−0.184	0.854
甘油三酯[mmol/L，M（P_{25}，P_{75}）]	1.5（1.1，2.2）	1.5（1.0，2.1）	−0.724[b]	0.469

注：a. Pearson χ^2；b. z 值；*. $P<0.05$；**. $P<0.01$

（三）结构完整，有自明性

统计表要做到结构完整，能让读者只看统计表，不阅读正文，即可理解统计或对比的意义。

【知识点 4-2】　　　　　　　　　　**统计表的编制原则**

1. 重点突出，简单明了。一张统计表只应包括一个中心内容。

2. 主谓分明，层次清楚。通常情况下，横标目代表主语，纵标目代表谓语，横标目、纵标目、表中相应数字三者结合起来可以表达一个完整的意思。当主语比较简单，谓语内容较多时，也可以用纵标目代表主语，横标目代表谓语。

3. 结构完整，有自明性。

第二节　统　计　图

【例 4-6】

某医师根据表 4-12 的高血压患者受教育程度别 2 型糖尿病患病率绘制了图 4-1。

表 4-12　2013 年某市 2866 例高血压患者受教育程度别 2 型糖尿病患病情况

受教育程度	检查人数	患者数	患病率（%）
小学及以下	821	296	36.1
初中	924	321	34.7
高中	562	175	31.1
大学及以上	559	166	29.7

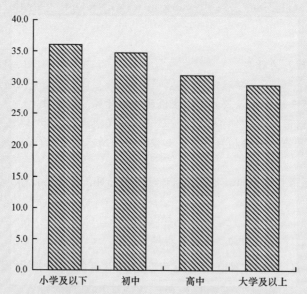

图 4-1　2013 年某市 2866 例高血压患者受教育程度别 2 型糖尿病患病率（%）

光景不待人，须臾发成丝。

——李白

【问题 4-6】

该图形的绘制有无不妥之处？如有，请指出。

【分析】

（1）该图形的绘制不妥。主要缺陷：①标题的位置错误，不应在图形上方；②未注明横轴和纵轴的标目及其单位；③纵横轴长度比不符合 5 : 7 要求；④每根直条上未注明数据。

（2）正确做法：①将标题放在图形的正下方；②标明横轴和纵轴的标目及其单位；③延长横轴长度，使纵横轴的长度比为 5：7；④每根直条上标明相应的数据。改进后的图形如图 4-2。

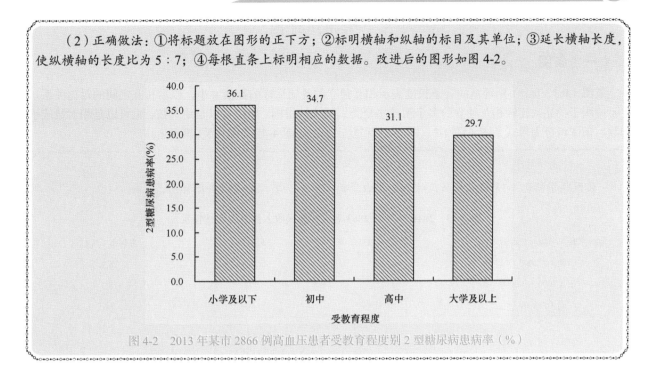

图 4-2　2013 年某市 2866 例高血压患者受教育程度别 2 型糖尿病患病率（％）

一、统计图的基本概念

统计图（statistical chart）是用点的位置、线段的升降、直条的长短和面积的大小等来表达统计数据的一种形式。它具有直观、形象、生动和具体等特点。统计图可以使复杂的统计数字简单化、通俗化和形象化，便于理解和比较，因此，统计图在统计资料整理与分析中占有重要地位，并得到广泛应用。常用的统计图有条图、圆图、百分条图、直方图、线图、半对数线图、散点图、箱式图和统计地图等，其中，条图、圆图和百分条图等主要用于分类资料和离散型计量资料的描述，直方图、线图、半对数线图、散点图和箱式图等主要用于连续型计量资料的描述。

二、统计图的绘制原则和要求

1. 根据资料的性质和分析目的，选用最合适的图形。例如，分析比较独立的或不连续的多个组或多个类别的统计量时宜选用条图；分析某指标随时间或其他连续型变量而变化的趋势时宜选用线图；描述某变量的频数分布情况或数值分布趋势时宜选用直方图；描述或比较不同事物内部构成时宜选用圆图或百分条图。

2. 标题置于图的下方正中，一般包括图号、时间、地点和主要事件，用于说明资料的主要内容。

3. 横轴和纵轴应注明标目及其单位，标明尺度。以两轴交点为起点，横轴尺度自左而右，纵轴尺度自下而上，数量一律从小到大，并等距标明。注意，条图与直方图的纵坐标尺度必须从 0 开始，并标明 0 点位置。

4. 纵横轴或横纵轴长度的比例一般以 5：7 为宜。当统计数值集中在某一区间，而这一区间又距离原点 0 刻度较远，可采取截断再续的方法，集中表现该区间的图形。

5. 比较不同的事物时，要用不同的颜色、线条或图案表示，并附图例说明。图例可放在横标目与标题之间，如图 4-3，也可放在图区的右上角或其他位置。

【知识点 4-3】
1. 统计图是用点的位置、线段的升降、直条的长短和面积的大小等来表达统计数据的一种形式。
2. 常用的统计图有条图、圆图、百分条图、直方图、线图、半对数线图、散点图、箱式图和统计地图等。
3. 统计图的标题置于图的下方正中，横轴和纵轴应注明标目及其单位，标明尺度。
4. 统计图的纵横轴或横纵轴长度的比例一般以 5：7 为宜。
5. 比较不同的事物时，要用不同的颜色、线条或图案表示，并附图例说明。

三、常用统计图

（一）条图

条图（bar chart）用等宽的直条长度表示相互独立的各项指标的数值大小，以示相互之间的对比关系。主要适用于描述或比较相互独立的多个组或多个类别的统计指标。数值可以是绝对数，也可以是相对数或平均数。条图可分为单式条图（图4-2、图4-3）和复式条图（图4-4B、图4-5）两种。

【例4-7】

某医师根据表4-13的农村居民收入别贫血患病率绘制了单式条图，如图4-3A。

表4-13　2010年某地2863名农村居民收入别贫血患病情况

家庭人均收入（元/月）	调查人数	患者数	患病率（%）
低（<2000）	1321	223	16.9
中（2000~5000）	1167	178	15.3
高（>5000）	375	36	9.6

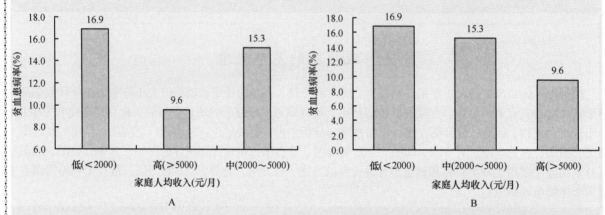

图4-3　2010年某地2863名农村居民收入别贫血患病率（%）

【问题4-7】

图4-3A的绘制有无不妥之处？如有，请指出。

> 志士惜年，贤人惜日，圣人惜时。
> —— 魏源

【分析】

（1）该条图的绘制不妥。主要缺陷：①纵坐标尺度未从0开始，而是从6.0开始，给人的印象是低收入组和中等收入组的贫血患病率分别是高收入组的3倍和2.6倍，与实际比例（1.8∶1、1.6∶1）不符；②直条未按分组的等级顺序（低、中、高）排列；③直条间隙过宽。

（2）正确做法：①纵坐标尺度从0开始；②直条按分组的等级顺序（低、中、高）排列；③直条的间隙宽度与直条等宽。改进后的图形如图4-3B。由图可见，低收入组和中等收入组的贫血患病率差别较小，且均高于高收入组。

条图的绘制要点：①一般以横轴为基线，表示被研究的事物或特征，纵轴表示被研究事物相应指标的数值；②表示指标数值大小的坐标（通常为纵坐标）尺度必须从0开始，一般为等间距，否则会改变各直条长度的比例，使人产生错觉；③直条顺序一般按分组的自然顺序或等级顺序排列；④各直条的宽度要相等，间隙宽度一般与直条等宽或为其一半。

【例4-8】

某医师根据表4-14的农村居民性别受教育程度别两周患病率绘制了单式条图，如图4-4A。

表 4-14　2013 年某市 8911 名农村居民性别受教育程度别两周患病情况

受教育程度	男性			女性		
	调查人数	患病人数	患病率（%）	调查人数	患病人数	患病率（%）
文盲	772	93	12.0	1033	126	12.2
小学及初中	3095	261	8.4	2823	252	8.9
高中及中专	548	29	5.3	478	19	4.0
大学及以上	90	6	6.7	72	3	4.2

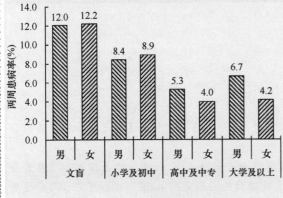

A. 单式条图

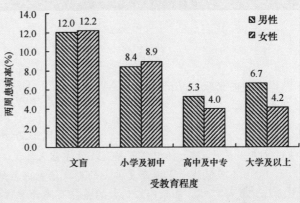

B. 复式条图

图 4-4　2013 年某市 8911 名农村居民性别受教育程度别两周患病率

【问题 4-8】

该资料用单式条图描述和比较是否合理？为什么？

【分析】

（1）不合理。该资料的分析变量（两周患病率）是同时由两个分组变量（性别、受教育程度）决定的。选用单式条图描述和比较，对比性和直观性较差。

（2）正确做法：描述和比较性别受教育程度别两周患病率，宜选用复式条图。改进后的图形如图 4-4B。由图可见：①受教育程度别差异：从文盲至高中，无论男女均表现为文化程度越高的组别，其两周患病率越低；从高中至大学，男性大学组的两周患病率略高于高中组，而女性两组间的差异较小；②性别差异：文化程度较低组（文盲、小学）两周患病率的性别差异较小，而较高组（高中、大学）两周患病率的性别差异较大，表现为男性高于女性。

> 人生最大的快乐是致力于一个自己认为伟大的目标。
> ——萧伯纳

单式条图适用于具有一个分组变量（分类变量或离散型数值变量）、一个分析变量的资料；复式条图适用于具有两个或两个以上分组变量（分类变量或离散型数值变量）、一个分析变量的资料。注意，复式条图同一组内的直条间不留间隙，直条所表示的类别要附图例加以说明。

【例 4-9】

某医师根据表 4-15 中两组居民的指标测量值绘制了复式条图，如图 4-5A。

表 4-15　某地腹型肥胖与非腹型肥胖居民间部分指标的比较（mmol/L，$\bar{x} \pm s$）

指标	腹型肥胖组（n=1755）	非腹型肥胖组（n=398）	t	P
总胆固醇（TC）	5.15 ± 1.07	5.00 ± 1.00	2.468	0.014[*]
低密度脂蛋白胆固醇（LDL-C）	3.07 ± 0.94	2.90 ± 0.86	3.435	0.001[**]
高密度脂蛋白胆固醇（HDL-C）	1.28 ± 0.36	1.39 ± 0.43	−5.363	<0.001[**]

*. $P<0.05$，**. $P<0.01$

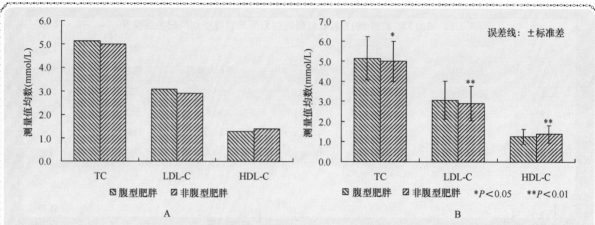

图 4-5 某地腹型肥胖与非腹型肥胖居民间部分指标的比较

【问题 4-9】

图 4-5 A 的绘制有无不妥之处？如有，请指出。

【分析】

（1）该图形的绘制不妥。主要缺陷：①未用误差线表示标准差的数值；②未用星号"*"标识"差异有统计学意义"。

（2）正确做法：①以正负偏差的形式绘制误差线（取值为±标准差），放置于直条顶端；②在直条上方标注星号"*"，表示两组均数的差异有统计学意义。改进后的图形见图 4-5B。由图可见，与非腹型肥胖者相比，该地腹型肥胖者的 TC、LDL-C 的平均值较高，而 HDL-C 的平均值较低。

选用条图描述正态分布计量资料的均数 ± 标准差（$\bar{x} \pm s$）时，一般用直条高度代表均数 $\bar{x}$ 的大小，直条顶端正负偏差形式的误差线代表"± 标准差"（$\pm s$）的大小。可标注星号"*"，表示"差异有统计学意义"。

误差线（Error bar）的形式及其绘制方式：①正负偏差：取值为 ± 标准差（$\pm s$）、± 标准误（$\pm s_{\bar{x}}$）或 95% 可信区间（$\bar{x} \pm 1.96 s_{\bar{x}}$）等，以工字形显示；②正偏差：取值为正标准差（$+s$）或正标准误（$+s_{\bar{x}}$）等，以"⊤"形显示；③负偏差：取值为负标准差（$-s$）或负标准误（$-s_{\bar{x}}$）等，以"⊥"形显示。

【知识点 4-4】

1. 条图用等宽的直条长度表示相互独立的各项指标的数值大小，以示相互之间的对比关系。主要适用于描述或比较相互独立的多个组或多个类别的统计指标。数值可以是绝对数，也可以是相对数或平均数。

2. 单式条图适用于具有一个分组变量（分类变量或离散型数值变量）、一个分析变量的资料；复式条图适用于具有两个或两个以上分组变量（分类变量或离散型数值变量）、一个分析变量的资料。

3. 选用条图描述正态分布计量资料的 $\bar{x} \pm s$ 时，一般用直条高度代表 $\bar{x}$ 的大小，直条顶端正负偏差形式的误差线代表"± s"的大小。可标注星号"*"，表示"差异有统计学意义"。

4. 误差线的形式主要有正负偏差、正偏差和负偏差三种。

5. 条图的绘制要点：

（1）一般以横轴为基线，表示被研究的事物或特征，纵轴表示被研究事物相应指标的数值。

（2）表示指标数值大小的坐标（通常为纵坐标）尺度必须从 0 开始，一般为等间距，否则会改变各直条长度的比例，使人产生错觉。

（3）直条顺序一般按分组的自然顺序或等级顺序排列。

（4）各直条的宽度要相等，间隙宽度一般与直条等宽或为其一半。

（5）复式条图同一组内的直条间不留间隙，直条所表示的类别要附图例加以说明。

（二）构成图

【例4-10】

某医师根据表4-16的农村居民两周首诊机构构成比绘制了单式条图，如图4-6A。

表4-16　2010年某地793名农村居民两周首诊机构构成（%）

两周首诊机构	村卫生室	乡镇卫生院	县级医院	地市级以上医院	私人诊所	自购药
构成比（%）	40.2	24.9	11.2	7.4	10.5	5.8

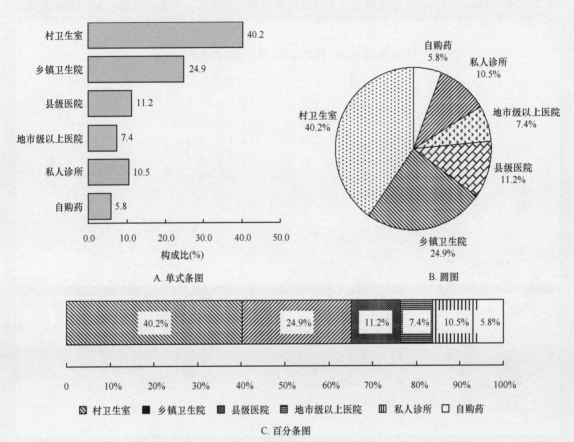

图4-6　2010年某地793名农村居民两周首诊机构构成（%）

【问题4-10】

该资料选用单式条图描述是否合理？为什么？

【分析】

（1）不合理。两周首诊机构各组成部分的构成比总和为100%，而单式条图的各直条是彼此分开的，并未堆积在一起，不能以面积100%的形式反映两周首诊机构的构成情况。

（2）正确做法：描述两周首诊机构的构成情况（单个构成比），宜选用圆图（图4-6B）或百分条图（图4-6C）。由图可见，在该地793名农村居民的两周首诊机构中，村卫生室所占比重最大（40.2%），乡镇卫生院次之（24.9%），而地市级以上医院和自购药所占比重均较小（7.4%和5.8%）。

> 天才在于积累，聪明在于勤奋。
> ——华罗庚

构成图用于表示构成比资料，反映事物内部各组成部分所占的比重或构成。常用的构成图有圆图和百分条图。

1. 圆图（pie chart） 以圆面积为100%，圆内各扇形面积为事物内部各部分所占的百分比，如图4-6B。主要用于单个构成比的描述。不同的扇面用不同颜色或花纹区别，可用图例说明各种颜色或花纹所代表的类别，也可直接将各类别的名称和构成比数值标在图中。

2. 百分条图（percent bar chart） 以直条的面积为100%，条内各段面积为事物内部各部分所占的百分比，如图4-6C。主要用于多个构成比的描述和比较。绘制百分条图时要在直条的各分段上标明百分比的数值。

【例4-11】

为描述和比较某地农村居民三年来应住院未住院原因的构成情况，某医师根据表4-17的构成比绘制了3个圆图，如图4-7。

表4-17 某地2008～2010年农村居民应住院未住院原因构成（%）

原因	2008年	2009年	2010年
经济困难	72.3	70.5	65.3
自认没必要	9.2	12.5	14.8
没时间住院	7.7	8.2	6.5
无有效措施	5.5	3.7	4.1
其他原因	5.3	5.1	9.3

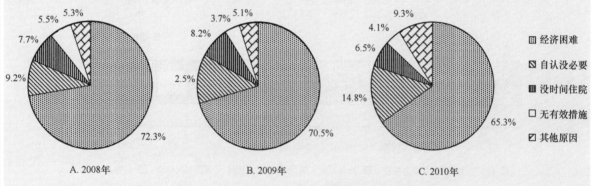

图4-7 某地2008～2010年农村居民应住院未住院原因构成（%）

> 读书有三到：谓心到，眼到，口到。
> ——朱熹

【问题4-11】

该资料选用3个圆图进行比较是否合理？为什么？

【分析】

（1）不合理。该资料的目的是比较3个构成比之间的差异，而这3个圆图是彼此独立的，并未组合在一起，不便于直观地进行比较。

（2）正确做法：描述和比较3年来农村居民应住院未住院原因的构成情况（多个构成比），宜选用百分条图，如图4-8。由图可见，2008年、2009年和2010年农村居民应住院未住院的主要原因都是经济困难，所占比重均超过了65.0%；三年来，随着年份的递增，经济困难的原因所占比重逐年减小，而自认没必要的原因所占比重却逐年增加。

若有两种或两种以上性质相同的资料，可在同一标尺上绘制两个或两个以上的直条，以便于分析比较。

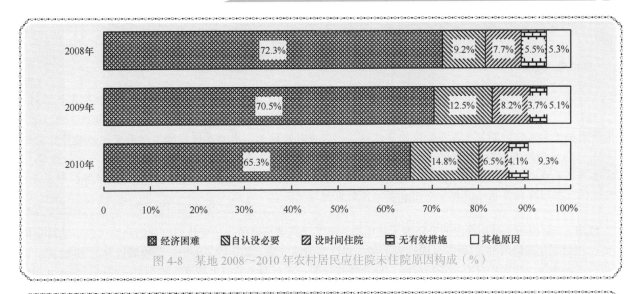

图 4-8 某地 2008～2010 年农村居民应住院未住院原因构成（%）

【知识点 4-5】

1. 常用的构成图有圆图和百分条图。

（1）圆图以圆面积为 100%，圆内各扇形面积为事物内部各部分所占的百分比。不同的扇面用不同颜色或花纹区别，可用图例说明各种颜色或花纹所代表的类别，也可直接将各类别的名称和构成比数值标在图中。

（2）百分条图以直条的面积为 100%，条内各段面积为事物内部各部分所占的百分比。绘制百分条图时要在直条的各分段上标明百分比的数值。

2. 单个构成比的描述，可选用圆图或百分条图；多个构成比的描述和比较，宜选用百分条图。

（三）线图

【例 4-12】

某医师根据表4-18的云南省泸水县与中国西部农村居民的年龄别两周患病率绘制了条图,如图4-9A。

表 4-18　2013 年云南省泸水县与中国西部农村居民的年龄别两周患病率（%）

区域	年龄组（岁）							
	0～	5～	15～	25～	35～	45～	55～	65～
云南泸水	25.0	11.6	5.7	5.9	8.9	10.7	13.1	10.9
中国西部*	18.0	8.0	5.0	8.0	14.8	23.3	31.0	39.8

注：数据来自《中国卫生和计划生育统计年鉴》（中华人民共和国国家卫生和计划生育委员会编）

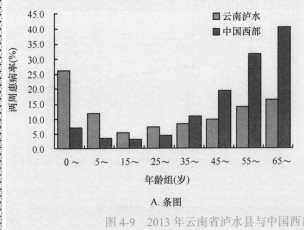

A. 条图

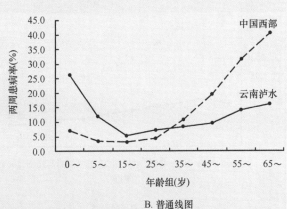

B. 普通线图

图 4-9　2013 年云南省泸水县与中国西部农村居民的年龄别两周患病率（%）

差之毫厘，谬之千里。
——陆九渊

【问题 4-12】
该资料选用条图描述或比较是否合理？为什么？
【分析】
（1）不合理。条图适用于描述或比较相互独立的多个组或多个类别的统计指标，而年龄属于连续型数值变量，其年龄分组为连续性分组，选用条图描述和比较，割裂了各年龄段的连续性，不能直观反映两周患病率随年龄变化而变化的趋势。

（2）正确做法：描述和比较云南省泸水县与中国西部农村居民两周患病率随年龄变化而变化的趋势，宜选用复式线图，如图 4-9B。由图可见，两条折线均以 15～岁组为折点，呈现先降后升的趋势，但两条折线的上升幅度相差悬殊，其中全国农村居民的升幅较大。

线图（line chart）是用线段的升降表示某项指标随某个连续型数值变量变化而变化的趋势（包括绝对变化趋势和相对变化趋势两种）。通常以横轴表示某一连续型数值变量（如年龄、年份、药物剂量等）；纵轴表示某种频数或频率等。线图中只有一条折线时，称为单式线图；若有两条及以上折线，称为复式线图，如图 4-9B。

根据纵轴尺度的不同，线图可分为普通线图和半对数线图。

1. 普通线图　纵、横轴都是算术尺度，纵轴一般从 0 点开始，也可不从 0 开始，但需做特殊标记或说明。普通线图适用于描述某项指标随某个连续型数值变量变化而变化的幅度（绝对变化趋势）。

2. 半对数线图　横轴是算术尺度，纵轴是对数尺度，使线图上的数量关系变为对数关系。半对数线图（semi-logarithmic linear chart）适用于描述某项指标随某个连续型数值变量变化而变化的速度（相对变化趋势）。

线图的绘制要点：①坐标内各标记点的位置要准确，用直线依次将相邻点连接起来，一般情况下，不应将折线绘制成平滑的曲线；②如有两条或两条以上的折线时，要用不同的颜色或线型（如实线、虚线等）加以区分，并附图例说明。

【例 4-13】
某医师根据表 4-19 的城乡婴儿死亡率绘制了普通线图，如图 4-10A。由图可见，两条折线的坡度相差悬殊，其中农村地区婴儿死亡率随年份增加而下降的幅度较大。据此，该医师认为 2000～2009 年农村地区婴儿死亡率的下降速度也高于城市。

表 4-19　2000～2009 年监测地区城乡婴儿死亡率（‰）

区域	年份									
	2000	2001	2002	2003	2004	2005	2006	2007	2008	2009
城市	11.8	13.6	12.2	11.3	10.1	9.1	8.0	7.7	6.5	6.2
农村	37.0	33.8	33.1	28.7	24.5	21.6	19.7	18.6	18.4	17.0

注：数据来自《中国卫生和计划生育统计年鉴》（中华人民共和国国家卫生和计划生育委员会编）

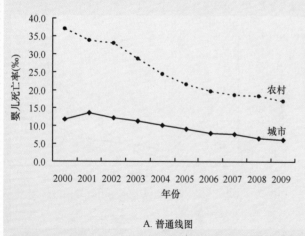

A. 普通线图

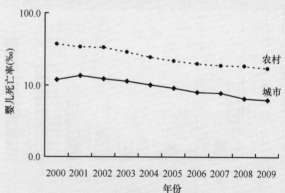

B. 半对数线图

图 4-10　2000～2009 年监测地区城乡婴儿死亡率（‰）变化情况

【问题4-13】
　　该医师的结论是否正确? 为什么?

【分析】

　　(1)不正确。普通线图适用于描述和比较城乡婴儿死亡率随年份变化而变化的幅度(绝对变化趋势),但不适用于描述和比较二者之间的变化速度。

　　(2)正确做法:描述和比较城乡婴儿死亡率随年份变化而变化的速度(相对变化趋势),宜选用半对数线图,如图4-10B。由图可见,两条折线的坡度基本一致,表明2000~2009年城市与农村地区婴儿死亡率的下降速度基本相同。

　　在分析某统计指标随时间或另一连续型数值变量变化而变化的趋势时,应同时采用普通线图和半对数线图来描述,这样才能全面地反映实际情况。

【知识点4-6】

　　1. 线图是用线段的升降表示某项指标随某个连续型数值变量变化而变化的趋势(包括绝对变化趋势和相对变化趋势两种)。

　　2. 根据纵轴尺度的不同,线图可分为普通线图和半对数线图。

　　(1)普通线图纵、横轴都是算术尺度,适用于描述某项指标随某个连续型数值变量变化而变化的幅度(绝对变化趋势)。

　　(2)半对数线图横轴是算术尺度,纵轴是对数尺度,适用于描述某项指标随某个连续型数值变量变化而变化的速度(相对变化趋势)。

　　3. 线图的绘制要点

　　(1)坐标内各标记点的位置要准确,用直线依次将相邻点连接起来,一般情况下,不应将折线绘制成平滑的曲线。

　　(2)如有两条或两条以上的折线时,要用不同的颜色或线型(如实线、虚线等)加以区分,并附图例说明。

(四)直方图

【例4-14】
　　某医师根据表4-20的高血压患者脉压差(收缩压与舒张压之差)频数表绘制了条图,如图4-11A。

表4-20　100例45岁以上高血压患者脉压差频数表

脉压差(mmHg)	30~	36~	42~	48~	54~	60~	66~	72~	78~	84~90
患者例数	2	4	10	12	14	19	16	12	7	4

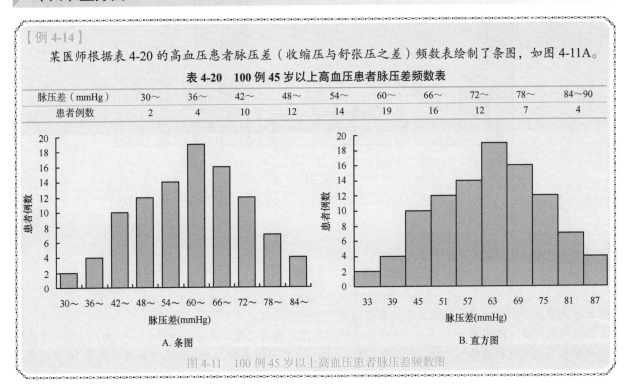

图4-11　100例45岁以上高血压患者脉压差频数图

人之为学，不可自小，又不可自大。

——顾炎武

【问题 4-14】

该资料选用条图描述是否合理？为什么？

【分析】

（1）不合理。条图适用于描述或比较相互独立的多个组或多个类别的统计指标，而脉压差是连续型数值变量，其脉压差分组为连续性分组，选用条图描述，割裂了脉压差各组段的连续性，不能直观反映该人群脉压差的分布类型和分布特征。

（2）正确做法：描述连续型数值变量（脉压差）的频数分布情况，宜选用直方图，如图 4-11B（注意，横轴变量脉压差的取值为各组段的组中值）。由图可见，该 100 例 45 岁以上高血压患者脉压差的频数分布呈近似正态分布。

直方图（histogram）一般用横轴表示连续性数值变量，纵轴表示频数或频率，每个矩形的宽度等于各组段的组距，高度等于相应组段的频数或频率。常用于描述连续型数值变量的频数或频率分布，了解一组数据的分布类型（正态分布或偏态分布）和分布特征（集中趋势和离散趋势）。

频率密度直方图用横轴表示连续性数值变量，纵轴表示频率密度（频率/组距），每个矩形的面积等于相应组段的频率。在组距相等时，频率密度直方图的面积之和等于 1。

【例 4-15】

某医师根据表 4-21 的贫血患者年龄分布绘制了直方图，如图 4-12。

表 4-21　2010 年某地 472 例贫血患者的年龄分布

年龄（岁）	0～	1～	2～	3～	4～	5～	6～	7～	8～	9～	10～	15～	20～	30～	40～50
患者例数	68	28	17	11	10	16	14	14	13	11	60	85	41	41	43

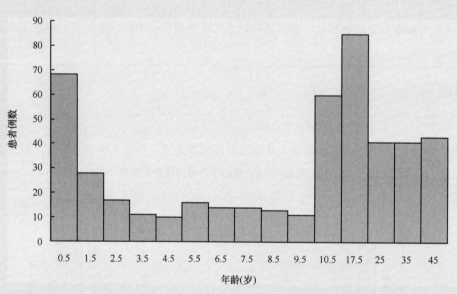

图 4-12　2010 年某地 472 例贫血患者的年龄分布

【问题 4-15】

该直方图的绘制是否正确？为什么？

书到用时方恨少，事非经过不知难。

——陈廷焯

【分析】

（1）不正确。由于表 4-21 中各年龄组的组距不相等，各组段的患者例数不是等距计数的结果，直接引用该数据绘图，各矩形高度反映的患者例数的基数是不相同的（0～至 9～年龄组的矩形高度反映的是每 1 岁的患者例数，而 10～、15～年龄组的矩形高度反映的是每 5 岁的患者例数，20～、30～、40～50 年龄组的矩形高度反映的是每 10 岁的患者例数），导致所形成的直方图不能正确反映实际的分布类型与分布特征。

（2）正确做法：首先，将各年龄组的患者例数折算为每岁患者例数（频数/组距），如 10～、15～的每岁患者例数分别为 12（60/5）和 17（85/5），20～、30～、40～50 的每岁患者例数分别为 4.1（41/10）、4.1（41/10）和 4.3（43/10），如表 4-22 所示。然后，以各组段的组距为矩形宽度、每岁患者例数为矩形高度绘制直方图，如图 4-13 所示。从图中可以看出，每岁贫血患者例数随着年龄的增长而减少，呈正偏态分布。

表 4-22　2010 年某地 472 例贫血患者的年龄分布

年龄（岁）	0～	1～	2～	3～	4～	5～	6～	7～	8～	9～	10～	15～	20～	30～	40～50
每岁患者例数	68	28	17	11	10	16	14	14	13	11	12	17	4.1	4.1	4.3

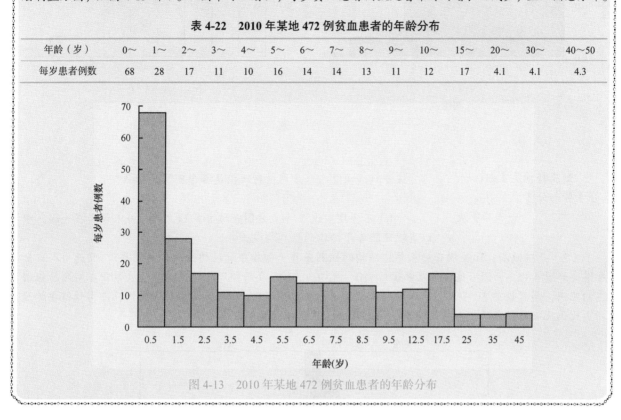

图 4-13　2010 年某地 472 例贫血患者的年龄分布

直方图的绘制要点：①纵轴尺度必须从 0 开始；②横轴的变量取值为各组段的组中值；③各组段的组距应该相等；④当各组段的组距不等时，矩形的宽度等于各组段的组距，高度等于频数/组距，矩形面积为该组段的频数。

【例 4-16】

为比较某市农村居民调查对象年龄结构的性别差异（即各年龄段的性别构成差异），某医师根据表4-23 的性别年龄别构成比（%）绘制了 2 个直方图，如图 4-14A（男性）、图 4-14B（女性）。

表 4-23　2013 年某市 9038 名农村居民性别年龄别构成情况

年龄（岁）	男性		女性	
	人数	构成比（%）	人数	构成比（%）
0～	503	11.1	477	10.6
10～	661	14.5	614	13.7
20～	634	13.9	665	14.8
30～	1039	22.8	995	22.2
40～	674	14.8	653	14.6
50～	550	12.1	549	12.2
60～	274	6.0	285	6.4
70～	176	3.9	180	4.0
80～90	43	0.9	66	1.5
合计	4554	100.0	4484	100.0

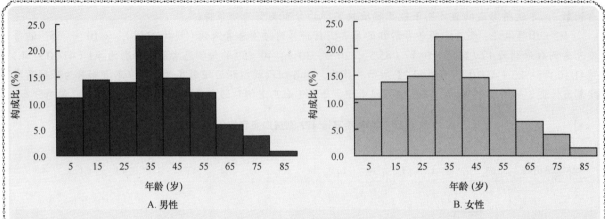

图 4-14　2013 年某市 9038 名农村居民性别年龄别构成（%）

【问题 4-18】

> 勤能补拙是良训，一分辛劳一分才。
> ——华罗庚

该资料选用 2 个直方图进行比较是否合理？为什么？

【分析】

（1）不合理。这 2 个直方图是彼 s 此独立的，并未组合在一起，难以直观比较各年龄段的性别构成差异。

（2）正确做法：比较调查对象年龄结构的性别差异（即各年龄段的性别构成差异），宜选用人口金字塔，如图 4-15。由图可见，男性中 0～、10～、30～、40～年龄组所占比例均高于女性中相应年龄组所占的比例，而男性中 50 岁及以上对象所占比例低于女性中 50 岁及以上对象所占比例，即男性低年龄组所占比例比女性低年龄组所占比例高，相比女性，男性对象偏年轻。

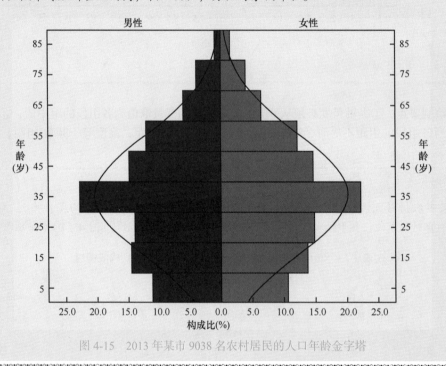

图 4-15　2013 年某市 9038 名农村居民的人口年龄金字塔

【知识点 4-7】

1. 直方图一般用横轴表示连续性数值变量（变量取值为各组段的组中值），纵轴表示频数或频率，每个矩形的宽度等于各组段的组距，高度等于相应组段的频数或频率。常用于表示连续型数值变量的频数或频率分布，了解一组数据的分布类型和分布特征。

2. 频率密度直方图用横轴表示连续性数值变量，纵轴表示频率密度（频率/组距），每个矩形的面积等于相应组段的频率。在组距相等时，频率密度直方图的面积之和等于 1。

3. 比较调查对象年龄结构的性别差异（即各年龄段的性别构成差异），宜选用人口金字塔。

4. 直方图的绘制要点

（1）表示指标数值大小的坐标（通常为纵坐标）尺度必须从 0 开始。

（2）横轴的变量取值为各组段的组中值。

（3）各组段的组距应该相等。

（4）当各组段的组距不等时，矩形的宽度等于各组段的组距，高度等于频数/组距，矩形面积为该组段的频数。

（五）散点图

【例 4-17】

为探讨腰围与体质指数（BMI）之间的关系，某医师根据表 4-24 的腰围与体质指数的测量值绘制了线图，如图 4-16A。

表 4-24　10 名 45 岁健康成人腰围与体质指数（BMI）的测量值

编号	1	2	3	4	5	6	7	8	9	10
腰围（cm）	62	66	76	76	79	85	90	93	95	103
BMI（kg/m²）	17.48	17.93	24.44	23.42	22.49	23.80	23.34	27.78	31.96	25.39

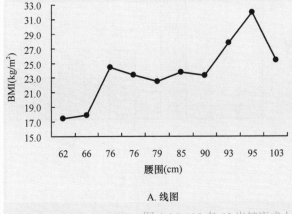
A. 线图

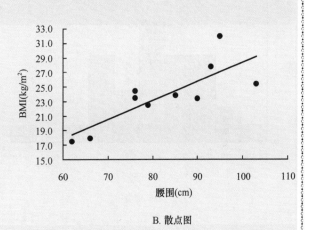
B. 散点图

图 4-16　10 名 45 岁健康成人腰围与体质指数（BMI）的关系

【问题 4-17】

该资料选用线图描述是否合理？为什么？

【分析】

（1）不合理。线图主要用于描述某项指标随某个连续型数值变量变化而变化的趋势，不适用于描述两个连续型数值变量（腰围与体质指数）之间的相关关系。

（2）正确做法：描述腰围与体质指数之间的相关关系，宜选用散点图，如图 4-16B。由图可见，BMI 随腰围的增加而增加，可初步判断两变量间有近似线性关系，提示可以进一步做直线相关与回归分析。

> 博学笃志，神闲气静。
> ——（清）王永彬

散点图（scatter plot）是用直角坐标上点的密集程度和趋势表示两变量间的相关关系。绘制散点图时，以横轴代表某一变量 p，纵轴代表另一变量 q，将所获得的 n 对独立的观察数据 (p_i, q_i)（$i=1, 2, \cdots, n$）在直角坐标系中描点，就可得散点图。

【知识点 4-8】

1. 描述两个连续型数值变量之间的相关关系，宜选用散点图。

2. 散点图的绘制要点：以横轴代表某一变量，纵轴代表另一变量，将所获得的 n 对独立的观察数据在直角坐标系中描点。

（六）箱式图

【例 4-18】

为比较 2 型糖尿病患者与非患者之间空腹血糖（FBG）测量值分布特征的差异，某医师利用表 4-25 的数据绘制了 2 个直方图，如图 4-17A（患者）、图 4-17B（非患者）。

表 4-25　60 名 45 岁以上 2 型糖尿病患者与非患者空腹血糖（FBG）的测量值（mmol/L）

患者	7.10	9.08	6.77	10.52	8.69	8.31	8.45	8.08	9.03	9.17
	7.57	7.79	7.36	8.21	8.47	8.48	9.53	9.07	7.52	9.22
	8.20	8.00	8.88	7.70	8.17	7.45	8.60	8.12	8.13	8.34
非患者	5.84	5.33	5.70	6.00	6.55	5.45	5.36	6.25	6.78	6.52
	6.24	5.59	6.43	5.40	5.80	5.09	5.41	6.24	6.30	5.61
	6.08	4.90	6.09	5.45	4.63	5.33	5.37	5.75	5.40	5.73

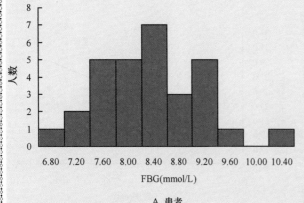

A. 患者

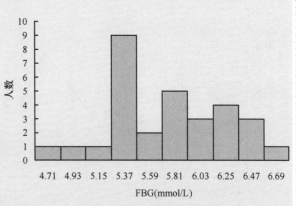

B. 非患者

图 4-17　60 名 45 岁以上 2 型糖尿病患者与非患者空腹血糖（FBG）测量值的频数分布

> 学问对人们要求最大的紧张和最大的热情。
> ——巴甫洛夫

【问题 4-18】

该资料选用 2 个直方图进行比较是否合理？为什么？

【分析】

（1）不合理。这 2 个直方图是彼此独立的，并未组合在一起，难以直观比较两组 FBG 测量值分布特征（集中趋势、离散趋势）的差异。

（2）正确做法：比较不同类别之间某个连续型数值变量分布特征的差异，宜选用箱式图，如图 4-18。由图可见，2 型糖尿病患者与非患者 FBG 测量值均呈近似正态分布（中间粗横线接近箱子中部），患者组的 5 个统计量（最小值、P_{25}、中位数、P_{75}、最大值）均比非患者组高，且有一个异常值（编号为 4，数值为 10.52mmol/L）。

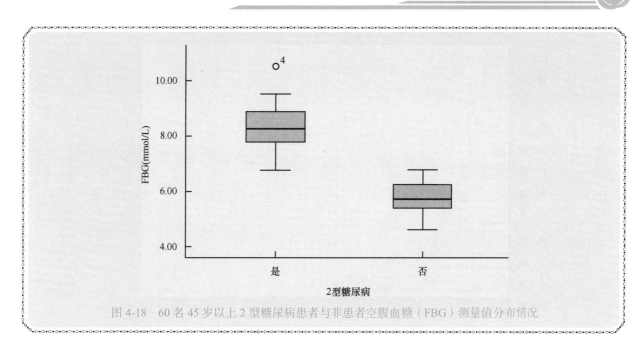

图 4-18　60 名 45 岁以上 2 型糖尿病患者与非患者空腹血糖（FBG）测量值分布情况

箱式图（box plot）通常选用 5 个描述统计量来绘制，即最小值、下四分位数（P_{25}）、中位数（M）、上四分位数（P_{75}）、最大值。箱式图可用于描述某个连续型数值变量的分布特征（集中趋势和离散趋势），也可用于比较不同类别之间某个连续型数值变量分布特征的差异。如果代表中位数的中间粗横线位于箱子的中部，则提示数据分布为对称分布；如果中间粗横线偏下或偏上，则提示数据分布为正偏态或负偏态分布。箱子越长，表示数据的波动范围越大；箱子越短，表示数据的波动范围越小。箱式图还能显示数据中的异常值（指大于 1.5 倍四分位数间距的数值）和极端值（指大于 3 倍四分位数间距的数值）。

箱式图的绘制要点：①"箱体"中间的粗横线为中位数（M），顶线和底线分别为上四分位数（P_{75}）和下四分位数（P_{25}）；②箱子的上下两个"手柄"（细横线）分别是扣除异常值和极端值外的最大值和最小值；③异常值常用圆圈"○"或黑点"●"表示，极端值常用星号"*"表示。

【知识点 4-9】

1. 箱式图通常选用 5 个描述统计量来绘制，即最小值、下四分位数（P_{25}）、中位数（M）、上四分位数（P_{75}）、最大值。

2. 箱式图可用于描述某个连续型数值变量的分布特征，也可用于比较不同类别之间某个连续型数值变量分布特征的差异。

3. 箱式图的绘制要点：

（1）"箱体"中间的粗横线为中位数（M），顶线和底线分别为上四分位数（P_{75}）和下四分位数（P_{25}）。

（2）箱子的上下两个"手柄"（细横线）分别是扣除异常值和极端值外的最大值和最小值。

（3）异常值常用圆圈"○"或黑点"●"表示，极端值常用星号"*"表示。

（七）统计地图

【例 4-19】

为描述 2009 年我国西部 12 个省（自治区、直辖市）甲型 H1N1 流感疫情的地理分布特征，某医师根据表 4-26 的数据绘制了条图，如图 4-19A。

表 4-26　2009 年我国西部 12 个省（自治区、直辖市）甲型 H1N1 流感发病情况

行政区域	内蒙古	广西	重庆	四川	贵州	云南	西藏	陕西	甘肃	青海	宁夏	新疆
发病率（1/10 万）	4.57	10.16	8.30	6.80	5.17	5.80	71.01	15.32	14.57	35.49	19.83	13.91

*数据来自《中国卫生和计划生育统计年鉴》（中华人民共和国国家卫生和计划生育委员会编）

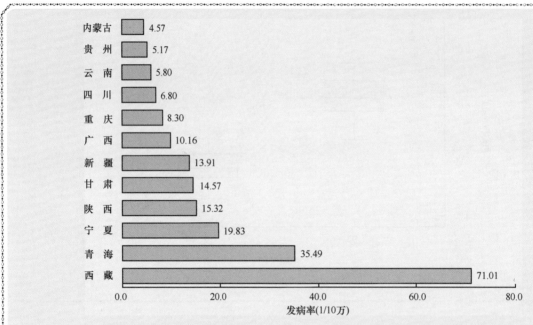

图 4-19　2009 年我国西部 12 个省（自治区、直辖市）甲型 H1N1 流感发病情况

【问题 4-19】

除条图外，该资料还可选用何种统计图描述？

【分析】

描述该资料可选用统计地图，以渐变颜色表示升序排列的 2009 年我国西部 12 个省（自治区、直辖市）甲型 H1N1 流感发病率的数值大小，直观反映疫情的地理分布特征，可采用 ArcGIS 10.0 软件绘制（略）。由图可见，2009 年我国西部甲型 H1N1 流感疫情最轻的是内蒙古，最重的是西藏。

> 生活里没有书籍，就好像没有阳光；智慧里没有书籍，就好像鸟儿没有翅膀。
>
> ——莎士比亚

统计地图（statistical map）是运用统计数据反映制图对象数量特征的一种图形，主要用于描述某种现象的数量在地域空间上的分布，广泛应用于医学、工业、农业等领域。例如，在流行病学研究中，统计地图可用于研究疾病的时空分布、疾病的地区聚集性、潜在高危人群分布、疾病监测、危险因素分析和建立疾病地理信息系统等；在社区卫生研究中，统计地图可用于研究不同民族疾病与死亡率的差异性；在卫生管理领域，统计地图可用于分析人口统计特征、社会经济特征等。近年来，世界各国开发了很多绘制统计地图的软件系统，如 ArcGIS、MapInfo、mapgis 和 geomap 等，为统计资料的选取、统计数据的处理和分级以及图形输出等提供了技术支持。

统计地图的绘制要点：以行政区域（如国家、省、市、县或乡等）或经济区域为分级单位，用不同的颜色、不同样式的线条或不同密度的点表示不同地区某种现象（如发病率、患病率、感染率或死亡率等）的数值大小，直观地反映该现象的地理分布特征。

【知识点 4-10】

1. 统计地图是运用统计数据反映制图对象数量特征的一种图形，主要用于描述某种现象的数量在地域空间上的分布。

2. 统计地图的绘制要点：以行政区域或经济区域为分级单位，以不同的颜色、不同样式的线条或不同密度的点表示不同地区某种现象的数值大小，直观地反映该现象的地理分布特征。

【知识点 4-11】

常用统计图的意义、用途、变量类型和注意事项

分类	统计图	意义和用途	变量类型	注意事项
比较图	条图	主要用于多个组别和多个类别的统计指标的比较	分类变量 离散型数值变量	纵轴尺度必须从 0 开始
	圆图 百分条图	主要用于描述或比较单个或多个构成比	分类变量	多个构成比的比较宜选用百分条图
分布图	直方图	描述连续型数值变量的频数分布	连续型数值变量	纵轴尺度必须从 0 开始；横轴的变量取值为各组段的组中值；组距相等
	箱式图	不同类别之间某个连续型数值变量分布特征的比较，也用于发现异常值	连续型数值变量	
	统计地图	描述某种现象的数量在地域空间上的分布	分类变量 数值变量	
动态图	普通线图	描述某项指标随某个连续型数值变量变化而变化的幅度（绝对变化趋势）	连续型数值变量	
	半对数线图	描述某项指标随某个连续型数值变量变化而变化的速度（相对变化趋势）	连续型数值变量	
关系图	散点图	描述两个连续型数值变量之间的相关关系	连续型数值变量	

思 考 练 习

一、是非题（正确记"+"，错误记"-"）

1. 统计表和统计图的标题都应置于表和图的上方正中。　　　　　　　（　　）

2. 统计表一般由标题、标目、线条、数字和备注等部分组成。　　　　（　　）

3. 统计表的线条包括竖线、横线、边线和斜线。　　　　　　　　　　（　　）

4. 当指标有单位时，要在数据区内标注单位。　　　　　　　　　　　（　　）

5. 条图各直条的间隙宽度一般为直条宽度的 1.5 倍。　　　　　　　　（　　）

6. 比较县级、地市级和省级医院孕产妇主要死因的构成情况，宜选用圆图。（　　）

7. 描述和比较某地城市居民的性别年龄别贫血患病率，宜选用复式条图。（　　）

8. 直方图各组段的组距应该相等。　　　　　　　　　　　　　　　　（　　）

9. 箱式图通常选用 5 个描述统计量来绘制，其中"箱体"中间的粗横线为均数。（　　）

10. 比较我国 2001 年与 2010 年流脑发病的地区分布特征，宜选用统计地图。（　　）

二、选择题（从 a～e 中选出一个最佳答案）

1. 统计表的编制原则包括_____。

a. 重点突出，简单明了　　　　b. 主谓分明，层次清楚　　　　c. 结构完整，有自明性

d. a、b、c 都是　　　　e. a、b、c 都不是

2. 直方图横轴的变量取值为各组段的_____。

a. 下限　　　b. 上限　　　c. 组中值　　　d. a、b、c 都对　　　e. a、b、c 都不对

3. 比较 10 个地区 65 岁以上老年人的高血压患病率，宜选用_____。

a. 条图　　　b. 圆图　　　c. 线图　　　d. 直方图　　　e. 箱式图

4. 纵坐标尺度必须从 0 开始的统计图有_____。

a. 条图、半对数线图　　　　b. 条图、散点图　　　　c. 条图、直方图

d. 线图、散点图　　　　e. 散点图、箱式图

5. 描述某市 10 年来孕产妇死亡率的变化幅度，宜选用_____。

a. 条图　　　b. 普通线图　　　c. 半对数线图　　　d. 直方图　　　　e. 散点图

6. 比较某地 10 年来不同性别人群艾滋病感染率的变化速度，宜选用_____。

a. 条图　　　b. 普通线图　　　c. 半对数线图　　　d. 直方图　　　　e. 散点图

7. 描述 100 名健康成人血红蛋白含量的频数分布情况，宜选用_____。

a. 条图　　　b. 圆图　　　　c. 直方图　　　d. 线图　　　　　e. 散点图

8. 比较调查对象年龄结构的性别差异，宜选用_____。

a. 条图　　　b. 圆图　　　　c. 直方图　　　d. 人口金字塔　　　e. 箱式图

9. 探讨乙型肝炎患者血清 HBsAg 定量和 HBV-DNA 含量之间的关系，宜选用_____。

a. 条图　　　b. 线图　　　　c. 直方图　　　d. 散点图　　　　e. 箱式图

10. 比较男性和女性血红蛋白含量分布特征的差异，宜选用_____。

a. 条图　　　b. 线图　　　　c. 直方图　　　d. 散点图　　　　e. 箱式图

三、应用分析题

1. 某医师根据表 4-27 中两种药物疗效的构成比绘制了复式条图，如图 4-20。该资料选用复式条图描述是否合理？为什么？

表 4-27　两种药物治疗慢性支气管肺炎的疗效比较[n（%）]

组别	控制	显效	有效	无效
试验组	52（47.3）	27（24.5）	18（16.4）	13（11.8）
对照组	47（42.7）	30（27.3）	19（17.3）	14（12.7）

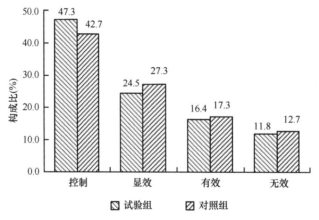

图 4-20　两种药物治疗慢性支气管肺炎的疗效构成比（%）

2. 某医师根据表 4-28 的围产儿死亡率绘制了散点图，如图 4-21。该资料选用散点图描述是否合理？为什么？

表 4-28　2000～2009 年我国围产儿死亡率（‰）

年份	2000	2001	2002	2003	2004	2005	2006	2007	2008	2009
围产儿死亡率（‰）	13.99	13.28	12.47	12.24	11.08	10.27	9.68	8.71	8.74	7.70

* 数据来自《中国卫生和计划生育统计年鉴》（中华人民共和国国家卫生和计划生育委员会编）

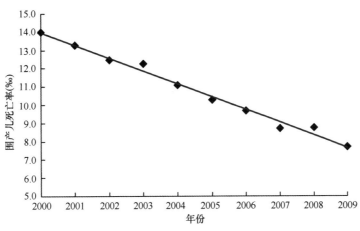

图 4-21 2000~2009 年我国围产儿死亡率（‰）

3. 某医师根据表 4-29 的性别年龄别慢性病患病率绘制了复式条图，如图 4-22。该资料选用复式条图描述是否合理？为什么？

表 4-29 2007 年某市 9038 名参合农民性别年龄别慢性病患病率（%）

性别	年龄（岁）							
	0～	5～	15～	25～	35～	45～	55～	65～91
男	1.9	0.5	0.1	1.3	2.6	7.1	7.1	10.9
女	0.5	0.3	0.8	1.8	2.7	5.4	8.2	9.7

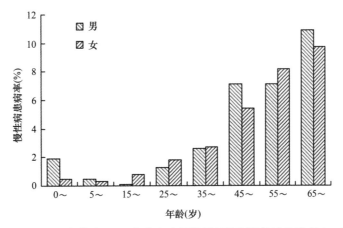

图 4-22 2007 年某市 9038 名参合农民性别年龄别慢性病患病率（%）

（毛 勇 喻 箴 王耶盈）

第 5 章 总体均数估计与假设检验

第一节 总体均数估计

一、均数的抽样误差

【例 5-1】

　　某研究者欲了解某市 35 岁以上正常成年男性收缩压的平均水平，于 2015 年随机抽取调查某市正常成年男子 225 人的收缩压值，测得收缩压的均数为 113.2mmHg，标准差为 10.2mmHg。该研究者认为该市正常成年男性收缩压的平均水平为 113.2mmHg。

> 一个从不怀疑生活方向和目标的人，绝对不会绝望。
> ——莫里亚克

【问题 5-1】

　　（1）这是什么资料？
　　（2）该资料属于何种设计方案？
　　（3）该研究者的统计方法是否正确？为什么？
　　（4）该资料应该用何种统计方法？

【分析】

　　（1）收缩压是数值变量，有度量衡单位，属计量资料。
　　（2）随机抽取 225 例该地正常成年男性，属于完全随机设计方案。
　　（3）该研究者的结论不正确。研究者想通过抽样调查以了解总体的特征，但是没有考虑到抽样误差，而直接用样本均数作为总体均数的估计值。
　　（4）了解总体特征最好的方法是对总体中全部个体进行调查，即普查，从而获得总体参数，但在实际工作中往往做不到或没有必要。通常采用的方法是从总体中随机抽取一定数量的观察单位作为样本的抽样研究（sampling study），通过样本信息来推断总体特征，这种用样本信息推断总体特征的过程称为统计推断（statistical inference）。如本例以 225 名该地正常成年男性收缩压样本均数来估计总体均数属于统计推断。由于同质总体中个体间存在差异，因而即使从同一总体中随机抽样，所得样本均数与样本均数之间、样本均数与总体均数之间也会有差别。这种由个体差异和抽样所导致的样本均数与样本均数之间、样本均数与总体均数之间的差异称为均数的抽样误差（sampling error of mean）。在抽样研究中，由于是随机抽取样本，因此，抽样误差不可避免。考虑存在抽样误差，应该用统计推断的参数估计。

【例 5-2】

　　若某市 2014 年 12 岁女生身体质量指数（body mass index，BMI）服从总体均数 $\mu = 18.44\text{kg/m}^2$、总体标准差 $\sigma = 3.02\text{kg/m}^2$ 的正态分布。从该正态分布 $N(18.44, 3.02^2)$ 总体中随机抽样，抽取 100 个样本，每个样本含量 $n_i = 20$ 人，计算得到 100 个样本均数 $\bar{x}_i$ 及标准差 s_i。该 100 个样本均数的频数分布如表 5-1 所示，试分析其样本均数的抽样分布特点。

表 5-1　从正态总体 $N(18.44, 3.02^2)$ 随机抽取的 100 个样本均数频数分布

均数组段（kg/m²）	样本数	频率（%）	累计样本数	累计频率（%）
17.0～	1	1.0	1	1.0
17.3～	5	5.0	5	6.0
17.6～	11	11.0	11	17.0
17.9～	17	17.0	17	34.0
18.2～	24	24.0	24	58.0
18.5～	17	17.0	17	75.0

续表

均数组段（kg/m²）	样本数	频率（%）	累计样本数	累计频率（%）
18.8～	14	14.0	14	89.0
19.1～	7	7.0	7	96.0
19.4～	4	4.0	4	100.0
合计	100	100.0	—	—

【分析】

将该 100 个样本均数看成新的变量值，则这 100 个样本均数构成新的分布。根据频数分布表绘制直方图，如图 5-1 所示。由表 5-1 和图 5-1 可以看出样本均数分布的特点：

（1）各样本均数不一定都等于总体均数 18.44kg/m²。

（2）样本均数之间存在差异。

（3）样本均数的分布很有规律，围绕着总体均数 18.44kg/m² 波动，中间多，两边少，左右基本对称，也服从正态分布。

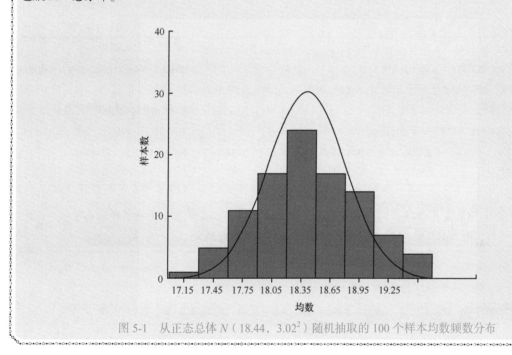

图 5-1　从正态总体 N（18.44，3.02^2）随机抽取的 100 个样本均数频数分布

数理统计原理和中心极限定理表明：在正态总体 N（μ，σ^2）中随机抽样，其样本均数 $\bar{x}$ 服从正态分布。即使是从偏态总体中抽样，当样本含量 n 足够大时（$n \geqslant 100$），样本均数也服从正态分布，该正态分布的均数仍等于原总体均数 μ，样本均数的标准差（一般称为标准误 standard error，SE，用符号 $\sigma_{\bar{x}}$ 表示）等于原变量总体标准差除以例数的平方根 [见公式（5-1）]，即样本均数 $\bar{x}$ 服从正态分布 N（μ，$\sigma_{\bar{x}}^2$）。标准误反映样本均数间的离散程度，也反映了样本均数与总体均数的差异，因此标准误说明了均数抽样误差的大小。标准误大，表明样本均数与总体均数的差异大，即抽样误差大，反之，标准误小，表明抽样误差小。标准误可按式（5-1）计算：

$$\sigma_{\bar{x}} = \frac{\sigma}{\sqrt{n}} \quad （理论值） \tag{5-1}$$

在实际工作中，总体标准差 σ 常常未知，往往用样本标准差 s 来估计，因此均数的标准误可用下式估计：

$$s_{\bar{x}} = \frac{s}{\sqrt{n}} \quad （估计值） \tag{5-2}$$

由式（5-1）和式（5-2）可见，标准误的大小与标准差 s 的大小成正比，与样本含量 n 的平方根成反比，即在同一总体中随机抽样，样本含量 n 越大，标准误越小，因此，可通过增加样本含量来减小样本的标准误，从而降低抽样误差。但在减少抽样误差的同时，有可能增加非抽样误差。因此，在实际工作中，并非样本含量越大越好。

【例 5-3】

　　例 5-1 某市 35 岁以上正常成年男性收缩压的抽样调查中，$n=225$，样本均数 $\bar{x}=113.2\text{mmHg}$，标准差 $s=10.2\text{mmHg}$，试估计样本均数的抽样误差。

$$s_{\bar{x}} = \frac{s}{\sqrt{n}} = \frac{10.2}{\sqrt{225}} = 0.68 \text{ mmHg}$$

【知识点 5-1】

　　1. 均数抽样误差是抽样产生的由于个体差异所导致的样本均数与样本均数之间、样本均数与总体均数之间的差异。

　　2. 标准误是样本均数的标准差，是描述均数抽样误差大小的指标。

　　3. 增加样本含量可减小样本均数的标准误，从而降低抽样误差。

　　4. 标准差与标准误的区别与联系：

　　（1）区别：

指标	意义	应用
标准差（s）	衡量观察值离散趋势（即变异程度）	描述正态（或近似正态）分布资料的频
	s 越大，表示观察值越分散，样本均数的代表性越差；反之，样本均数的代表性就好	数分布
		医学参考值范围的估计
标准误（$s_{\bar{x}}$）	样本均数的变异程度，表示抽样误差的大小	总体均数的区间估计
	$s_{\bar{x}}$ 越大，表示抽样误差越大，样本均数的可靠性越差；反之，样本均数的可靠性就好	两均数间的比较，即 t 检验

　　（2）联系：二者都是变异指标。$s_{\bar{x}}$ 的大小可由 s 的大小来估计。在样本含量一定时，s 越大，$s_{\bar{x}}$ 也越大，即抽取相同例数的前提下，标准差越大，样本均数抽样误差也越大。

二、t 分 布

（一）t 分布的概念

　　在例 5-2 中，从 12 岁女生 BMI 的正态总体 $N(\mu, \sigma^2)$ 中随机抽取 100 个样本，其样本均数 $\bar{x}$ 服从正态分布 $N(\mu, \sigma_{\bar{x}}^2)$。通过标准正态分布转换 $z = (\bar{x} - \mu)/\sigma_{\bar{x}}$（曾在 2-4 节中，将正态变量 x 采用 $z = (x - \mu)/\sigma$ 变换）可将样本均数的正态分布转换为标准正态分布 $N(0, 1)$。但在实际工作中，由于总体标准差 σ 未知，常用 $s_{\bar{x}}$ 来代替 $\sigma_{\bar{x}}$，于是 $(\bar{x} - \mu)/s_{\bar{x}}$ 就不是 z 变换，而是 t 变换。统计量 t 不再服从标准正态分布 N（0，1），而是服从自由度 $\nu = n-1$ 的 t 分布（t-distribution）。

$$t = \frac{\bar{x} - \mu}{s_{\bar{x}}} = \frac{\bar{x} - \mu}{s / \sqrt{n}} \qquad \nu = n-1 \tag{5-3}$$

　　其中自由度 ν（degree of freedom, df）是指 n 个变量中能够自由取值的变量的个数，例如 $X+Y+Z=18$，有三个变量，由于受到总和 18 的限制，能够自由取值的变量只有两个，故其自由度 $\nu = 2$。

　　t 分布最早由英国统计学家 W. S. Gosset 于 1908 年以"Student"笔名发表。故又称 Student t 分布（Student's t-distribution）。t 分布主要用于总体均数的区间估计和两均数间比较的 t 检验。

（二）t 分布的图形特征和 t 界值表

　　例 5-2 中，含量 $n_1=20$ 的 100 个样本，每个样本都采用 t 变换，就可得到 100 个 t 值，将 t 值绘制成相应的直方图，可得到 t 值分布曲线图；同理，样本含量 $n_2=50$ 的 100 个样本，也可将 t 值绘制相应的直方图得

到 t 值分布曲线图,但两个 t 值分布曲线图并不完全一样。

t 分布图是一簇曲线,t 分布曲线的形状随自由度 ν 的大小不同而有规律地变动,当 $\nu \rightarrow \infty$ 时,t 分布趋近于标准正态分布,但当自由度 ν 较小时,t 分布与标准正态分布的差异较大。见图 5-2。

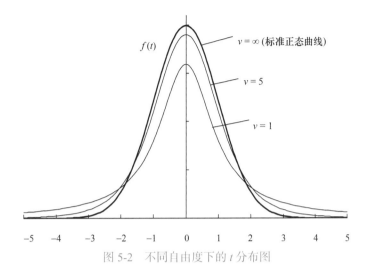

图 5-2 不同自由度下的 t 分布图

由图 5-2 可见,t 分布图与标准正态分布对比有如下特征:①两者都是以 0 为中心,左右对称的单峰分布;②自由度 ν 越小,则 $s_{\bar{x}}$ 越大,t 值越分散,曲线的高峰越矮,尾部越翘;③随着自由度 ν 逐渐增大,t 分布逐渐逼近标准正态分布;当 ν 趋于 ∞ 时,t 分布就成为标准正态分布,故标准正态分布是 t 分布的特例。

t 分布曲线下的面积由附表 2(t 界值表)列出,反映横轴 t 值与曲线下面积(即概率 P)的关系。在 t 界值表中,横标目为自由度 ν,纵标目为概率 P(或 α),表中数字表示当自由度 ν 和 P(或 α)确定时对应的 t 界值(critical value)。表中分别给出了一侧尾部面积称为单侧概率和两侧尾部面积之和称为双侧概率所对应的 t 界值,如图 5-3A、B 所示。

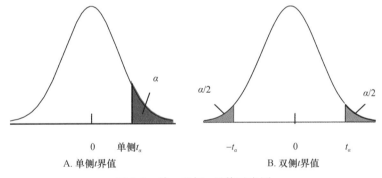

图 5-3 单、双侧 t 界值示意图

由于 t 分布以 0 为中心左右对称,附表 2 中只列出了正的 t 界值,查表时,以绝对值 $|t|$ 查表确定概率 P 值。

从表中数字可以看出:①在相同自由度时,$|t|$ 增大,尾部面积即概率 P 值减小,$|t|$ 减小,尾部面积即概率 P 值增大;②在相同 $|t|$ 时,双侧概率 P 值为单侧概率 P 值的两倍。如双侧 $t_{0.1,10}$ =单侧 $t_{0.05,10}$ =1.812。

注:**本书除单侧临界值予以说明外,双侧临界值则省去说明,默认 α 为双侧。**

【知识点 5-2】

1. t 分布是以 0 为中心左右对称的单峰分布,不同自由度下的 t 分布曲线形态不同,随着 ν 增大 t 分布逐渐逼近标准正态分布,当自由度 $\nu \rightarrow \infty$ 时,t 分布完全成为标准正态分布。

2. t 分布中,相同自由度时,t 绝对值越大,尾部面积即概率 P 值越小,t 越小,尾部面积即概率 P 值越大。故 t 值分布规律为 t 大 P 小、t 小 P 大。

三、总体均数估计

【例 5-4】

例 5-2 中抽取的一个样本，其 $\bar{x}=18.37\text{kg}/\text{m}^2$，$s=3.16\text{kg}/\text{m}^2$，$n=20$，试估计该市 12 岁女生 BMI 的总体均数。

思索是愚变智的钥匙，
不思是智变愚的根由。
——邹韬奋

【问题 5-2】

（1）为什么要估计总体均数？

（2）如何估计总体均数？

【分析】

医学中的许多研究采用抽样研究，即从总体中随机抽取样本，对样本资料进行分析，但目的是通过样本的研究对总体特征进行推断。本例随机抽取含量为 n 的样本，算得样本均数及标准差，目的是由样本均数推断该市 12 岁女生 BMI 的总体均数，是用样本信息推断总体特征，属于统计推断。

统计推断包括参数估计和假设检验两个重要内容。其中参数估计是指用样本指标（统计量）来估计总体指标（参数）。方法有点估计和区间估计两种。

（一）点估计

点估计（point estimation）是用相应的样本统计量直接作为总体参数的估计值。如用样本均数 $\bar{x}$ 直接作为总体均数 μ 的估计值，用样本标准差 s 作为总体标准差 σ 的估计值。点估计的方法简单，但没有考虑抽样误差的大小，无法评价估计值与真值之间的差距。

如例 5-4 中可将 20 名某市 12 岁女生 BMI 的样本均数 $18.37\text{kg}/\text{m}^2$，作为该市所有 12 岁女生平均 BMI 的点估计值，即认为该地所有 12 岁女生 BMI 的总体均数为 $18.37\text{kg}/\text{m}^2$。

（二）区间估计

区间估计（interval estimation）是按预先给定的概率 $1-\alpha$ 确定的包含总体参数的一个范围。该范围称为总体参数的 $1-\alpha$ 可信区间（confidence interval, CI）；$1-\alpha$ 称为可信度或置信度（confidence level），常取 95% 或 99%。如没有特别说明，一般做双侧的区间估计。

总体均数可信区间的计算方法，依据样本资料的条件选用不同的方法：

1. t 分布法 当 σ 未知时，按 t 分布原理计算可信区间。t 分布曲线下 $1-\alpha$ 可信度的区间面积为去掉 t 分布双侧尾部面积 α 后 $-t_\alpha$ 与 t_α 区间对应的面积，即

$$P(-t_{\alpha,v} < t < t_{\alpha,v}) = 1-\alpha \tag{5-4}$$

由于样本均数的 t 变换为 $\dfrac{\bar{x}-\mu}{s_{\bar{x}}}$，则 t 值满足 $-t_{\alpha,v} < \dfrac{\bar{x}-\mu}{s_{\bar{x}}} < t_{\alpha,v}$，于是可得总体均数 μ 的双侧 $1-\alpha$ 可信区间为：

$$\bar{x} - t_{\alpha,v}s_{\bar{x}} < \mu < \bar{x} + t_{\alpha,v}s_{\bar{x}}$$

或

$$(\bar{x} - t_{\alpha,v}s_{\bar{x}}, \ \bar{x} + t_{\alpha,v}s_{\bar{x}})$$

简写为

$$\bar{x} \pm t_{\alpha,v}s_{\bar{x}} \tag{5-5}$$

例 5-4 中，$\bar{x}=18.37\text{kg}/\text{m}^2$，$s=3.16\text{kg}/\text{m}^2$，$n=20$，该市 12 岁女生 BMI 总体均数的 95% 可信区间计算如下：

本例 $v=n-1=20-1=19$，双侧 $\alpha=0.05$，可信度 $1-\alpha=95\%$，查 t 界值表双侧 $t_{0.05,19}=2.093$，代入式（5-5）计算得：

$$\bar{x} \pm t_{0.05,19}s_{\bar{x}} = \bar{x} \pm t_{0.05,19}\left(\frac{s}{\sqrt{n}}\right) = 18.37 \pm 2.093 \times \frac{3.16}{\sqrt{20}} = (16.89, 19.85)\text{kg}/\text{m}^2$$

故该市 12 岁女生 BMI 总体均数的 95% 可信区间为 $(16.89, 19.85)\text{kg}/\text{m}^2$。

从正态总体中随机抽取 100 个样本，可算得 100 个样本均数和标准差，也可算得 100 个均数的可信区间。当 $1-\alpha=95\%$ 时，算得的可信区间有 95% 的可能包含了总体均数 μ，5% 的可能未包含总体均数 μ。即作 100

次同样的估计，理论上有 95 次包括总体均数 μ 在内（估计正确），即平均有 95% 的可信区间包含了总体参数，有 5 次不包含总体均数 μ（估计错误）。实际工作中，当依据样本对总体均数做 95% 可信区间估计时，认为"总体均数 μ 在 $\bar{x}\pm t_{0.05,\nu}s_{\bar{x}}$ 范围内"，可信程度为 95%，即正确的可能性为 95%。

2. 正态近似法　当 σ 已知或 σ 未知但样本例数 n 足够大时（$n\geqslant100$），按正态分布（z 分布）原理估计总体均数的 $1-\alpha$ 可信区间。

（1）σ 已知，总体均数的双侧 $1-\alpha$ 可信区间简写为

$$\bar{x}\pm z_{\alpha}\sigma_{\bar{x}} \tag{5-6}$$

（2）σ 未知，总体均数的双侧 $1-\alpha$ 可信区间简写为

$$\bar{x}\pm z_{\alpha}s_{\bar{x}} \tag{5-7}$$

总体均数 95% 可信区间为 $\bar{x}\pm1.96s_{\bar{x}}$，99% 可信区间为 $\bar{x}\pm2.58s_{\bar{x}}$。

【例 5-5】

　　某市健康成年男性血红蛋白的抽样调查中，$n=400$，样本均数 $\bar{x}=143.5\text{g/L}$，标准差 $s=8.6\text{g/L}$，试估计该地健康成年男性血红蛋白总体均数的 95% 可信区间。

　　本例 $n=400$，为大样本，故可用正态近似法估计总体均数的 95% 可信区间。

$$\bar{x}\pm1.96s_{\bar{x}}=143.5\pm1.96\times\frac{8.6}{\sqrt{400}}=(142.65,144.34)\text{g/L}$$

　　故该地健康成年男性血红蛋白总体均数的 95% 可信区间为 $(142.65,144.34)\text{g/L}$。

　　可信区间估计的优劣取决于两个要素：一是准确度，反映在可信度 $1-\alpha$ 的大小，即区间包含总体均数的概率大小，越接近 1 越好，如 99% 可信度比 95% 可信度好；二是精密度，反映在区间的宽度，区间愈窄愈好。当样本含量确定时，二者是矛盾的。若单纯提高可信度 $1-\alpha$（即减小了 α，会增大 t 或 z 值），则可信区间变宽，就降低了可信区间的应用价值，所以不能笼统地认为 99% 可信区间比 95% 可信区间好。要兼顾准确度与精密度，一般情况下 95% 可信区间更为常用。在可信度确定的情况下，增加样本含量（减小 t 和 $s_{\bar{x}}$），可减小可信区间的宽度。

　　计算和应用可信区间时，一定要和参考值范围区别。总体均数可信区间与参考值范围在意义、计算、应用上均不相同，实际应用中不能将两者混淆。二者的区别总结于表 5-2。

表 5-2　总体均数可信区间与参考值范围的区别

区别	总体均数可信区间	参考值范围
意义	按预先给定的概率 $1-\alpha$ 确定总体均数 μ 的可能范围	"正常人"的解剖、生理、生化、某项指标的波动范围
	95% 可信区间指按 95% 可信度，估计总体均数所在的范围。此时估计正确的概率为 95%，即有 95% 的可能性包含了总体均数	95% 参考值范围指同质总体内包括 95% 个体值的估计范围
		说明个体值的波动范围
	说明总体均数的可能范围	
计算	正态分布：σ 未知，$n<100$ 时，双侧 $\bar{x}\pm t_{\alpha,\nu}s_{\bar{x}}$	正态分布：双侧 $\bar{x}\pm z_{\alpha}s$
	σ 未知，$n\geqslant100$ 时，双侧 $\bar{x}\pm z_{\alpha}s_{\bar{x}}$	单侧 $\bar{x}-z_{\alpha}s$ 或 $\bar{x}+z_{\alpha}s$
	σ 已知，双侧 $\bar{x}\pm z_{\alpha}\sigma_{\bar{x}}$	偏态分布：双侧 $P_{x/2}\sim P_{100-x/2}$
		单侧 P_x 或 P_{100-x}
应用	总体均数的区间估计（常用 95% 可信区间）；评价未知总体均数所在的范围	判断观察对象的某项指标正常与否（常用 95% 参考值范围）；评价个体指标是否正常

【知识点 5-3】

　　1. 参数估计是指用样本指标（统计量）来推断总体指标（参数）。估计方法有点估计和区间估计两种。

　　2. 区间估计是按预先给定的概率 $1-\alpha$，由样本指标确定的包含总体参数的一个范围。

　　3. 可信区间是指总体均数可能所在的范围。

　　4. 总体均数 95% 可信区间的意义为：总体均数在 $\bar{x}\pm t_{0.05,\nu}s_{\bar{x}}$ 或 $\bar{x}\pm1.96s_{\bar{x}}$ 范围内的可能性为 95%。

第二节 假设检验的基本思想和步骤

【例5-6】

某市职业卫生评价所随机抽取 8 家鞋厂的 64 名男性抹胶工人，测得其外周血白细胞计数为 5.7 × 10^9/L，标准差为 1.8 × 10^9/L，故认为该工厂工人的白细胞均数低于一般正常成年男性的白细胞均数。（白细胞WBC的参考值平均为 7.0 × 10^9/L）

> 心头没有愿望等于地上没有空气。
> ——[英]布尔韦尔.科顿

【问题5-3】

（1）该结论是否正确？为什么？

（2）如何正确做出结论？

【分析】

（1）该结论是错误的。因为这 8 家工厂 64 名男性抹胶工人的白细胞均数为样本均数，存在抽样误差，不能直接通过比较样本均数（5.7 × 10^9/L）与总体均数（7.0 × 10^9/L）的大小得出结论。

（2）应对样本均数与总体均数之间的差异进行假设检验后再下结论。

一、假设检验的概念和基本思想

统计推断包括参数估计和假设检验，上一节介绍了总体均数的估计。本节将讲述统计推断的另一个内容——假设检验（hypothesis test）。现以例 5-6 说明假设检验的基本原理和步骤。

抽样误差的概念是指从同一总体中随机抽取样本，所得样本均数与总体均数之间、样本均数与样本均数之间存在差异，即抽样误差。本例已知一个总体均数（7.0 × 10^9/L），要判断样本均数（5.7 × 10^9/L）所代表的总体均数和已知总体均数是否有差别，存在以下两种情况：

（1）该样本是来自总体均数为 7.0 × 10^9/L 的总体，其差异仅仅是由抽样误差所致。

（2）该样本不是来自总体均数为 7.0 × 10^9/L 的总体，而是来自另外一个总体（抹胶工人群体），其差异是由环境因素（本质差别）所致。

如何判断是由哪种原因所致，统计上是通过假设检验来回答这个问题。假设检验是先对总体做出某种假定（检验假设），然后根据样本信息来推断其是否成立的一类统计方法的总称。

假设检验的基本思想包括小概率思想和反证法思想。

1. 小概率思想 小概率事件（发生概率很小的事件）在一次试验中认为几乎不发生。

小概率事件的概率是相对的，在进行统计分析时要事先人为规定，即检验水准 α。

2. 反证法思想 首先提出一个假设，用适当的统计方法确定当假设成立时，获得现在样本的概率大小，如果是小概率事件，则推断假设是假的，因此拒绝它；如果不是小概率事件，则认为假设是真的，于是不能拒绝它。

注意：虽然用了反证思想，但假设检验**不是证明**的过程，因为假设检验的结论是根据概率的大小而下的，具有概率性。不拒绝假设，并不是假设**一定**成立，拒绝假设，也不意味着假设**肯定**不成立。

二、假设检验的基本步骤

（一）建立检验假设，确定检验水准

进行假设检验首先必须建立检验假设。假设有两种：一是无效假设（null hypothesis）或称零假设，用 H_0 表示，二是备择假设（alternative hypothesis）或称对立假设，用 H_1 表示。两者都是根据分析目的提出的对总体的假设，是一对对立的假设。假设检验是围绕 H_0 进行的，当 H_0 被拒绝时，则接受 H_1。

H_0：差别由抽样误差引起，无本质差异。

H_1：存在本质差别

本例：

H_0：男性抹胶工人的白细胞均数 μ 与一般成年男子白细胞均数 μ_0 相同，即 $\mu = \mu_0$

H_1：男性抹胶工人的白细胞均数 μ 低于一般成年男子的白细胞均数 μ_0，即 $\mu < \mu_0$

注意：在建立检验假设时，应根据分析目的和专业知识明确使用单侧检验还是双侧检验。在本例中，如果男性抹胶工人的白细胞均数高于和低于一般成年男子白细胞均数两种可能都存在，研究者同等关心，应用双侧检验（two-sided test）；如果根据专业知识，认为男性抹胶工人的白细胞均数会低于一般成年男子白细胞均数，或研究者只考虑男性抹胶工人的白细胞均数是否低于一般，应用单侧检验（one-sided test）。又如比较两种药物疗效时，若研究者能从专业知识上排除一种药物不会比另一种药物差时，只考虑前者是否优于后者，则用单侧检验；若不能确定两种药物谁好谁差时，则用双侧检验。一般认为双侧检验较为稳妥，故较常用。

本书除注明采用单侧检验外，一律使用双侧检验。

用符号表示单侧检验和双侧检验的检验假设如下：

1. 样本均数（其相应的总体均数为 μ）与已知总体均数 μ_0 的比较

	目的	H_0	H_1
双侧检验	是否 $\mu \neq \mu_0$	$\mu = \mu_0$	$\mu \neq \mu_0$
单侧检验	是否 $\mu > \mu_0$	$\mu = \mu_0$	$\mu > \mu_0$
	或是否 $\mu < \mu_0$	$\mu = \mu_0$	$\mu < \mu_0$

2. 两个样本均数（其相应的总体均数分别为 μ_1 与 μ_2）的比较

	目的	H_0	H_1
双侧检验	是否 $\mu_1 \neq \mu_2$	$\mu_1 = \mu_2$	$\mu_1 \neq \mu_2$
单侧检验	是否 $\mu_1 > \mu_2$	$\mu_1 = \mu_2$	$\mu_1 > \mu_2$
	或是否 $\mu_1 < \mu_2$	$\mu_1 = \mu_2$	$\mu_1 < \mu_2$

确定检验水准：不管单侧检验或双侧检验，都必须确定差异有无统计学意义的水准即检验水准 α（level of a test），α 是拒绝 H_0 时的最大允许误差的概率，常取 0.05。

（二）计算检验统计量

根据资料的类型、设计方案、统计推断目的和适用条件选择检验统计量。如配对设计两样本均数比较用配对 t 检验；完全随机设计的两样本均数比较，可根据资料的特点选用统计量 t、t' 或 z 等。

所有的检验统计量都是在假定 H_0 成立的前提下计算出来的。不同的统计量所涉及的统计分布不同。

（三）确定 P 值，做出统计推断

P 值是指如果假设成立，则抽到现有样本统计量及更极端值（与 H_0 相差更大）的可能性。也可间接地理解为假设成立的可能性大小。确定 P 值的方法可以用计算出的统计量，利用统计量的理论概率分布获得 P 值，也可以用概率函数直接计算 P 值。

根据概率 P 与事先规定的检验水准 α 进行比较，看其是否为小概率事件而做出结论。推断结论应包括统计结论和专业结论两部分，统计结论说明差异有统计学意义（statistical significance）或无统计学意义（no statistical significance），还必须结合专业得出最终结论。当 $P \leqslant \alpha$ 时，按所取 α 水准，拒绝 H_0，接受 H_1，差异有统计学意义（统计结论），可认为……不同或不等（专业结论）；当 $P > \alpha$ 时，按所取 α 水准，不拒绝 H_0，差异无统计学意义，尚不能认为……不同或不等。须知，拒绝 H_0，不能认为 H_0 肯定不成立，虽然在 H_0 成立的条件下出现等于及大于（或等于及小于）现有检验统计量（理论界值）的概率很小，但仍有可能出现，只是可能性很小而已；同理，不拒绝 H_0，也不能认为 H_0 肯定成立。由此可见假设检验的结论是具有概率性的，在拒绝 H_0 或不拒绝 H_0 时，都有可能发生错误，即第 I 类错误或第 II 类错误（第七节叙述）。

【知识点 5-4】

1. 在抽样研究中，由于有抽样误差存在，不能直接通过比较样本均数与样本均数之间、样本均数与总体均数之间的大小得出结论，要进行假设检验。

2. 假设检验的基本思想是小概率思想和反证法思想。

3. 假设检验是先对总体做出某种假定（检验假设），然后根据样本信息来推断其是否成立的一类统计方法的总称。

4. 假设检验的基本步骤：

（1）建立检验假设，确定检验水准

（2）计算检验统计量

（3）确定 P 值，做出统计推断

第三节　单样本 t 检验

【例 5-7】

对例 5-6 资料进行假设检验。

【分析】

本例已知总体均数 $\mu_0 = 7.0 \times 10^9/L$，随机抽取一个样本，$n=64$，$\bar{x}=5.7 \times 10^9/L$，$s=1.8 \times 10^9/L$。目的是判断该样本所代表的总体均数 μ 与已知总体均数 μ_0 是否有差别，可采用单样本 t 检验。

单样本 t 检验也称样本均数与已知总体均数比较的 t 检验。已知总体均数一般为正常值、理论值、标准值或经大量观察所得的稳定值等。当样本例数较小时，要求样本取自正态总体。这时检验统计量 t 值的计算式为：

$$t = \frac{\bar{x} - \mu_0}{s_{\bar{x}}} = \frac{\bar{x} - \mu_0}{s / \sqrt{n}} \tag{5-8}$$
$$\nu = n - 1$$

【检验步骤】

1. 建立检验假设，确定检验水准

H_0：男性抹胶工人的白细胞均数与一般成年男子白细胞均数相同，即 $\mu = \mu_0$

H_1：男性抹胶工人的白细胞均数低于一般成年男子的白细胞均数，即 $\mu < \mu_0$

　　单侧 $\alpha = 0.05$

2. 计算检验统计量 t 值

现 $n=64$，$\bar{x}=5.7 \times 10^9/L$，$s=1.8 \times 10^9/L$，$\mu_0 = 7.0 \times 10^9/L$

按式（5-8）　　　　　$t = \dfrac{\bar{x} - \mu_0}{s_{\bar{x}}} = \dfrac{\bar{x} - \mu_0}{s / \sqrt{n}} = \dfrac{5.7 - 7.0}{1.8 / \sqrt{64}} = -5.78$

$$\nu = n - 1 = 64 - 1 = 63$$

3. 确定 P 值，做出统计推断　查附表 2（t 界值表），得 $t_{0.001,60} = 3.460$　$P < 0.001$，按 $\alpha = 0.05$ 水准，拒绝 H_0，接受 H_1，差异有统计学意义，可认为男性抹胶工人的白细胞均数低于一般成年男子的白细胞均数。

【知识点 5-5】

1. 单样本 t 检验的目的是推断样本均数所代表的总体均数与已知总体均数是否相同。

2. 已知总体均数一般为正常值、理论值、标准值或经大量观察所得的稳定值等。

3. 单样本 t 检验要求样本取自正态总体。

第四节　配对 t 检验

【例 5-8】

某研究中心欲比较氢化物发生-冷阱捕集-原子吸收法（HG-cold-trap-AAS 法）与高效液相色谱-氢化物发生-原子荧光法（HPLC-HG-AFS 法）检测尿中二甲基砷（DMA）有无差异，2011 年 8 月采集内蒙古某市砷病区 15 名高砷暴露者的尿样进行测定，数据如表 5-3 所示。该研究中心计算采用两种方法测得的 DMA 的差值，均数为 3.50（μg/L），故认为两种方法检测 DMA 结果有差异。

表 5-3　两种方法检测尿中 DMA 值（μg/L）

编号	HG-cold-trap-AAS 法	HPLC-HG-AFS 法	编号	HG-cold-trap-AAS 法	HPLC-HG-AFS 法
1	833.24	901.15	9	445.13	413.54
2	122.28	154.38	10	533.69	417.11
3	205.12	221.39	11	202.92	98.22
4	453.13	450.21	12	108.03	124.79
5	643.02	551.18	13	627.56	618.48
6	472.57	524.23	14	1009.05	1085.81
7	567.78	482.34	15	105.88	188.67
8	84.73	130.15			

【问题 5-4】

（1）该资料属于何种设计方案？

（2）该医生的结论是否正确？为什么？

> 智慧的可靠标志就是能够在平凡中发现奇迹。
>
> ——爱默生

【分析】

　　该资料属于同一受试对象分别采用两种方法的比较，属配对设计。该研究中心的结论是不正确的，因为没有进行统计推断，而是直接用样本信息下结论。本例资料可用配对 t 检验作统计推断。

　　配对设计是指将受试对象按某些重要特征相近的原则配成对子，每对中的两个个体随机分别给予两种处理。在医学科学研究中配对设计主要有以下情况：

　　（1）——配对的同对两个受试对象分别给予两种处理。

　　（2）同一受试对象分别给予两种处理或处理前后的比较。

　　由于按非处理因素进行配对或自身配对，减少了个体差异，因此，配对设计的抽样误差较小，其统计效率较高。

　　配对 t 检验是对每对数据的差值进行检验，理论上，若两处理无差别，则差值 d 的总体均数 μ_d 应为 0。因此可将配对设计的均数比较看成是样本均数 $\bar{d}$ 与总体均数 $\mu_d = 0$ 的比较。计算检验统计量 t 值的公式为：

$$t = \frac{\bar{d} - 0}{s_{\bar{d}}} = \frac{\bar{d}}{s_d / \sqrt{n}} \qquad (5-9)$$

$$\nu = n - 1$$

式中，$\bar{d}$ 为差值的均数，$s_{\bar{d}}$ 为差值的标准误，s_d 为差值的标准差，n 为对子数。

表 5-4　两种方法检测尿中 DMA 值（μg/L）

编号	HG-cold-trap-AAS 法	HPLC-HG-AFS 法	d	d^2
1	833.24	901.15	−67.91	4611.77
2	122.28	154.38	−32.1	1030.41
3	205.12	221.39	−16.27	264.71
4	453.13	450.21	2.92	8.53
5	643.02	551.18	91.84	8434.59
6	472.57	524.23	−51.66	2668.76
7	567.78	482.34	85.44	7299.99
8	84.73	130.15	−45.42	2062.98
9	445.13	413.54	31.59	997.93
10	533.69	417.11	116.58	13590.90
11	202.92	98.22	104.7	10962.09
12	108.03	124.79	−16.76	280.90

续表

编号	HG-cold-trap-AAS 法	HPLC-HG-AFS 法	d	d^2
13	627.56	618.48	9.08	82.45
14	1009.05	1085.81	−76.76	5892.10
15	105.88	188.67	−82.79	6854.18
			$(\sum d)$ 52.48	$(\sum d^2)$ 65042.27

【检验步骤】

1. 建立检验假设，确定检验水准

H_0：HG-cold-trap-AAS 法与 HPLC-HG-AFS 法检测尿中 DMA 无差异，即 $\mu_d = 0$

H_1：HG-cold-trap-AAS 法与 HPLC-HG-AFS 法检测尿中 DMA 有差异，即 $\mu_d \neq 0$

$\alpha = 0.05$

2. 计算检验统计量 t 值

现 $n=15$，$\Sigma d =52.48$，$\Sigma d^2 =65042.27$，$\bar{d} = \Sigma d / n = 52.48/15 = 3.50$

$$s_d = \sqrt{\frac{\sum d^2 - (\sum d)^2 / n}{n-1}} = \sqrt{\frac{65042.27 - 52.48^2 / 15}{15-1}} = 68.06$$

按式（5-9）　$t = \dfrac{\bar{d}}{s_d / \sqrt{n}} = \dfrac{3.50}{68.06 / \sqrt{15}} = 0.199$

$\nu = n - 1 = 15 - 1 = 14$

3. 确定 P 值，做出统计推断　查附表 2（t 界值表），得 $t_{0.50,14} = 0.692$，$P > 0.50$，按 $\alpha = 0.05$ 水准，不拒绝 H_0，差异无统计学意义，可认为 HG-cold-trap-AAS 法与 HPLC-HG-AFS 法检测尿中 DMA 无差异。

【例 5-9】

某医疗机构为比较上市后的某新药与常规药降血脂的效果，将签署知情同意书的 26 名高血脂患者按年龄、性别、血清总胆固醇水平相近的原则配成对子。每对中随机抽取一人服用新药，另一人服用常规药。服药 2 月后，测得血清总胆固醇含量（mmol/L）见表 5-5。问新药与常规药降血清总胆固醇效果是否相同？

表 5-5　服用某新药与服用常规降血脂药的血清总胆固醇含量（mmol/L）

配对号	常规降血脂药组	新药组	d	d^2
1	5.67	6.12	−0.45	0.20
2	6.31	6.52	−0.21	0.04
3	6.27	5.88	0.39	0.15
4	5.43	6.28	−0.85	0.72
5	6.01	6.11	−0.10	0.01
6	5.37	6.64	−1.27	1.61
7	7.69	7.48	0.21	0.04
8	7.12	7.33	−0.21	0.04
9	6.49	6.09	0.40	0.16
10	7.47	7.52	−0.05	0.00
11	6.88	7.23	−0.35	0.12
12	6.63	6.08	0.55	0.30
13	7.55	7.52	0.03	0.00
			(Σd) −1.91	(Σd^2) 3.42

【分析】

该资料属于配对的同对两个受试对象分别给予两种处理，属配对设计，应用配对 t 检验。

【检验步骤】

1. 建立检验假设，确定检验水准

H_0：服用常规降血脂药与服用新药后血清总胆固醇相同，即 $\mu_d = 0$

H_1：服用常规降血脂药与服用新药后血清总胆固醇不同，即 $\mu_d \neq 0$

$\alpha = 0.05$

2. 计算检验统计量 t 值

$$n = 13，\quad \sum d = -1.91，\quad \bar{d} = -0.15，\quad \sum d^2 = 3.42$$

$$s_d = \sqrt{\frac{\sum d^2 - (\sum d)^2 / n}{n-1}} = \sqrt{\frac{3.42 - (-1.91)^2 / 13}{13-1}} = 0.51$$

$$t = \frac{\bar{d}}{s_d / \sqrt{n}} = \frac{-0.15}{0.51 / \sqrt{13}} = -1.060$$

$$\nu = n - 1 = 13 - 1 = 12$$

3. 确定 P 值，做出统计推断　查附表 2（t 界值表），得 $t_{0.40,12} = 0.873$，$t_{0.20,12} = 1.356$，$0.40 > P > 0.20$，按 $\alpha = 0.05$ 水准，不拒绝 H_0，差异无统计学意义，尚不能认为新药与常规降血脂药对血清总胆固醇的影响不同。

> 【知识点 5-6】
>
> 1. **配对设计包括**　①两个受试对象按某特征相同或相近配成对子，分别给予不同的处理；②同一受试对象给予不同处理或处理前后比较。
>
> 2. 配对设计可以降低抽样误差，提高统计效率。
>
> 3. 配对 t 检验适用于配对设计的计量资料的比较。
>
> 4. 配对 t 检验要求差值服从正态分布。

第五节　两独立样本 t 检验

一、完全随机设计两样本均数比较的 t 检验

> 【例 5-10】
>
> 某医院医生随机抽取 14 例妊娠期糖尿病患者，作为观察组，14 例妊娠期非糖尿病患者，作为对照组，采用免疫比浊法测定孕妇早 8 点到早 10 点空腹外周静脉血中的超敏 C 反应蛋白（hypersensitive C-reactive protein，hs-CRP），测得观察组 hs-CRP 的均数为 5.4mg/L，标准差为 0.5mg/L，对照组 hs-CRP 的均数为 1.5mg/L，标准差为 0.4mg/L，结果见表 5-6，配对 t 检验结果，$t = 16.200$，$P < 0.001$，可认为妊娠期糖尿病患者与妊娠期非糖尿病患者的 hs-CRP 水平有差异。
>
> 【问题 5-5】
>
> （1）该资料属于何种设计方案？
>
> （2）该医生的统计处理是否正确？为什么？
>
> > 博学之，审问之，慎思之，明辨之，笃行之。
> > ——《礼记》
>
> 表 5-6　两组人群 hs-CRP（mg/L）测定结果
>
> | 分组 | hs-CRP | | | | | | | | | | | | | |
> |---|---|---|---|---|---|---|---|---|---|---|---|---|---|---|
> | 观察组 | 5.3 | 5.9 | 5.2 | 5.9 | 4.7 | 4.7 | 5.1 | 6.1 | 4.8 | 6.2 | 5.7 | 4.9 | 6 | 5.3 |
> | 对照组 | 1.1 | 1.4 | 1.7 | 1.3 | 1.5 | 2.4 | 1.6 | 1.2 | 1.9 | 1.1 | 1.3 | 2.3 | 1.2 | 1.3 |
>
> 【分析】
>
> （1）该资料是随机从两个人群（研究的两个总体）中抽取样本，测量 hs-CRP，属于完全随机设计。
>
> （2）该统计处理不正确。对完全随机设计的资料不宜用配对 t 检验。本资料应用完全随机设计两样本均数比较的 t 检验，目的是判断两样本均数分别代表的两总体均数 μ_1 和 μ_2 是否相同。

【检验步骤】

1. 建立检验假设，确定检验水准

H_0：妊娠期糖尿病患者与妊娠期非糖尿病患者的 hs-CRP 的总体均数相同，即 $\mu_1 = \mu_2$

H_1：妊娠期糖尿病患者与妊娠期非糖尿病患者的 hs-CRP 的总体均数不同，即 $\mu_1 \neq \mu_2$

$\alpha = 0.05$

2. 计算检验统计量 t 值

$$t = \frac{\overline{x}_1 - \overline{x}_2}{s_{\overline{x}_1 - \overline{x}_2}} = \frac{\overline{x}_1 - \overline{x}_2}{\sqrt{s_c^2\left(\dfrac{1}{n_1} + \dfrac{1}{n_2}\right)}} \tag{5-10}$$

$$\nu = n_1 + n_2 - 2$$

式中 s_c^2 为合并方差：

$$s_c^2 = \frac{(n_1 - 1)s_1^2 + (n_2 - 1)s_2^2}{n_1 + n_2 - 2} = \frac{\sum(x_1 - \overline{x}_1)^2 + \sum(x_2 - \overline{x}_2)^2}{n_1 + n_2 - 2} \tag{5-11}$$

本例，$n_1 = 14$，$\overline{x}_1 = 5.4 \text{mg/L}$，$s_1 = 0.5 \text{mg/L}$；

$\quad\quad n_2 = 14$，$\overline{x}_2 = 1.5 \text{mg/L}$，$s_2 = 0.4 \text{mg/L}$

按式（5-11）

$$s_c^2 = \frac{(n_1 - 1)s_1^2 + (n_2 - 1)s_2^2}{n_1 + n_2 - 2} = \frac{(14 - 1) \times 0.5^2 + (14 - 1) \times 0.4^2}{14 + 14 - 2} = 0.205$$

按式（5-10）

$$t = \frac{\overline{x}_1 - \overline{x}_2}{\sqrt{s_c^2\left(\dfrac{1}{n_1} + \dfrac{1}{n_2}\right)}} = \frac{5.4 - 1.5}{\sqrt{0.205\left(\dfrac{1}{14} + \dfrac{1}{14}\right)}} = 22.79$$

$$\nu = 14 + 14 - 2 = 26$$

3. 确定 P 值，做出统计推断　查附表 2（t 界值表），得 $t_{0.001,26} = 3.707$，$P < 0.001$，按 $\alpha = 0.05$ 水准，拒绝 H_0，接受 H_1，差异有统计学意义，可认为妊娠期糖尿病患者与妊娠期非糖尿病患者的 hs-CRP 的总体均数不同，妊娠期糖尿病患者高于妊娠期非糖尿病患者。

【例 5-11】

某研究者为比较关节腔内注射玻璃酸钠与常规治疗方法治疗老年骨性膝关节炎的疗效，收集某市医院骨性膝关节炎老年患者 116 例，随机分为两组，观察组于关节腔内注射玻璃酸钠，对照组服用非甾类药物加外用涂抹止痛药，采用视觉模拟评分法（visual analogue scale, VAS）判定疼痛，结果见表 5-7。

表 5-7　不同方法治疗老年骨性膝关节炎 VAS 评分（$\overline{x} \pm s$）

组别	例数	治疗前	治疗后
观察组	58	7.09±1.08	3.67±0.59
对照组	58	8.22±1.22	4.97±0.66

作者分别对观察组和对照组治疗前后结果进行完全随机设计两样本均数比较的 t 检验，观察组与对照组治疗前后 VAS 评分差异均有统计学意义（$P < 0.05$），对观察组和对照组经治疗后 VAS 评分进行完全随机设计两样本均数比较的 t 检验，差异均有统计学意义（$P < 0.05$），由此得出结论为关节腔内注射玻璃酸钠与常规治疗方法疗效不同，关节腔内注射玻璃酸钠效果更好。

认真是成功的秘诀，粗心是失败的伴侣。

——傅雷

【问题 5-6】

（1）该资料属于何种设计方案？

（2）该作者的统计处理是否正确？为什么？

【分析】

（1）该资料的设计方案包括配对设计和完全随机设计。

（2）该作者所用统计分析方法不正确。首先，观察组和对照组治疗前后比较属配对设计，应行配对

t 检验分别计算观察组与对照组治疗前后 VAS 评分的差值，从而确定两种方法有无效果，而作者误用了完全随机设计两样均数比较的 *t* 检验，应用的检验方法错误。其次，要比较观察组与对照组的治疗效果，应分别计算出两组患者 VAS 评分的差值（分别反映治疗效果，形成两个新的样本（属完全随机设计），再进行完全随机设计两样本均数比较的 *t* 检验。而作者未考虑治疗前的 VAS 水平是否相同，误将两组治疗后结果直接进行了两独立样本 *t* 检验，缺乏可比性。最后，有统计学意义不等于有实际意义，还应考虑差值的平均水平是否达到或超过有实际意义的差值。

【知识点 5-7】
  1. 完全随机设计可以将一批同质受试对象随机分到各组，也可以是随机抽取几组不同的受试对象，观察其实验效应。
  2. 完全随机设计两样本均数比较的 *t* 检验是推断计量资料的两个总体均数之间有无差别的假设检验方法。
  3. 完全随机设计两样本均数比较的 *t* 检验要求样本来自正态总体，且两总体方差相等（方差齐）。

二、两样本方差的齐性检验

【例 5-12】
  某医院医生测得类风湿关节炎（rheumatoid arthritis，RA）患者和正常对照人群的甘油三酯（triglycerides，TG）（mmol/L）值，如表 5-8，并据 *t* 检验结果认为类风湿关节炎患者与正常对照人群的 TG 水平有差异，类风湿关节炎患者的 TG 水平高于正常人。

表 5-8 两组人员的 TG 水平比较（$\bar{x} \pm s$，mmol/L）

患者	N	TG	t	P
RA 患者	28	2.09±0.61	2.02	0.048
正常人	28	1.84±0.25		

【问题 5-7】
  （1）该资料属于何种设计方案？
  （2）该医生的统计处理是否正确？为什么？

> 读书之法，在循序而渐
> 进，熟读而精思。
> ——朱熹

【分析】
  （1）该资料是随机从两个研究总体中抽取样本，测量甘油三酯，属于完全随机设计。
  （2）该统计处理不正确。完全随机设计两样本均数比较的 *t* 检验要求样本来自正态总体，且两总体方差齐，即在做两样本均数比较的 *t* 检验之前，应首先对两样本进行正态性检验和方差齐性检验（ *F* 检验）。根据医学专业知识，甘油三酯测量值一般呈正态分布；但经方差齐性检验表明，类风湿关节炎（rheumatoid arthritis，RA）患者和正常对照人群的甘油三酯（mmol/L）的总体方差不齐（ $F = 5.954, P < 0.05$ ），因此该资料不满足完全随机设计两样本均数比较的 *t* 检验的应用条件。

  两样本均数比较做 *t* 检验时要求相应的两总体方差相等，即方差齐（homogeneity of variance）。即使两总体方差相等，由于抽样误差的原因，两样本方差也不一定相等，故要检验样本方差不等是否由于抽样误差所致，即两个样本方差是否来自于 H_0 总体。方差齐性检验的目的是通过两样本方差的比较来推断两总体方差 σ_1^2 和 σ_2^2 有无差别，其适用条件是两样本均来自正态分布的总体。

【检验步骤】
  1. 建立检验假设，确定检验水准
  H_0：两总体方差相等，即 $\sigma_1^2 = \sigma_2^2$
  H_1：两总体方差不等，即 $\sigma_1^2 \neq \sigma_2^2$

$\alpha = 0.05$

2. 计算检验统计量 F 值

$$F = \frac{s_1^2(较大)}{s_2^2(较小)} \qquad \nu_1 = n_1 - 1, \ \nu_2 = n_2 - 1 \qquad (5\text{-}12)$$

本例，$n_1 = 28$，$s_1 = 0.61\text{mmol/L}$；$n_2 = 28$，$s_2 = 0.25\text{mmol/L}$

按式（5-12）

$$F = \frac{s_1^2(较大)}{s_2^2(较小)} = \frac{0.61^2}{0.25^2} = 5.954$$

$$\nu_1 = 28 - 1 = 27, \ \nu_2 = 28 - 1 = 27$$

3. 确定 P 值，做出统计推断　查附表 3（方差齐性检验用的 F 界值表），得 $F_{0.05,(30,27)} = 2.133$，$P < 0.05$，按 $\alpha = 0.05$ 水准，拒绝 H_0，接受 H_1，差异有统计学意义，可认为类风湿关节炎患者与正常人的 TG 水平的（mmol/L）总体方差不齐。

【知识点 5-8】

1. 方差齐性检验的适用条件是两样本均来自正态分布的总体。

2. 方差齐性检验中检验统计量 F 服从 F 分布，有两个自由度，分子的自由度（较大方差）和分母的自由度（较小方差）。F 值越大，P 值越小。

3. 两个样本均数比较，方差不齐时可选择：

（1）近似 t' 检验；

（2）通过一定的变量变换以达到方差齐（见第 6 章）；

（3）选用非参数统计，如秩和检验等（见第 8 章）。

三、t' 检　验

在例 5-12 中，因类风湿关节炎患者与正常人的 TG 水平（mmol/L）的总体方差不齐，其样本均数的比较可用 t' 检验。

【检验步骤】

1. 建立检验假设，确定检验水准

H_0：类风湿关节炎患者与正常人的 TG 水平的总体均数相同，即 $\mu_1 = \mu_2$

H_1：类风湿关节炎患者与正常人的 TG 水平的总体均数不同，即 $\mu_1 \neq \mu_2$

$\alpha = 0.05$

2. 计算检验统计量 t' 值

$$t' = \frac{\bar{x}_1 - \bar{x}_2}{\sqrt{\dfrac{s_1^2}{n_1} + \dfrac{s_2^2}{n_2}}} \qquad (5\text{-}13)$$

$$t'_\alpha = \frac{s_{\bar{x}_1}^2 \cdot t_{\alpha,\nu_1} + s_{\bar{x}_2}^2 \cdot t_{\alpha,\nu_2}}{s_{\bar{x}_1}^2 + s_{\bar{x}_2}^2} \qquad (5\text{-}14)$$

$$\nu_1 = n_1 - 1, \ \nu_2 = n_2 - 1$$

本例，

$$n_1 = 28, \ \bar{x}_1 = 2.09\text{mmol/L}, \ s_1 = 0.61\text{mmol/L}$$

$$n_2 = 28, \ \bar{x}_2 = 1.84\text{mmol/L}, \ s_2 = 0.25\text{mmol/L}$$

按式（5-13）

$$t' = \frac{\bar{x}_1 - \bar{x}_2}{\sqrt{\dfrac{s_1^2}{n_1} + \dfrac{s_2^2}{n_2}}} = \frac{2.09 - 1.84}{\sqrt{\dfrac{0.61^2}{28} + \dfrac{0.25^2}{28}}} = 2.008$$

$$\nu_1 = 28 - 1 = 27, \ \nu_2 = 28 - 1 = 27$$

查附表 2 （ t 界值表），得 $t_{0.05,27} = 2.052$ ，代入式（5-14）得：

$$t'_{0.05} = \frac{s^2_{\bar{x}_1} \cdot t_{0.05,\nu_1} + s^2_{\bar{x}_2} \cdot t_{0.05,\nu_2}}{s^2_{\bar{x}_1} + s^2_{\bar{x}_2}} = \frac{\frac{0.61^2}{28} \times 2.052 + \frac{0.25^2}{28} \times 2.052}{\frac{0.61^2}{28} + \frac{0.25^2}{28}} = 2.052$$

3. 确定 P 值，做出统计推断　今 $|t'| < t'_{0.05}$ ，则 $P > 0.05$ ，按 $\alpha = 0.05$ 水准，不拒绝 H_0 ，差异无统计学意义，尚不能认为类风湿关节炎患者与正常人的 TG 水平（mmol/L）的总体均数不同。

四、两独立样本几何均数比较的 t 检验

【例 5-13】

某年某地区疾病预防控制中心评价该地区学龄前儿童白喉的抗体效价，随机抽取了当地幼儿园儿童 32 名，测定结果见表 5-9。经完全随机设计两样本均数比较的 t 检验（方差齐， $F = 1.599, P = 0.216$ ）， $t = 1.364, P = 0.183$ ，故认为该地区学龄前儿童白喉的抗体效价无性别差异。

表 5-9　某年某县 32 名学龄前儿童白喉的抗体效价测定结果

分组	白喉抗体效价（倒数）															
男生	320	20	320	640	80	320	160	40	320	80	160	40	80	320	20	40
女生	20	20	160	40	40	160	40	20	160	40	160	40	40	40	640	80

【问题 5-8】

（1）该资料属于何种设计方案？

（2）统计处理是否正确？为什么？

【分析】

（1）该资料是随机抽取当地 32 名学龄前男女儿童作为样本，测定每个观察对象的白喉抗体效价，属于完全随机设计。

（2）由于抗体效价值是等比资料，服从对数正态分布，各组的平均效价应用几何均数（ G ）描述，其假设检验不能直接用完全随机设计两样本均数比较的 t 检验，而应将观察值进行对数变换后再用 t 检验。

> 业精于勤，荒于嬉；行成于思，毁于随。
>
> ——[唐]韩愈

两独立样本几何均数比较的 t 检验的目的是判断两样本所代表的两总体几何均数（平均效价）有无差别。步骤及公式同完全随机设计两样本均数比较的 t 检验，但要将观察值进行对数变换。

【检验步骤】

1. 建立检验假设，确定检验水准

H_0 ：两总体几何均数相等

H_1 ：两总体几何均数不等

$\alpha = 0.05$

2. 计算检验统计量 t 值　将两样本的观察值取对数后求和 $\sum(\log x_i)$ 、平方和 $\sum(\log x_i)^2$ 、标准差 $s_{\log X_i}$ 、几何均数的对数 $\log G_i$ ，即

$$\log G_1 = 2.054 \qquad s_{\log X_1} = 0.479 \qquad n_1 = 16$$
$$\log G_2 = 1.790 \qquad s_{\log X_2} = 0.424 \qquad n_2 = 16$$

按式（5-11）（经方差齐性检验， $F = 0.713, P = 0.405$ 方差齐同）

$$s^2_c = \frac{(n_1 - 1)s^2_1 + (n_2 - 1)s^2_2}{n_1 + n_2 - 2} = \frac{(16 - 1) \times 0.479^2 + (16 - 1) \times 0.424^2}{16 + 16 - 2} = 0.205$$

按式（5-10）

$$t = \frac{\bar{x}_1 - \bar{x}_2}{\sqrt{s^2_c(1/n_1 + 1/n_2)}} = \frac{2.054 - 1.790}{\sqrt{0.205(1/16 + 1/16)}} = 1.649$$

$$\nu = 16 + 16 - 2 = 30$$

3. 确定 P 值, 做出统计推断　查附表 2（t 界值表）, 得 $t_{0.20,30}=1.310$, $t_{0.10,30}=1.697$, $0.20>P>0.10$, 差异无统计学意义。按 $\alpha=0.05$ 水准, 不拒绝 H_0, 差异无统计学意义, 尚不能认为该地区学龄前儿童白喉抗体效价有性别差异。

第六节　大样本 z 检验

一、单样本 z 检验

【例 5-14】

为了解某省高校教师的职业紧张情况, 随机抽取了某省在编教师 360 人, 用职业紧张量表（Occupational Stress Inventory-revised edition, OSI-R）进行测定, 算得职业紧张总分的均分为 175.32 分, 标准差为 19.97 分, 问该省高校教师职业紧张的总分是否与全国水平（均分为 162.25 分）相同。

【分析】

本例已知一个总体均数, 随机抽取一个样本, 得到相应的样本均数和标准差。目的是要推断样本所代表的总体均数 μ 与已知的总体均数 μ_0 有无差别。由于样本含量较大（大于 100）, 可应用单样本 z 检验。

对所学知识内容的兴趣可能成为学习动机。
——赞科夫

【检验步骤】

1. 建立检验假设, 确定检验水准

H_0：某省高校教师的职业紧张情况与全国水平相同, 即 $\mu=\mu_0$

H_1：某省高校教师的职业紧张情况与全国水平不相同, 即 $\mu\neq\mu_0$

$\alpha=0.05$

2. 计算检验统计量 z 值

$$z=\frac{\bar{x}-\mu_0}{s_{\bar{x}}}=\frac{\bar{x}-\mu_0}{s/\sqrt{n}} \tag{5-15}$$

如总体标准差 σ_0 已知

$$z=\frac{\bar{x}-\mu_0}{\sigma_0/\sqrt{n}} \tag{5-16}$$

本例, $n=360$, $\bar{x}=175.32$, $s=19.97$, $\mu_0=162.25$。

按式（5-15）

$$z=\frac{\bar{x}-\mu_0}{s/\sqrt{n}}=\frac{175.32-162.25}{19.97/\sqrt{360}}=12.42$$

3. 确定 P 值, 做出统计推断　查附表 2（t 界值表）, 得 $t_{0.001,\infty}=z_{0.001}=3.290$, $P<0.001$, 按 $\alpha=0.05$ 水准, 拒绝 H_0, 接受 H_1, 差异有统计学意义, 可认为某省高校教师的职业紧张情况与全国水平不相同, 其职业紧张总分的均数高于全国水平。

二、两样本均数比较的 z 检验

【例 5-15】

某妇幼保健机构欲了解某市 13 岁肥胖女童与体重正常女童的血清瘦素（$\mu g/L$）水平有无差异, 采用放射免疫法对随机抽取的学生血清进行测定, 结果见表 5-10, 问两组人群血清瘦素含量有无差异?

表 5-10　两组人群血清瘦素含量比较（$\bar{x}\pm s$, $\mu g/L$）

组别	例数	血清瘦素
对照组	150	18.9 ± 4.6
肥胖组	150	11.3 ± 4.1

【分析】

本例是从两总体中随机抽取两个样本, 得到两个样本均数和标准差, 属于完全随机设计。目的是要判断两样本所代表的两总体均数 μ_1 和 μ_2 有无差别。由于两样本含量大（均大于 100）, 可采用两样本均数比较的 z 检验。

【检验步骤】

1. 建立假设，确定检验水准

H_0：13 岁肥胖女童与体重正常女童血清瘦素的总体均数相同，即 $\mu_1 = \mu_2$

H_1：13 岁肥胖女童与体重正常女童血清瘦素的总体均数不同，即 $\mu_1 \neq \mu_2$

$\alpha = 0.05$

2. 计算检验统计量 z 值

$$z = \frac{\overline{x}_1 - \overline{x}_2}{s_{\overline{x}_1 - \overline{x}_2}} = \frac{\overline{x}_1 - \overline{x}_2}{\sqrt{\dfrac{s_1^2}{n_1} + \dfrac{s_2^2}{n_2}}} \tag{5-17}$$

本例，$n_1 = 150$，$\overline{x}_1 = 18.9$，$s_1 = 4.6$；$n_2 = 150$，$\overline{x}_2 = 11.3$，$s_2 = 4.1$。

按式（5-17）

$$z = \frac{\overline{x}_1 - \overline{x}_2}{s_{\overline{x}_1 - \overline{x}_2}} = \frac{\overline{x}_1 - \overline{x}_2}{\sqrt{\dfrac{s_1^2}{n_1} + \dfrac{s_2^2}{n_2}}} = \frac{18.9 - 11.3}{\sqrt{\dfrac{4.6^2}{150} + \dfrac{4.1^2}{150}}} = 15.106$$

3. 确定 P 值，做出统计推断　查附表 2（t 界值表），得 $t_{0.001,\infty} = z_{0.001} = 3.290$，$P < 0.001$，按 $\alpha = 0.05$ 水准，拒绝 H_0，接受 H_1，差异有统计学意义，可认为 13 岁肥胖女童与体重正常女童血清瘦素的总体均数不同，肥胖组低于对照组。

【知识点 5-9】

1. z 检验适用于大样本资料的假设检验。对样本是否取自正态总体不作要求。

2. 对于大样本的计量资料，单样本 t 检验、配对 t 检验和两独立样本 t 检验和 z 检验均可使用。

【知识点 5-10】

t 检验和 z 检验的应用条件

用途	应用条件	公式
样本均数与总体均数的比较	正态分布资料，例数较少，或总体标准差未知	$t = \dfrac{\overline{x} - \mu_0}{s/\sqrt{n}}$
	例数较多或总体标准差已知	$z = \dfrac{\overline{x} - \mu_0}{s/\sqrt{n}}$ 或 $z = \dfrac{\overline{x} - \mu_0}{\sigma/\sqrt{n}}$
配对资料的比较	差数为正态分布资料，例数较少	$t = \dfrac{\overline{d} - 0}{s_d/\sqrt{n}}$
完全随机设计两样本均数的比较	两组正态分布资料，总体方差相等，例数较少	$t = \dfrac{\overline{x}_1 - \overline{x}_2}{s_{\overline{x}_1 - \overline{x}_2}}$
	例数较多	$z = \dfrac{\overline{x}_1 - \overline{x}_2}{s_{\overline{x}_1 - \overline{x}_2}} = \dfrac{\overline{x}_1 - \overline{x}_2}{\sqrt{\dfrac{s_1^2}{n_1} + \dfrac{s_2^2}{n_2}}}$

第七节　假设检验的两类错误和注意事项

一、假设检验的两类错误

从我们的主观愿望来讲，总是希望通过假设检验做出正确的推断，即 H_0 确实成立，则接受它；若 H_0 确实不成立，则拒绝它。但在客观上，我们是根据样本确定的检验统计量来做出的推断。由于存在抽样误差，当拒绝或接受 H_0 时，就有可能发生两类错误：①拒绝了实际上成立的 H_0，这类"弃真"错误称为第 Ⅰ 类错误（type Ⅰ error），发生的概率为 α，为已知；②没有拒绝实际上不成立的 H_0，这类"存伪"错误称为第 Ⅱ 类错误（type Ⅱ error），发生的概率为 β，未知。

平凡的人听从命运安排，
只有强者才是自己的主宰。
——［法］维尼

第Ⅰ类错误的概率 α 在假设检验时，研究者可依据不同的研究目的确定。如取 α =0.05，当拒绝 H_0 时，则理论上有 5% 的机会发生这样的错误。第Ⅱ类错误概率 β 只有与特定的 H_1 结合起来才有意义，β 的大小是未知的，α 与 β 的关系如图 5-4，即当样本含量固定时，α 增大 β 减小，α 减小 β 增大。要想同时减小 α 和 β，则只有增大样本含量。

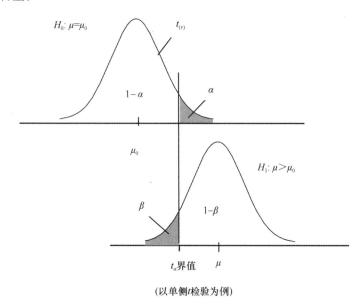

（以单侧 t 检验为例）

图 5-4 Ⅰ类错误与Ⅱ类错误示意图

图 5-4 中 $1-\beta$ 为检验效能（power of a test），也称把握度，其意义是两总体确有差别，按 α 水准能发现它们有差别的能力。如 $1-\beta$ =0.90，意味着若两总体确有差别，则理论上有 90% 的可能性能够得出差异有统计学意义的结论。两类错误总结如表 5-11。

表 5-11　假设检验结论和两类错误

客观实际	拒绝 H_0	不拒绝 H_0
H_0 成立	第Ⅰ类错误（ α ）	推断正确（ $1-\alpha$ ）
H_0 不成立	推断正确（ $1-\beta$ ）	第Ⅱ类错误（ β ）

实际工作中，可根据要求通过调整 α 来控制 β。若目的是减小Ⅰ类错误，α 可取小一些，如 α 可取 0.01、0.05；若目的是减小Ⅱ类错误，α 可取大一些，如 α 可取 0.05、0.1 或 0.2 等。

二、假设检验的注意事项

1. 要有严密的抽样研究设计 这是假设检验的前提。要严格按照设计方案收集资料，样本的获取必须遵循随机化原则，组间应具有可比性，即除研究因素以外其他可能影响结果的因素在对比组间应尽可能相同或相近。只有在此基础上，假设检验的结论才有意义。

2. 选择假设检验方法应符合相应条件 应根据分析目的、资料类型和分布、设计方案、样本含量的大小及变量的多少选择适当的检验方法。如完全随机设计两样本均数比较，若 n 较小且方差齐选 t 检验，方差不齐选 t' 检验；$n \geqslant 100$ 时，可选 z 检验。又如，配对设计的计量资料采用配对 t 检验等。

3. 有统计学意义不等于有实际意义 有无统计学意义是目前作统计结论时公认的一个统计学术语。只能说明这样大的差别由抽样误差造成可能性的大小，若可能性很小，如 $P \leqslant 0.05$ 为有统计学意义；若可能性较大，如 $P > 0.05$ 为无统计学意义，这些都是统计结论，并不等于差别有无实际的专业意义。如有人欲比较两种降压药的降压效果，随机抽取了高血压病人 100 名，分别测定了两组病人服药后舒张压的改变值，得两组舒张压改变值的均数为 0.11kPa。作两大样本 z 检验，得 z=6.306，$P<0.001$，有统计学意义，但两组病人服药后舒张压的改变值较小，并未达到有临床意义的差值 0.67kPa，故没有实际意义。

4. 结论不能绝对化　由于统计结论具有概率性质,因此不要做出"肯定……""一定……"的结论。可能在 α =0.05 水准拒绝 H_0,而在 α =0.01 时就不拒绝 H_0;在同一水准下,就现有样本不拒绝 H_0,但增大样本含量,由于减小了抽样误差,就有可能拒绝 H_0。此外,拒绝 H_0 可能犯第 I 类错误,不拒绝 H_0 可能犯第 II 类错误。在报告结论时,应列出检验统计量值,具体的 P 值(采用统计软件)或 P 值的范围(查工具表)。

【知识点 5-11】

1. 两类错误

第 I 类错误:检验假设 H_0 本来是成立的,经过检验后被拒绝了,即"弃真"。其发生的概率为 α ,为已知。

第 II 类错误:检验假设 H_0 本来不成立,经过检验后被接受了,即"取伪"。其发生的概率为 β ,属未知数。

2. 假设检验的注意事项

(1)要有严密的抽样研究设计。

(2)选择假设检验方法应符合相应条件。

(3)有统计学意义不等于有实际意义。

(4)结论不能绝对化。

【知识点 5-12】　**假设检验与可信区间的区别与联系**

1. 可信区间用于推断总体参数所在的范围,假设检验用于推断总体参数是否不同。前者估计总体参数的大小,后者推断总体参数有无质的不同。

2. 可信区间也可回答假设检验的问题。如已知的总体均数在样本均数所估计的可信区间之内时,可认为两总体均数相同,反之则可认为不同。但可信区间不能提供确切的 P 值范围,只能给出在 α 水准上有无统计意义。

3. 可信区间还可提示差别有无实际意义。假设检验有统计意义但差别无实际意义的资料,在实际工作中可能不重要。

4. 验证一个假设时,可选择假设检验,而只是对总体的参数做一个估计时,可选用区间估计,两者结合可对问题进行更全面的说明。

思 考 练 习

一、是非题(正确记"+",错误记"-")

1. 标准差和标准误都是反映变异程度大小的指标。　　　　　　　　　　　　　　　　(　　)

2. 通常单侧检验较双侧检验更为灵敏,更易检验出差别,因此宜广泛使用。　　　　(　　)

3. 在两样本均数比较的 z 检验中,若 $z < z_{0.05}$,则在 α =0.05 水平上可认为两总体均数不等。(　　)

4. 只要增加样本含量到足够大,就可以避免 I 和 II 型错误。　　　　　　　　　　　(　　)

5. 两独立大样本作 t 检验前可以不作正态性检验但一定要进行方差其性检验。　　　(　　)

6. 拒绝 H_0 是依据小概率事件在一次抽样研究中几乎是不可能发生而下的结论。　　(　　)

7. 统计结论必须和专业结论有机的结合,才能得出符合客观实际的最终结论。　　　(　　)

8. 在 t 检验中,若拒绝 H_0,P 值越小,则说明两总体均数差别越大。　　　　　　(　　)

9. 假设检验的目的是推断两个或多个总体(参数)差别大小。　　　　　　　　　　(　　)

10. 要减小抽样误差可以通过严格挑选观察单位来控制。　　　　　　　　　　　　　(　　)

二、选择题(从 a~e 中选出一个最佳答案)

1. _____小,表示用该样本均数估计总体均数的可靠性大。

a. CV　　　　　　　　b. S　　　　　　　　c. $\sigma_{\bar{x}}$　　　　　　　　d. R　　　　　　e. 四分位数间距

2. 从 $N(\mu,\sigma^2)$ 中作随机抽样，若 $\bar{x}\pm t_{0.05/2,\nu}s_{\bar{x}}$ 不包括 μ ，则_____。

a. 犯第 I 类错误　　　　b. 犯第 II 类错误　　　　c. a，b 都有　　　d. a，b 都无　　　e. μ 太大

3. 统计推断的内容是_____。

a. 用样本指标估计相应总体指标　　　　b. 检验统计上的"假设"　　　　c. A，B 均不是

d. A，B 均是　　　　　　　　　e. 估计参考值范围

4. 两样本均数比较，差别具有统计学意义时，P 值越小说明_____。

a. 两样本均数差别越大　　　　b. 两总体均数差别越大　　c. 越有理由认为两样本均数不同

d. 越有理由认为两总体均数不同　　e. 越有理由认为两样本均数相同

5. 两样本比较时，分别取以下检验水准，下列何者所取第二类错误最小_____。

a. $\alpha = 0.05$　　　　b. $\alpha=0.01$　　　　c. $\alpha=0.15$　　　　d. $\alpha=0.20$　　　e. $\alpha=0.30$

6. 区间 $\bar{x}\pm 2.58s_{\bar{x}}$ 的含义是_____。

a. 99%的总体均数在此范围内　　　b. 样本均数的 99%可信区间　　c. 99%的样本均数在此范围内

d. 总体均数的 99%可信区间　　　e. 95%的总体均数在此范围内

7. 两样本均数 t 检验中，如果 $t > t_{0.05,\nu}$，可认为_____。

a. 两个总体均数不同　　　　b. 两个总体均数相同　　　　c. 两个样本均数不同

d. 两个样本均数相同　　　　e. 两总体均数差别有统计学意义

8. 在两样本均数比较的 t 检验中，检验假设是_____。

a. 两样本均数差别无统计学意义　　b. 两样本均数相等　　　　c. 两总体均数相等

d. 两总体均数差别无统计学意义　　e. 两总体均数差别有统计学意义。

9. 评价某人的血红蛋白值是否正常，可选用的范围是_____。

a. $\bar{x}\pm 1.96s$　　　b. $\mu\pm 1.96\sigma$　　　c. $\bar{x}\pm t_{0.05,\nu}s_{\bar{x}}$　　　d. $\mu\pm 1.96\sigma_{\bar{x}}$　　　e. $\bar{x}\pm 1.96s_{\bar{x}}$

10. 完全随机设计的两个独立样本比较时方差不齐，应考虑_____。

a. 如果是大样本可以直接作 t 检验　　b. 只要是正态的可以不考虑方差书否相同　　c. 选用 t'检验

d. 服从正态分布才可用 t'检验　　e. 改用方差分析

三、简答题

1. 某班级全体男女同学的平均综测成绩作比较，要不要作统计检验？

2. 为什么假设检验的结论不能绝对化？

3. 标准差，标准误有何区别和联系？

4. 试述两类错误的意义和两类错误间的关系。

5. 完全随机设计两个样本均数比较 t 检验的作用？适用条件是什么？

6. 简述可信区间在假设检验问题中的作用？

7. 假设检验的目的和意义是什么？

四、应用分析题

1. 某市 2004 年调查得到 20 岁男生 160 人的脉搏数（次/分），已知资料服从正态分布，并求得均数为 76.1，标准差为 9.32，估计该市 20 岁男生脉搏数均数的 95%可信区间。

2. 测得 2015 年包头市 144 名正常成年女性红细胞数（10^{12}/L）的均值 4.18、标准差为 0.29。试求：

（1）该地 95%的正常成年女性红细胞数所在的范围；

（2）该地正常成年女性红细胞数总体均数的 95%可信区间。

3. 随机抽取某厂女工 6 名，测得血红蛋白（g/L）分别为：118、122、98、104、128、120，试估计该厂女工血红蛋白均数的 95%可信区间。

4. 研究表明某市足月正常产男性新生儿重量均数为 3.4kg。某医生记录了某山区 12 名足月正常产男性新生儿体重资料如下：

4.0　3.6　3.3　3.8　3.7　3.4　3.5　3.6　3.8　3.7　3.9　3.2

试问该地区男性新生儿体重是否大于该市男性新生儿重量。

5. 分别从 10 例乳腺癌患者化疗前和化疗后 1 天的尿样中测得尿白蛋白（ALb，mg/L）的数据如表 5-12，试分析化疗是否对 ALb 的含量有影响？

表 5-12　10 例乳腺癌患者化疗前和化疗后的尿白蛋白含量（mg/L）

编号	1	2	3	4	5	6	7	8	9	10
治疗前	3.3	11.7	9.4	6.8	2.0	3.1	5.3	3.7	21.8	17.6
治疗后	33.0	30.8	8.8	11.4	42.6	5.8	1.6	19.0	22.4	30.2

6. 某医院在治疗肝硬化疾病中采用细胞移植和传统治疗，将患者按病情程度随机分为两组，治疗后前后两组患者的下腔静脉流速（cm/s）的水平如表 5-13，评价不同治疗方法对两组患者下腔静脉流速的影响。

表 5-13　不同组别的患者治疗前后下腔静脉流速（cm/s）的水平

细胞移植	治疗前	15.3	16.4	15.1	13.8	13.5	15.4	12.3	11.3	10.5	11.5
		13.5	12.5	10.7	9.0	12.5	11.5				
	治疗后	9.9	10.3	11.5	11.2	10.9	9.6	5.3	7.8	8.8	9.9
		11.3	11.3	9.5	9.0	9.3	9.6				
传统疗法	治疗前	13.5	14.6	15.9	12.3	9.6	15.2	13.6	8.9	10.7	12.3
		11.3	14.6								
	治疗后	10.3	10.3	10.6	10.9	8.6	14.1	10.3	10.3	10.7	12.0
		11.0	13.5								

7. 比较两种宫颈癌疫苗效价，默沙东制药公司（MSD）出品的加卫苗（Gardasil）疫苗和葛兰素史克（GSK）公司出品的卉妍康（Cervarix）疫，给妇女注射后测抗体滴度如表 5-14，分析两种疫苗的平均效价有无差别？

表 5-14　Gardasil 和 Cervarix 疫苗试验效价

Gardasil	100	200	400	400	400	800	800	1600	1600	1600
Cervarix	100	100	200	100	400	400	200	1600		

8. 某人在研究乳酸脱氢酶同功酶 1（LDH1）对心肌梗死的诊断价值时，测得 10 名心肌梗死病人的 LDH1 均数为 43.43（U/L），标准差 9.54（U/L），10 名健康人的 LDH 均数为 31.01（U/L），标准差 6.74（U/L）。

（1）估计两组 LDH1 的总体均数所在的范围。

（2）LDH1 是否对心肌梗死有诊断价值？

9. 18 名黑热病兼贫血患者被随机分成两组各 9 名，分别用葡萄糖锑钠（A）和复方葡萄酸锑钠（B）治疗，观察治疗前后血色素（%）的变化，测定结果如表 5-15：

表 5-15　A、B 两药治疗黑热病贫血患者治疗前后血色素变化（%）

	病人号	1	2	3	4	5	6	7	8	9
A 药	治疗前	36	45	55	55	65	60	42	45	25
	治疗后	45	65	66	85	70	55	70	45	50
	病人号	1	2	3	4	5	6	7	8	9
B 药	治疗前	55	50	65	60	70	40	45	35	30
	治疗后	80	80	70	60	85	75	60	50	60

问：（1）A、B 两药是否都有效？（2）A、B 两药的疗效有无差别？

（侯瑞丽　郝金奇　赵若望）

第6章 方差分析

【例6-1】

　　某医生为研究三种抗高血压药物治疗原发性高血压患者的中短期疗效，以统一的纳入标准和排除标准选择了30名未治疗的原发性高血压患者，按完全随机设计方案将患者分为三组进行双盲临床实验。其中阿替洛尔组10人，双氢克尿噻组10人，卡托普利组10人。治疗4周后测得其收缩压的下降值，结果如表6-1所示，目的是比较三种抗高血压药物治疗原发性高血压的疗效是否有差异。

　　该研究者对上述资料采用两独立样本均数 t 检验进行3次比较，得出结论：阿替洛尔组与双氢克尿噻组、阿替洛尔组与卡托普利组、双氢克尿噻组与卡托普利组差异有统计学意义（$P<0.05$）。

表6-1　三种抗高血压药物治疗原发性高血压患者4周后收缩压的下降值

组别	收缩压下降值（mmHg）									
阿替洛尔组	11	13	9	10	12	14	13	10	8	12
双氢克尿噻组	17	18	16	19	17	15	14	20	18	19
卡托普利组	15	13	12	16	17	14	18	17	14	13

> 世界上一成不变的东西，只有"任何事物断变化的"这条真理。
> ——斯里兰卡

【问题6-1】

　　（1）这是什么类型的资料？

　　（2）该资料属于何种设计方案？

　　（3）该研究者处理方法是否正确？为什么？

【分析】

　　（1）由于同时测量了三组原发性性高血压患者的收缩压下降值，属于多组定量资料。

　　（2）将30名未治疗的原发性高血压患者随机分为3组，属于完全随机设计方案。

　　（3）该研究者统计处理方法不正确，因为 t 检验适用于完全随机设计的两组计量资料的比较，不适用于多组计量资料的比较。

　　（4）要比较检验多组完全随机设计计量资料的多个样本均数有无差别，需用采用本章对计量资料进行的完全随机设计方差分析。

第一节　完全随机设计的方差分析

把例6-1资料列成表6-2，从各组基本数据（x_{ij}）计算各组的均数（$\bar{x}_i$）、标准差（s）和总均数（$\bar{x}$）。

表6-2　三种抗高血压药物治疗原发性高血压患者4周后收缩压的下降值（mmHg）

阿替洛尔组	双氢克尿噻组	卡托普利组	合计
11	17	15	
13	18	13	
9	16	12	
10	19	16	
12	17	17	
14	15	14	
13	14	18	
10	20	17	

续表

	阿替洛尔组	双氢克尿噻组	卡托普利组	合计
	8	18	14	
	12	19	13	
n_i	10	10	10	30（N）
$\bar{x}_i$	11.200	17.300	14.900	14.467（$\bar{x}$）
s_i^2	3.733	3.567	4.100	10.051（s^2）

一、单因素方差分析的基本思想

方差分析（analysis of variance，ANOVA）的基本思想就是把全部观察值的总变异按设计和需要分解成两个或多个组成部分，再进行分析。

方差分析的理论和方法最早是由英国统计学家 R.A. Fisher 创立的，为尊重 Fisher，后人将上述统计量的分布以其名字的首字母命名为 F 分布，故方差分析又称为 F 检验（F test）。

从表 6-2 中的数据可以有以下三种变异：

> 我们不应该像蚂蚁，单是收集；也不可像蜘蛛，只从自己肚中抽丝；而是像蜜蜂，既收集又整理，这样才能酿出香甜的蜂蜜来。
>
> ——［英］培根

（一）总变异

30 名原发性高血压患者的收缩压的下降值不完全相同，反映全部个体观察值之间总的变异情况，称为总变异（total variation）。该变异既包含了随机误差（即原发性高血压患者的个体差异和测量误差），又包含了不同的抗高血压药物导致的不同，即处理因素的影响。总变异用总离均差平方和 $SS_{总}$ 来表示，计算公式为

$$SS_{总} = \sum_{i=1}^{k}\sum_{j=1}^{n_i}(x_{ij}-\bar{x})^2 = \sum_{i=1}^{k}\sum_{j=1}^{n_i}x_{ij}^2 - (\sum_{i=1}^{k}\sum_{j=1}^{n_i}x_{ij})^2/N = \sum x^2 - C \tag{6-1}$$

式中，k 为处理组数，n_i 为各组的例数。总的自由度 $\nu_{总} = N-1$。$C = (\sum x)^2/N$。

（二）组间变异

三个处理组收缩压下降值的样本均数均数 $\bar{x}_i$ 各不相同，与总均数 $\bar{x}$ 也不相同，这种变异称为组间变异（variation between groups）。它反映了不同处理的影响（如处理确实有作用），同时也包括了随机误差（含个体差异和测量误差）。其大小可用各组样本均数 $\bar{x}_i$ 与总均数 $\bar{x}$ 的离均差平方和 $SS_{组间}$ 表示，计算公式为

$$SS_{组间} = \sum_{i=1}^{k}n_i(\bar{x}_i-\bar{x})^2 = \sum_{i=1}^{k}\frac{(\sum_{j=1}^{n_i}x_{ij})^2}{n_i} - C \tag{6-2}$$

组间自由度 $\nu_{组间} = \nu_1 = k-1$

（三）组内变异

各组内 x_{ij} 大小也各不相同，与本组的样本均数 $\bar{x}_i$ 也不相同，这种变异称为组内变异（variation within groups）。组内变异仅反映随机误差（含个体差异和测量误差），故又称误差变异。组内变异可用组内各测量值 x_{ij} 与所在组的均数 $\bar{x}_i$ 的差值的平方和 $SS_{组间}$ 表示，计算公式为

$$SS_{组间} = \sum_{i=1}^{k}\sum_{j=1}^{n_i}(x_{ij}-\bar{x}_i)^2 \tag{6-3}$$

组内自由度 $\nu_{组间} = \nu_2 = N-k$

总离均差平方和分解为组间离均差平方和及组内离均差平方和，即

$$SS_{总} = SS_{组间} + SS_{组内} \tag{6-4}$$

相应的总自由度分解为组间自由度和组内自由度，即

$$v_{\text{总}} = v_{\text{组间}} + v_{\text{组内}} \tag{6-5}$$

由于组间变异和组内变异均与自由度有关，所以不能直接比较离均差平方和。将各部分的离均差平方和除以各自的自由度，得到相应的平均变异指标——均方，即方差（mean square，MS）。组间均方和组内均方的计算公式为

> 千里之行，始于足下。
> ——老子

$$MS_{\text{组间}} = \frac{SS_{\text{组间}}}{v_{\text{组间}}} \tag{6-6}$$

$$MS_{\text{组内}} = \frac{SS_{\text{组内}}}{v_{\text{组内}}} \tag{6-7}$$

将组间均方除以组内均方即得方差分析的统计量 F：

$$F = \frac{MS_{\text{组间}}}{MS_{\text{组内}}} \tag{6-8}$$

当 H_0：$\mu_1 = \mu_2 = \cdots = \mu_k$ 成立时，即各处理组的样本来自相同总体，即处理因素无作用，则组间变异和组内变异一样，只反映随机误差作用的大小。如果此时无抽样误差，则 $MS_{\text{组间}} = MS_{\text{组内}}$，从理论上讲此时 $F=1$，但由于抽样误差的影响，$F \approx 1$。

相反，如果 $MS_{\text{组间}} > MS_{\text{组内}}$，此时，$F>1$，则处理对各组的作用不同，即 H_0 有可能不成立。所得的 F 值越大，H_0 越有可能不成立。但 F 值要大到多少才有统计学意义？可以查 F 界值表得到相应的 P 值，然后根据所取的检验水准 α 做出推断结论。在附表 4（F 界值表）中，纵标目为组内自由度 v_1，横标目为组间自由度 v_2，表中给出了 $\alpha=0.01$ 和 $\alpha=0.05$ 时供方差分析用的单侧 F 界值，用 $F_{\alpha(v_1, v_2)}$ 表示。

将单因素方差分析的过程整理成表 6-3。

表 6-3　完全随机设计方差分析的计算公式

变异来源	SS	v（df）	MS	F
组间（处理组间）	$\sum\limits_{i=1}^{k} n_i(\bar{x}_i - \bar{x})^2$ 或 $\sum\limits_{i=1}^{k} \frac{\left(\sum\limits_{j=1}^{n_i} x_{ij}\right)^2}{n_i} - C$	$k-1$	$\dfrac{SS_{\text{组间}}}{k-1}$	$\dfrac{MS_{\text{组间}}}{MS_{\text{组内}}}$
组内（误差）	$SS_{\text{总}} - SS_{\text{组间}}$ 或 $\sum\limits_{i=1}^{k}\sum\limits_{j=1}^{n_i}(x_{ij} - \bar{x}_i)^2$	$N-k$ 或 $\sum(n_i - 1)$	$\dfrac{SS_{\text{组内}}}{N-k}$	
总计	$\sum x^2 - C, C = \dfrac{(\sum x)^2}{N}$	$N-1$	$\dfrac{SS_{\text{总}}}{N-1}$	

二、完全随机设计方差分析的基本步骤

以例 6-1 说明单因素方差分析的基本步骤如下：

1. 建立检验假设，确定检验水准

H_0：三个总体均数相等，即三组高血压患者的收缩压下降值的总体均数相同

H_1：三个总体均数不等或不全相等，即三组高血压患者的收缩压下降值的总体均数不全相同

$\alpha = 0.05$

2. 计算检验统计量 F 值

据表 6-3 计算统计量 F。也可用统计软件包如 SAS、SPSS 等进行计算。

$$C = \frac{\left(\sum x\right)^2}{N} = \frac{434^2}{30} = 6278.5333$$

$$SS_{\text{总}} = \sum x^2 - C = 6570.0000 - 6278.5333 = 291.4667 \quad v_{\text{总}} = 30 - 1 = 29$$

$$SS_{\text{组间}} = \sum_{i=1}^{k} \frac{\left(\sum\limits_{j=1}^{n_i} x_{ij}\right)^2}{n_i} - C = \frac{112^2}{10} + \frac{173^2}{10} + \frac{149^2}{10} - 6278.5333 = 188.8667 \quad v_{\text{组间}} = 3 - 1 = 2$$

$$SS_{\text{组间}} = 291.4667 - 188.8667 = 102.6000 \quad v_{\text{组内}} = 29 - 2 = 27$$

将计算结果列成表6-4方差分析表。

表6-4 方差分析结果

变异来源	SS	v（df）	MS	F	P
组间	188.8667	2	94.4334	24.8509	<0.01
组内	102.6000	27	3.8000		
总	291.4667	29			

3. 确定 P 值，做出统计推断　以 $v_1 = 2$，$v_2 = 27$，查附表4（F界值表），得 $P < 0.01$。按 $\alpha = 0.05$ 水准，拒绝 H_0，接受 H_1，差异有统计学意义，可认为三组高血压患者的收缩压下降值的总体均数不全相同。

> 缺少知识就无法思考，
> 缺少思考就不会有知识。
> ——[德]歌德

【知识点 6-1】

1. 方差分析是一种以分析数据的变异为基础，以 F 值为检验统计量的计量资料的假设检验方法。

2. 方差分析主要用于推断计量资料单因素 k 水平（$k \geq 3$）或多因素不同水平总体均数间的差异性。

3. 方差分析的前提条件为资料服从正态分布，各组方差齐。

【知识点 6-2】 **完全随机设计方差分析的基本步骤**

1. 建立检验假设，确定检验水准

H_0：多个总体均数相等，即 $\mu_1 = \mu_2 = \mu_3$

H_1：多个总体均数不全相等，亦即至少有两个总体均数不等

$\alpha = 0.05$

2. 计算检验统计量 F 值　可用统计软件包如 SAS、SPSS 等计算 F 值。

3. 确定 P 值，做出统计推断　以 F 值查表或用统计软件包获得 P 值。如果 $P > \alpha$，按 $\alpha = 0.05$ 水准，不拒绝 H_0，差异无统计学意义，尚不能认为多个总体均数不同；如果 $P \leq \alpha$，按 $\alpha = 0.05$ 水准，拒绝 H_0，接受 H_1，差异有统计学意义，可认为多个总体均数不全相同。

【例 6-2】

某研究者探讨 D-二聚体用于矽肺早期诊断的意义和价值，随机抽取正常人、接尘工人和矽肺早期病人各10名，用 ELISA 法测定其血中 D-二聚体的含量，结果如表6-5所示，目的是比较三组人群的 D-二聚体含量有无差异。

表6-5　三组研究对象 D-二聚体含量比较（ng/L）

正常人	接尘工人	矽肺早期病人	正常人	接尘工人	矽肺早期病人
0.60	1.10	2.01	0.95	1.00	1.92
0.45	1.25	2.21	0.42	1.12	2.14
0.32	1.50	2.12	0.75	1.02	1.90
0.65	0.90	1.85	0.42	1.35	2.14
0.85	1.20	1.90	0.40	1.14	2.23

该研究者认为该资料是多组完全随机设计的定量资料，用方差分析进行检验。其方差分析表如表6-6。

表6-6　例6-2的方差分析表

变异来源	SS	v（df）	MS	F	P
组间（处理组间）	10.8297	2	5.4149	167.1265	<0.01
组内（误差）	0.8738	27	0.0324		
总	11.7035	29			

> 懒惰像生锈一样，比操劳更能消耗身体，经常用的钥匙总是闪亮的。
> ——［美］富兰克林

根据检验结果，该研究者认为三组人群的 D-二聚体含量总体均数不同。矽肺早期病人、接尘工人的 D-二聚体的含量高于正常人，同时矽肺早期病人的 D-二聚体的含量高于接尘工人。

【问题6-2】

（1）这是什么类型的资料？

（2）该资料属于何种设计方案？

（3）该研究者的处理方法是否正确？为什么？

【分析】

（1）由于测定的是 D-二聚体的含量（ng/L），属于多组计量资料。

（2）分别从三组人群随机抽取研究对象各10名，属于完全随机设计方案。

（3）改研究者按完全随机设计计量资料的方差分析进行检验是正确的，按 $\alpha = 0.05$ 水准，拒绝 H_0，接受 H_1，差异有统计学意义，可认为三组人群 D-二聚体含量的总体均数不全相同，即三个总体均数中至少有两个不同。至于三个总体均数中哪两个不同，哪两个相同，则需进一步进行两两比较。因此，尚不能得出矽肺早期病人、接尘工人的 D-二聚体的含量高于正常人，同时矽肺早期病人的 D-二聚体的含量高于接尘工人的结论。

【知识点6-3】

1. 完全随机设计计量资料多个均数的方差分析结果如果为差异有统计学意义，则只说明多个总体均数中至少有两个不同，不能说明任意两个均数都不同。

2. 要比较多个总体均数中哪两个不同，哪两个相同，需进一步进行两两比较。

第二节　随机区组设计的方差分析

【例6-3】

某研究者为探讨双歧杆菌对高脂饮食诱导非酒精脂肪性肝病大鼠肝功能的影响，将30只SD大鼠按照按窝别相同、体重相近划分为10个区组。每个区组3只大鼠随机分为对照组、模型组和治疗组。对照组喂以普通饲料，模型组喂以高脂饲料，治疗组喂以高脂饲料和双歧杆菌。6周后检测大鼠血清丙氨酸氨基转移酶（ALT）的含量（U/L），如表6-7所示。该医师用完全随机设计资料的方差分析方法对资料进行了假设检验，$F=46.0819$，$P<0.01$，故认为三个方案的处理效果不全相同。

表6-7　各组大鼠血清 ALT 含量比较（U/L）

区组号	1	2	3	4	5	6	7	8	9	10
对照组	46	41	42	51	50	49	47	43	48	45
模型组	64	58	59	60	69	70	66	57	66	61
治疗组	49	44	55	43	52	50	46	53	45	54

【问题 6-3】
（1）该资料是什么类型的资料？
（2）该研究是什么设计类型？
（3）统计分析方法的选择是否恰当？

【分析】
（1）由于测定的是大鼠血清丙氨酸 ALT 的含量，属于多组定量资料。
（2）30 只大鼠，按窝别相同、体重相近划分为 10 个区组。每个区组 3 只大鼠随机分为对照组、模型组、治疗组，故属于随机区组设计方案。
（3）该医师应用完全随机设计定量资料的方差分析进行检验是不正确的，应该选用随机区组设计的方差分析方法进行检验。

时间就像海绵里的水，只要愿挤，总还是有的。
——鲁迅

【检验步骤】

1. 建立检验假设，确定检验水准
对于处理组：
H_0：三个处理组的总体均数全相等
H_1：三个处理组的总体均数不全相等
对于区组：
H_0：十个区组的总体均数全相等
H_1：十个区组的总体均数不全相等
检验水准均取 $\alpha = 0.05$

2. 计算检验统计量 F 值
将表 6-7 资料整理为表 6-8 方差分析计算表。

表 6-8 各组大鼠血清 ALT 含量比较（U/L）方差分析计算表

区组	对照组	模型组	治疗组	n_j	$\bar{x}_j$
1	46	64	49	3	53.0000
2	41	58	44	3	47.6667
3	42	59	55	3	52.0000
4	51	60	43	3	51.3333
5	50	69	52	3	57.0000
6	49	70	50	3	56.3333
7	47	66	46	3	53.0000
8	43	57	53	3	51.0000
9	48	66	45	3	53.0000
10	45	61	54	3	53.3333
n_i	10	10	10	30	（N）
$\bar{x}_i$	46.2000	63.0000	49.1000	52.7667	（$\bar{x}$）
s_i^2	11.7334	21.5556	19.2111	71.9092	（s^2）

据表 6-8 的数据和表 6-9 的公式计算统计量。也可用统计软件包计算得到表 6-10。

表 6-9 随机区组设计方差分析的计算公式

变异来源	SS	v（df）	MS	F
处理组	$\sum_{i=1}^{k} n_i(\bar{x}_i - \bar{x})^2$ 或 $\sum_{i=1}^{k} \dfrac{(\sum_{j=1}^{n_i} x_{ij})^2}{n_i} - C^*$	$k-1$	$\dfrac{SS_{处理}}{k-1}$	$\dfrac{MS_{处理}}{MS_{误差}}$

续表

变异来源	SS	v（df）	MS	F
区组	$\sum_{j=1}^{n_i} n_j(\bar{x}_j - \bar{x})^2$ 或 $\sum_{j=1}^{n_i} \dfrac{\left(\sum_{i=1}^{k} x_{ij}\right)^2}{k} - C$	$n_i - 1$	$\dfrac{SS_{区组}}{n_i - 1}$	$\dfrac{MS_{区组}}{MS_{误差}}$
误差	$SS_{总} - SS_{处理} - SS_{区组}$	$N-k-n_i+1$ 或 $(k-1)(n_i-1)$	$\dfrac{SS_{误差}}{N-k-n_i+1}$	
总变异	$\sum x^2 - \dfrac{(\sum x)^2}{N}$ 或 $\sum x^2 - C$	$N-1$	$\dfrac{SS_{总}}{N-1}$	

注：$C = \dfrac{(\sum x)^2}{N}$

表 6-10　方差分析表

变异来源	SS	v（df）	MS	F	P
处理组	1612.8667	2	806.4333	51.1480	<0.01
区组	188.7000	9	20.9667	1.3298	>0.05
误差	283.8000	18	15.7667		
总变异	2085.3667	29			

3. 确定 P 值，做出统计推断　分别以求 F 值时分子的自由度 $v_{处理}$ 和 $v_{区组}$、分母的自由度 $v_{误差}$ 查附表 4（F 界值表）得出处理效应的 P 值和区组效应的 P 值。若 $F \geqslant F_{\alpha(v_1, v_2)}$，则 $P \leqslant \alpha$，按 $\alpha=0.05$ 水准，拒绝 H_0，接受 H_1，差异有统计学意义。可以认为多个总体均数不全相同。至于多个总体均数中哪些不同，可用多个均数间的两两比较；若 $F < F_{\alpha(v_1, v_2)}$，则 $P > \alpha$，按 $\alpha=0.05$ 水准，不拒绝 H_0，差异无统计学意义，尚不能认为多个总体均数不全相同。在本例中，对于处理组，$P<0.01$，按 $\alpha=0.05$ 水准，拒绝 H_0，接受 H_1，差异有统计学意义，可认为三个处理组的总体均数不全相同。对于区组，$P>0.05$，按 $\alpha=0.05$ 水准，不拒绝 H_0，差异无统计学意义，尚不能认为十个区组的总体均数不全相同。

【知识点 6-4】
1. 随机区组设计资料的总变异被分解为 3 个部分，即处理组间变异、区组间变异和误差。区组变异和误差两部分相当于单因素方差分析的组内变异，因此，随机区组设计方差分析的效率高于单因素方差分析。
2. 随机区组设计方差分析用于推断各处理组的多个总体均数及各区组的多个总体均数是否相同。
3. 随机区组设计方差分析的前提条件：资料服从正态分布。由于设计的特殊性，随机区组设计资料无法进行方差齐性检验，不要求方差齐。

第三节　多个样本均数的两两比较

【例 6-4】
例 6-1 中，如果研究者对资料采用方差分析后用两样本 t 检验进行两两比较，得出结论：阿替洛尔组与双氢克尿噻组、阿替洛尔组与卡托普利组、双氢克尿噻组与卡托普利组差异有统计学意义（$P<0.05$）
【问题 6-4】
（1）该研究者统计方法是否正确？为什么？
（2）方差分析后应该用何种统计方法进行两两比较？
【分析】
（1）该研究者统计处理方法不正确，因为 t 检验适用于随机设计的两组定量资料的比较，不适用于多组资料的比较，如果方差分析后用 t 检验进行两两比较，将增加犯 I 类错误的概率。
（2）方差分析后应该用 q 检验（或 SNK 检验）、LSD-t 检验等进行两两比较。

如果将上述资料进行每两两的 t 检验，则根据 $\alpha=0.05$ 的检验水准，每次检验判断正确的概率为 0.95，共需进行 3 次 t 检验，则根据概率的乘法法则，全部判断正确的概率为每次判断正确的概率之积。即 $0.95^3=0.857$，则犯 I 类错误的概率为 $1-0.857=0.143$，远远大于 0.05，为 0.05 的 2.86 倍。因此，多组资料的比较不能用 t 检验进行两两比较。

两两比较的方法很多，这里仅介绍常用的两种方法，其余参考有关书籍。目前，两两比较都不用手工计算，一般均采用 SAS、SPSS、PEMS 等统计软件包直接计算，根据计算结果下结论。

一、q 检 验

q 检验又称 SNK 检验，SNK 为 Student-Newman-Keuls 三个人姓氏的缩写，检验统计量为 q 值。适用于探索性研究，对每两个样本均数都进行检验。计算公式为：

$$q = \frac{|\bar{x}_A - \bar{x}_B|}{\sqrt{\frac{MS_{误差}}{2}(\frac{1}{n_A}+\frac{1}{n_B})}}\qquad(6-9)$$

> 书到用时方恨少，事非经过不知难。
> ——陆游

式中 $\bar{x}_A$、$\bar{x}_B$ 为任意两个对比组的样本均数，$MS_{误差}$ 为方差分析中算得的误差均分，n_A、n_B 为两个对比组的例数。以例 6-1 为例，本例 $MS_{误差}=MS_{组内}=3.8000$，$\nu_{误差}=27$，由于各组例数相等即 $n_i=10$，则

$$\sqrt{\frac{MS_{误差}}{2}(\frac{1}{n_A}+\frac{1}{n_B})}=\sqrt{\frac{MS_{误差}}{n_i}}=\sqrt{\frac{3.8000}{10}}=0.6164 。$$

【检验步骤】

1. 建立检验假设，确定检验水准

H_0：$\mu_A = \mu_B$，即任两对比组的总体均数相等

H_1：$\mu_A \neq \mu_B$，即任两对比组的总体均数不等

$\alpha=0.05$

2. 计算检验统计量

（1）将三个样本均数按从小到大的顺序依次排列，并编上组次。

组次	1	2	3
组别	阿替洛尔组	卡托普利组	双氢克尿噻组
均数	11.2	14.9	17.3

（2）列 q 检验计算表：第 1 栏为 A、B 两个对比组，第 2 栏为两个比较组的均数差值，第 3 栏为组数即 A、B 两个对比组包含的组数，第 4 栏为 q 值，第 5、6 栏为 q 界值（以组数 a 和 $\nu_{误差}=27$ 查 q 界值表得到），第 7 栏为 P 值（见表 6-11）。

表 6-11　四个样本均数间两两比较的 q 检验

比较组 A 与 B	$|\bar{x}_A - \bar{x}_B|$	组数 a	q 值	q 界值 0.05	q 界值 0.01	P
（1）	（2）	（3）	（4）$=\dfrac{(2)}{0.6164}$	（5）	（6）	（7）
1 与 2	3.7	2	6.003	2.89	3.89	<0.01
1 与 3	6.1	3	9.896	3.49	4.45	<0.01
2 与 3	2.4	2	3.894	2.89	3.89	<0.01

3. 确定 P 值，做出统计推断　按 $\alpha=0.05$ 水准，阿替洛尔组与双氢克尿噻组、阿替洛尔组与卡托普利组、双氢克尿噻组与卡托普利组差异有统计学意义。

二、LSD-t 检验

LSD-t 检验又称最小显著性差异（least significant difference）t 检验，LSD-t 检验适用于事先有明确假设

的证实性研究，如多个处理组与对照组的比较，某一对或某几对在专业上有特殊意义的均数间的比较等。

LSD-t 检验的统计量 t 值的计算公式为：

$$t = \frac{|\bar{x}_A - \bar{x}_B|}{s_{\bar{x}_A - \bar{x}_B}} = \frac{|\bar{x}_A - \bar{x}_B|}{\sqrt{MS_{误差}(\frac{1}{n_A} + \frac{1}{n_B})}} \quad (6\text{-}10)$$

式中 $\bar{x}_A$、$\bar{x}_B$ 分别为两比较组的样本均数，$MS_{误差}$ 为方差分析中的误差均方，n_A、n_B 分别为两比较组的样本含量。计算出 t 值后，以方差分析中的误差自由度 v 为自由度，查 t 界值表确定 P 值，根据 P 值做出结论。以例 6-1 为例，本例 $MS_{误差} = MS_{组内} = 3.8000$，$v_{误差} = 27$，由于各组例数相等即 $n_i = 10$，则 $s_{\bar{x}_A - \bar{x}_B} =$

$$\sqrt{\frac{MS_{误差}}{2}(\frac{1}{n_A} + \frac{1}{n_B})} = \sqrt{\frac{MS_{误差}}{n_i}} = \sqrt{\frac{3.8000}{16}} = 0.6164 \text{。}$$

【检验步骤】

1. 建立检验假设，确定检验水准

H_0：$\mu_A = \mu_B$

H_1：$\mu_A \neq \mu_B$

$\alpha = 0.05$

2. 计算检验统计量　列 LSD-t 检验计算表，第 1 栏为 A、B 两个对比组，第 2 栏为两个比较组的均数差值，第 3 栏为 t 值，第 4、5 栏为 t 界值（以 $v_{误差} = 27$ 查 t 界值表得到），第 6 栏为 P 值（见表 6-12）。本例所有样本均数均进行两两比较，也可以只作某一对或某几对在专业上有特殊意义的均数间的比较，如阿替洛尔组与双氢克尿噻组，阿替洛尔组与卡托普利组等。

表 6-12　四个样本均数间两两比较的 LSD-t 检验

比较组 A 与 B	$\|\bar{x}_A - \bar{x}_B\|$	t 值	t 界值		P
			0.05	0.01	
（1）	（2）	（3）$=\frac{(2)}{0.6164}$	（4）	（5）	（6）
阿替洛尔组与双氢克尿噻组	6.1	9896	2.052	2.711	<0.01
阿替洛尔组与卡托普利组	3.7	6.003	2.052	2.711	<0.01
双氢克尿噻组与卡托普利组	2.4	3.894	2.052	2.711	<0.01

3. 确定 P 值，做出统计推断　按 $\alpha = 0.05$ 水准，阿替洛尔组与双氢克尿噻组、阿替洛尔组与卡托普利组、双氢克尿噻组与卡托普利组差异有统计学意义。

注意：LSD-t 检验与前述两个独立样本比较的 t 检验方法不同的是，在 LSD-t 检验中，计算 $s_{\bar{x}_A - \bar{x}_B}$ 时用方差分析中的误差均方，自由度为方差分析中的误差自由度。两个独立样本比较的 t 检验方法计算 $s_{\bar{x}_A - \bar{x}_B}$ 时用合并方差 s_C^2，自由度 $v = n_1 + n_2 - 2$。因此，两种方法对同样两个样本均数的检验结果可能不同。

【知识点 6-5】

1. 多组均数方差分析后，如果 $P < \alpha$，拒绝 H_0，可认为各总体均数不全相等。此时，若要知道哪些相等，哪些不等，可以采用两两比较的方法。

2. 两两比较的方法很多，常用 q 检验、LSD-t 检验等。q 检验适用于探索性研究，对每两个样本均数都进行检验。LSD-t 检验适用于事先有明确假设的证实性研究，如多个处理组与对照组的比较，某一对或某几对在专业上有特殊意义的均数间的比较等。

第四节　多个方差齐性检验、正态变量变换

方差分析的前提条件之一是各组总体方差相等（即方差齐）。因此，在进行方差分析前，需要进行方差齐性检验。

一、Bartlett χ^2 检验法

Bartlett 法的基本思想是将各组的样本方差之和除以方差个数得到合并方差,假如各组总体方差相等,那么,各组样本方差与合并方差相差不会很大,其统计量 χ^2 值也不会很大,即出现大的统计量 χ^2 值的可能性很小,如果在一次试验中就出现了大的 χ^2 值,就有理由怀疑原假设不成立而拒绝它。

用下式计算统计量 χ^2:

$$\chi^2 = \frac{\sum_i[(n_i-1)\ln\frac{s_C^2}{s_i^2}]}{1+\frac{\sum_i(n_i-1)^{-1}-(N-k)^{-1}}{3(k-1)}} \qquad \nu = k-1 \qquad (6\text{-}11)$$

> 不积跬步,无以至千里;不积小流,无以成江海。
> ——荀况

式中合并方差 s_C^2 亦即组内或误差的均方 $MS_{组内}$ 或 $MS_{误差}$。

二、Levene F 检验

Levene F 检验由 Levene H.于 1960 年最先提出,既可用于两总体方差齐性检验,也可用于多个总体的方差齐性检验。具体方法是先将原始观测值 x_{ij} 转换为相应的离差 z_{ij},然后再作单向方差分析。

离差 z_{ij} 计算方法有如下几种:

$$z_{ij} = \left|x_{ij} - \bar{x}_i\right| \qquad (6\text{-}12)$$

$$z_{ij} = (x_{ij} - \bar{x}_i)^2 \qquad (6\text{-}13)$$

$$z_{ij} = \left|x_{ij} - M_i\right| \qquad (6\text{-}14)$$

式中:M_i 为第 i 组的中位数。该法又称 Brown & Forsythe 法(1974)。

$$z_{ij} = \frac{(W+n_i-2)n_i(x_{ij}-\bar{x}_i)^2 - W(n_i-1)s_i^2}{(n_i-1)(n_i-2)} \qquad (6\text{-}15)$$

该法又称 O'Brien 法(1979,1981)。其中 W 一般取 0.5,用它可以调整资料分布的峰度。

按下式计算 F 值,然后以相应自由度查 F 界值表得到结论。

$$F = \frac{(N-k)\sum n_i(\bar{z}_i - \bar{z})^2}{(k-1)\sum\sum(z_{ij}-\bar{z}_i)^2} \qquad \begin{array}{l}\nu_1 = k-1 \\ \nu_2 = N-k\end{array} \qquad (6\text{-}16)$$

注意:Bartlett 法、Levene F 检验计算较复杂,一般均采用统计软件包计算,故本教材仅列出公式,省略例子。

三、变 量 变 换

> 千淘万漉随辛苦,吹尽狂沙始到金。
> —— 刘禹锡

对于明显偏离正态性和方差齐性条件的资料,常采用数据变换(data transformations)或改用秩变换的非参数统计(nonparametric statistics)方法。数据变换是将原始数据作某种函数转换,如转换为平方根值。数据变换的目的是:①使各组方差齐性;②使资料转换为正态分布;③曲线直线化。常用数据变换有对数变换(logarithmic transformation)、平方根变换(square root transformation)、倒数变换(reciprocal transformation)、平方根反正弦变换(arcsine transformation),见表 6-13。

表 6-13 常用数据变换方法比较

指标	对数变换	平方根变换	平方根反正弦变换	倒数变换
新分析数据	对数值	平方根值	平方根反正弦值	倒数值
计算公式	$y = \lg x$	$y = \sqrt{x}$	$y = \sin^{-1}\sqrt{x}$	$y = 1/x$
有小值或零	$y = \lg(x+k)$	$y = \sqrt{x+1}$		
应用	①使对数分布资料正态化;②使数据方差齐性;③使曲线直线化	①使服从 Poisson 分布的资料正态化;②使各样本方差与均数呈正相关的资料之间的方差齐性	适合百分比资料	两端波动较大的资料

思 考 练 习

一、是非题（正确记"+"，错误记"-"）

1. 若单因素方差分析结果为 $F > F_{0.05, v}$，可认为各组均数都不相同。

2. 完全随机设计资料的方差分析中，组间均方表示处理效应和抽样误差综合结果。

3. 定量资料两样本均数的比较，采用 t 检验与 F 检验均可。

4. 方差分析可用于推断多组样本均数之间有无差异。

5. 多个样本均数的两两比较可用成组 t 检验。

6. 如果随机区组设计的资料用完全随机设计方差分析来分析，那么前者的 $SS_{区组} + SS_{误差}$ 等于后者的 $SS_{组内}$，因此，这样做有可能降低了检验效率。

7. 方差分析中，组间的离均差平方和不会小于组内的离均差平方和。

8. 随机区组设计的资料可用完全随机方差分析进行统计处理，但这样做就降低了统计效率。

9. 完全随机设计的资料可用随机区组方差分析进行统计处理以提高统计效率。

10. 完全随机设计资料的方差分析中，组内均方表示抽样误差的大小。

二、选择题（从 a～e 中选出一个最佳答案）

1. 完全随机设计资料的方差分析中，必然有_____。

a. $SS_{组间} > SS_{组内}$ 　　　b. $MS_{总} = MS_{组间} + MS_{组内}$ 　　　c. $SS_{总} = SS_{组间} + SS_{组内}$

d. $MS_{组间} > MS_{组内}$ 　　　e. $v_{组内} > v_{组间}$

2. 随机区组设计资料的方差分析将总变异分为_____。

a. 组间变异、组内变异两部分 　　b. 处理、区组、误差三部分 　　c. 标准差、标准误两部分

d. 抽样、系统、随机测量三部分 　　e. 以上说法都不对

3. 方差分析中，当 $F > F_{0.05 (v)}$，$P < 0.05$ 时，结果_____。

a. 可认为各样本均数都不相等 　　　　b. 证明各总体均数不等或不全相等

c. 可认为各总体均数都不相等 　　　　d. 可认为各总体均数不等或不全相等

e. 证明各总体均数都不相等

4. 通常情况下，当零假设（H_0）为 $\mu_1 = \mu_2 = \mu_3$ 时，备择假设为_____。

a. $\mu_1 \neq \mu_2 \neq \mu_3$ 　　　b. $\mu_1 \neq \mu_2$ 且 $\mu_2 \neq \mu_3$ 　　　c. $\mu_1 \neq \mu_2$ 且 $\mu_2 \neq \mu_3$ 且 $\mu_1 \neq \mu_3$

d. $\mu_1 \neq \mu_2$ 或 $\mu_2 \neq \mu_3$ 或 $\mu_1 \neq \mu_3$ 　　　e. 以上说法都不对

5. 随机区组设计资料的方差分析中，处理组 F 值的计算公式为_____。

a. $MS_{区组} / MS_{误差}$ 　　　b. $MS_{区组} / MS_{处理}$ 　　　c. $MS_{处理} / MS_{误差}$

d. $MS_{处理} / MS_{区组}$ 　　　e. $MS_{误差} / MS_{处理}$

6. 当组数等于 2 时，对于同一资料，方差分析结果与 t 检验结果相比，_____。

a. t 检验结果更为准确 　　　b. 方差分析结果更为准确 　　　c. 完全等价且 $t = \sqrt{F}$

d. 完全等价且 $F = \sqrt{t}$ 　　　e. 两者结果可能出现矛盾

7. 服从 Poisson 分布的资料转换成正态分布时适用的方法_____。

a. 平方根反正弦转换 　　　b. 平方根转换 　　　c. 倒数转换

d. 三角函数转换 　　　e. 对数转换

8. 抗体滴度资料、疾病潜伏期、食品、蔬菜、水果中农药的残留量等资料，转换成正态分布时适合的方法为_____。

a. 平方根转换 　　　b. 三角函数转换 　　　c. 对数转换

d. 平方根反正弦转换 　　　e. 以上都不对

三、应用分析题

1. 某研究者为研究卡托普利、氯沙坦对慢性肾小球肾炎的疗效，将 90 名慢性肾小球肾炎患者随机分为 3 组进行双盲临床，其中卡托普利组 30 人，氯沙坦组 30 人，对照组 30 人，用药治疗 90 天后分别于用药前后观测患者血压、血白蛋白、血肌苷、尿蛋白、尿钠等指标的变化情况。请问如何判断三组药物的疗效是否不同。

2. 某研究人员将 30 只大白鼠随机等分成三组，分别接种 A、B、C 3 种不同的细菌，测得接种不同细菌后存活天数的均数±标准差分别为 5.50±2.80、7.50±3.62、14.00±6.50。

该研究者对数据进行了方差分析，进而经 LSD 检验，A 细菌与 C 细菌、B 细菌与 C 细菌之间均有统计学意义，而 A 细菌与 B 细菌之间无统计学意义。请问该研究者所做的统计处理是否合理？为什么？

3. 将 30 只大鼠随机分为 3 组，用二氧化硅（SiO_2）50mg 染尘，分别于染尘后 1、3、6 个月处死，称量全肺湿重（表 6-14），试说明染尘后 1、3、6 个月 3 个时期的全肺湿重是否有变化？

4. 某人研究某研究机构工作人员的血脂水平，随机抽取不同年龄组男性各 10 名受试对象，检测他们的总胆固醇含量（mmol/L），其结果见表 6-15，试做统计分析。

表 6-14　SiO_2 50mg 染尘后 3 个时期大鼠全肺湿重（g）观测结果

1 个月	3 个月	6 个月
3.3	4.4	3.6
3.6	4.4	4.4
4.3	3.4	5.1
4.1	4.2	5.0
4.2	4.7	5.5
3.3	4.2	4.7
3.5	4.3	4.8
3.4	4.1	5.2
3.6	3.8	5.1
4.1	3.6	4.7

表 6-15　三组人群的总胆固醇含量（mmol/L）

青年组	中年组	老年组
4.90	5.11	5.20
4.85	5.12	5.26
4.92	4.88	5.23
5.16	5.22	5.12
4.92	4.98	5.32
4.75	5.13	5.24
5.16	5.15	5.20
4.88	4.97	4.99
5.06	5.16	5.16
5.20	5.24	5.18

5. 测量某社区居民的身高均数为 163.08cm，标准差为 8.17cm，体重均数为 65.61kg，标准差为 11.76kg，测得腰围均数为 82.61cm，标准差为 10.95cm。试问能否对上述三项指标进行方差分析。

6. 为研究雌激素对大鼠子宫重量的影响，取 10 窝大白鼠，每窝 3 只，随机地分配到 3 个组内接受不同剂量雌激素的注射，经过一段时间后测定子宫重量（表 6-16），问：注射雌激素对大白鼠子宫重量是否有影响？

7. 某医师为研究一种降糖新药的疗效，以统一的纳入、排除标准选择 30 名 2 型糖尿病患者，随机分为 3 组分别接受不同的处理。其中，降糖新药高剂量组 10 人、低剂量组 10 人、对照组 10 人。对照组服用公认的降糖药物，治疗 4 周后测得其餐后 2 小时血糖的下降值，结果见表 6-17。问该降糖药是否有效？

表 6-16　不同剂量组大白鼠的子宫重量（g）

窝别	雌激素剂量（μg/100g）		
	0.2	0.4	0.8
1	106	116	145
2	42	68	115
3	70	111	133
4	42	63	87
5	45	67	90
6	42	70	116
7	75	120	140
8	102	120	150
9	78	112	139
10	60	98	125

表 6-17　2 型糖尿病患者治疗 4 周后餐后 2 小时血糖的下降值（mmol/L）

高剂量组	低剂量组	对照组
5.5	−0.5	0.9
9.6	5.6	7.0
6.2	4.1	3.9
8.8	−1.8	1.5
9.1	−0.2	6.5
5.2	6.3	3.2
3.6	2.0	4.0
5.9	4.3	2.0
8.2	3.0	1.8
5.0	6.4	2.8

8. 测得 100 名慢性乙型肝炎患者的 HBsAg 滴度数据见表 6-18，能否将此资料转换为正态分布。

表 6-18　100 名慢性乙型肝炎患者的 HBsAg 滴度

抗体滴度	1：16	1：32	1：64	1：128	1：256	合计
人数	6	18	35	28	13	100

表 6-19　不同剂量组小白鼠的体重重量（g）

窝别	甲饲料	乙饲料	丙饲料
1	62	66	75
2	54	55	60
3	70	68	80
4	40	45	39
5	51	57	66
6	42	40	46
7	41	46	37
8	71	68	80

9. 某研究者将 24 名贫血患儿按年龄及贫血程度分成 8 个区组（区组数 $b=8$），每区组中三名儿童用随机的方式分配给 A、B 和 C 三种不同的治疗方法（处理组数 $k=3$）。治疗后测定血红蛋白含量的增加量（g/L），试问：

（1）这是一种什么设计方案？

（2）若比较三种方法治疗后血红蛋白含量的增加量有无差别，应选用何种方法？

10. 为研究三种饲料对小白鼠体重增加的影响。拟用 8 窝小白鼠，每窝三只，随机安排喂养甲、乙、丙三种饲料。4 周后观察小白鼠体重增加情况，结果见表 6-19。问：

（1）不同饲料组之间小白鼠的体重增加是否不同？

（2）不同窝别之间小白鼠的体重增加是否不同？

（吴立娟　郭秀花）

第 7 章 二项分布与 Poisson 分布

第一节 二项分布及其应用

一、二项分布的定义

【例 7-1】

为掌握公交司机非酒精性脂肪肝病（NAFLD）患病情况，某市随机调查了 2015 年参加年度健康体检的公交司机共 1378 名，发现 NAFLD 患病率为 28.4%。

【问题 7-1】

（1）这是什么资料？

（2）该资料有什么特点？属于什么分布？

（3）若从中随机调查其中 10 名公交司机，该如何求恰有 4 人抑郁症状呈阳性的概率。

（4）若从中随机调查其中 10 名公交司机，该如何求至多有 3 人或至少有 1 人抑郁症状呈阳性的概率？

【分析】

（1）该资料观察指标分为是否患 NAFLD 二分类，属于二分类计数资料。

（2）该资料具有以下特点：①每份调查相互独立；②每份调查有且仅有两个可能结果：阳性或阴性。③每份调查结果阳性的概率都等于 π，阴性的概率等于 $1-\pi$。该资料分布属于二项分布（binomial distribution）或贝努利分布（Bernouli distribution）。

（3）可以根据二项分布的概率函数来计算。

（4）可以根据二项分布的累计概率函数来计算。

> 直到现在，我既不曾凭着偶然完成某件有价值的事；而我的各种发明，也从未在偶然之下完成。
>
> ——爱迪生

【知识点 7-1】

1. 二项分布（binomial distribution）　指每次试验有且仅有两个可能结果如"阳性"或"阴性"之一的 n 次独立重复试验中，每次试验的发生"阳性"概率 δ 保持不变，出现"阳性"数 $x=0, 1, 2, 3, \cdots, n$ 的一种概率分布。

2. 二项分布服从二项式定理，一般通式为：

$$[(1-\pi)+\pi]^n$$
$$= \binom{n}{0}(1-\pi)^n + \binom{n}{1}(1-\pi)^{n-1}\pi + \binom{n}{2}(1-\pi)^{n-2}\pi^2 + \cdots + \binom{n}{x}(1-\pi)^{n-x}\pi^x + \cdots + \binom{n}{n}\pi^n \tag{7-1}$$

$$\binom{n}{x} = \frac{n!}{x!(n-x)!} \text{为二项系数}$$

3. 二项分布的概率函数　在式（7-1）中，含 π^x 项为二项分布的概率函数即

$$P(x) = \binom{n}{x}(1-\pi)^{n-x}\pi^x \tag{7-2}$$

其意义是样本例数 n，阳性概率为 δ 时，恰有 x 阳性数的概率。

4. 一般地，若一个随机变量 x，它的可能取值是 $0, 1, 2, 3, \cdots, n$，且相应的取值概率满足公式（7-2），则称此随机变量 x 服从以 n、δ 为参数的二项分布，记为 $x \sim B(n, \delta)$。

本资料已知 $\pi=28.4\%$，$n=10$，$k=4$，分别代入公式（7-1）得

$$[(1-0.284)+0.284]^2 = \binom{10}{0}(1-0.284)^{10} + \binom{10}{1}(1-0.284)^{10-1}(0.284) + \binom{10}{2}(1-0.284)^{10-2}(0.284)^2$$
$$+\binom{10}{3}(1-0.284)^{10-3}(0.284)^3 + \binom{10}{4}(1-0.284)^{10-4}(0.284)^4 + \binom{10}{5}(1-0.284)^{10-5}(0.284)^5$$
$$+\binom{10}{6}(1-0.284)^{10-6}(0.284)^6 + \binom{10}{7}(1-0.284)^{10-7}(0.284)^7 + \binom{10}{8}(1-0.284)^{10-8}(0.284)^8$$
$$+\binom{10}{9}(1-0.284)^{10-9}(0.284)^9 + \binom{10}{10}(0.284)^{10}$$

从上式可以看出：

0 个阳性概率 $P(0) = \binom{10}{0}(1-0.284)^{10} = 0.035410$

1 个阳性概率 $P(1) = \binom{10}{1}(1-0.284)^{10-1}(0.284) = 0.140454$

2 个阳性概率 $P(2) = \binom{10}{2}(1-0.284)^{10-2}(0.284)^2 = 0.250699$

3 个阳性概率 $P(3) = \binom{10}{3}(1-0.284)^{10-3}(0.284)^3 = 0.265172$

4 个阳性概率 $P(4) = \binom{10}{4}(1-0.284)^{10-4}(0.284)^4 = 0.184065$

5 个阳性概率 $P(5) = \binom{10}{5}(1-0.284)^{10-5}(0.284)^5 = 0.087611$

6 个阳性概率 $P(6) = \binom{10}{6}(1-0.284)^{10-6}(0.284)^6 = 0.028959$

7 个阳性概率 $P(7) = \binom{10}{7}(1-0.284)^{10-7}(0.284)^7 = 0.006564$

8 个阳性概率 $P(8) = \binom{10}{8}(1-0.284)^{10-8}(0.284)^8 = 0.000976$

9 个阳性概率 $P(9) = \binom{10}{9}(1-0.284)^{10-9}(0.284)^9 = 0.000086$

10 个阳性概率 $P(10) = \binom{10}{10}(0.284)^{10} = 0.000003$

从上述计算可得

$$P(x = 4) = P(4) = \binom{10}{4}(1-0.284)^{10-4}(0.284)^4 = 0.184065$$

$$P(x \leqslant 3) = \sum_{0}^{3} P(x) = P(0) + P(1) + P(2) + P(3) = 0.691735$$

$$P(x \geqslant 1) = \sum_{1}^{10} P(x) = 1 - P(0) = P(1) + P(2) + \cdots + P(10) = 0.964590$$

故若从中随机调查其中 10 名公交司机，恰有 4 人抑郁症状呈阳性的概率近似为 18.41%。至多有 3 人抑郁症状呈阳性的概率约为 69.17%，至少有 1 人抑郁症状呈阳性的概率约为 96.46%。

【知识点 7-2】

1. 二项分布的应用条件

（1）每次观察或试验的结果只能有互相对立的两个结果之一（如阳性或阴性），属于二分类资料。

（2）n 次观察或试验在相同条件下进行，且各观察单位的结果互不影响，即各次试验独立。如要求疾病无传染性、无家庭聚集性等。

（3）已知发生某一结果的概率 π 不变，其对立结果的概率为 $1-\pi$。其中要求 π 是从大量观察中获得比较稳定的数值。

2. 二项分布的累计概率（cumulative probability）　从阳性率为 π 的总体中随机抽取 n 个个体，则

（1）最多有 k 例阳性的概率：$P(x \leqslant k) = \sum_{i=0}^{k} P(x = i)$ 　　　　　　　（7-3）

（2）最少有 k 例阳性的概率：$P(x \geqslant k) = \sum_{i=k}^{k} P(x = i)$ 　　　　　　　（7-4）

二、二项分布的性质

物之不齐，物之情也。或相倍蓰，或相十百，或相千万。

——孟子

【例 7-2】

为掌握公交司机非酒精性脂肪肝病（NAFLD）患病情况，某市随机调查了 2015 年参加年度健康体检的公交司机共 1378 名，发现 391 名患有 NAFLD。

【问题 7-2】

如何估计其 NAFLD 患病率抽样误差的大小？

【分析】

因本资料是二分类资料，实际上就是求 NAFLD 患病率的标准差，即标准误。

（一）二项分布的图形

二项分布图以直条表示不同 x 取值的概率，是离散型分布。已知 π 和 n，就能按公式计算 $x=0$，1，$\cdots$，n 时的 $P(x)$ 值。以 x 为横坐标，以 $P(x)$ 为纵坐标作图，即可绘出二项分布的图形。如图 7.1，给出了 $\pi=0.5$ 和 $\pi=0.3$ 时不同 n 值对应的二项分布图。

二项分布的形状取决于 π 和 n 的大小，集中趋势（高峰）在 $\mu=n\pi$ 处。当 π 等于 0.5 时，图形是对称的；π 离 0.5 愈远，对称性愈差，特别当 $\pi<0.1$（或 $\pi>0.9$）时分布呈偏态分布。但随着 n 的增大，分布趋于对称分布。当 $n\rightarrow\infty$ 时，只要 π 不太靠近 0 或 1，特别是当 $n\pi$ 和 $n(1-\pi)$ 都大于 5 时，二项分布近似于正态分布。

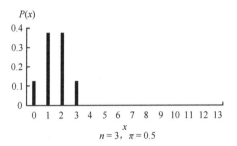
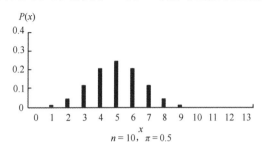

图 7-1　$\pi=0.5$ 时，不同 n 值对应的二项分布

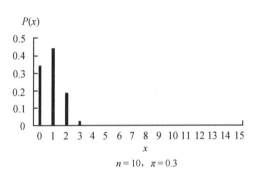
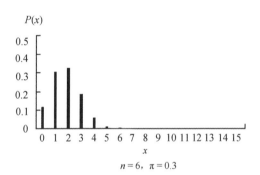

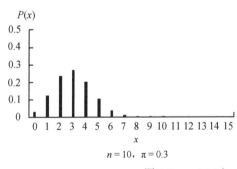
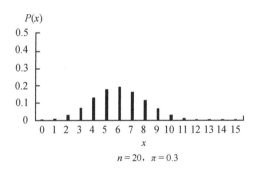

图 7-2　$\pi=0.3$ 时，不同 n 值对应的二项分布

图 7-1 和图 7-2 给出了 $\pi=0.5$ 和 $\pi=0.3$ 时不同 n 值对应的二项分布图。由图可见，二项分布的图形呈离散型，图的形态取决于 π 与 n，高峰在 $\mu=n\pi$ 处。当 π 接近 0.5 时，图形是对称的；π 离 0.5 愈远，对称性愈差，但随着 n 的增大，分布趋于对称。当 $n\rightarrow\infty$ 时，只要 π 不太接近 0 或 1，特别是当 $n\pi$ 和 $n(1-\pi)$ 都大于 5 时，二项分布近似于正态分布。

通常情况下，总体率 π 是未知的，可以用样本率 p 代替。即当 np 和 $n(1-p)$ 都大于 5 时，可以按正态分布（z 分布）来进行统计推断。

（二）均数和标准差

在二项分布资料中，当 π 和 n 已知时，阳性数 x 的均数 μ 及其标准差 σ 可由式（7-5）和（7-6）算出：

$$\mu=n\pi \tag{7-5}$$

$$\sigma=\sqrt{n\pi(1-\pi)} \tag{7-6}$$

若均数和标准差不用绝对数表示而是用率表示时。即对式（7-5）和（7-6）分别除以 n，得

$$\mu_P = \pi \tag{7-7}$$

$$\sigma_p = \sqrt{\frac{\pi(1-\pi)}{n}} \tag{7-8}$$

式（7-8）中 σ_p 是样本率的标准差，即率的标准误（standard error of rate）。

当从总体率为 π 的二项分布总体中随机抽取 n 例，计算得到的样本率与总体率之间或样本率与样本率之间不一定相等，这种由于个体变异的存在，在抽样研究中表现出来的样本率与总体率之间或样本率与样本率之间的差异称为率的抽样误差（sampling error of rate），用率的标准误 σ_p 来衡量其大小。σ_p 小，说明样本率的抽样误差小，用样本率来估计总体率的可靠性好；反之，说明样本率的抽样误差大，用样本率来估计总体率的可靠性差。当 π 未知时，常用样本率 p 作为 π 的估计值，求得 σ_p 的估计值 s_p，即：

$$s_p = \sqrt{\frac{p(1-p)}{n}} \tag{7-9}$$

本例已知 $n=1378$，$p = \frac{391}{1378} \times 100\% = 28.4\%$，按式（7-9）得

$$s_p = \sqrt{\frac{p(1-p)}{n}} = \sqrt{\frac{28.4\% \times (1-28.4\%)}{1378}} = 0.01215$$

【知识点 7-3】

1. 二项分布资料，阳性数 x 的总体均数为 $\mu = n\pi$，总体标准差为 $\sigma = \sqrt{n\pi(1-\pi)}$，阳性率 p 的标准误为 $s_p = \sqrt{\frac{p(1-p)}{n}}$。

2. s_p 表示率的抽样误差的大小，标准误越小，则抽样误差越小，样本率的可靠性越高，反之，样本率的可靠性就差。

3. 二项分布的图形呈离散型，当 $n\pi$ 与 $n\pi(1-\pi)$ 或 np 与 $n(1-p)$ 小于 5 时呈偏态分布；当 $n\pi$ 与 $n(1-\pi)$ 或 np 与 $n(1-p)$ 均大于 5 时呈正态分布。

三、二项分布的应用

【例 7-3】

为掌握公交司机非酒精性脂肪肝病（NAFLD）患病情况，某市随机调查了 2015 年参加年度健康体检的公交司机共 1378 名，发现 NAFLD 患病率为 28.4%。其中男性 756 人，NAFLD 患病率为 38.2%，女性 622 人，NAFLD 患病率为 16.4%。

> 自然界的所有差异，换来了整个自然界的平静。
> ——蒲柏

【问题 7-3】

（1）如何估计该市公交司机性率的总体水平？

（2）分别估计该市公交司机男性和女性 NAFLD 患病率的总体水平。

（3）推断男性和女性公交司机的 NAFLD 患病率的总体水平是否有差异。

【分析】

（1）总体率的估计有两种方法：点估计和区间估计。点估计是直接用样本率来估计总体率，即 $\hat{\pi} = p$。区间估计是根据样本信息按预先给定的概率 $1-\alpha$（可信度）来估计总体率的可能所在范围。两者之间的区别主要是后者考虑了抽样误差的大小，一般采用区间估计方法较好。

（2）分别计算其阳性率的 95% 可信区间（95%CI）。

（3）采用两个率比较的假设检验方法进行推断。

（一）总体率的区间估计

1. 正态近似法 当 n 足够大，且 p 与 $1-p$ 都不太小，如 np 与 $n(1-p)$ 均大于 5 时，样本率 p 的抽样分布呈近似正态分布，故可按正态分布原理来估计总体率的 $1-\alpha$ 的可信区间，其公式为：

$$(p-z_\alpha s_p, \ p+z_\alpha s_p)，简记为：p \pm z_\alpha s_p \tag{7-10}$$

本例 $n=1378$，公交司机 NAFLD 患病率 $p=28.4\%$，其抽样误差为

$$s_p = \sqrt{\frac{p(1-p)}{n}} = \sqrt{\frac{28.4\% \times (1-28.4\%)}{1378}} = 0.01215$$

该市公交司机的 NAFLD 患病率的 95% 可信区间为

$$p \pm z_{0.05} s_p = p \pm 1.96 s_p = 28.4\% \pm 1.96 \times 0.01215 = 26.02\% \sim 30.78\%$$

故该市公交司机 NAFLD 患病率的总体水平有 95% 的可能性落到 26.02%～30.78%。

同理，按照正态近似法可以分别估计出男性和女性公交司机 NAFLD 患病率的 95% 可信区间：

$$p \pm z_{0.05} s_p = p \pm 1.96 s_p = 38.2\% \pm 1.96 \times \sqrt{\frac{38.2\% \times (1-38.2\%)}{756}} = 34.74\% \sim 41.66\%$$

$$p \pm z_{0.05} s_p = p \pm 1.96 s_p = 16.4\% \pm 1.96 \times \sqrt{\frac{16.4\% \times (1-16.4\%)}{622}} = 13.49\% \sim 19.31\%$$

故该市男性、女性公交司机 NAFLD 患病率的总体水平有 95% 的可能性分别落到 34.74%～41.66% 和 13.49%～19.31%。

正态近似法仅适用于 n 足够大，且 p 不接近于 0 或 1 时，否则，近似程度不够，会出现可信限小于 0 或大于 1 的不合理情况。

> 【例 7-4】
> 　　随机抽取某市某养老院 60 岁以上具备中学及以上文化程度的 26 名老人，其中有 2 名老年痴呆患者。
>
> 【问题 7-4】
> 　　试估计该市该养老院 60 岁以上具备中学及以上文化程度老人的老年痴呆患病率。
>
> 【分析】
> 　　计算得阳性率为 7.69%，按照正态近似法可以得到其 95% 可信区间：−2.55%～17.93%。显然，阳性率小于 0 是不可能的，因此，这种估计是错误的。二项分布资料中，当 np 或 $n(1-p)$ 小于 5 时，资料呈偏态分布，不能按正态近似法来估计总体率的可信区间，需要使用精确概率法来估计。
>
> > 干下去还有 50% 成功的希望，不干便是 100% 的失败。
> >
> > —— 王菊珍

2. 精确概率法 当 n 较小，特别是 p 接近于 0 或 1 时，可以根据二项分布的原理，使用 Miettinen 于 1970 年导出的精确概率法来进行总体率的可信区间估计。

设样本含量为 n，阳性数为 x，则阳性总体率的 $1-\alpha$ 可信区间为 (π_L, π_U)：

$$\pi_L = \frac{x}{x+(n-x+1) \times F_{\alpha[2(n-x+1),\ 2x]}}, \quad \pi_U = \frac{x+1}{x+1+(n-x)/F_{\alpha[2(x+1),2(n-x)]}} \tag{7-11}$$

当 $x=0$ 时，$\pi_L=0 \ \pi_L=0$，$\pi_U = \dfrac{1}{1+n/F_{\alpha[2,2n]}}$

当 $x=0$ 时，$\pi_L = \dfrac{n}{n+F_{\alpha[2,2n]}}$，$\pi_U = 1$

其中 π_L，π_U 分别对应两个不同的 F 分布，$F_{\alpha[2(n-x+1),2x]}$ 是自由度为 $[2(n-x+1),\ 2x]$ 的右侧概率为 α 的 F 分布分位数，$F_{\alpha[2(x+1),2(n-x)]}$ 是自由度为 $[2(x+1),\ 2(n-x)]$ 的右侧概率为 α 的 F 分布分位数。当 $n \leqslant 50$ 时，也可以查附表 6 "百分率的可信区间" 直接获得 95% 或 99% 其可信区间。

在本例中，$F_{0.05(50,4)} = 5.700$，$F_{0.05(6,58)} = 1.644$

$$\pi_L = \frac{2}{2+(26-2+1) \times 5.700} = 1.38\%$$

$$\pi_U = \frac{2+1}{2+1+(26-2)/1.644} = 17.05\%$$

故该市养老院 60 岁以上具备中学及以上文化程度老人的老年痴呆患病率的 95%可信区间为 1.38%～17.05%。

3. 查表法 $n=26$，$x=2$，查附表 6 得其 95%可信区间为 1.00%～25.00%。

注意："百分率的可信区间表"中 x 值只列出 $x \leqslant \frac{n}{2}$ 的部分，当 $x > \frac{n}{2}$ 时，可用 $n-x$ 查附表得总体阴性率的 $1-\alpha$ 的可信区间，然后再以 100%减去查表得的区间即为所求阳性率的可信区间。

（二）样本率与总体率的比较

1. 正态近似法

【例 7-5】

某市非体力劳动工作人群亚健康状态发生率为 76.9%，随机抽取该市 48 个事业单位共 1150 名女性非体力劳动工作人员进行调查，发现亚健康发生率为 80.4%。

> 纯数学是魔术家真正的魔杖。
> ——诺瓦列斯

【问题 7-5】

试分析女性是否为亚健康状态的高危人群。

【分析】

应当对样本率与总体率进行假设检验后再下结论。样本率与总体率的假设检验主要是推断样本所代表的总体率 π 与一个已知的总体率 π_0 是否相等。由于 $np=924.6>5$，$n(1-p)=225.4>5$，资料呈正态分布，可以使用 z 检验来进行假设检验。其统计量计算公式为：

$$z = \frac{p-\pi_0}{\sqrt{\dfrac{\pi_0(1-\pi_0)}{n}}} \tag{7-12}$$

【检验步骤】

（1）建立检验假设，确定检验水准

H_0：$\pi=\pi_0$

H_1：$\pi\neq\pi_0$

$\alpha=0.05$

（2）计算检验统计量 z 值

本例 $n=1150$，$p=0.804$，$\pi_0=0.769$

$$z = \frac{p-\pi_0}{\sqrt{\dfrac{\pi_0(1-\pi_0)}{n}}} = \frac{0.804-0.769}{\sqrt{\dfrac{0.769\times(1-0.769)}{1150}}} = 2.816$$

（3）确定 P 值，做出统计推断

$z=2.816$，查附表 2（t 界值表），得 $0.002<P<0.005$，按 $\alpha=0.05$ 水准，拒绝 H_0，接受 H_1，差异有统计学意义，即可认为女性非体力劳动工作人员亚健康状态发生率高于一般非体力劳动工作人员，即女性是亚健康状态的高危人群。

当 $np\leqslant5$ 或 $n(1-p)\leqslant5$ 时，则不能使用正态近似法来检验，需要用二项分布精确概率法。

> 世上没有两根头发是一样的，没有两颗谷粒是一样的，也没有两种观点是一样的，世界的最大的特点就是多样化。
> ——蒙田

2. 精确概率法

【例 7-6】

调查得知某市 3 至 6 岁儿童龋齿患病率为 52.4%，现随机抽取某幼儿园 3 至 6 岁儿童 30 名，发现 4 例龋齿患儿，患病率 13.3%，因此认为该幼儿园 3 至 6 岁儿童龋齿患病率低于该市平均水平。

【问题 7-6】

　　该结论是否正确？应如何正确分析？

【分析】

　　该结论是错误的，因为该幼儿园 3 至 6 岁儿童龋齿患病率 13.3% 为样本率，存在抽样误差，不能直接与总体率比较。应当对样本率与总体率进行假设检验后再下结论。样本率与总体率的假设检验主要是推断样本所代表的总体率 δ 与一个已知的总体率 δ_0 是否相等。根据二项分布的累计概率直接计算概率，做出统计推断。依题意，抽取 30 名 3 至 6 岁儿童，需要计算 4 人及 4 人以下患龋齿的概率。

【检验步骤】

（1）建立检验假设，确定检验水准

H_0：该幼儿园 3 至 6 岁儿童龋齿患病率与该市平均水平相同即 $\pi = \pi_0$；

H_1：该幼儿园 3 至 6 岁儿童龋齿患病率低于该市平均水平即 $\pi < \pi_0$。

单侧 $\alpha = 0.05$

（2）计算概率

本例 $n = 30$，$\pi = 0.524$，$1 - \pi = 1 - 0.524 = 0.476$，$x = 4$，用二项分布概率函数公式直接计算概率。

$$
\begin{aligned}
P(x \leq 4) &= P(0) + P(1) + P(2) + P(3) + P(4) \\
&= \binom{30}{0} 0.524^{30} + \binom{30}{1}(0.524)^1(0.476)^{29} + \binom{30}{2}(0.524)^2(0.476)^{28} + \binom{30}{3}(0.524)^3(0.476)^{27} \\
&\quad + \binom{30}{4}(0.524)^4(0.476)^{26} \\
&= 9.8453 \times 10^{-6}
\end{aligned}
$$

（3）根据 P 值大小，做出统计推断

$P = 9.8453 \times 10^{-6}$，按 $\alpha = 0.05$ 水准，拒绝 H_0，差异有统计学意义，可认为该幼儿园 3 至 6 岁儿童龋齿患病率低于该市平均水平。

（三）两样本率的比较

　　当 $n_i p_i > 5$，且 $n_i(1 - p_i) > 5$，$i = 1$，2 时，两样本率的比较可以使用 z 检验和第八章的 χ^2 检验。

　　例 7-3（3）推断该市男性和女性公交司机的 NAFLD 患病率的总体水平是否有差异属于两样本率的比较，目的是对两个总体率进行统计推断。两个样本率分别为 p_1 和 p_2，总体率为 π_1 和 π_2。要推断两个样本率分别代表的两个总体率是否相同（$H_0 : \pi_1 = \pi_2$），可用两样本率的 z 检验。其计算公式如下：

$$
z = \frac{p_1 - p_2}{\sqrt{p_c(1 - p_c)(\frac{1}{n_1} + \frac{1}{n_2})}}
\tag{7-13}
$$

　　其中样本合并率 $p_c = \dfrac{x_1 + x_2}{n_1 + n_2}$

【检验步骤】

（1）建立检验假设，确定检验水准

H_0：该市男性和女性公交司机的 NAFLD 患病率的总体水平相同，即 $\pi_1 = \pi_2$

H_1：该市男性和女性公交司机的 NAFLD 患病率的总体水平不同，即 $\pi_1 \neq \pi_2$

$\alpha = 0.05$

（2）计算检验统计量 z 值

本例 $n_1 = 756$，$x_1 = 289$，$p_1 = 38.23\%$，$n_2 = 622$，$x_2 = 102$，$p_2 = 16.40\%$

样本合并率 $p_c = \dfrac{x_1 + x_2}{n_1 + n_2} = \dfrac{289 + 102}{756 + 622} = 0.2837 = 28.37\%$

$$
z = \frac{p_1 - p_2}{\sqrt{p_c(1 - p_c)(\frac{1}{n_1} + \frac{1}{n_2})}} = \frac{38.23\% - 16.40\%}{\sqrt{28.37\% \times (1 - 28.37\%)(\frac{1}{756} + \frac{1}{622})}} = 8.946
$$

（3）确定 P 值，做出统计推断

$z=8.946$，查 t 界值表得 $P<0.001$，按 $\alpha=0.05$ 水准，拒绝 H_0，接受 H_1，差异有统计学意义，可认为该市男性和女性公交司机的 NAFLD 患病率的总体水平不同，男性公交司机 NAFLD 患病率高于女性。

注：两样本率的比较可用 χ^2 检验，但 $n<40$ 时，则需要使用确切概率法（见教材 χ^2 检验）。

【知识点 7-4】 **二项分布的应用**

1. 总体率的区间估计

（1）正态近似法：当 $n\pi$ 与 $n(1-\pi)$ 或 np 与 $n(1-p)$ 均大于 5 时，资料呈正态分布，按正态分布原理来估计总体率的 $1-\alpha$ 的可信区间，其公式为：

$$p \pm z_\alpha s_p \tag{7-10}$$

（2）精确法：设样本含量为 n，阳性数为 x，则阳性总体率的 $1-\alpha$ 可信区间为（π_L，π_U）：

$$\pi_L = \frac{x}{x+(n-x+1)\times F_{\alpha[2(n-x+1),\,2x]}}, \quad \pi_U = \frac{x+1}{x+1+(n-x)/F_{\alpha[2(n-x+1),\,2x]}} \tag{7-11}$$

当 $x=0$ 时，$\pi_L=0$，$\pi_U = \dfrac{1}{1+n/F_{\alpha[2,\,2n]}}$

当 $x=0$ 时，$\pi_L = \dfrac{n}{n+F_{\alpha[2,\,2n]}}$，$\pi_U = 1$

（3）查表法：当 $n\pi$ 与 $n(1-\pi)$ 或 np 与 $n(1-p)$ 小于 5 时，资料呈偏态分布，可查附表求总体率的可信区间。

2. 样本率与总体率的比较

（1）直接计算概率法 采用二项分布通式或累计概率函数直接计算概率。

（2）正态近似法：当 $n\pi$ 与 $n(1-\pi)$ 或 np 与 $n(1-p)$ 均大于 5 时，可用 z 检验，其公式为：

$$z = \frac{p-\pi_0}{\sqrt{\dfrac{\pi_0(1-\pi_0)}{n}}} \tag{7-12}$$

3. 两样本率的比较 两样本含量都足够大，可用 z 检验，其公式为：

$$z = \frac{p_1-p_2}{\sqrt{p_c(1-p_c)(1/n_1+1/n_2)}} \tag{7-13}$$

第二节 Poisson 分布及其应用

一、Poisson 分布的定义

【例 7-7】

某图书馆统计过去一年书籍归还情况，平均每天有 4.2 人因丢失借阅书籍而受罚，问一天中因丢失借阅书籍而受罚的人数少于等于 1 人的概率有多少？

【例 7-8】

在 300ml 水样中有细菌 200 个，问每 1ml 水样中含 5 个细菌的概率有多大？

【例 7-9】

某药厂生产一批药剂，其中次品的概率为 0.001，问随机抽取 500 份，有 2 份次品的概率是多少？

【例 7-10】

　　某地肺癌患病率为 55.96/10 万，现随机抽查 1000 人，出现 3 例肺癌患者的可能性有多大？

【分析】

　　以上实例都是对单位时间、空间、面积、容积或人群内稀有事件（发生率很低）发生次数的概率计算，该使用 Poisson 分布方法来计算。例 7-7 和例 7-8 只知道观察单位（时间、容积、空间或人群等）中的平均阳性次数，只能用 Poisson 分布计算。例 7-9 和例 7-10，样本含量比较大，研究事件的发生很低，属于稀有事件，也应该用 Poisson 分布来计算。

> 可以数是属统治着整个量的世界，而算数的四则运算则可以看作是数学家的全部装备。
> ——麦克斯韦

　　Poisson 分布是由法国人 S.D. Poisson 首先提出，用于描述稀有事件发生规律的一种离散型分布。医学研究工作中，Poisson 分布常用于描述医学上人群中出生缺陷、染色体异常、癌症等发病率很低的非传染性疾病的发病数或患病数的概率分布，也用于描述单位时间或单位空间内某罕见事件发生次数的概率分布。

　　随机变量 x 服从二项分布，在 $n \to \infty$，$\pi \to 0$，二项分布的概率函数公式（7-2）成为 Poisson 分布的概率函数公式（7-14）。

$$P(x) = \frac{e^{-\mu}\mu^{x}}{x!} \quad x=0,\ 1,\ 2,\ \cdots \tag{7-14}$$

　　式中：$\mu = n\pi$，x 为观察单位内某稀有事件的发生次数，e 是常数（自然对数的底，约为 2.71828），Poisson 分布记为 $x \sim P(\mu)$。

　　以例 7-7 为例，$\mu=4.2$，$x \leq 1$，按公式（7-14）得：

$$P(0) = \frac{e^{-4.2} \times 4.2^{0}}{0!} = 0.0150$$

$$P(1) = \frac{e^{-4.2} \times 4.2^{1}}{1!} = 0.0630$$

　　则 $P(x \leq 1) = P(0) + P(1) = 0.0780$

　　例 7-10 中，$\mu=n\pi=0.5596$，$x=3$，按公式（7-14）得：

$$P(3) = \frac{e^{-0.5596} \times 0.5596^{3}}{3!} = 0.0167$$

【知识点 7-5】

　　1. **Poisson 分布的应用条件**　Poisson 分布是一种离散型分布，二项分布的一种极限情况，它是由法国人 S.D. Poisson 首先提出，用于描述小概率事件发生规律的一种重要分布。

　　2. Poisson 分布是二项分布的特例，其应用条件除二项分布的三个基本条外，还要求 n 很大，π 接近于 0（如 <0.05）。

　　3. Poisson 分布主要用于研究观察单位（单位时间、单位空间或单位人群等）内某事件发生数的概率分布。

　　4. **Poisson 分布的累计概率（cumulative probability）**　单位时间、单位空间或单位人群内某事件发生的次数

　　（1）最多为 k 次的概率：$P(x \leq k) = \sum_{i=0}^{k} P(x=i)$ 　　　　　（7-15）

　　（2）最少为 k 次的概率：$P(x \geq k) = \sum_{i=k}^{\infty} P(x=i) = 1 - \sum_{i=0}^{k-1} P(x=i)$ 　　（7-16）

二、Poisson 分布的图形

　　Poisson 分布只有一个参数 μ，若 μ 已知，就可按公式（7-14）计算得出 $x=0$，1，2，…时的 $P(x)$ 值，

以 x 为横坐标，以 $P(x)$ 为纵坐标作图，即可绘出 Poisson 分布的图形，如图 7-3。

由图 7-3 中可见，Poisson 分布为离散型分布，图形取决于 μ 的大小。μ 值越小分布越偏，随着 μ 的增大，分布逐渐趋于对称，当 $\mu=20$ 时已基本接近对称分布，当 $\mu \geqslant 50$ 时，可按正态分布原理处理 Poisson 分布的有关问题。

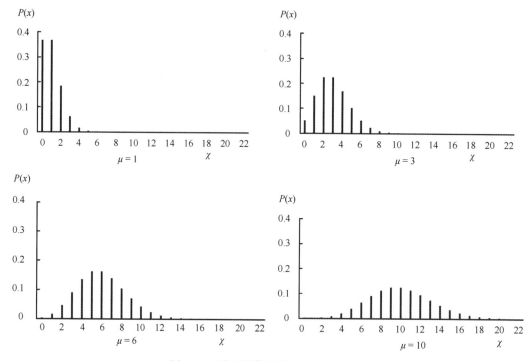

图 7-3 μ 取不同值时的 Poisson 分布图

三、Poisson 分布的性质

（1）Poisson 分布的总体均数与总体方差相等，即 $\mu=\sigma^2$。

（2）当 n 很大，而 π 很小，并且 $n\pi=\mu$ 为常数时，二项分布近似 Poisson 分布。

（3）当 μ 增大时，Poisson 分布渐近正态分布。一般在实际应用中，$\mu \geqslant 20$ 时，Poisson 分布的资料可按正态分布处理。

（4）Poisson 分布具有可加性。服从 Poisson 分布的 n 个互相独立的随机变量 x_1, x_2, x_3, …, x_n，其总和也服从 Poisson 分布，其均数也为这 n 个随机变量的均数之和。医学研究中常利用其可加性，将小的观察单位合并，来增大发生次数 x，以便用正态近似法作统计推断。如 1ml 的水中细菌分布呈偏态分布，10 个 1ml 的水中细菌分布则呈正态分布。

【知识点 7-6】

1. Poisson 分布呈离散型分布，其图形形状完全取决于总体均数 μ 值的大小，μ 越小分布越偏，随着 μ 增加，分布趋向正态分布。

2. Poisson 分布的性质

（1）Poisson 分布的总体均数与总体方差相等，即 $\mu=\sigma^2$。

（2）当 n 很大，而 π 很小，并且 $n\pi=\mu$ 为常数时，二项分布近似 Poisson 分布。

（3）当 μ 增大时，Poisson 分布渐近正态分布。一般在实际应用中，$\mu \geqslant 20$ 时，Poisson 分布的资料可按正态分布处理。

（4）Poisson 分布具有可加性。

四、Poisson 分布的应用

（一）总体均数的区间估计

1. 正态近似法

【例 7-11】
采用空气采样器法监测某医院千级洁净手术室手术区空气菌落总数为 25.3CFU/m³，求该手术室手术区空气每立方米菌落总数 95% 的可信区间。

【例 7-12】
某市某月因道路交通事故死亡 47 人，求该市每月因交通事故死亡人数的 95% 可信区间。

> 数统治着宇宙。
> ——毕达哥拉斯

【分析】
以上都是对随机变量 x 的总体均数可信区间的估计，由于资料服从 Poisson 分布，可以使用 Poisson 分布的可信区间估计方法来进行参数估计。

当样本计数 $x > 20$ 时，Poisson 分布呈近似正态分布或正态分布，可用正态近似法来估计，其计算公式为：

$$x \pm z_\alpha \sqrt{x} \tag{7-15}$$

如例 7-11 中，$x=25.3$，可用正态近似法，$z_{0.05}=1.96$，按式（7-15）得：

$$(25.3 - 1.96 \times \sqrt{25.3}, \ 25.3 + 1.96 \times \sqrt{25.3}) = (15.44, 35.16)$$

故该手术室手术区空气每立方米菌落总数 95% 的可信区间为（15.44，35.16）。

在 Poisson 分布中，由于观察单位（单位时间、空间、人群等）是固定的，可视为 $n=1$，式中的 x 既是样本阳性发生数，又可看成样本均数 $\bar{x}$（$\bar{x} = \dfrac{x}{n} = x$）；$\sqrt{x}$ 为样本阳性事件发生数的标准差，因 $n=1$，也可视为样本均数的标准误（$s_{\bar{x}} = \dfrac{\sqrt{x}}{\sqrt{n}} = \sqrt{x}$）。

如果有对多个观察单位的样本计数 x_1，x_2，$\cdots$，x_k，则可以利用 Poisson 分布的可加性求其和 $x = \sum\limits_{i=1}^{k} x_i$，计算 x 的 95%CI，再除以观察单位数 k，则可以得到每个单位内的平均计数及 95%CI。另一种方法是先对多个观察单位的样本计数 x_1，x_2，$\cdots$，x_k 求平均数 $\bar{x} = \dfrac{\sum\limits_{i=1}^{k} x_i}{k}$，再求其 95%CI，计算公式为：

$$x \pm z_\alpha \sqrt{\dfrac{\bar{x}}{k}} \tag{7-16}$$

2. 精确法

当样本阳性发生数 $x \leqslant 20$ 时，总体均数的 $1-\alpha$ 可信区间可使用 Liddell（1984）根据 Poisson 分布与 χ^2 分布的关系而导出的精确概率方法，总体均数的 $1-\alpha$ 可信区间的下、上可信限分别为：

$$\mu_L = \frac{1}{2}\chi^2_{2x(\alpha)}, \ \mu_U = \frac{1}{2}\chi^2_{(2x+2)(1-\alpha)} \tag{7-17}$$

当 $x=0$ 时，$\mu_L=0$。其中 $\chi^2_{2x(\alpha/2)}$ 为自由度为 $2x$ 的主要左侧累计概率为 α 的 χ^2 分布分位数，$\chi^2_{(2x+2)(1-\alpha)}$ 为自由度为 $2x+2$ 的主要左侧累计概率为 $1-\alpha$ 的 χ^2 分布分位数。

当样本计数 $x \leqslant 50$ 时，也可以查"Poisson 分布 λ 的可信区间"获得总体事件数 μ 的 95%CI 或 99%CI。

例 7-12 中，已知 2 分钟读数样本 $x=47$，查"Poisson 分布 λ 的可信区间"得每月交通事故死亡人数总体均数 μ 的 95% 可信区间下限为 34.5，上限为 62.5。故每分钟读数 95% 的可信区间为（34.5，62.5）。

（二）样本均数与总体均数的比较

【例 7-13】

某市 Z 水厂进厂水内毒素含量为 281.36EU/ml，采用消毒措施后，出厂水中内毒素含量为 38.95EU/ml，问该消毒措施是否能有效降低内毒素含量？

【例 7-14】

某地 2013 年人群甲状腺癌粗发病率为 10.23/10 万，现调查该地成年女性 1000 人，发现当年新发甲状腺癌 2 人，问该地成年女性甲状腺癌发病率是否高于一般人群？

不懂几何者免进。
——柏拉图

【例 7-15】

某公交站一天中平均每小时有 15 人到站，其中中午 12～13 点有 4 人到站，问 12～13 点期间到站人数是否低于每小时平均到站人数？

【分析】

以上都是属于单事件数的比较问题，由于资料服从 Poisson 分布，3 个例子的观察单位是不同的，例 7-13 是单位体积，例 7-14 是单位人群，例 7-15 是单位时间的。可以根据事件数的大小不同，来选用相应的方法来推断。例 7-14 中，考虑到阳性率很小，用二项分布法计算比较复杂，可用 Poisson 分布来计算，例 7-15 只知道阳性发生数，而没有阳性率，显然不能用二项分布，只能用 Poisson 分布解决。

1. 正态近似法 当事件数 $\mu > 20$ 时，可用正态近似法计算，公式如下：

$$z = \frac{x - \mu_0}{\sqrt{\mu_0}} \tag{7-18}$$

在例 7-13 中，已知 $\mu_0 = 281.36$，$x = 38.95$，检验步骤如下：

（1）建立假设，确定检验水准

H_0：该消毒措施无法有效降低水中内毒素含量，$\mu = \mu_0 = 281.36$

H_1：该消毒措施能够有效降低水中内毒素含量，$\mu \neq \mu_0$

$\alpha = 0.05$

（2）计算统计量 z 值

$$z = \frac{x - \mu_0}{\sqrt{\mu_0}} = \frac{38.95 - 281.36}{\sqrt{281.36}} = -14.452$$

（3）确定 P 值，做出统计推断：$z = -14.452$，查 t 界值表得 $P < 0.001$，按 $\alpha = 0.05$ 水准，拒绝 H_0，接受 H_1，差异有统计学意义，可认为该消毒措施能够有效降低水中内毒素含量。

2. 精确法 当事件数 $\mu < 20$ 时，可用 Poisson 分布概率函数公式直接计算概率。

（1）在例 7-14 中，$\mu_0 = 0.1023$，其检验步骤如下：

1）建立假设，确定检验水准

H_0：该地成年女性甲状腺癌发病率与一般人群相同，$\pi = \pi_0 = 10.23/10$ 万。

H_1：该地成年女性甲状腺癌发病率高于一般人群，$\pi > \pi_0$。

$\alpha = 0.05$。

2）计算 P 值，做出统计推断

$$P(0) = \frac{e^{-0.1023} \times 0.1023^0}{0!} = 0.9028$$

$$P(1) = \frac{e^{-0.1023} \times 0.1023^1}{1!} = 0.0924$$

$$P(x \geqslant 2) = 1 - (P(0) + P(1)) = 1 - 0.9028 - 0.0924 = 0.0048$$

因 $P = 0.0048$，按 $\alpha = 0.05$，拒绝 H_0，接受 H_1，差异有统计学意义，可认为该地成年女性甲状腺癌发病率高于一般人群。

（2）在例 7-15 中，$\mu_0 = 15$，检验步骤如下：

1）建立检验假设，确定检验水准

H_0：12～13 点期间到站人数与一天内每小时平均到站人数相同，$\mu = \mu_0 = 15$

H_1：12～13 点期间到站人数低于一天内每小时平均到站人数，$\mu < \mu_0$

$\alpha = 0.05$。

2）计算 P 值，做出统计推断

$$P(x \leqslant 4) = P(0) + P(1) + P(2) + P(3) + P(0)$$

$$= e^{-15} + \frac{e^{-15} \times 15^1}{1!} + \frac{e^{-15} \times 15^2}{2!} + \frac{e^{-15} \times 15^3}{3!} + \frac{e^{-15} \times 15^4}{4!}$$

$$= 0.000857$$

因 $P = 0.000857$，按 $\alpha = 0.05$ 水准，拒绝 H_0，接受 H_1，差异有统计学意义，可认为该车站 12～13 点期间到站人数低于一天内每小时平均到站人数。

（三）两个样本均数的比较

【例 7-16】

上海市某区 2001～2004 年地鼠肾乙脑灭活疫苗和全细胞百白破疫苗的预防接种异常反应报告率分别为 29.25/10 万和 27.56/10 万，问两种疫苗的异常反应率是否有差别？

【例 7-17】

分别对 A、B 两种建筑材料进行放射性检测，每隔 1 小时用同一计数器计数 1 分钟，共检测 6 次，计数器 6 次读数如下：A 材料分别为 9，5，6，7，6，5，6，B 材料分别为 11，7，10，9，7，12，10。试比较两种材料的放射性是否有差别？

【例 7-18】

随机抽取某市 4 家五星级宾馆和 3 家四星级宾馆，采用空气平皿沉降法对客房进行微生物污染水平调查，其中 4 家五星级宾馆检测结果分别为 6，9，7，10CFU/皿，3 家四星级宾馆结果分别为 12，17，13CFU/皿。问五星级与四星级宾馆客房空气微生物污染水平是否有差别？

> 一门科学，只有当它成功地运用数学时，才能达到真正完善的地步。
> ——马克思

【分析】

以上都是属于两个样本均数比较，由于资料服从 Poisson 分布，3 个例子在设计上稍微有点区别。可根据具体设计的不同，选用两个样本均数比较方法来进行假设检验。

一般认为单位时间、空间或人群间某独立事件的发生服从 Poisson 分布，当样本事件数大于 20 时，Poisson 分布近似正态分布。因此，两事件数的比较可采用 z 检验，目的是推断两样本所代表的总体计数有无差别。其统计量 z 的计算应根据不同情况选择相应的计算公式。

1. 观察单位（时间、面积、容积）相同的无重复试验　用公式（7-19）计算 z 值

$$z = \frac{x_1 - x_2}{\sqrt{x_1 + x_2}} \tag{7-19}$$

例 7-16 属于此种情况，其检验步骤如下：

（1）建立假设，确定检验水准

H_0：两种疫苗的异常反应率无差别，$\mu_1 = \mu_2$。

H_1：两种疫苗的异常反应率有差别，$\mu_1 \neq \mu_2$。

$\alpha=0.05$。

（2）计算统计量 z 值

$$z = \frac{x_1 - x_2}{\sqrt{x_1 + x_2}} = \frac{29.25 - 27.56}{\sqrt{29.25 + 27.56}} = 0.2242$$

（3）确定 P 值，做出统计推断

$z=0.2242$，查 t 界值表得 $P>0.50$，按 $\alpha=0.05$ 水准，不拒绝 H_0，差异无统计学意义，可认为两种疫苗的异常反应率无差别。

2. 观察单位（时间、面积、容积）相同的有重复试验，且重复次数相等　利用 Poisson 分布的可加性原理，将各小单位发生数 x 相加成大单位 $\sum x$，再用公式（7-20）计算 z 值

$$z = \frac{\sum x_1 - \sum x_2}{\sqrt{\sum x_1 + \sum x_2}} \tag{7-20}$$

例 7-17 为观察单位相同（均为 1 分钟）的重复试验，且重复次数亦相同（$n_1=n_2=6$），故以公式（7-20）来计算 z 值。具体步骤如下：

（1）建立假设，确定检验水准

H_0：两培养基效果无差别，$\mu_1=\mu_2$。

H_1：两培养基效果有差别，$\mu_1 \neq \mu_2$。

$\alpha=0.05$。

（2）计算统计量 z 值

$$z = \frac{\sum x_1 - \sum x_2}{\sqrt{\sum x_1 + \sum x_2}} = \frac{44 - 66}{\sqrt{44 + 66}} = -2.098$$

（3）确定 P 值，做出统计推断

$z=-2.098$，查 t 界值表得 $0.02<P<0.05$，按 $\alpha=0.05$ 水准，拒绝 H_0，接受 H_1，差异有统计学意义，可认为两种材料放射性有差别，结合资料可认为 B 材料放射性较大。

3. 观察单位（时间、面积、容积）不同，或在有重复试验中，重复次数不同（不论样本观察单位数是否相同）时　应先将观察单位化成相同的小单位，即计算得到以小单位为观察单位的平均数，再按公式（7-21）计算 z 值。

$$z = \frac{\overline{x}_1 - \overline{x}_2}{\sqrt{\dfrac{\overline{x}_1}{n_1} + \dfrac{\overline{x}_2}{n_2}}} \tag{7-21}$$

式中 n_1、n_2 分别为两样本的观察单位数，$\overline{x}_1$、$\overline{x}_2$ 分别为两样本按确定的观察单位所计算的平均计数，$\overline{x}_1 = \dfrac{\sum x_1}{n_1}$，$\overline{x}_2 = \dfrac{\sum x_2}{n_2}$。当 $n_1=n_2$ 时，公式（7-20）与公式（7-21）完全等价，当 $n_1=n_2=1$ 时，公式（7-21）、公式（7-20）与公式（7-19）完全等价。

在例 7-18 中，抽查的次数不相等 $n_1=4$，$n_2=3$，$\overline{x}_1 = \dfrac{6+9+7+10}{4} = 8$；$\overline{x}_1 = \dfrac{12+17+13}{3} = 14$。可以使用公式（7-21）来计算 z 值。其具体步骤如下：

（1）建立检验假设，确定检验水准

H_0：五星级与四星级宾馆客房空气微生物污染水平无差别，$\mu_1=\mu_2$。

H_1：五星级与四星级宾馆客房空气微生物污染水平有差别，$\mu_1 \neq \mu_2$。

$\alpha=0.05$。

（2）计算统计量 z 值

$$z = \frac{\overline{x}_1 - \overline{x}_2}{\sqrt{\dfrac{\overline{x}_1}{n_1} + \dfrac{\overline{x}_2}{n_2}}} = \frac{8 - 14}{\sqrt{\dfrac{8}{4} + \dfrac{14}{3}}} = -2.323$$

（3）确定 P 值，做出统计推断

$z=-2.323$，查 t 界值表得 $0.02<P<0.05$，按 $\alpha=0.05$ 水准，拒绝 H_0，接受 H_1，差异有统计学意义，可认为五星级与四星级宾馆客房空气微生物污染水平有差别，五星级宾馆客房空气微生物污染水平较低。

【知识点 7-7】 **Possion 分布的应用**

1. 总体均数的可信区间 当样本阳性发生数 $x>20$ 时，总体均数的（$1-\alpha$）可信区间可按正态近似法来估计，其计算公式为：

$$x\pm z_\alpha\sqrt{x} \tag{7-16}$$

当样本阳性发生数 $x\leqslant20$ 时，总体均数的（$1-\alpha$）% 可信区间可使用查表法或 Liddell（1984）提出的精确法。其中精确法的计算公式为：

$$\frac{1}{2}\chi^2_{2x(\alpha)},\quad\frac{1}{2}\chi^2_{(2x+2)(1-\alpha)} \tag{7-17}$$

2. 单事件数的比较

（1）当样本事件数 $x>20$ 时，可用正态近似法计算，公式如下：

$$z=\frac{x-\mu_0}{\sqrt{\mu_0}} \tag{7-18}$$

（2）当样本事件数 $x<20$ 时，可用 Poisson 分布直接计算概率法。

3. 两事件数的比较

（1）观察单位相同的无重复试验，用公式（7-20）计算 z 值

$$z=\frac{x_1-x_2}{\sqrt{x_1+x_2}} \tag{7-19}$$

（2）观察单位相同的有重复试验，且重复次数相等，将各小单位发生数 x 相加成大单位 $\sum x$，再用公式（7-20）计算 z 值

$$z=\frac{\sum x_1-\sum x_2}{\sqrt{\sum x_1+\sum x_2}} \tag{7-20}$$

（3）观察单位不同，或在有重复试验中，重复次数不同时，应先将观察单位化成相同的小单位，即计算得到以小单位为观察单位的平均计数，再按公式（7-21）计算 z 值。

$$z=\frac{\overline{x_1}-\overline{x_2}}{\sqrt{\dfrac{\overline{x_1}}{n_1}+\dfrac{\overline{x_2}}{n_2}}} \tag{7-21}$$

思 考 练 习

一、是非题（正确记"+"，错误记"-"）

1. 所有二项分布的资料，均可以用 $p\pm z_\alpha s_p$ 估计其可信区间。　（　　）

2. 在二项分布资料中，二项分布的标准差为 $\sigma=\sqrt{n\pi(1-\pi)}$。　（　　）

3. 二项分布的各个观察对象的结果相互独立。　（　　）

4. 两样本率差别的假设检验最好用二项分布法计算概率。　（　　）

5. 当 δ 小于 5%，n 很大时，二项分布资料可用 Poisson 分布来近似处理。　（　　）

6. Poisson 分布的均数等于其方差。　（　　）

7. 发病率很低的传染性疾病发病人数的分布可看作 Poisson 分布。　（　　）

8. Poisson 分布总体均数的区间估计有正态近似法和查表法两种方法。　（　　）

9. Poisson 分布具有可加性，因此可将小单位相加以满足正态近似性。　（　　）

10. Poisson 分布可视为二项分布的极限分布。　（　　）

二、选择题（从 a～e 中选出一个最佳答案）

1. 在二项分布资料中，当_____，可用正态分布法进行处理。

a. 样本例数 n 足够大时　　　　b. 样本率 p 足够大时　　　　c. np 与 $n(1-p)$ 小于 5 时

d. np 与 $n(1-p)$ 大于 5 时　　　e. 以上都不对

2. 在二项分布资料中，含量为 n 的样本中，最多有 x 例阳性的概率为 _____。

a. $F(x) = \sum\limits_{x}^{\infty} P(x)$　　　　b. $Q(x) = \sum\limits_{x}^{\infty} P(x)$　　　　c. $F(x) = \sum\limits_{0}^{x} P(x)$

d. $Q(x) = \sum\limits_{x}^{n} P(x)$　　　　e. 以上都不对

3. 以下属于 Poisson 分布的是 _____。

a. 健康儿童的血铅含量分布　　　　　　　b. 一般正常人群中血红蛋白分布

c. 粉尘在单位容积内计数的分布　　　　　d. 每周传染病发病人数的分布

e. 以上都不对

4. 一般正常人群中血清胆固醇含量分布属于 _____。

a. 二项分布　　　b. Poisson 分布　　　c. 对数正态分布　　　d. 正态分布　　　e. 以上都不对

5. 每毫升水中大肠杆菌数的分布属于 _____。

a. 二项分布　　　b. Poisson 分布　　　c. 对数正态分布　　　d. 正态分布　　　e. 以上都不对

6. 一般人群中高血压患者的资料分布属于 _____。

a. 二项分布　　　b. Poisson 分布　　　c. 对数正态分布　　　d. 正态分布　　　e. 以上都不对

7. 10 个平皿培养共得菌落数 150 个，则平均每个平皿菌落数的 95% 可信区间为 _____。

a. $\dfrac{150}{10} \pm 1.96 \times \sqrt{150}$　　　　b. $150 \pm 1.96 \times \sqrt{\dfrac{150}{10}}$　　　　c. $\dfrac{150}{10} \pm 1.96 \times \sqrt{\dfrac{150}{10}}$

d. $\dfrac{150}{10} \pm 1.96 \times \dfrac{\sqrt{150}}{10}$　　　　e. 以上都不对

8. 某市甲状腺癌粗发病率从 2011 年的 5.57/10 万上升到 2013 年的 10.23/10 万，欲比较 2013 年甲状腺癌粗发病率较 2011 年是否有所升高，应采用 _____。

a. $z = \dfrac{p - \pi_0}{\sqrt{\pi_0(1-\pi_0)/n}}$　　　　b. $z = \dfrac{p_1 - p_2}{\sqrt{p_c(1-p_c)(1/n_1 + 1/n_2)}}$　　　　c. $z = \dfrac{x_1 - x_2}{\sqrt{x_1 + x_2}}$

d. $z = \dfrac{\bar{x}_1 - \bar{x}_2}{\sqrt{\dfrac{\bar{x}_1}{n_1} + \dfrac{\bar{x}_2}{n_2}}}$　　　　e. $z = \dfrac{x - \mu_0}{\sqrt{\mu_0}}$

9. 某医师在研究中西药治疗急性气管炎的疗效中，中药治疗急性气管炎 120 例，治愈 115 人，治愈率 95.8%，西药治疗急性气管炎 120 例，治愈 95 人，治愈率 79.2%，欲比较中西药治疗急性气管炎的疗效有无差别，应采用 _____。

a. $z = \dfrac{p - \pi_0}{\sqrt{\pi_0(1-\pi_0)/n}}$　　　　b. $z = \dfrac{p_1 - p_2}{\sqrt{p_c(1-p_c)(1/n_1 + 1/n_2)}}$　　　　c. $z = \dfrac{x_1 - x_2}{\sqrt{x_1 + x_2}}$

d. $z = \dfrac{\bar{x}_1 - \bar{x}_2}{\sqrt{\dfrac{\bar{x}_1}{n_1} + \dfrac{\bar{x}_2}{n_2}}}$　　　　e. $z = \dfrac{x - \mu_0}{\sqrt{\mu_0}}$

三、应用分析题

1. 根据心理研究调查发现病态赌博在女性人群中患病率为 0.5%，若随机抽样 10000 名女性，试分别求有 1 人患病态赌博的概率，最少有 1 人患病态赌博的概率和最多有 1 人患病态赌博的概率。

2. 研究得知某市社区学龄前儿童龋齿总患病率为 51.72%，现随机从该市社区挑选 10 名学龄前儿童进行调查，求抽到 4 名及 4 名以下患有龋齿的儿童的概率。

3. 为了解某市小学生超重肥胖的流行现状，应用随机整群抽样的方法选取该市一小学的 2604 在校生进行身高、体重的测量，结果超重检出率为 14.5%，求该市小学生超重发生率的 95% 可信区间。

4. 某市十年间发生的鉴定为医疗事故的案件共 275 例。试估计：（1）该市十年总体平均医疗事故发生例数的 95% 可信区间。（2）每年总体平均医疗事故发生例数的 95% 可信区间。

5. 为比较两种雾化吸入糖皮质激素法对支气管哮喘患者气促症状的缓解效果，对 41 例患者
交替进行两种雾化吸入法治疗，采用雾化面罩吸入法后共 36 例有效缓解，采用经口吸入法后共 27 例有
效缓解，试比较两种方法的缓解效果。

6. 对某样品放射性的总计数为 10 分钟内 7500 次，本底为 10 分钟内 5000 次，试求该样品的纯放射性的
计数。

7. 调查某省五地区 1～6 岁儿童 20 003 例，发现脑瘫患儿 53 例，患病率为 2.75‰，其中男童 10849 例，
诊断脑瘫 36 例，脑瘫患病率 3.31‰，问该男童脑瘫患病率是否高于一般儿童？

8. 按国家饮用水规定水中的细菌总数不超过 100 个/ml，若抽取某水源 2ml 水样，测得细菌总数为 100
个，问该水源是否符合饮用水标准？

9. 采用循环风净化机法对某一手术室进行空气消毒 30min 后，空气中浮游菌数由 397CFU/m^3 下降至
303CFU/m^3，问该方法是否能有效降低手术室空气浮游菌数。

10. 某研究者发现孩子出生后的头一年内患慢性支气管炎病的人中，双亲有支气管炎的 20 个家庭中有 3
个孩子也患支气管炎，而全国在 1 岁内孩子的慢性支气管炎发生率为 5%，该如何评价？

（李秀央　俞婉琦　吴梦吟）

第 8 章 χ^2 检验

第一节 完全随机设计四格表资料的 χ^2 检验

【例 8-1】

　　某医师为比较中药和西药治疗癫痫的疗效，随机抽取 200 例癫痫患者分成中药组和西药组，结果中药组治疗 100 例，有效 80 例，西药组治疗 100 例，有效 60 例。该医师采用成组 t 检验（有效=1，无效=0）进行假设检验，结果 t=3.146，P=0.002，差异有统计学意义，故认为中西药治疗癫痫的疗效有差别，中药疗效高于西药。

> 学习从来无捷径，
> 循序渐进登高峰。
> ——高永祚

【问题 8-1】

　　（1）这是什么资料？
　　（2）该资料属于何种设计方案？
　　（3）该医师统计方法是否正确？为什么？
　　（4）该资料应该用何种统计方法？其步骤如何？

【分析】

　　①该资料是按中西药疗效（有效、无效）分类的二分类资料，即计数资料。②随机抽取 200 例癫痫患者分成西药组和中药组，属于完全随机设计方案。③该医师统计方法不正确。因为成组 t 检验用于推断两个总体均数有无差别，适用于正态或近似正态分布、方差齐性的计量资料，不能用于计数资料的比较。另外，该医师进行了计量资料的转换，虽然思路正确，但 1 和 0 的分布不呈正态分布，两组方差不齐（F=37.714，P<0.001），不能用 t 检验。④该资料的目的是通过比较两样本率来推断它们分别代表的两个总体率有无差别，应用四格表资料的 χ^2 检验（chi-square test）。

　　首先，将所给资料列成表 8-1。

表 8-1　中西药治疗癫痫患者有效率的比较

处理	有效	无效	合计	有效率（%）
中药	80（a）	20（b）	100（$a+b$）	80.0
西药	60（c）	40（d）	100（$c+d$）	60.0
合计	140（$a+c$）	60（$b+d$）	200（n）	70.0

　　表内 64（a）、16（b）、35（c）和 25（d）为 4 个基本数据，其余数据如行合计（n_R）、列合计（n_C）、总合计（n）及有效率等均可由这 4 个基本数据计算出来。基本数据的行数和列数均为 2 者，称为 2×2 列联表资料或四格表（fourfold table）资料；基本数据的行数或列数大于 2 者，称为 R×C 列联表资料或行×列表资料。

【检验步骤】

1. 建立检验假设，确定检验水准

H_0：中药和西药的有效率相同，即 $\pi_1 = \pi_2 = 70.0\%$

H_1：中药和西药的有效率不同，即 $\pi_1 \neq \pi_2$

$\alpha = 0.05$

2. 计算检验统计量 χ^2 值

　　（1）计算理论频数：假设 H_0 成立，即两种药物的有效率相同（70.0%），理论上，中药组有效人数为 100×70.0%=70 人，无效人数为 100×（1–70.0%）=30 人；西药组有效人数为 100×70.0%=70 人，无效人数为 100×（1–70.0%）=30 人。70，30，70，30 称为理论频数（theoretical frequency），简称理论数（T），用公式 $T_{RC} = \dfrac{n_R n_C}{n}$ 计算，式中 T_{RC} 为第 R 行 C 列的理论频数，n_R 为相应的行合计，n_C 为相应的列合计。实际观测得到的数据 80、20、60 和 40 称为实际频数（actual frequency），简称实际数（A）。在 H_0 成立时，实际频数（A）和理论频数（T）的差异不应该很大，如果实际频数（A）和理论频数（T）的差异很大，则 H_0 成立的可能性很小。

（2）计算 χ^2 值：实际频数（A）和理论频数（T）构建了统计量 χ^2。χ^2 值反映实际频数（A）和理论频数（T）的符合程度。A 与 T 相差越大，则 $\sum (A-T)^2$ 的值越大，反之则越小。χ^2 检验的基本公式为

$$\chi^2 = \sum \frac{(A-T)^2}{T} \tag{8-1}$$

$$v = (R-1)(C-1) \tag{8-2}$$

式（8-2）中，v 为自由度；R 为行数；C 为列数。

将表 8-1 数据代入式（8-1）、式（8-2），得

$$\chi^2 = \frac{(80-70)^2}{70} + \frac{(20-30)^2}{30} + \frac{(60-70)^2}{70} + \frac{(40-30)^2}{30} = 9.524$$

$$v = (2-1)(2-1) = 1$$

3. 确定 P 值，做出统计推断　查附表 8（χ^2 界值表），得 $\chi^2_{0.005,1} = 7.88$，$P < 0.005$，按 $\alpha = 0.05$ 水准，拒绝 H_0，接受 H_1，差异有统计学意义，可认为两药的有效率不相等，中药疗效高于西药。

> 聪明在于勤奋，天才在于积累。
> ——华罗庚

如果将表 8-1 中的四个基本数据分别用 a、b、c、d 表示，则可用专用公式（8-3）计算 χ^2 值。

$$\chi^2 = \frac{(ad-bc)^2 n}{(a+b)(c+d)(a+c)(b+d)} \tag{8-3}$$

按式（8-3）　$\chi^2 = \frac{(ad-bc)^2 n}{(a+b)(c+d)(a+c)(b+d)} = \frac{(80 \times 40 - 20 \times 60)^2 \times 200}{100 \times 100 \times 140 \times 60} = 9.524$

计算结果与 SPSS 统计软件包计算结果（$\chi^2 = 9.524$，$P = 0.002$）一致。

【知识点 8-1】

1. χ^2 检验是一种以 χ^2 分布为基础，以 χ^2 值为检验统计量的计数资料的假设检验方法。

2. χ^2 值反映实际频数（A）和理论频数（T）的符合程度。

3. χ^2 检验主要用途：

（1）推断两个或两个以上总体率（或构成比）之间有无差别；

（2）两变量间有无相关关系；

（3）检验频数分布的拟合优度。

4. χ^2 检验基本公式：$\chi^2 = \sum \dfrac{(A-T)^2}{T}$

5. 四格表 χ^2 检验专用公式：如果四个实际基本数据用 a、b、c、d 表示，则 χ^2 值可以用专用公式计算。

$$\chi^2 = \frac{(ad-bc)^2 n}{(a+b)(c+d)(a+c)(b+d)}$$

【例 8-2】

某医师比较母乳喂养与人工喂养发生婴儿腹泻的差别，共选取婴儿 40 例。结果见表 8-2。

表 8-2　不同喂养方式下婴儿腹泻发生率的比较

喂养方式	腹泻	正常	合计	发生率（%）
人工喂养	15（11.3）	14（17.7）	29	51.7
母乳喂养	1（4.7）	11（7.3）	12	8.3
合计	16	25	41	39.0

某医师认为这是完全随机设计的 2 组二分类资料，可用四格表的 χ^2 检验。其步骤如下：

1. 建立检验假设，确定检验水准

H_0：不同喂养方式的发生率相等，即 $\pi_1 = \pi_2$

H_1：不同喂养方式的发生率不等，即 $\pi_1 \neq \pi_2$

$\alpha = 0.05$

2. 计算检验统计量 χ^2 值

（1）计算理论频数：根据公式 $T_{RC} = \dfrac{n_R n_C}{n}$ 计算理论频数，填入表 8-2 的括号内。

（2）计算 χ^2 值

$$\chi^2 = \frac{(15-11.3)^2}{11.3} + \frac{(14-17.7)^2}{17.7} + \frac{(1-4.7)^2}{4.7} + \frac{(11-7.3)^2}{7.3} = 6.773$$
$$\nu = (2-1)(2-1) = 1$$

3. 确定 P 值，做出统计推断   查附表 8（χ^2 界值表），得 $\chi^2_{0.010,1} = 6.63$，$\chi^2_{0.005,1} = 7.88$，$0.005 < P < 0.010$，按 $\alpha = 0.05$ 水准，拒绝 H_0，接受 H_1，差异有统计学意义，可认为不同喂养方式下腹泻发生率不等，人工喂养腹泻发生率高于母乳喂养。

> 成功＝艰苦的劳动＋
> 正确的方法＋少说空话。
> ——爱因斯坦

【问题 8-2】

（1）这是什么资料？

（2）该资料属于何种设计方案？

（3）该医师统计方法是否正确？为什么？

【分析】

①不同喂养方式下腹泻发生率按发生和未发生分类，该医师认为此资料是二分类资料即计数资料是正确的。②40 例患者随机分配到人工喂养组和母乳喂养组，属于完全随机设计方案。③该医师用四格表 χ^2 检验是正确的，但计算 χ^2 值的公式不对。因为有一个理论频数（$T_{21}=4.7$）小于 5 大于 1，应用连续性校正公式计算 χ^2 值。

式 8-4 和 8-5 分别为 χ^2 检验基本公式和四格表专用公式的连续性校正公式。

$$\chi^2 = \sum \frac{(|A-T|-0.5)^2}{T} \tag{8-4}$$

$$\chi^2 = \frac{(|ad-bc|-n/2)^2 n}{(a+b)(c+d)(a+c)(b+d)} \tag{8-5}$$

将表 8-2 数据代入式（8-4），得

$$\chi^2 = \frac{(|15-11.3|-0.5)^2}{11.3} + \frac{(|14-17.7|-0.5)^2}{17.7} + \frac{(|1-4.7|-0.5)^2}{4.7} + \frac{(|11-7.3|-0.5)^2}{7.3} = 5.066$$
$$\nu = (2-1)(2-1) = 1$$

查附表 8（χ^2 界值表），得 $\chi^2_{0.025,1} = 5.02$，$\chi^2_{0.010,1} = 6.63$，$0.025 > P > 0.010$，按 $\alpha = 0.05$ 水准，拒绝 H_0，接受 H_1，差异有统计学意义，可认为不同喂养方式下腹泻发生率不等，人工喂养腹泻发生率高于母乳喂养。

【知识点 8-2】   **χ^2 分布**

χ^2 分布是一种连续型随机变量的概率分布。若 k 个随机变量 z_1，…，z_k 相互独立，且服从标准正态分布，则随机变量 x 被称为服从自由度为 k 的 χ^2 分布，记作 $x - \chi^2(k)$。

$$x = \sum_{n=1}^{k} z_n^2$$

χ^2 分布的概率密度曲线见图 8-1，随着 ν 逐渐增大，χ^2 分布逐渐趋向正态分布。

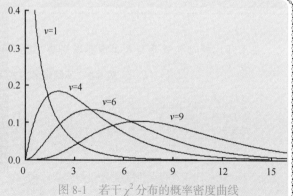

图 8-1   若干 χ^2 分布的概率密度曲线

【知识点 8-3】

1. 四格表 χ^2 检验的连续性校正　由于 χ^2 分布是一种连续性分布,附表 8 中 χ^2 界值是根据此连续性分布的理论公式计算出来的,但两个或多个率比较的原始数据却属定性资料,是不连续的,故式(8-1)和(8-3)只是一个近似计算公式。当样本含量较小时,计算出来的 χ^2 值往往偏大,相应的 P 值偏小,从而人为地增加了犯第 I 类错误的机会。为纠正这种偏性,可采用连续性校正 χ^2。

2. 四格表 χ^2 检验的注意事项

(1) 当 $n \geq 40$,$T \geq 5$ 时,用四格表 χ^2 检验的基本公式或专用公式计算 χ^2 值。

(2) 当 $n \geq 40$,$1 \leq T < 5$ 时,需要用校正公式计算 χ^2 值。

(3) 当 $n < 40$ 或 $T < 1$ 时,不宜计算 χ^2 值,需采用四格表确切概率法直接计算概率。

【知识点 8-4】

四格表 χ^2 检验的基本步骤

1. 建立检验假设,确定检验水准

H_0：两总体率相等,即 $\pi_1 = \pi_2$

H_1：两总体率不等,即 $\pi_1 \neq \pi_2$

$\alpha = 0.05$

2. 计算检验统计量 χ^2 值

(1) 计算理论频数：$T_{RC} = n_R n_C / n$

(2) 计算 χ^2 值：根据 n 值和 T 值采用相应的公式。

3. 确定 P 值,做出统计推断

如果 $P > 0.05$,不拒绝 H_0,差异无统计学意义,尚不能认为两总体率不同;

如果 $P \leq 0.05$,拒绝 H_0,接受 H_1,差异有统计学意义,可认为两总体率不同。

第二节　完全随机设计行 × 列表资料的 χ^2 检验

【例 8-3】

2016 年某医师用某种新药治疗不同类型类风湿性关节炎患者,共治疗了 306 例患者,结果见表 8-3。该医师采用行 × 列表资料的 χ^2 检验比较 3 种类型类风湿性关节炎的有效率,得 $\chi^2 = 41.290$,$P < 0.001$,差异有统计学意义,故认为 3 种类型类风湿性关节炎的疗效都不相同,类风湿性关节炎最好(83.3%),风湿性关节炎次之(80.0%),骨性关节炎最差(50.0%)。

表 8-3　某种新药治疗三种类型关节炎患者的疗效比较

组别	有效	无效	合计	有效率(%)
类风湿性关节炎	150(134.0)	30(46.0)	180	83.3
骨性关节炎	50(74.4)	50(25.6)	100	50.0
风湿性关节炎	120(111.6)	30(38.4)	150	80.0
合计	320	110	430	80.7

【问题 8-3】

(1) 该资料是什么资料?

(2) 该研究是什么设计?

(3) 统计分析的目的是什么?统计方法是否正确?

【分析】

(1) 该资料是 3 组二分类资料。

人生最美好的主旨和人类生活最幸福的结果,无过于学习。

——[法]巴尔扎克

（2）研究设计为完全随机设计。

（3）统计分析的目的是比较 3 种类型类风湿性关节炎患者有效率有无差别，该医师采用行×列表资料的 χ^2 检验进行假设检验是正确的。因为行×列表资料 χ^2 检验的主要用途是推断两个以上的样本率（或样本构成比）之间的差异有无统计学意义，两个分类变量之间有无相关关系。但是，该医师所得的 χ^2 检验结果，只能认为 3 种类型类风湿性关节炎患者的有效率不全相同，尚不能认为都不相同。如果要看每两个有效率之间有无差异，需要进一步作两两比较。

行×列表资料 χ^2 检验的正确做法如下：

【检验步骤】

1. 建立检验假设，确定检验水准

H_0：3 种类型类风湿性关节炎患者的有效率相同，即 $\pi_1 = \pi_2 = \pi_3$

H_1：3 种类型类风湿性关节炎患者的有效率不全相同，即 π_1，π_2，π_3 不全相同

$\alpha = 0.05$

注意：备择假设 H_1 为零假设 H_0 的对立假设，与之对立的情况包括 $\pi_1 \neq \pi_2 \neq \pi_3$、$\pi_1 \neq \pi_2$、$\pi_1 \neq \pi_3$ 或 $\pi_2 \neq \pi_3$ 四种，即至少有两个总体率不等，因此 H_1 应包括以上所有四种情况，即各总体有效率不全相等。

2. 计算检验统计量 χ^2 值

（1）计算理论频数：根据公式 $T_{RC} = n_R n_C / n$ 计算理论频数，填入表 8-3 的括号内。

（2）计算 χ^2 值：行×列表 χ^2 检验的专用公式为式（8-6），与 χ^2 检验基本公式（8-1）等价，但计算更为简便。

$$\chi^2 = n\left(\sum \frac{A^2}{n_R n_C} - 1\right) \tag{8-6}$$

将表 8-3 数据代入式（8-6），得

$$\chi^2 = 430\left(\frac{150^2}{180 \times 320} + \frac{30^2}{180 \times 110} + \frac{50^2}{100 \times 320} + \frac{50^2}{100 \times 110} + \frac{120^2}{150 \times 320} + \frac{30^2}{150 \times 110} - 1\right) = 41.290$$

$$\nu = (3-1)(2-1) = 2$$

3. 确定 P 值，做出统计推断　查附表 8（χ^2 界值表），得 $\chi^2_{0.005,2} = 10.60$，$P < 0.005$，按 $\alpha = 0.05$ 水准，拒绝 H_0，接受 H_1，差异有统计学意义，可认为 3 种类型类风湿性关节炎患者的有效率不全相同。3 种类型类风湿性关节炎患者的有效率之间的两两比较结果见表 8-4，除类风湿性关节炎与风湿性关节炎有效率之间的差异无统计学意义外，其余两两之间的差异均有统计学意义，可认为类风湿性关节炎与风湿性关节炎的有效率基本相同，均优于骨性关节炎。（这与该医师所得结论不同）

表 8-4　3 种类型类风湿性关节炎患者的有效率之间的两两比较

对比组	四格表 χ^2 值	P	检验水准调整值 α'	检验结果
类风湿性关节炎与骨性关节炎	35.000	<0.001	0.017	*
类风湿性关节炎与风湿性关节炎	0.611	0.434	0.017	—
骨性关节炎与风湿性关节炎	24.816	<0.001	0.017	*

注：表中"*"表示差异有统计学意义，"—"表示差异无统计学意义

在用行×列表 χ^2 检验进行统计比较时，还应注意其对资料的要求，即适用条件。

【知识点 8-5】　　**行×列表资料 χ^2 检验的注意事项**

1. 行×列表 χ^2 检验允许有 1/5 的基本格子理论频数小于 5 大于 1，但不能有理论频数小于 1。

2. 如果有 1/5 以上格子的理论频数小于 5 大于 1，或有 1 个格子的理论频数小于 1，可采用以下处理办法：

（1）增加样本含量：可以增大理论频数。

（2）将理论频数太小的行或列与性质相近的邻行或邻列中的实际频数合并：合并后可以产生较大的

理论频数），但要注意相邻类别合并的合理性，合并后要有实际意义，合并后自由度应作相应调整。

（3）删去理论频数太小的格子所对应的行或列。

后两种方法将会损失部分信息，也可能破坏样本的随机性，因此，研究设计时应考虑足够的样本含量。

【知识点 8-6】　　**行×列表资料 χ^2 检验的两两比较**

1. 进行多个样本率（或构成比）比较的 χ^2 检验，拒绝检验假设时，只能认为各总体率（或构成比）总的有差别，而不能认为每两组之间都有差异。如果需要知道各组之间是否不同，需要进一步进行组间的两两比较。

2. 常用的方法　　将多个样本率（或构成比）拆分为若干个 2×C 表进行 χ^2 检验。为减小犯 I 类错误的概率，需要调整检验水准 α。计算方法：

$$\alpha' = \frac{\alpha}{\text{比较次数}} \quad \text{或} \quad \alpha' = \frac{2\alpha}{k(k-1)}$$

式中，k 为比较的样本组数。

例如，表 8-3 中 3 个样本率之间的两两比较，需比较三次，$\alpha' = 0.05/3 = 0.017$，即每个四格表 χ^2 检验的 $\alpha' = 0.017$。

【例 8-4】

某医院 1 年内收治了感冒患者 393 例，其病人的血型分布见表 8-5，问该不同性别的感冒患者的血型分布有无差异？

表 8-5　某医院 1 年内收治的感冒患者的血型分布

组别	血型				合计
	A	B	O	AB	
男	48	55	60	39	202
女	45	50	58	38	191
合计	93	105	118	77	393

【分析】

该资料为完全随机设计的两组构成比资料，目的是比较不同性别的感冒患者的血型分布的构成是否不同，可用行×列表资料的 χ^2 检验进行分析。

【检验步骤】

1. 建立检验假设，确定检验水准

H_0：不同性别的感冒患者的血型分布的构成相同

H_1：不同性别的感冒患者的血型分布的构成不同

$\alpha = 0.05$

2. 计算检验统计量 χ^2 值

（1）计算理论频数：本例的最小理论频数 $T_{\min} = 37.4$。

（2）计算 χ^2 值：将表 8-5 数据代入式（8-6），得

$$\chi^2 = 393 \left(\frac{48^2}{202 \times 93} + \frac{55^2}{202 \times 105} + \frac{60^2}{202 \times 118} + \frac{39^2}{202 \times 77} + \cdots + \frac{38^2}{191 \times 77} - 1 \right) = 0.074$$

$$\nu = (2-1)(4-1) = 3$$

3. 确定 P 值，做出统计推断　查附表 8（χ^2 界值表），得 $\chi^2_{0.995,3} = 0.07$，$\chi^2_{0.990,3} = 0.12$，$0.995 > P > 0.990$，按 $\alpha = 0.05$ 水准，不拒绝 H_0，差异无统计学意义，尚不能认为不同性别的感冒患者的血型分布的构成不同。

【例 8-5】

　　某研究者研究不同类型胃病患者的血红蛋白含量情况，资料见表 8-6。问不同类型胃病患者的血红蛋白含量异常率是否不同？

表 8-6　不同类型胃病患者的血红蛋白含量异常情况

分组	血红蛋白含量（g/L）		合计
	正常	异常	
慢性糜烂型胃炎	110	10	120
胃溃疡	77	33	110
胃出血	25	75	100
合计	212	118	330

【分析】

　　该资料为完全随机设计多组比较，其分组变量（不同类型胃病）为多分类资料，但分析变量（血红蛋白含量正常与否）为两分类资料，所以可以用行×列表资料的 χ^2 检验进行比较。

【检验步骤】

1. 建立检验假设，确定检验水准

H_0：不同类型胃病患者的血红蛋白含量异常率相等

H_1：不同类型胃病患者的血红蛋白含量异常率不全相等

$\alpha = 0.05$

2. 计算检验统计量 χ^2

（1）计算理论频数：本例的最小理论频数 $T_{min} = 35.8$

（2）计算 χ^2 值：将表 8-6 数据代入式（8-6），得

$$\chi^2 = 330\left(\frac{110^2}{120 \times 212} + \frac{10^2}{120 \times 118} + \frac{77^2}{110 \times 212} + \frac{33^2}{110 \times 118} + \frac{25^2}{100 \times 212} + \frac{75^2}{100 \times 118} - 1\right) = 107.914$$

$$\nu = (3-1)(2-1) = 2$$

3. 确定 P 值，做出统计推断　查附表 8（χ^2 界值表），得 $\chi^2_{0.005,2} = 10.60$，$P < 0.005$，按 $\alpha = 0.05$ 水准，拒绝 H_0，接受 H_1，差异有统计学意义，可认为不同类型胃病患者的血红蛋白含量异常率不全相等。

【例 8-6】

　　某医师用某新药治疗不同类型的支气管炎患者，其中单纯型 126 例，单纯型合并肺气肿 110 例，治疗结果见表 8-7。该医师对此资料采用行×列 χ^2 检验，得 $\chi^2 = 6.297$，$P = 0.098$，差异无统计学意义，故认为该新药对不同类型的支气管炎患者的疗效无差别。

表 8-7　某新药治疗不同类型支气管炎的疗效比较

支气管炎类型	控制	显效	有效	无效	合计
单纯型	65	21	30	11	126
单纯型合并肺气肿	40	18	38	14	110
合计	105	39	68	25	336

【问题 8-4】

　　（1）该研究是什么设计？

（2）统计分析的目的是什么？统计方法是否正确？

【分析】

①该资料为完全随机设计方案。②欲比较两组的疗效是否有差别，其比较的结局变量（分析变量）是等级资料，为单向有序分类资料。用 χ^2 检验不妥，因为如果对其中的两列不同疗效的数值进行调换，χ^2 值不会有变化，但秩和检验与 Ridit 分析统计量有变化，所以该资料应该采用利用等级信息较好的秩和检验或 Ridit 分析。（经秩和检验，结果为 $z=-2.451$，$P=0.014$，差异有统计学意义。该结论与上述结论相反。）

> 书读得越多而不加思索，你就会觉得你知道得很多；而当你读书而思考得越多的时候，你就会越清楚地看到，你知道得还很少。
>
> —— 伏尔泰

表 8-8　不同工作紧张程度的神经衰弱症患者的病情程度分布

工作紧张程度	病情程度			合计
	轻度	中度	重度	
轻度	22	18	12	52
中度	13	20	26	59
重度	14	25	32	71
合计	49	63	70	182

【例 8-7】

某医师研究神经衰弱患者的工作紧张程度对病情程度的影响，把 182 例患者资料归纳如表 8-8。试分析神经衰弱症患者病情程度与工作紧张程度之间有无相关性。

【分析】

①该资料为不同工作紧张程度神经衰弱患者的病情程度分布情况，为多分类的双向有序等级资料。②该设计为同一受试对象用两种分类方法进行观察，属于自身配对设计方案。③该医师的目的是分析神经衰弱患者病情程度与工作紧张程度之间有无相关性，宜采用行×列表 χ^2 检验。

【检验步骤】

1. 建立检验假设，确定检验水准

H_0：神经衰弱患者病情程度与工作紧张程度之间无相关关系

H_1：神经衰弱患者病情程度与工作紧张程度之间有相关关系

$\alpha = 0.05$

2. 计算检验统计量 χ^2 值

（1）计算理论频数：本例的最小理论频数 $T_{\min}=14.00$

（2）计算 χ^2 值：将表 8-8 数据代入式（8-6），得

$$\chi^2 = 182\left(\frac{22^2}{52\times49}+\frac{18^2}{52\times63}+\frac{12^2}{52\times70}+\frac{13^2}{59\times49}+\frac{20^2}{59\times63}+\cdots+\frac{32^2}{71\times70}-1\right)=10.969$$

$$v = (3-1)(3-1) = 4$$

3. 确定 P 值，做出统计推断　查附表 8（χ^2 界值表），得 $\chi^2_{0.050,4}=9.49$，$\chi^2_{0.025,4}=11.14$，$0.025 < P < 0.050$，按 $\alpha = 0.05$ 水准，拒绝 H_0，接受 H_1，差异有统计学意义，可认为神经衰弱患者病情程度与工作紧张程度之间有相关关系，神经衰弱患者病情程度有随工作紧张程度增加而加重的趋势。此时，进一步计算列联系数。列联系数计算公式为：

$$r = \sqrt{\frac{\chi^2}{\chi^2 + n}} \tag{8-7}$$

将本例数据代入式（8-7）得
$$r = \sqrt{\frac{10.969}{10.969+182}} = 0.238$$

【知识点 8-7】

1. 对于单向有序的多分类资料，行×列表 χ^2 检验仅比较各组的构成比是否相同，没有利用等级信息，因此，在对等级资料进行统计比较时，常用秩和检验或 Ridit 分析。

2. 对于双向有序分类资料，行×列表 χ^2 检验可以分析两个事物或两个变量之间有无相关关系。

第三节　配对 χ^2 检验

表 8-9　两种方法测定结果比较

测定方法	+	−	合计	阳性率（%）
快速法	53	20	73	72.6
ELISA 法	55	18	73	75.3
合计	108	38	146	74.0

【例 8-8】

用快速法和 ELISA 法对同一批样品（$n=73$）进行抗体检测试验，快速法测定阳性率为 72.60%，ELISA 法测定阳性率为 75.3%，两种方法一致测定阳性率为 68.49%。为比较甲乙两种方法的测定阳性率是否有差异，该医生首先将资料整理为表 8-9。然后采用四格表 χ^2 检验进行假设检验，得 $\chi^2=0.142$，$P=0.706$，差异无统计学意义，故认为快速法和 ELISA 法两种方法的测定结果一致。

【问题 8-5】

（1）这是什么资料？

（2）该资料属于何种设计方案？

（3）该医师统计方法是否正确？为什么？

（4）资料应采用何种方法？其步骤如何？

> 学业攻炉冶，炼尽三山铁。
> ——［唐］寒山

【分析】

①该资料是按两种方法测定结果（阳性、阴性）分类的计数资料。②该设计为同一受试对象接受两种不同的处理，属于自身配对设计方案。③该医师用完全随机设计资料的四格表 χ^2 检验分析配对设计资料，其统计表和统计方法均不正确。④比较甲乙两种方法测定结果的阳性率是否有差别，应采用配对 χ^2 检验（或 McNemar 检验）。

现将资料整理为配对计数资料的 2×2 列联表，见表 8-10。该实验结果表明：快速法₊ELISA 法₊为 a，快速法₊ELISA 法₋为 b，快速法₋ELISA 法₊为 c，快速法₋ELISA 法₋为 d，a 是两方法测定结果的一致阴性数，d 是两方法测定结果的一致阳性数，这两个频数的大小不能够显示两种方法的差别，而 b 和 c 是两种方法测定结果的不同部分，显然两种方法测定结果阳性率有无差别就反映在这两个数据提供的信息上。因此如果要比较两法何者为优，无需考虑 a 和 d，只要考虑 b 和 c，对 b 和 c 作 χ^2 检验即可，采用配对 χ^2 检验（或称为 McNemar 检验）；如果要了解两法测定结果之间有无相关关系，则要考虑 a、b、c、d，采用普通四格表 χ^2 检验。

表 8-10　两种方法测定结果比较

快速法	ELISA 法		合计
	+	−	
+	50（a）	3（b）	53
−	5（c）	15（d）	20
合计	55	18	73

假设两种方法的阳性概率相同，在此条件下，b 和 c 两个格子理论频数都应该是（$b+c$）/2，当 $b+c \geqslant 40$ 时，χ^2 统计量的计算可采用 χ^2 的基本公式（8-1），但此时仅考虑 b 和 c 两个格子，即：

$$\chi^2 = \sum \frac{(A-T)^2}{T} = \frac{(b-\frac{b+c}{2})^2}{\frac{b+c}{2}} + \frac{(c-\frac{b+c}{2})^2}{\frac{b+c}{2}} = \frac{(b-c)^2}{b+c}$$

因此，配对 χ^2 检验专用公式为

$$\chi^2 = \frac{(b-c)^2}{b+c} \tag{8-8}$$

若 $b+c<40$，应该对式（8-8）进行校正，校正公式为

$$\chi^2 = \frac{(|b-c|-1)^2}{b+c} \tag{8-9}$$

【检验步骤】

1. 建立检验假设，确定检验水准

H_0：两种方法测定的阳性率相同，即 $B=C$

H_1：两种方法测定的阳性率不同，即 $B \neq C$

$\alpha = 0.05$

2. 计算检验统计量 χ^2 值　对于表 8-10 数据，因为 b+c =5+3=8＜40，按式（8-9）计算

$$\chi^2 = \frac{(|3-5|-1)^2}{3+5} = 0.125$$

$$v = (2-1)(2-1) = 1$$

3. 确定 P 值，做出统计推断　查附表 8（χ^2 界值表），得 $\chi^2_{0.750,1} = 0.10$，$\chi^2_{0.500,1} = 0.45$，$0.750＞P＞0.500$，按 $\alpha = 0.05$ 水准，不拒绝 H_0，差异无统计学意义，尚不能认为快速法和 ELISA 法方法的测定结果有差别，即快速法和 ELISA 法两种方法的测定结果一致。

【例 8-9】
　　若想了解例 8-8 资料中快速法和 ELISA 法两种方法的测定结果是否相关，又应该如何分析呢？
【分析】
　　要了解两种方法的测定结果之间是否有相关性，需进行相关性分析，采用四格表 χ^2 检验的专用公式或校正公式对表 8-10 中的数据进行计算。

【检验步骤】

1. 建立检验假设，确定检验水准

H_0：两种方法的测定结果之间无相关

H_1：两种方法的测定结果之间有相关

$\alpha = 0.05$

2. 计算检验统计量 χ^2 值

（1）计算理论频数：本例的最小理论频数 T_{min}=4.93

（2）计算 χ^2 值：将表 8-10 数据代入式（8-5），得

$$\chi^2 = \frac{(|50 \times 15 - 3 \times 5| - 73/2)^2 \times 73}{53 \times 20 \times 55 \times 18} = 33.94$$

$$v = (2-1)(2-1) = 1$$

3. 确定 P 值，做出统计推断　查附表 8（χ^2 界值表），得 $\chi^2_{0.005,1}$=7.88，$P＜0.005$，按 $\alpha = 0.05$ 水准，拒绝 H_0，接受 H_1，可认为两种方法的测定结果之间有相关关系。

对于配对计数资料的 2×2 列联表，当两种处理之间有相关性时，可以进一步计算 ϕ 系数（phi coefficient），其计算公式分别为：

$$\phi = \sqrt{\frac{\chi^2}{n}} \tag{8-10}$$

式中，n 是总例数，而 χ^2 是上述假设检验中计算的 χ^2 值，ϕ 系数介于 0 和 1 之间，越接近于 1 说明关系越密切。

将本例数据代入式（8-10）得　　　　$\phi = \sqrt{\frac{33.94}{73}} = 0.68$

【知识点 8-8】
　　1. 计数资料的配对设计方法：将同一个样本的每个观察单位同时按两种处理因素的 2 个或多个水平分组。可用于两种处理因素的优劣检验和相关性分析。
　　2. 对配对设计的四格表资料，若比较两种因素间有无差别，应采用配对 χ^2 检验，也称为 McNemar 检验。当 b+c≥40，采用式（8-8）计算；当 b+c＜40，采用式（8-9）计算。
　　3. 配对设计 2×2 列联表和行×列表资料的相关性分析，可分别采用其相应的专用公式，但一定要将资料整理为配对设计的表格形式。两种处理因素之间有相关性，还需进一步计算 ϕ 系数或列联系数。

第四节 四格表的确切概率法

【例 8-10】

　　某医师为比较甲乙两药治疗糖尿病的疗效，将 39 例糖尿病患者随机分成两组，分别给予甲药和乙药治疗，结果见表 8-11。经 χ^2 检验，得连续性校正 $\chi^2=3.582$，$P=0.058$，差异无统计学意义，故认为甲乙两药治疗糖尿病的疗效基本相同。

表 8-11　两种药物治疗糖尿病的疗效比较

药物	有效	无效	合计	有效率（%）
甲药	21（17.9）	4（7.1）	25	84.0
乙药	7（10.1）	7（3.9）	14	50.0
合计	28	11	39	71.8

> 人生的光荣，不在永不失败，而在于能够屡败屡起。
> ——拿破仑

【问题 8-6】

　　（1）这是什么资料？

　　（2）该资料属于何种设计方案？

　　（3）该医师统计方法是否正确？为什么？

【分析】

　　①该资料是按甲乙两药的治疗结果（有效、无效）分类的计数资料。②39 例患者随机分配到甲药组和乙药组，属于完全随机设计方案。③患者总例数 $n=39<40$，该医师用 χ^2 检验是不正确的。当 $n<40$ 或 $T<1$ 时，不宜采用 χ^2 检验，需采用四格表确切概率法（exact probabilities in 2×2 table）直接计算概率。

【检验步骤】

1. 建立检验假设，确定检验水准

H_0：甲药和乙药的有效率相等，即 $\pi_1=\pi_2$

H_1：甲药和乙药的有效率不等，即 $\pi_1\neq\pi_2$

$\alpha=0.05$

2. 计算样本 $|p_1-p_2|$　　本例样本 $|p_1-p_2|=84.0\%-50.0\%=34.0\%$

3. 计算概率　　在四格表的周边合计不变的条件下，变动四个基本数据，列出所有各种组合的四格表（组合数等于最小周边合计数加 1 个），一般选用行合计与列合计均为最小的那个格子，从 0 开始，依次增加 1，直到该格子的观测频数等于最小周边合计数。采用公式（8-11）直接计算表内四个数据的各种组合之概率，再计算等于及大于样本 $|p_1-p_2|$ 的各四格表格的累计概率，双侧检验取两侧累计概率，单侧检验只取一侧累计概率。

$$P=\frac{(a+b)!(c+d)!(a+c)!(b+d)!}{a!b!c!d!n!}\tag{8-11}$$

式中 a、b、c、d 为四格表的实际频数，n 为总例数，! 为阶乘符号。

　　本例最小周边合计为 11，可列出 12 个四格表，按式（8-11）分别求出各个四格表的概率，具体如表 8-12。

表 8-12　Fisher 确切概率法计算表（四格表周边合计不变时的不同组合）

序号	有效	无效	p_1（%）	p_2（%）	p_1-p_2（%）	P
1	25	0	100.0	21.4	78.6	0.0000
	3	11				
2	24	1	96.0	28.6	67.4	0.0000
	4	10				

续表

序号	有效	无效	p_1（%）	p_2（%）	p_1-p_2（%）	P
3	23	2	92.0	35.7	56.3	0.0004
	5	9				
4	22	3	88.0	42.9	45.1	0.0041
	6	8				
5*	21	4	84.0	50.0	34.0	0.0259
	7	7				
6	20	5	80.0	57.1	22.9	0.0952
	8	6				
7	19	6	76.0	64.3	11.7	0.2115
	9	5				
8	18	7	72.0	71.4	0.6	0.2871
	10	4				
9	17	8	68.0	78.6	−10.6	0.2349
	11	3				
10	16	9	64.0	85.7	−21.7	0.1109
	12	2				
11	15	10	60.0	92.9	−32.9	0.0273
	13	1				
12	14	11	56.0	100.0	−44.0	0.0027
	14	0				

*上表中序号为 5 的四格表为表 8-11 资料

　　本例四格表两样本率的差别为 34.0%，凡是比当前四格表更极端的情况都应该考虑进去，因为这些极端情况在 H_0 条件下都可能发生，其概率是支持 H_0 的。本例需计算双侧概率，因此计算满足$|p_1-p_2|\geqslant34.0\%$条件的四格表的累计概率 $P = P_1 + P_2 + P_3 + P_4 + P_5 + P_9 + P_{12} = 0.033$；若计算单侧概率 $P = P_1 + P_2 + P_3 + P_4 + P_5 = 0.030$（即只计算满足 $p_1-p_2\geqslant34.0\%$ 的四格表的累计概率）。

　　3. 确定 P 值，做出统计推断　$P=0.033$，按 $\alpha = 0.05$ 水准，拒绝 H_0，接受 H_1，差异有统计学意义，可认为甲乙两药的有效率不同，甲药疗效更好。

> 【知识点 8-9】
> 　　1. 凡是四格表资料均可采用 Fisher 确切概率法进行假设检验。
> 　　2. Fisher 确切概率法基于超几何分布，计算的基本步骤是在四格表的周边合计不变的条件下，计算表内四个基本数据的各种组合之概率，再计算满足一定条件的各四格表累计概率：若进行双侧检验，则计算满足等于及大于样本$|p_1-p_2|$条件的所有格子的累计概率；若进行单侧检验，只计算等于及大于样本（p_1-p_2）的累计概率。
> 　　3. 依次增减四格表中某个格子（一般选用行合计与列合计均为最小的那个格子）的数据，可列出周边合计不变条件下各种组合的四格表（一般可列出最小周边合计数加 1 个四格表）。

思 考 练 习

一、是非题（正确记"+"，错误记"−"）

1. 五个百分率的差别的假设检验，$\chi^2 > \chi^2_{0.05,\nu}$，可认为各组总体率都不相同。

2. 三行四列的表作 χ^2 检验允许有一个 $1<T<5$。

3. 四格表资料的 χ^2 检验，如 $\chi^2 > \chi^2_{0.05,1}$，可认为两总体率不同。

4. 对三个地区血型构成（A、B、O、AB 型），作抽样调查后比较，若有一个理论频数小于 5 大于 1 且 $n > 40$，必须作校正 χ^2 检验。

5. 进行三个率差别的 χ^2 检验，当 $P < 0.05$ 时，可认为各样本率之间总的来说有差别，但不能说明彼此之间都有差别。

6. 对于有序行列表，在比较各处理组的效应有无差别时，用 χ^2 检验不是最好的方法。

7. 四格表资料的校正 χ^2 检验，当 P 值在界值附近时特别有意义。

二、选择题（从 a～e 中选出一个最佳答案）

1. 四个样本百分率比较时，有一个理论频数小于 5 大于 1 时_____。

a. 必须先作合理的并组　　　　　b. 直接作 χ^2 检验　　　　　c. 不能作 χ^2 检验

d. 必须作校正 χ^2 检验　　　　　e. 不能确定是否需要校正

2. χ^2 检验是一种用途较广的假设检验方法，常用于_____。

a. 检验两个或两个以上样本率或构成比之间的差别　　　b. 检验两个或两个以上样本均数之间的差别

c. 检验两个或两个以上总体率之间的差别　　　d. 检验两个或两个以上总体均数之间的差别

e. 以上都可以

3. 两个四格表一个 $\chi^2 > \chi^2_{0.01,1}$，另一个 $\chi^2 > \chi^2_{0.05,1}$，可认为_____。

a. 前者两个的百分数相差大　　　　　b. 后者两个的百分数相差大

c. 前者更有理由认为两总体率不同　　　　　d. 后者更有理由认为两总体率不同

e. 尚不能下结论

4. 三行四列表作 χ^2 检验当有 4 个格子的 $1 < T < 5$ 时，_____。

a. 仍做 χ^2 检验　　　　　b. 应进行合理的合并　　　　　c. 做校正 χ^2 检验

d. 最好增加样本例数　　　　　e. 应进行合理的删除

5. 配对计数资料的相关性分析中，$b + c < 40$ 时，应采用_____。

a. 精确概率法　　　　　b. 校正 χ^2 检验　　　　　c. 不校正 χ^2 检验

d. 增加 n 后再作检验　　　　　e. 尚不能决定采用何法

6. 用液基薄层细胞学检查（TCT）和 HPV 检测分别对 100 名妇女作宫颈癌筛查，结果 TCT 法有 25 名阴性，HPV 检测法有 80 名阳性，两种方法均阳性者 73 名，两种方法检查均为阴性的人数是_____。

a. 20　　　　b. 7　　　　c. 75　　　　d. 18　　　　e. 10

7. 在四格表精确概率法计算中，变动四个基本数据可组合_____个四格表。

a. $N+1$　　　b. $N-1$　　　c. 最大周边合计数+1　　　d. 最小周边合计数+1　　　e. 以上都不对

8. 作两样本率的假设检验，其检验假设是_____。

a. $\bar{x}_1 = \bar{x}_2$　　　b. $\mu_1 = \mu_2$　　　c. $P_1 = P_2$　　　d. $\pi_1 = \pi_2$　　　e. 以上都不对

三、应用分析题

1. 用乳腺超声检查和 X 线片分别对 100 名已确诊的乳腺癌患者进行检查，结果显示乳腺超声检查有 40 名阳性，X 线片有 70 名阴性，两种方法均阳性者 10 名。某医师列出统计表及其 χ^2 检验如表 8-13，差异无统计学意义（$P=0.138$），认为两法检查结果无差别。请给予评价。

表 8-13　乳腺超声检查和 X 线片对 100 名患者进行检查的结果比较

组别	阳性	阴性	合计	阳性率（%）
乳腺超声检查	40	60	100	40.0
X 线片	30	70	100	30.0
合计	70	130	200	35.0

* $\chi^2 = 2.198$　$P = 0.138$

2. 2014 年云南省某单位对云南省 30～50 岁人群作高血压调查，结果为昆明 513 人，高血压人数为 161 人，高血压患病率为 31.4%；玉溪 500 人，高血压病人数为 142 人高血压患病率为 28.4%，据此资料回答下列问题：

（1）这是什么资料?

（2）能否根据患病率直接下结论?为什么?

（3）若要比较两地高血压患病率有无差别,应该选用何种统计方法?

（4）列出计算表。

（5）列出主要分析步骤（包括判断结果等,不必计算）。

3. 某医师用 A 抗生素治疗尿路感染病人 19 例,有效 11 例,用 B 抗生素治疗同类病人 20 例,有效 5 例,算得 $\chi^2=4.358$,$P=0.037$,认为 A 药的疗效优于 B 药。请给予评价。

4. 对 400 名钩端螺旋体病人同时用间接免疫荧光抗体实验和显微镜凝聚实验进行诊断,结果间接免疫荧光抗体实验诊断阳性率 80%,显微镜凝聚实验诊断阳性率为 74%,两法诊断一致阳性率为 70%,请问两种诊断方法的阳性率有无差别?

5. 某医院分别用中西药治疗大肠癌患者,结果西药组治疗 100 人,有效 62 人,中药组治疗 85 人,有效 67 人,问两种药物的疗效有无差别?

6. 某医生采用新复方降压药、降压药、安慰剂治疗 102 名高血压患者,结果见表 8-14,问三种药物治疗高血压患者的疗效有无差别?

表 8-14　三种药物治疗高血压的疗效比较

分组	有效	无效	合计
新复方降压药	35	5	40
降压药	20	10	30
安慰剂	7	25	32
合计	62	40	102

7. 某医师用甲乙两种培养基培养结核杆菌 40 份,结果见表 8-15。

表 8-15　两种培养基培养结核杆菌的结果

乙培养基	甲培养基		合计
	阳性	阴性	
阳性	10	2	12
阴性	16	12	28
合计	26	14	40

请问:

（1）两种培养基有无相关关系?

（2）两种培养基何者为优?

8. 用表 8-16 资料进行肠结核的临床诊断与 X 线诊断的相关分析。

表 8-16　肠结核的临床诊断与 X 线诊断结果

X 线诊断	临床诊断			合计
	阳性	可疑	阴性	
阳性	22	15	12	49
可疑	5	7	14	26
阴性	6	5	18	29
合计	33	27	44	104

9. 某医师用某种中草药治疗不同类型的小儿肺炎,其中病毒性肺炎 60 例,细菌性肺炎 60 例,治疗结果见表 8-17。该医师对此资料采用行×列 χ^2 检验,得 $\chi^2=7.077$,$P=0.069$,差异无统计学意义,故认为此种

中草药对不同类型小儿肺炎的疗效分布无差别。

表 8-17　某种中草药治疗不同类型小儿肺炎的疗效比较

小儿肺炎类型	治愈	显效	有效	无效	合计
病毒性肺炎	21	17	11	11	60
细菌性肺炎	11	13	17	19	60
合计	32	30	28	30	120

请问:

（1）该研究是什么设计?

（2）统计分析的目的是什么? 统计方法是否正确?

（罗家洪　孟　琼　陈　莹　常　巍）

第 9 章 秩 和 检 验

【例9-1】

某研究人员在某冶炼厂周边地区分别采用甲、乙两种方法对其土壤中镉（mg/kg）含量进行测定。检测12份土壤样品，结果如表9-1。该研究人员采用配对设计比较的 t 检验，得 $t=0.785$，$P>0.05$，差异无统计学意义。故不可以认为两种方法测定土壤中镉的含量有差异。

表9-1 某冶炼厂周边地区土壤中镉含量测定结果（mg/kg）

土壤号 （1）	甲法 （2）	乙法 （3）	差值（d） （4）=（2）-（3）
1	0.310	0.323	−0.013
2	0.518	0.510	0.008
3	0.454	0.437	0.017
4	0.187	0.207	−0.020
5	1.050	1.279	−0.229
6	0.362	0.366	−0.004
7	1.169	1.068	0.101
8	0.439	0.429	0.010
9	0.155	0.155	0.000
10	0.226	0.206	0.020
11	0.756	0.777	−0.021
12	0.805	0.880	−0.075

【问题9-1】

（1）这是什么资料？

（2）该实验属于何种设计方案？

（3）该研究人员所用统计方法是否正确？为什么？

> 理想的书籍是智慧的钥匙。
> ——托尔斯泰

【分析】

（1）该资料为计量资料。

（2）该实验属同源配对设计方案。

（3）该研究人员所采用的统计方法不正确。因本资料其配对差值 d 经正态性检验不满足正态性（Shapiro-Wilk 统计量 $w=0.696$，$P=0.001$），即不满足配对 t 检验的条件，故该资料宜采用非参数检验方法，即 Wilcoxon 配对设计的符号秩和检验，目的是推断配对资料的差值是否来自中位数为零的总体。

前面介绍的 t 检验、方差分析等假设检验方法，大都假定样本所来自的总体分布为正态分布，但其参数（即正态总体均数）为未知，统计推断的目的就是对这些未知参数进行检验，这一类依赖于总体分布的具体形式的统计推断方法称为参数统计方法或参数检验（parametric test）。但在许多实际问题中，如例9-1资料呈明显偏态，或分布不明的资料，需要用另一类不依赖总体分布类型的检验即非参数统计方法或非参数检验（nonparametric test）或任意分布检验（distribution-free test）。

非参数检验的优点在于它不受总体分布的限制，因此它的适用范围广，且方法简便易学。但适宜参数检验方法的资料，如果用非参数检验方法，由于没有充分利用资料提供的信息，就降低了检验效率，即第Ⅱ类错误的概率 β 增大。故适合参数检验条件的资料，应首选参数检验，但若参数检验的条件得不到满足，则非参数检验更适合。

非参数检验方法很多，本章介绍常用的秩转换（rank transformation）的非参数检验即秩和检验（rank sum test）。秩和检验的适用范围：①未加精确测量的资料（包括等级资料）；②偏态分布且无法转化为正态分布的资料；③分布不清楚的资料。

【知识点 9-1】

1. 参数统计方法或参数检验是一类依赖于总体分布的具体形式的统计推断方法。大都假定样本所来自的总体分布为正态分布，但其参数(如正态总体均数)为未知，统计推断的目的就是对这些未知参数进行检验

2. 非参数统计方法或非参数检验是一类不依赖总体分布类型的检验，即在应用中可以不考虑被研究对象为何种分布以及分布是否已知，检验假设中没有包括总体参数的一类统计方法。

第一节　配对设计资料的秩和检验

配对资料的秩和检验或配对符号秩和检验即 Wilcoxon 符号秩和检验（Wilcoxon signed rank test,或 Wilcoxon 配对法），它用于资料配对设计计量差值的比较和单一样本与总体中位数的比较。以例 9-1 资料为例介绍 Wilcoxon 符号秩和检验基本步骤。

【检验步骤】

1. 建立检验假设，确定检验水准

H_0：差值的总体中位数等于零，即 $M_d = 0$

H_1：差值的总体中位数不等于零，即 $M_d \neq 0$

$\alpha = 0.05$

2. 计算检验统计量 T 值

（1）求差值 d：见表 9-2 第（4）栏。

（2）编秩：按差值的绝对值大小从小到大编秩次，再根据差值的正负给秩次冠以正负号，若差值为 0，舍去不计，例数 n 相应减少；若差值的绝对值相等，称为相持（tie），这时取平均秩次。

（3）求秩和，确定统计量 T：分别求出正、负秩和 T_+ 和 T_-，T_+ 和 T_- 之和应为 $n(n+1)/2$。任取其一为统计量。本例 $T_+ = 26.5$，$T_- = 39.5$，总秩和为 66，而 $n(n+1)/2 = 11(11+1)/2 = 66$，表明秩和计算无误。取 $T = 26.5$ 或 $T = 39.5$。

表 9-2　某冶炼厂周边地区土壤中镉含量测定结果（mg/kg）

土壤号 （1）	甲法 （2）	乙法 （3）	差值（d） （4）=（2）-（3）	秩次 （5）
1	0.310	0.323	-0.013	-4
2	0.518	0.510	0.008	2
3	0.454	0.437	0.017	5
4	0.187	0.207	-0.020	-6.5
5	1.050	1.279	-0.229	-11
6	0.362	0.366	-0.004	-1
7	1.169	1.068	0.101	10
8	0.439	0.429	0.010	3
9	0.155	0.155	0.000	—
10	0.226	0.206	0.020	6.5
11	0.756	0.777	-0.021	-8
12	0.805	0.880	-0.075	-9

$T_+ = 26.5$，$T_- = 39.5$

3. 确定 P 值，作出统计推断

（1）据统计量 T 查附表 9（配对比较的符号秩和检验 T 界值表）　根据统计量 T 和对子数 n 查配对比较的符号秩和检验 T 界值表，确定 P 值（T 值在 T 界值范围内，P 大于 T 界值范围相应的概率；T 值等于 T 界值范围的下限或上限，P 值等于 T 界值范围相应的概率；T 值在 T 界值范围外，P 小于 T 界值范围相应的概率），结合专业作出结论。

本例以 $n=12$，$T=26.5$ 或 $T=39.5$，查附表9，$T_{0.10, 12}=17\sim61$，$P>0.10$，按 $\alpha=0.05$ 水准，不拒绝 H_0，差异无统计学意义，尚不能认为甲、乙两法检测土壤中镉的含量有差异。

注意：从附表9中可以看出，当 $n \leqslant 5$ 时，配对符号秩和检验不能得出双侧有统计学意义的概率，因此 n 必须大于5。

（2）正态近似法　随着 n 的增大，秩和分布（T 分布）逐渐逼近均数为 $n(n+1)/4$，方差为 $n(n+1)(2n+1)/24$ 的正态分布。若 $n>50$，超出附表9的范围，可用秩和分布的正态近似法作 z 检验。

当无相同秩次时，用式（9-1）计算统计量 z 值：

$$z = \frac{|T - \mu_T| - 0.5}{\sigma_T} = \frac{|T - n(n+1)/4| - 0.5}{\sqrt{n(n+1)(2n+1)/24}} \qquad (9\text{-}1)$$

其中0.5为连续性校正数。根据上式算得的 z 值确定 P 值，作出判断。

当相持差值较多（如超过25%）时，用式（9-1）求得的 z 值偏小，应用 Lehmann（1975）提出的公式（9-2）计算校正的统计量 z_c。

$$z_c = \frac{|T - n(n+1)/4| - 0.5}{\sqrt{\dfrac{n(n+1)(2n+1)}{24} - \dfrac{\sum(t_j^3 - t_j)}{48}}} \qquad (9\text{-}2)$$

式中，t_j 为第 j（$j=1$，2，$\cdots$）次相持所含相同秩次的个数。

【知识点 9-2】

1. Wilcoxon 符号秩和检验的基本思想：在 H_0 成立的前提下，配对差值的总体分布是对称的，总体中位数应为0，T_+ 与 T_- 应接近 $n(n+1)/4$。若正、负秩和相差悬殊，则 H_0 成立的可能性很小。

2. Wilcoxon 符号秩和检验适用于不满足 t 检验条件的配对设计的计量资料、等级资料和其他不能精确测量的资料。

3. Wilcoxon 符号秩和检验的目的是推断配对资料的差值是否来自中位数为零的总体。

4. Wilcoxon 符号秩和检验的基本步骤：

（1）建立检验假设，确定检验水准；

（2）计算统计量 t 值：①求差值 d；②编秩；③求秩和并确定统计量 t 值；

（3）确定 P 值并作出统计推断：可用查表法（小样本）和正态近似法（大样本）求 z 值，确定 p 值。

第二节　单样本资料的秩和检验

【例 9-2】　某医师在某地某工厂随机抽取 16 名工人，测得尿铅含量（μmol/L）为 0.65、0.78、2.13、2.48、2.54、2.68、2.73、3.01、3.13、3.27、3.54、4.38、4.47、5.05、6.08、11.27。已知该地正常人尿铅含量的中位数为 2.50μmol/L。该医师对此资料采用单样本 t 检验，得 $t=1.837$，$P=0.086$，差异无统计学意义，故认为该厂工人的尿铅含量不高于当地正常人。

【问题 9-2】

（1）这是什么资料？

（2）该医师统计方法是否正确？为什么？

（3）该资料应该用何种统计方法？

【分析】

（1）该资料为计量资料。

（2）该医师统计方法不正确。尿铅资料通常为偏态分布资料，从本例的资料也可看出变异较大，进行正态性检验 $w=0.809$，$P=0.004$，故不服从正态分布，不能用 t 检验处理。

（3）当资料分布为非正态分布，或总体分布无法确定，应用非参数检验方法，本例可选用 Wilcoxon 符号秩和检验，目的是推断与已知总体中位数的差值是否来自中位数为零的总体。

> 人的智慧掌握着三把钥匙，一把开启数字，一把开启字母，一把开启音符。知识、思想、幻想就在其中。
>
> ——雨果

【检验步骤】

1. 建立检验假设，确定检验水准

H_0：差值的总体中位数等于零，即 $M_d=0$，该厂工人的尿铅含量与正常人相同

H_1：差值的总体中位数大于零，即 $M_d>0$，该厂工人的尿铅含量高于正常人

单侧 $\alpha = 0.05$

2. 计算检验统计量 T 值

（1）求差值　$d = x_i - M_0$，见表9-3第（2）栏。

（2）编秩　对差值的绝对值由小到大编秩，再根据差值的正、负给秩次冠以正负号，见表9-3第（3）栏。差值为零，舍去不计，例数 n 减少。差值绝对值相等时，则取平均秩次。

（3）求正负秩和，确定统计量　$T_+=109$，$T_-=27$，取 $T=27$。

表 9-3　某厂 16 名工人的尿铅含量测定结果（μmol/L）

尿铅含量 （1）	差值（d） （2）	秩次 （3）	尿铅含量 （1）	差值（d） （2）	秩次 （3）
0.65	1.85	11	3.13	0.63	7
0.78	1.72	10	3.27	0.77	8
2.13	0.37	5	3.54	1.04	9
2.48	0.02	1	4.38	1.88	12
2.54	0.04	2	4.47	1.97	13
2.68	0.18	3	5.05	2.55	14
2.73	0.23	4	6.08	3.58	15
3.01	0.51	6	11.27	8.77	16

$T_+=109$，$T_-=27$

3. 确定 P 值，作出统计推断　与配对符号秩和检验相同，查附表9（配对比较的符号秩和检验 T 界值表），$n=16$，$T=27$，得单侧 $0.01<p<0.025$，按 $\alpha = 0.05$ 水准，拒绝 H_0，接受 H_1，差异有统计学意义，可认为该厂工人尿铅含量高于当地正常人。（**该结论与原结论相反**）

【知识点 9-3】

1. Wilcoxon 的符号秩和检验可用于不满足 t 检验条件的单样本计量资料比较。还可用于等级资料、不能精确测量的单样本资料比较。

2. 目的是推断与已知总体中位数的差值是否来自中位数为零的总体。

第三节　完全随机设计两样本资料的秩和检验

【例9-3】

在研究邻苯二甲酸二丁酯(DBP)对大鼠精子质量影响的实验中，将6周龄清洁级雄性 Sprague-Dawley 大鼠 20 只随机分为 DBP 染毒组（剂量为 250mg/kg）和对照组，每组各 10 只。分别检测大鼠精子总畸形率（%），结果如下。

DBP 组	4.87	5.28	7.66	6.03	5.14	8.01	7.59	8.22	7.87	7.39
对照组	3.45	2.34	3.45	3.89	4.87	3.94	2.47	4.08	2.75	4.29

青年的敏感和独创精神，一经与成熟科学家丰富的知识和经验相结合，就能相得益彰。

——贝弗里

对此资料作两样本均数比较的 t 检验，得 $t=6.602$，$P<0.001$，故认为 DBP 染毒组与对照组大鼠精子的总畸形率间有差别，DBP 染毒组大鼠精子的总畸形率较高。

【问题 9-3】

（1）该资料是什么类型的资料？

（2）研究采用的是何种设计？

（3）统计分析中有无不妥之处？

【分析】

（1）该资料为计量资料。（2）研究设计为完全随机设计。（3）统计方法不正确。两样本均数比较 t 检验的前提条件是资料服从正态分布，并且方差齐。而该资料为百分率资料不服从正态分布（DBP 组 $W=0.838$，$P<0.05$），因此不应作 t 检验，可采用非参数检验。本例选用非参数检验中的 Wilcoxon 秩和检验，目的是推断两样本分别代表的两总体分布是否不同。

【检验步骤】

1. 建立检验假设，确定检验水准

H_0：两总体分布相同，即 DBP 组与对照组大鼠精子总畸形率的总体分布相同

H_1：两总体分布不相同，即 DBP 组与对照组大鼠精子总畸形率的总体分布不相同

$\alpha = 0.05$

2. 计算检验统计量 T 值

（1）统一编秩：两组数据由小到大统一编秩次。有相同数据时，取平均秩次。

（2）求秩和：两组分别求秩和，本例两组的秩和分别为 154.5 和 55.5。

（3）确定统计量 T 值：若两组例数相等，则任取一组的秩和为统计量 T。若两组例数不等，则以样本例数较小组的秩和为统计量 T。本例，$n_1=n_2=10$，取检验统计量 $T=55.5$（表 9-4）。

3. 确定 P 值，作出统计推断

（1）查表确定 P 值　根据 n_1、n_2-n_1 及统计量 T 查两样本比较的秩和检验 T 界值表（附表 10），确定 P 值（T 值在 T 界值范围内，P 大于 T 界值范围相应的概率；T 值等于 T 界值范围的下限或上限，P 值等于 T 界值范围相应的概率；T 值在 T 界值范围外，P 小于 T 界值范围相应的概率），结合专业作出结论。本例取 $T=55.5$，在双侧 0.01 对应的 T 界值 71～139 的范围外，故 $P<0.01$。按 $\alpha = 0.05$ 检验水准，拒绝 H_0，接受 H_1，差异有统计学意义，可以认为 DBP 染毒组与对照组大鼠精子的总畸形率间有差别，DBP 染毒组大鼠精子的总畸形率较高。

（2）正态近似法　如果 n_1、n_2-n_1 超出了附表 10 的可查范围，可用正态近似检验。

表 9-4　两组大鼠精子总畸形率（%）比较

DBP 染毒组		对照组	
总畸形率	秩次	总畸形率	秩次
4.87	10.5	2.34	1
5.14	12	2.47	2
5.28	13	2.75	3
6.03	14	3.45	4.5
7.39	15	3.45	4.5
7.59	16	3.89	6
7.66	17	3.94	7
7.87	18	4.08	8
8.01	19	4.29	9
8.22	20	4.87	10.5
$n_1=10$	$T_1=154.5$	$n_2=10$	$T_2=55.5$

$$z = \frac{\left|T - n_1(N+1)/2\right| - 0.5}{\sqrt{n_1 n_2 (N+1)/12}}$$

（9-3）

当相持较多时（如超过 25%），按式（9-4）进行校正。

$$z_C = \frac{z}{\sqrt{C}}$$

（9-4）

其中，$C = 1 - \sum(t_j^3 - t_j)/(N^3 - N)$，$t_j$ 为第 j 次相持时相同秩次的个数，$N = n_1 + n_2$。

表 9-5　某地慢性克山病病人与扩张性心肌病病人心脏增大程度比较

心脏增大程度	CKSD	DCM	合计
轻度增大	11	4	15
中度增大	15	19	34
重度增大	10	17	27
合计	36	40	76

【例9-4】

慢性克山病（CKSD）与扩张性心肌病（DCM）均以心肌损伤为原发性病理改变。某医生利用 X 线影像变化观察某地此两种疾病的异同。结果见表 9-5。该医生对此资料进行 χ^2 检验（$n=76>40$，$T_{min}=7.1>5$），得 $\chi^2=5.356$，$P=0.069$，差异无统计学意义，故认为该两种病的心脏增大程度相同。

【问题9-4】

> 自信和希望是青年的特权。
>
> ——大仲马

（1）该资料是什么资料？
（2）该研究是什么设计？
（3）统计分析中有无不妥之处？

【分析】

（1）该资料的分组变量（两种病）是二分类资料，分析变量（心脏增大程度）是等级资料，称为单向有序分类资料。

（2）研究设计为完全随机设计。

（3）统计分析不正确。该医生的研究目的是比较两类病人在心脏增大程度上有无差异，用 χ^2 检验只能说明两类病人的心脏增大程度在分布上有无不同，而不能说明两类病人心脏增大程度的平均水平有无差别。如果将任意两行数据（例中度增大与重度增大数据）调换，χ^2 值不会改变，而秩和检验与 Ridit 分析统计量将发生改变，也就是说 χ^2 检验没有利用等级信息，因此效率较低。该资料宜用非参数检验的 Wilcoxon 秩和检验或 Ridit 分析进行统计分析。本例 Wilcoxon 秩和检验步骤如下所示。

【检验步骤】

1. 建立检验假设，确定检验水准

H_0：两种病人心脏增大程度的总体分布相同

H_1：两种病人心脏增大程度的总体分布不同

$\alpha = 0.05$

2. 计算检验统计量 T 值

（1）求各等级的秩次范围：将两组数据统一按等级顺序由小到大编秩次。先计算各等级的合计数，依等级顺序按合计数确定秩次范围。本例见表9-6，在第4栏各等级合计的基础上，确定各等级的秩次范围。

（2）求各等级的平均秩次：将秩次范围的上下限相加除以2即得平均秩次。在第5栏各等级秩次范围的基础上，计算出各等级的平均秩次。如表中轻度增大的平均秩次=（1+15）/2=8。

（3）求秩和：以各等级的平均秩次分别与各组各等级的相应例数相乘，再求和，得到各组的秩和 T_1 与 T_2。见第7与8栏。T_1=1205.5，T_2=1720.5。

表9-6　某地慢性克山病病人与扩张性心肌病病人心脏增大程度比较

心脏增大程度	CKSD	DCM	合计	秩次范围	平均秩次	秩和 CKSD	秩和 DCM
（1）	（2）	（3）	（4）	（5）	（6）	（7）=（2）（6）	（8）=（3）（6）
轻度	11	4	15	1～15	8	88	32
中度	15	19	34	16～49	32.5	487.5	617.5
重度	10	17	27	50～76	63	630	1071
合计	36（n_1）	40（n_2）	76	—	—	1205.5（T_1）	1720.5（T_2）

（4）确定统计量 T 值：本例 n_1=36，超过了两组比较 T 界值表的范围，需用正态近似检验。由于相持较多（每个等级的人数表示相同秩次的个数，即 t_j），按式（9-3）和式（9-4）计算 z_C 值。

$$z = \frac{|T - n_1(N+1)/2| - 0.5}{\sqrt{n_1 n_2(N+1)/12}} = \frac{|1205.5 - 36(76+1)/2| - 0.5}{\sqrt{36 \times 40 \times (76+1)/12}} = 1.873$$

$$C = 1 - \frac{\sum(t_j^3 - t_j)}{N^3 - N} = 1 - \frac{(15^3 - 15) + (34^3 - 34) + (27^3 - 27)}{76^3 - 76} = 0.858$$

$$z_C = \frac{z}{\sqrt{C}} = \frac{1.873}{\sqrt{0.858}} = 2.022$$

3. 确定 P 值，作出统计推断 z_C=2.022，查 t 界值表得 $t_{0.05,\infty} = 1.960$，$t_{0.02,\infty} = 2.3263$，$0.02 < P < 0.05$，按 $\alpha = 0.05$ 水准，拒绝 H_0，接受 H_1，差异有统计学意义，可认为慢性克山病病人与扩张性心肌病病人的心脏增大程度不同，扩张性心肌病病人的心脏增大程度较高。（该结论与原结论相反）

【知识点 9-4】

1. Wilcoxon 两样本秩和检验的基本思想：如果 H_0 成立，则两样本来自分布相同的总体，两样本的平均秩次 T_1/n_1 与 T_2/n_2 应相等或接近，含量 n_1 的样本的秩和 T_1 应在 $n_1(N+1)/2$ 的左右变化。若 T 值偏离此值太远，H_0 成立的可能性就很小。若偏离出给定 α 值所确定的范围时，则 $P<\alpha$，拒绝 H_0。

2. Wilcoxon 两样本秩和检验用于完全随机设计两样本资料的比较，可用于分布偏态或方差不齐的计量资料的比较，也可用于单向有序资料或无法精确测量的资料的比较。目的是推断两样本分别代表的总体分布是否不同。

第四节 完全随机设计多个样本资料的秩和检验

【例 9-5】

北五味子是著名的长白山道地药材。某研究人员在对北五味子木脂素（SCL）对酒精诱导小鼠急性肝损伤保护作用的研究中，将 40 只实验用小鼠随机分为四组，分别为正常对照组，酒精性肝损伤组，SCL 治疗组，阳性对照药组（联苯双酯滴丸）。检测各组小鼠血清中甘油三酯（TG）含量（mmol/L），结果见表 9-7。经方差分析，$F=8.873$，$P<0.01$，差异有统计学意义。进一步用 t 检验作两两比较，四组检测结果：SCL 治疗组与正常对照组、联苯双酯组与酒精性肝损伤组差异无统计学意义（$P>0.05$），其他各组之间的差异均有统计学意义（$P<0.05$），该研究者认为 SCL 组降低酒精性肝损伤小鼠的 TG 含量效果好，同时 SCL 组降脂效果较联苯双酯组效果好。

表 9-7 四组小鼠血清 TG 含量（mmol/L）

正常对照组	1.34	1.05	1.12	1.48	0.98	1.37	1.28	1.72	1.68	1.59
酒精性肝损伤组	1.95	1.89	2.53	2.01	1.87	2.39	1.98	1.74	2.54	2.25
SCL 治疗组	1.47	1.12	1.95	1.22	0.96	1.95	1.36	1.58	1.06	1.83
联苯双酯组	2.15	2.04	1.13	2.77	2.92	1.56	1.45	1.67	2.54	1.66

【问题 9-5】

（1）该资料是什么资料？

（2）该研究是什么设计？

（3）统计分析中有无不妥之处？

> 学习要有三心，一信心，二决心，三恒心。
>
> ——陈景润

【分析】

（1）该资料为多组计量资料。

（2）研究设计为完全随机设计。

（3）统计方法不正确。首先，多个样本均数的比较可采用单因素方差分析，但该资料方差不齐（经方差齐性检验，$F=4.225$ $P=0.012$），因此不能用方差分析进行比较。其次，用方差分析进行多组样本均数比较，当差异有统计学意义时，不能用 t 检验进行两两比较，而应采用 q 检验或 LSD-t 检验等。

（4）该资料可通过变量转换或采用非参数检验的 Kruskal-Wallis 多组样本比较的秩和检验进行分析。

Kruskal-Wallis 秩和检验也称 H 检验，主要用于推断多组样本分别代表的总体分布是否相同。适用于多组计量资料（尤其是不符合方差分析检验条件的多组计量资料）和多组有序分类资料或无法精确测量的资料间的比较。

【检验步骤】

1. 建立检验假设，确定检验水准

H_0：四组小鼠 TG 含量的总体分布相同

H_1：四组小鼠 TG 含量的总体分布不同或不全相同

$\alpha = 0.05$

2. 计算检验统计量 H 值

（1）各自排序：为便于编秩，先将各组数据分别由小到大排序。

（2）统一编秩：将各组数据由小到大统一编秩。有相同数据时，取平均秩次。

（3）求秩和：各组秩次分别相加得各组秩和，本例的秩和分别为 $R_1=117.5$、$R_2=305.5$、$R_3=140.5$ 和 $R_4=256.5$（表 9-8）。

表 9-8　四组小鼠血清 TG 含量（mmol/L）比较

正常对照组		酒精性肝损伤组		SCL 治疗组		联苯双酯组	
TG 含量	秩次	TG 含量	秩次	TG 含量	秩次	TG 含量	秩次
0.98	2	1.74	23	0.96	1	1.13	7
1.05	3	1.87	25	1.06	4	1.45	13
1.12	5.5	1.89	26	1.12	5.5	1.56	16
1.28	9	1.95	28	1.22	8	1.66	19
1.34	10	1.98	30	1.36	11	1.68	20
1.37	12	2.01	31	1.47	14	2.04	32
1.48	15	2.25	34	1.58	17	2.15	33
1.59	18	2.39	35	1.83	24	2.54	37.5
1.68	21	2.53	36	1.95	28	2.77	39
1.72	22	2.54	37.5	1.95	28	2.92	40
$n_1=10$	$R_1=117.5$	$n_2=10$	$R_2=305.5$	$n_3=10$	$R_3=140.5$	$N_4=10$	$R_4=256.5$

（4）计算统计量 H 值

$$H = \frac{12}{N(N+1)} \sum \frac{R_i^{\,2}}{n_i} - 3(N+1) \qquad (9\text{-}5)$$

式中，R_i 为各组的秩和，n_i 为各组相应的例数，$N = \sum n_i$。本例，

$$H = \frac{12}{40 \times (40+1)} \left(\frac{117.5^2}{10} + \frac{305.5^2}{10} + \frac{140.5^2}{10} + \frac{256.5^2}{10} \right) - 3 \times (40+1) = 17.977$$

当相持较多（如超过 25%），按式（9-6）计算校正值 H_c。

$$H_c = \frac{H}{c} \qquad (9\text{-}6)$$

其中，$c = 1 - \sum (t_j^3 - t_j) / (N^3 - N)$，$t_j$ 为第 j 次相持时相同秩次的个数。

3. 确定 P 值，作出统计推断

（1）查附表 11（H 界值表）得到 P 值。

（2）当组数和各组的例数超出 H 界值表时，H 近似地服从自由度为 $v=k-1$ 的 χ^2 分布，可查附表 8（χ^2 界值表）得到 P 值。本例 $n_i>5$，$v=k-1=3$，查附表 8（χ^2 界值表），得 $P<0.005$。按 $\alpha=0.05$ 水准，拒绝 H_0，接受 H_1，差异有统计学意义，可认为四组小鼠的 TG 含量不全相同。

【例 9-6】

某医生应用三种药物（盐酸米诺环素、甲硝唑、碘甘油）治疗口腔门诊就诊的牙周炎患者。其临床治疗效果见表 9-9。经 χ^2 检验，$\chi^2=9.043$，$P=0.060$，故认为该三种药物对牙周炎患者治疗效果无差别。

表 9-9　应用三种药物治疗牙周炎的临床疗效比较

临床疗效	盐酸米诺环素	甲硝唑	碘甘油	合计
显效	25	26	16	67
有效	24	27	35	86
无效	3	4	10	17
合计	52	57	61	171

【问题9-6】

（1）该资料是什么资料？

（2）研究是什么设计？

（3）统计分析中有无不妥之处？

【分析】

（1）该资料的分组变量（三种药物）是多分类资料，分析变量（临床疗效）是有序分类资料，为单向有序分类资料。

（2）研究设计为完全随机设计。

（3）统计分析不正确。因为该资料的分析变量为有序分类，χ^2检验不是首选，应首选秩和检验。

> 读书是易事，思索是难事，但两者缺一，便全无用处。
>
> ——富兰克林

【检验步骤】

1. 建立检验假设，确定检验水准

H_0：三种药物治疗效果的总体分布相同

H_1：三种药物治疗效果的总体分布不同或不全相同

$\alpha = 0.05$

2. 计算检验统计量 H 值

（1）求各等级的秩次范围：与两组等级资料相同，将各组数据统一按等级顺序由小到大编秩次。先计算各等级的合计数，依等级顺序按合计数确定秩次范围。本例据表 9-10 第 5 栏各等级的合计确定第 6 栏各等级的秩次范围。

（2）求各等级的平均秩次：在第 6 栏各等级秩次范围的基础上，计算出各等级的平均秩次，见第 7 栏。

（3）求秩和：以各等级的平均秩次分别与各组各等级的相应例数相乘，求和得到秩和 R_i。见第 8 至 10 栏。$R_1 = 3988$，$R_2 = 4515.5$，$R_3 = 6031.5$，$\overline{R}_1 = 76.69$，$\overline{R}_2 = 79.22$，$\overline{R}_3 = 98.88$。

表 9-10 应用三种药物治疗牙周炎的临床疗效比较

治疗效果	盐酸米诺环素	甲硝唑	碘甘油	合计	秩次范围	平均秩次	秩和		
							盐酸米诺环素	甲硝唑	碘甘油
（1）	（2）	（3）	（4）	（5）	（6）	（7）	（8）	（9）	（10）
显效	25	26	16	67	1～68	34	850	884	644
有效	24	27	35	86	69～153	110.5	2652	2983.5	3867.5
无效	3	4	10	17	154～170	162	486	648	1620
合计	52	57	61	170	—	—	3988	4515.5	6031.5

（4）计算统计量 H 值 按式（9-5），得

$$H = \frac{12}{N(N+1)}\sum\frac{R_i^2}{n_i} - 3(N+1)$$

$$= \frac{12}{170\times(170+1)}\left(\frac{3988^2}{52} + \frac{4515.5^2}{57} + \frac{6031.5^2}{61}\right) - 3\times(170+1) = 7.099$$

由于相同秩次较多，按式（9-6）计算校正值 H_c

$$c = 1 - \sum(t_j^3 - t_j)\Big/(N^3 - N) = 1 - \frac{(67^3 - 67) + (86^3 - 86) + (17^3 - 17)}{170^3 - 170} = 0.808$$

$$H_c = \frac{H}{c} = \frac{7.099}{0.808} = 8.786$$

3. 确定 P 值，作出统计推断 本例每组例数 $n_i > 5$，超出 H 界值表范围。已知 H_0 成立时，H_c 近似服从 $v = k - 1 = 2$ 的 χ^2 分布。查附表 8（χ^2 界值表），得 $0.001 < P < 0.025$，按 $\alpha = 0.05$ 水准，拒绝 H_0，接受 H_1，差异有统计学意义，可认为该三种药物治疗牙周炎患者的临床疗效不全相同。（该结论与原结论相反）

【知识点 9-5】

1. 完全随机设计多组比较的秩和检验是由 Kruskal 和 Wallis 在 Wilcoxon 秩和检验的基础上扩展而来，又称为 K-W 检验或 H 检验。该检验的目的是推断多组样本分别代表的总体分布是否不同。其原理与两组样本的秩和检验相同。

2. H 检验适用于方差不齐或不服从正态分布的多组定量资料的比较。

3. H 检验还可用于多组有序分类资料的比较或多组无法精确测量资料间的比较。

第五节　随机区组设计资料的秩和检验

【例 9-7】

观察龙葵浓缩果汁对 S_{180} 实体瘤鼠 NK 细胞活性的影响。将同种属的 40 只大白鼠按窝别、性别、体重配成 10 个区组，建成 S_{180} 实体瘤模型。一定时间后将小鼠脱椎处死，测定并计算 NK 细胞活性（%），结果见表 9-11。研究者对该资料进行了随机区组设计的方差分析，剂量组间 $F=2.864$，$P=0.055$，故认为不同剂量组之间小鼠 NK 细胞活性无差异。

表 9-11　龙葵浓缩果汁不同剂量组的小鼠 NK 细胞活性测定结果（%）

区组编号	高剂量组	中剂量组	低剂量组	肿瘤对照组
1	20.7	17.3	12.3	6.5
2	12.4	11.6	18.6	8.4
3	14.9	14.6	10.8	11.3
4	18.5	9.4	19.9	15.6
5	13.2	9.0	9.0	8.9
6	14.2	20.1	11.5	14.1
7	12.8	11.5	7.3	12.3
8	13.5	11.7	14.7	10.6
9	14.4	10.9	12.6	9.8
10	13.8	18.4	9.5	7.2

> 最有希望的成功者，并不是才干出众的人而是那些最善利用每一时机去发掘开拓的人。
> ——苏格拉底

【问题 9-7】

（1）该资料属于何种设计方案？

（2）该医师统计方法是否正确？为什么？

（3）该资料应该用何种统计方法？

【分析】

（1）该资料属于随机区组设计的计量资料。

（2）该医师统计方法不正确。该资料为百分率资料，不服从正态分布，不宜用随机区组设计的方差分析进行比较。

（3）可采用变量转换或非参数检验的 Friedman M 检验对随机区组设计资料进行比较，目的是推断各处理组样本分别代表的总体分布是否不同。

【检验步骤】

1. 建立检验假设，确定检验水准

H_0：四个剂量组小鼠 NK 细胞活性的总体分布相同

H_1：四个剂量组小鼠 NK 细胞活性的总体分布不同或不全相同

$\alpha = 0.05$

2. 计算统计量 M 值

（1）编秩：每一区组内数据由小到大编秩，相同数据取平均秩次（见表 9-12）。

（2）分别计算各处理组的秩和 R_i：本例各组分别为 35，25.5，24.5，15。（见表 9-12）

表 9-12 龙葵浓缩果汁不同剂量组的小鼠 NK 细胞活性（%）比较

区组号	高剂量组		中剂量组		低剂量组		肿瘤对照组	
	细胞活性	秩次	细胞活性	秩次	细胞活性	秩次	细胞活性	秩次
1	20.7	4	17.3	3	12.3	2	6.5	1
2	12.4	3	11.6	2	18.6	4	8.4	1
3	14.9	4	14.6	3	10.8	1	11.3	2
4	18.5	3	9.4	1	19.9	4	15.6	2
5	13.2	4	9	2.5	9.0	2.5	8.9	1
6	14.2	3	20.1	4	11.5	1	14.1	2
7	12.8	4	11.5	2	7.3	1	12.3	3
8	13.5	3	11.7	2	14.7	4	10.6	1
9	14.4	4	10.9	2	12.6	3	9.8	1
10	13.8	3	18.4	4	9.5	2	7.2	1
R_i		35		25.5		24.5		15

（3）计算平均秩和。用式（9-7）计算平均秩和：

$$\bar{R} = \frac{\sum R_i}{k} = b(k+1)/2 \qquad (9\text{-}7)$$

式中，k 为处理组数，b 为区组数。本例，

$$\bar{R} = 10(4+1)/2 = 25$$

（4）计算 M 值。按式（9-8）计算 M 值：

$$M = \sum (R_i - \bar{R})^2 \qquad (9\text{-}8)$$

本例，$M = (35-25)^2 + (25.5-25)^2 + (24.5-25)^2 + (15-25)^2 = 200.5$

3. 确定 P 值，作出统计推断

（1）查表确定 P 值：以区组数 b 和处理组数 k 查附表 12（M 界值表）。$M \geqslant M_{\alpha,(b,k)}$ 时，$P \leqslant \alpha$，反之，$P > \alpha$。

本例，区组数 $b=10$，处理数 $k=4$，查附表得 $M_{0.05,(10,4)} = 131$，$M=200.5>131$，故 $P<0.05$，按 $\alpha = 0.05$ 水准，拒绝 H_0，接受 H_1，差异有统计学意义，可认为龙葵浓缩果汁四个剂量组的小鼠 NK 细胞活性不全相同。（**该结论与原结论相反**）

（2）χ^2 近似法确定 P 值：当处理组数 k 或区组数 b 超出附表 12（M 界值表）的范围时，可以采用 χ^2 近似法确定 P 值。

$$\chi^2 = \frac{12}{bk(k+1)} \sum_{i=1}^{k} R_i^2 - 3b(k+1), \quad \nu = k-1 \qquad (9\text{-}9)$$

本例，$b=10$，$k=4$，$R_1 = 35$，$R_2 = 25.5$，$R_3 = 24.5$，$R_4 = 15$

$$\chi^2 = \frac{12}{10 \times 4 \times (4+1)} (35^2 + 25.5^2 + 24.5^2 + 15^2) - 3 \times 10 \times (4+1) = 12.030$$

以 $\nu = 4-1 = 3$ 查附表 8（χ^2 界值表），得 $0.005 < P < 0.010$，按 $\alpha = 0.05$ 水准，拒绝 H_0，接受 H_1，差异有统计学意义，可认为龙葵浓缩果汁四个剂量组的小鼠 NK 细胞活性不全相同。

当各区组间相持较多时，用式（9-10）计算校正 χ^2。

$$\chi_c^2 = \frac{\chi^2}{c} \qquad (9\text{-}10)$$

式中，$c = 1 - \sum (t_j^3 - t_j)/bk(k^2 - 1)$，$t_j$ 为第 j（$j = 1,2,\cdots$）次相持所含相同秩次的个数。校正 χ_c^2 在下列情况下意义较大：①相持数据的个数在各区组中所占比重较大时；②所得 P 值在检验水准附近时。

也可以用 Friedman 的 M 检验进行区组间差异的比较，与处理组间比较不同的是，编秩时是每一处理组内数据由小到大编秩。此时的区组变成处理组，而处理组则成了区组。

【知识点 9-6】

1. Friedman 的 M 检验的基本思想：在 H_0 成立的条件下，各区组内观测值取秩为 1, 2, ⋯, k 的概率相等，则各处理组的秩和应接近 $\bar{R} = n(k+1)/2$，而 M 值反映了实际获得的 k 个处理组的秩和与 $\bar{R}$ 偏离的程度。M 值越大，就越有理由怀疑各处理组的总体分布不同。随着 b 和 k 的增大，M 值近似服从自由度为 $k-1$ 的 χ^2 分布。

2. Friedman 的 M 检验适用于随机区组设计的资料，但不满足随机区组设计方差分析的前提条件，也可用于随机区组设计的等级资料比较。目的是推断各处理组样本分别代表的总体分布是否不同。

第六节　多个样本之间的两两比较

一、完全随机设计多个样本间的多重比较

【例 9-8】

以例 9-6 说明完全随机设计资料进行多重比较的步骤。

【分析】

该资料为多组等级资料，在进行组间比较时采用 Kruskal-Wallis 检验，结论为拒绝 H_0，接受 H_1。这时与前面所介绍的多组比较方法相类似，我们并不能直接判断该三组资料中哪些组间差异具有统计学意义，为此需进行多组间的两两比较。

多个样本秩和检验中，SAS 或 SPSS 进一步两两比较，采用调整检验水准 a，两个两个作独立样本的秩和检验。

检验水准的调整：对 k 个样本进行多次两两比较，会增加第 Ⅰ 类错误的概率。为使第 Ⅰ 类错误的概率总共不超过 α，应采用公式（9-11）调整检验水准。

$$\alpha' = \frac{\alpha}{总的比较次数} \tag{9-11}$$

（1）多组间的两两比较：k 组样本间，任何两组进行比较时，总的比较次数为 $k(k-1)/2$，检验水准 α' 为

$$\alpha' = \frac{\alpha}{k(k-1)/2} = \frac{2\alpha}{k(k-1)} \tag{9-12}$$

（2）各个实验组与同一个对照组的比较：k 组样本中，对照组与其余各个实验组比较时，总的比较次数为 $k-1$，检验水准 α' 为

$$\alpha' = \frac{\alpha}{k-1} \tag{9-13}$$

【检验步骤】

1. 建立检验假设，确定检验水准

H_0：第 A 组与第 B 组的总体分布相同

H_1：第 A 组与第 B 组的总体分布不同

$\alpha = 0.05$

2. 计算检验统计量

（1）调整检验水准：按 $\alpha = 0.05$ 总的检验水准，每次比较须采用调整的检验水准

$$\alpha' = \frac{0.05}{3(3-1)/2} = 0.017$$

（2）两两比较：采用 SPSS 统计软件包进行两两比较，结果见表 9-13，从表中可见，除了盐酸米诺环素与甲硝唑两组比较差异无有统计学意义（$P > 0.017$）外，其他两两比较差异均有统计学意义（$P < 0.017$）。

表 9-13 三种药物治疗牙周炎疗效的两两比较

比较组	Z	P
盐酸米诺环素与甲硝唑	−0.299	0.765
盐酸米诺环素与碘甘油	−2.652	0.008
甲硝唑与碘甘油	−2.408	0.016

3. 确定 P 值,作出统计推断 按 $\alpha = 0.05$ 水准,可认为盐酸米诺环素与甲硝唑两药的疗效均高于碘甘油。而盐酸米诺环素与甲硝唑两药的疗效基本相同。

二、随机区组设计资料的多重比较

【例 9-9】
以例 9-7 资料说明随机区组设计资料的多重比较。

【分析】
与完全随机设计资料的秩和检验相同,对于随机区组设计资料,当用 Friedman 的 M 检验结果为拒绝 H_0 时,也需进行多组资料间的两两比较。

随机区组秩和检验中,SAS 或 SPSS 进一步两两比较,采用调整检验水准 α,两个两个作相关样本的秩和检验(即配对符号秩和检验)。

【检验步骤】
1. 建立检验假设,确定检验水准
H_0:第 A 组与第 B 组的差值总体中位数等于零
H_1:第 A 组与第 B 组的差值总体中位数不等于零
$\alpha = 0.05$
2. 计算检验统计量
(1)调整检验水准:按 $\alpha = 0.05$ 总的检验水准,每次比较须采用调整的检验水准。

$$\alpha' = \frac{0.05}{4(4-1)/2} = 0.008$$

(2)两两比较:采用 SPSS 统计软件包进行两两比较,结果见表 9-14,从表中可见,除了高剂量组与肿瘤对照组差异有统计学意义($P<0.008$)外,其他两两比较差异均无统计学意义($P>0.008$)。

表 9-14 龙葵浓缩果汁不同剂量组的小鼠 NK 细胞活性(%)两两比较

比较组	Z	P
高剂量组与中剂量组	−1.070	0.285
高剂量组与低剂量组	−1.580	0.114
高剂量组与肿瘤对照组	−2.805	0.005
中剂量组与低剂量组	−0.533	0.594
中剂量组与肿瘤对照组	−1.785	0.074
低剂量组与肿瘤对照组	−1.376	0.169

3. 确定 P 值,作出统计推断 按 $\alpha = 0.05$ 水准,可认为高剂量组与肿瘤对照组的差异有统计学意义($P<0.008$),高剂量组的细胞活性(%)高于肿瘤对照组,其余两两比较差别无统计学意义($P>0.008$),各组的细胞活性(%)基本相同。

【知识点 9-7】
无论是完全随机设计多个样本的 Kruskal-Wallis H 检验还是随机区组设计的 Friedman M 检验,当结论为拒绝 H_0 时,并不能直接判断各处理组间差异有无统计学意义,应进行组间的两两比较。

思 考 练 习

一、选择题（从 a～e 中选出一个最佳答案）

1. 等级资料的比较宜采用_____。

a. t' 检验　　　　b. t 检验　　　　c. z 检验　　　　d. 秩和检验　　　　e. 方差分析

2. 两个独立样本比较的 Wilcoxon 秩和检验，其检验统计量 T 是_____。

a. 以秩和较小者为 T　　　　b. 以秩和较大者为 T　　　　c. 以例数较小者秩和为 T

d. 以例数较大者秩和为 T　　　　e. 取任意一个秩和为 T 均可

3. 满足 t 检验条件的计量资料如果采用秩和检验，不拒绝 H_0 时_____。

a. 增加一类错误　　b. 减少一类错误　　c. 减少二类错误　　d. 增加二类错误　　e. 两类错误都增加

4. 两样本均数比较的假设检验，如果 n_1、n_2 均小于 30，总体方差不等且分布呈偏态，宜选用_____。

a. z 检验　　　b. t 检验　　　c. F 检验　　　d. Kruskal-Wallis H 检验　　　e. Wilcoxon 秩和检验

5. 某医师作了一个配对秩和检验，$n=10$，$T_+=15$，$T_-=40$，查 T 界值表得 $T_{0.05}=8\sim47$，则 P 值为_____。

a. $P>0.05$　　　b. $P<0.05$　　　c. $P=0.05$　　　d. $P\leqslant0.05$　　　e. $P\geqslant0.05$

6. 某医师作了一个两样本秩和检验，$n_1=12$，$T_1=35$，$n_2=10$，$T_2=80$，查 T 界值表得 $T_{0.05}=84\sim146$，则 P 值为_____。

a. $P>0.05$　　　b. $P<0.05$　　　c. $P=0.05$　　　d. $P\leqslant0.05$　　　e. $P\geqslant0.05$

7. 以下检验方法中，不属于非参数检验的方法是_____。

a. t 检验　　　b. H 检验　　　c. T 检验　　　d. χ^2 检验　　　e. M 检验

8. 三组资料比较的秩和检验，$n_1=4$，$n_2=5$，$n_3=6$，查 χ^2 界值表时自由度为_____。

a. 14　　　b. 15　　　c. 1　　　d. 2　　　e. 12

二、简答题

1. 什么叫非参数检验？它和参数检验有什么区别？

2. 如果资料符合参数统计条件，且检验结果 $P<0.01$，差异有统计学意义，那么，用非参数统计方法，分析结果和结论会怎样？为什么？

3. 两组或多组有序分类资料的比较，为什么宜用秩和检验而不用 χ^2 检验？

4. 为什么当资料适合参数检验的条件时，用非参数统计方法会降低检验效率？

三、应用分析题

1. 用过硫酸铵分光光度法和示波极谱法测定水中锰含量（mg/L），见表 9-15，问两法所得结果有无差别？

表 9-15　两种方法测得水中锰含量（mg/L）

样本号	1	2	3	4	5	6	7	8	9
极谱法	0.17	0.33	0.34	0.32	0.16	0.16	0.09	0.24	0.67
分光光度法	0.49	0.32	0.32	0.32	0.14	0.15	0.07	0.37	0.66

2. 配对比较两种药物治疗 10 例足癣，结果如表 9-16，何种药物疗效好？

表 9-16　两种药物治疗足癣的疗效

病例号	1	2	3	4	5	6	7	8	9	10
中草药软膏	治愈	有效	治愈	治愈	有效	治愈	治愈	治愈	有效	治愈
癣敌软膏	有效	无效	有效	治愈	有效	有效	无效	有效	无效	治愈

表 9-17　4%人参浸液人参镇静作用的实验结果

镇静等级	人参组	对照组
–	5	64
±	8	12
+	17	9
++	20	7
+++	70	1

3. 在研究人参镇静作用的实验中，以 4%人参浸液对某批小白鼠 120 只作腹腔注射，而以等量蒸馏水对同批 93 只小白鼠作同样注射为对照，结果表 9-17，请问 4%人参浸液有无镇静作用？

4. 分别对 8 名未患妊娠合并症的孕妇和 9 名患有妊娠合并症的孕妇进行葡萄糖耐受水平的测试，结果见表 9-18。

问两类孕妇的葡萄糖耐受能力是否不同?

表 9-18 两组孕妇葡萄糖耐受水平的测试结果

未患妊娠合并症组	110	119	133	127	141	117	135	122	
患有妊娠合并症组	120	140	162	184	132	128	177	143	181

5. 四种疾病患者痰液内嗜酸性粒细胞的检查结果表 9-19。问四种疾病患者痰液内的嗜酸性粒细胞有无差别?

表 9-19 四种疾病患者痰液内的嗜酸性粒细胞比较

白细胞	支气管扩张	肺水肿	肺癌	病毒性呼吸道感染
－	0	3	5	3
＋	2	5	7	5
＋＋	9	5	3	3
＋＋＋	6	2	2	0

6. 某市卫生防疫站用两种消毒药分别对 10 个水井消毒前后中细菌总数检验结果见表 9-20,问

(1)消毒前后每升水中细菌总数有无差别?

(2)两种药物消毒效果有何不同?

表 9-20 消毒前后水中细菌总数

编号	A 药		编号	B 药	
	消毒前	消毒后		消毒前	消毒后
1	1245	563	1	568	25
2	2568	652	2	5678	235
3	560	156	3	4789	456
4	3564	356	4	658	28
5	5879	269	5	786	164
6	235	19	6	7586	654
7	1879	159	7	258	15
8	465	32	8	1563	248
9	887	165	9	875	124
10	532	43	10	3241	287

(董莉萍　胡志宏)

第10章 简单直线相关与回归

第一节 直线相关

【例10-1】

在一项营养调查中,研究者检测了12名调查对象的体重和肺活量,结果见表10-1。试检验体重与肺活量之间是否相关?

表10-1 12名调查对象的体重和肺活量值

编号	1	2	3	4	5	6	7	8	9	10	11	12
体重(kg)	52.0	56.0	62.0	46.0	33.0	50.0	61.0	104.0	35.0	58.0	79.0	49.0
肺活量(ml)	2880	3330	3500	2770	2460	2900	3420	4500	3050	3250	3730	2880

> 学而不思则罔,思而不学则殆。
> ——[春秋]孔丘

【问题10-1】

(1)这是什么资料?

(2)该资料应如何进行统计分析?

【分析】

(1)体重和肺活量值都是连续性随机变量,属于计量资料。(2)两变量反映了研究对象的不同特征,无法用前述的假设检验方法进行比较,这里将用到的是另一大类统计方法,用于分析反映研究对象不同特征的多个变量间的关系。相关分析是其中用于分析两个或多个变量间相互关系的统计分析方法。直线相关分析是分析两变量间有无直线关系的统计方法。

在进行相关分析之前,需要了解两变量间的关系,可用散点图(scatter plot)。为了考察体重和肺活量之间的关系,以体重为横轴,肺活量为纵轴,将表10-1中的数据绘成散点图(图10-1)。

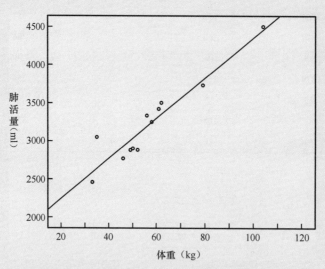

图10-1 12名调查对象的体重和肺活量散点图

如图10-1所示,虽然不是每个体重较重的对象一定有较大的肺活量值,但大多数对象的肺活量随其体重的增加而增加,两个变量之间呈近似线性关系。当一个变量增大或减小时,另一个变量也随其增大或减小,这种关系称为正相关关系,简称为正相关(positive correlation)。如年龄与舒张压、子女的智商与父母的智商、年龄与肿瘤发病率等。如果研究指标之间的变化关系是相反的,如凝血酶浓度越高,凝血时间越短;距离污染源距离越近,污染程度越重;预防接种率高,传染病发病率就低,当一个变量增大或减小时，另一个变量反而随其减小或增大，这种关系称为负相关关系，简称为负相关（negative correlation）。如果当一个变量增大或减小时，另一个变量无任何直线变化趋势，这种关系则称为零相关（zero correlation）即 $r=0$。见散点图 10-2。

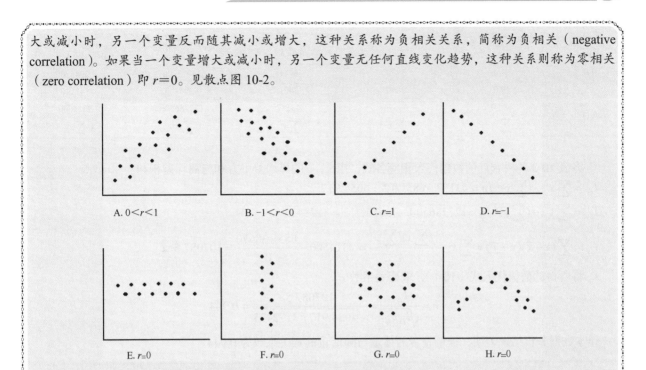

图 10-2　相关系数示意图

　　散点图仅能粗略地描述两变量间的关系，如果要精确地描述两变量间的直线关系，应进行相关分析。

　　直线相关分析即用直线相关系数来描述两变量间的直线关系。直线相关系数（linear correlation coefficient）又称 Pearson 相关系数（Pearson's correlation coefficient），它是说明具有直线关系的两个变量间相关关系的密切程度与相关方向的统计指标。样本相关系数用 r 表示，计算公式为

$$r = \frac{\sum(x-\bar{x})(y-\bar{y})}{\sqrt{\sum(x-\bar{x})^2\sum(y-\bar{y})^2}} = \frac{l_{xy}}{\sqrt{l_{xx}l_{yy}}} \tag{10-1}$$

式中，l_{xy} 为 x 与 y 变量的离均差积和

$$l_{xy} = \sum(x-\bar{x})(y-\bar{y}) = \sum xy - \frac{(\sum x)(\sum y)}{n} \tag{10-2}$$

l_{xx} 为变量 x 的离均差平方和，l_{yy} 为变量 y 的离均差平方和。

　　例 10-1 中体重与肺活量的相关系数计算步骤如下：

　　1. 列相关系数计算表　根据表 10-2 中第（2）栏、第（3）栏的数据计算 x^2、y^2 及 xy，依次为表中第（4）栏、第（5）栏、第（6）栏；并求 $\sum x$、$\sum y$、$\sum x^2$、$\sum y^2$ 和 $\sum xy$，见表 10-2 合计行。

表 10-2　12 名调查对象的体重与肺活量的相关系数计算表

编号 （1）	体重（kg），x （2）	肺活量（ml），y （3）	x^2 （4）	y^2 （5）	xy （6）
1	52.0	2880	2704	8294400	149760
2	56.0	3330	3136	11088900	186480
3	62.0	3500	3844	12250000	217000
4	46.0	2770	2116	7672900	127420
5	33.0	2460	1089	6051600	81180
6	50.0	2900	2500	8410000	145000
7	61.0	3420	3721	11696400	208620
8	104.0	4500	10816	20250000	468000
9	35.0	3050	1225	9302500	106750
10	58.0	3250	3364	10562500	188500

续表

编号 （1）	体重（kg），x （2）	肺活量（ml），y （3）	x^2 （4）	y^2 （5）	xy （6）
11	79.0	3730	6241	13912900	294670
12	49.0	2880	2401	8294400	141120
合计	685.0 （$\sum x$）	38670 （$\sum y$）	43157 （$\sum x^2$）	127786500 （$\sum y^2$）	2314500 （$\sum xy$）

2. 将表 10-2 各栏合计的数据代入相应各式，求 x、y 的离均差平方和与离均差积和。

$$l_{xx} = \sum x^2 - (\sum x)^2/n = 43157 - 685^2/12 = 4054.917$$

$$l_{yy} = \sum y^2 - (\sum y)^2/n = 127786500 - 38670^2/12 = 3172425$$

$$l_{xy} = \sum (x-\bar{x})(y-\bar{y}) = \sum xy - \frac{(\sum x)(\sum y)}{n} = 2314500 - \frac{685 \times 38670}{12} = 107087.5$$

3. 将所得的数值代入式（10-1），求相关系数 r。

$$r = \frac{l_{xy}}{\sqrt{l_{xx}l_{yy}}} = \frac{107087.5}{\sqrt{4054.917 \times 3172425}} = 0.944$$

样本数据分析结果表明，被调查者的体重与肺活量的相关系数为 0.944。

【知识点 10-1】

1. 直线相关是分析服从正态分布的两个随机变量 x 和 y 有无线性相关关系的一种统计分析方法。

2. 相关系数是描述两个变量间线性相关关系的密切程度与方向的统计指标。其特点为：

（1）相关系数 r 没有单位。

（2）取值范围在 -1 和 1 之间。

（3）r 为正表示正相关，r 为 1 表示完全正相关；r 值为负表示负相关，r 为 -1 表示完全负相关。

（4）r 绝对值越接近 1，表示两个变量间相关关系的密切程度越高；越接近 0，则相关关系越不密切。

3. 相关分析的前提条件：两个随机变量；散点图呈线性关系；服从双变量正态分布。

【例 10-2】

某研究者测得 15 名阿尔茨海默病患者的血中 β 淀粉样蛋白含量（x，nmol/L）与脑脊液中 β 淀粉样蛋白含量（y，nmol/L），并求得 y 与 x 的相关系数 r = 0.784。据此认为阿尔茨海默病患者的血中 β 淀粉样蛋白含量与脑脊液中 β 淀粉样蛋白含量之间有正相关关系。

人生包括两部分：过去的是一个梦；未来的是一个希望。
——［美国］霍桑

【问题 10-2】

（1）该资料是什么资料？

（2）该研究者的统计分析和结论是否正确？

【分析】

（1）该资料测量了同一批对象的两个指标，为服从正态分布的随机变量，属于计量资料。（2）该研究者的统计分析和结论不正确。因为没有原始数据，无法绘制散点图，不知道两变量间是否存在直线关系。即使存在直线关系，仅凭样本计算出的相关系数，并不能说明两变量间就有正相关关系。从总体相关系数 ρ = 0 的总体中随机抽样，由于存在抽样误差，所得样本相关系数 r 不一定全为零。因此，求得一个样本相关系数 r 后，需作总体相关系数 ρ 是否为零的假设检验，以推断总体相关系数是否为零。

【检验步骤】

1. 建立检验假设，确定检验水准

H_0：$\rho = 0$，即阿尔茨海默病患者的血中 β 淀粉样蛋白含量与脑脊液中 β 淀粉样蛋白含量之间无相关关系

H_1：$\rho \neq 0$，即阿尔茨海默病患者的血中 β 淀粉样蛋白含量与脑脊液中 β 淀粉样蛋白含量之间有相关关系

$\alpha = 0.05$

2. 计算检验统计量

相关系数假设检验可用 t 检验，t 的计算公式为

$$t_r = \frac{r-0}{s_r} = \frac{r}{\sqrt{\dfrac{1-r^2}{n-2}}}, \quad \nu = n-2 \tag{10-3}$$

本例：

$$t_r = \frac{0.784}{\sqrt{\dfrac{1-0.784^2}{15-2}}} = 4.554$$

3. 确定 P 值，作出统计推断

以自由度 $\nu=13$ 查附表 2（t 界值表），得 $P<0.001$，按 $\alpha=0.05$ 水准，拒绝 H_0，接受 H_1，可认为阿尔茨海默病患者的血中 β 淀粉样蛋白含量与脑脊液中 β 淀粉样蛋白含量之间有正相关关系。

也可根据 r 值，按 $\nu=n-2$ 查附表 13（r 界值表）确定 P 值，得 $P<0.001$，与 t 检验结论相同。

同样，对例 10-1 也需进行相关系数的假设检验才能下结论。

$t_r=9.048$，$\nu=12-2=10$，查 t 界值表，得 $P<0.001$，按 $\alpha=0.05$ 水准，拒绝 H_0，接受 H_1，可认为调查对象的体重和肺活量间存在正相关关系（$r=0.944$）。

【例 10-3】

某研究者测得 15 名中学生的数学考试成绩与物理考试成绩（满分为 150 分）（见表 10-3），试分析二者之间是否有关。

表 10-3　15 名中学生的数学考试成绩与物理考试成绩

学生编号	1	2	3	4	5	6	7	8	9	10	11	12	13	14	15
数学成绩	98	69	102	129	135	96	143	92	126	95	55	76	98	30	123
物理成绩	89	53	81	95	93	79	98	74	99	61	44	64	84	48	88

【问题 10-3】

（1）该资料应如何进行分析？

（2）分析的步骤是什么？

【分析】

（1）该资料测量了同一个对象的两个指标，分析二者之间的关系应该用直线相关分析。（2）分析的步骤如下：首先以中学生的数学考试成绩为横轴，物理考试成绩为纵轴，将表 10-3 中的数据绘成散点图（略）。由图可见，中学生的数学考试成绩和物理考试成绩之间存在线性趋势；其次计算相关系数；最后进行相关系数的假设检验。

> 读书患不多，思义患不明；足己患不学，既学患不行。
> ——［唐］韩愈

由原始数据计算得：$\sum x = 1467$，$\sum x^2 = 157099$，$\sum y = 1150$，$\sum y^2 = 92944$，$\sum xy = 119906$，$l_{xx} = 13626.4$，$l_{yy} = 4777.333$，$l_{xy} = 7436$。

$$r = \frac{l_{xy}}{\sqrt{l_{xx}l_{yy}}} = \frac{7436}{\sqrt{13626.4 \times 4777.333}} = 0.922$$

【检验步骤】

1. 建立检验假设，确定检验水准

H_0：$\rho=0$，即中学生的数学考试成绩与物理考试成绩间无相关关系

H_1：$\rho \neq 0$，即中学生的数学考试成绩与物理考试成绩间有相关关系

$\alpha=0.05$

2. 计算检验统计量

$$t_r = \frac{r}{\sqrt{\dfrac{1-r^2}{n-2}}} = \frac{0.922}{\sqrt{\dfrac{1-0.922^2}{15-2}}} = 8.586$$

3. 确定 P 值, 作出统计推断 以自由度 $v=13$ 查附表 2（t 界值表）, 得 $P<0.001$, 按 $\alpha=0.05$ 水准, 拒绝 H_0, 接受 H_1, 可认为中学生的数学考试成绩与物理考试成绩间有正相关关系。

【知识点 10-2】

1. 相关系数假设检验的目的是推断两变量间有无直线相关关系。

2. 基本步骤：

（1）建立检验假设, 确定检验水准

H_0: $\rho=0$, 即变量 x 和 y 间无相关关系

H_1: $\rho\neq0$, 即变量 x 和 y 间有相关关系

$\alpha=0.05$

（2）计算检验统计量 t_r 值。

（3）确定 P 值, 作出统计推断。查 t 界值表或 r 界值表确定 P 值。如果 $P>\alpha$, 不拒绝 H_0, 尚不能认为变量 x 和 y 间存在直线相关关系；如果 $P\leq\alpha$, 按 $\alpha=0.05$ 水准, 拒绝 H_0, 接受 H_1, 可认为变量 x 和 y 间存在直线相关关系。

3. 在有相关关系时, 根据 r 值判断两变量相关的密切程度：

（1）$|r|\geq0.7$, 两变量有高度相关关系；

（2）$0.7>|r|\geq0.4$, 两变量有中度相关关系；

（3）$|r|<0.4$, 两变量有低度相关关系。

第二节 直线回归分析

在分析两个变量或两个事物中, 经常用一个测量比较简单的变量推算另一个测量比较复杂的变量, 这种分析称为简单回归分析（regression analysis）, 简单直线回归（simple linear regression）是用直线回归方程或数学模型描述两个变量间数量关系的统计方法。根据研究目的确定应变量和自变量, 如果没有一个变量依赖于其他变量变化而变化的关系时, 一般把测量比较简单的变量作为自变量（independent variable）, 测量比较复杂的变量作为因变量或应变量（dependent variable）。当研究一个应变量（y）与多个自变量（x_i）间线性关系的统计方法则称为多重线性回归分析（multiple linear regression）, 简称多重回归, 它是简单线性回归的推广（后面第 14 章介绍）。

【例 10-4】

以例 10-1 的资料, 用简单直线回归分析体重与肺活量之间的数量关系。

【分析】

由于体重与肺活量两个变量都是连续性随机变量, 属于双正态分布变量资料。从相关分析可知两变量间有正相关关系, 要分析体重与肺活量之间的数量关系, 可以用简单直线回归分析。

一、直线回归分析的步骤

（一）绘制散点图

观察 x 与 y 是否有线性关系, 见图 10-1。

（二）建立直线回归方程

直线回归方程（linear regression equation）的一般表达式为

$$\hat{y}=a+bx \tag{10-4}$$

式中 x 为自变量（independent variable）, $\hat{y}$ 为应变量（response variable）y 的估计值, a 为样本回归直线在 y 轴上的截距（intercept）。$a>0$, 表示直线与纵轴交于原点的上方；$a<0$, 表示直线与纵轴交于原点的下方；$a=0$, 则回归直线通过原点。b 为样本回归系数（regression coefficient）, 即回归直线的斜率, 表示自变

量 x 每改变一个单位时，应变量 y 平均变化 b 个单位。$b>0$，表示 y 随 x 增大而增大；$b<0$，表示 y 随 x 增大而减小；$b=0$，表示回归直线平行于 x 轴，即 y 与 x 无线性依存关系。

在进行回归分析时，要根据研究目的确定应变量和自变量，如果变量间存在依存变化，则依赖于其他变量变化而变化的变量即应变量，引起应变量变化的变量为自变量。如父亲的身高和儿子的身高的分析中，儿子的身高是依赖于父亲的身高的，因此，儿子的身高是应变量，而父亲的身高是自变量。如果变量间的关系是相互的，如身高和体重，没有谁依赖谁的情况，则根据研究目的决定谁是应变量，谁是自变量。本例用体重作为自变量，肺活量作为应变量进行回归分析。

确定回归直线的斜率 b 和截距 a，一般根据数学上的最小二乘法（least square method）原理，即以各实测点到直线的纵向距离的平方和最小来确定回归直线。a、b 的计算式为

$$b = \frac{\sum (x-\bar{x})(y-\bar{y})}{\sum (x-\bar{x})^2} = \frac{l_{xy}}{l_{xx}} \tag{10-5}$$

$$a = \bar{y} - b\bar{x} \tag{10-6}$$

本例，$l_{xx}=4054.917$，$l_{yy}=3172425$，$l_{xy}=107087.5$，$\bar{x}=57.083$，$\bar{y}=3222.5$

$$b = \frac{l_{xy}}{l_{xx}} = \frac{107087.5}{4054.917} = 26.409$$

$$a = \bar{y} - b\bar{x} = 3222.5 - 26.409 \times 57.083 = 1714.995$$

回归方程：$\hat{y} = 1714.995 + 26.409x$

（三）直线回归方程的图示

为了进行直观分析，按求得的直线回归方程在 x 值实测范围内任取两个数值，如取 $x_1=58$，$x_2=102$，代入回归方程，得相应的 $\hat{y}_1=3246.72$，$\hat{y}_2=4408.71$。在图上确定（58，3246.72）和（102，4408.71）两个点，以直线连接即得到回归直线（见图 10-1）。

【知识点 10-3】
1. 简单直线回归是研究两个连续性变量间线性依存关系的一种统计分析方法。
2. 直线回归分析是用直线回归方程描述两个变量间变化的数量关系。
3. 直线回归方程的一般表达式为 $\hat{y}=a+bx$。
4. 直线回归分析的前提条件：
（1）线性（linearity）：两个变量间存在线性关系；
（2）独立性（independent）：任意两个观察值互相独立；
（3）正态性（normality）：应变量 y 是服从正态分布的随机变量；
（4）方差齐（equal variances）：给定 x 后，应变量 y 的方差相等。

【例 10-5】
仍以例 10-1 的资料分析体重与肺活量之间的关系。
【问题 10-5】
（1）所建立的回归方程是否成立？能否认为体重每增加 1kg，肺活量平均增加 26.409ml？为什么？
（2）在进行回归分析时，还应该做什么？

> 学者贵知其当然与所以然，若偶能然，不得谓为学。
> ——孙中山

【分析】
（1）现在还不能认为该回归方程成立，也不能认为体重每增加 1kg，肺活量平均增加 26.409ml，下这样的结论还为时过早。因为根据样本资料计算的回归系数，与其它统计量一样，也存在抽样误差。即使从总体回归系数（β）等于零的总体中作随机抽样，由于抽样误差的存在，其样本回归系数也不一定为零。（2）要判断回归方程是否成立，应作假设检验。

二、回归分析的假设检验

回归方程的假设检验包括两个部分，即对回归方程的检验和对回归系数的检验。前者用方差分析，后者用 t 检验。对于简单回归分析，因为只有一个自变量，也就只有一个回归系数，因此，方差分析和 t 检验的结果是等价的，即方差分析和 t 检验的结论一致。但当自变量或应变量的数量增加时，二者的意义有所差异，我们将在后面加以介绍。

（一）方差分析

与第 6 章方差分析的基本思想一样，回归分析的方差分析也是对应变量 y 的总变异进行分解，如图 10-3 所示。图中任一点 P 的纵坐标均可被回归直线与均数 $\bar{y}$ 截成 3 段，其中 $y - \bar{y} = (\hat{y} - \bar{y}) + (y - \hat{y})$。$P$ 点为双变量散点中任取的一点，若将全部数据点按上法处理，并把等式两端平方后求和，则有 $\sum (y - \bar{y})^2 = \sum (\hat{y} - \bar{y})^2 + \sum (y - \hat{y})^2$，记作 $SS_{总} = SS_{回} + SS_{残}$，即将应变量 y 的总变异 $SS_{总}$ 分解为两部分：

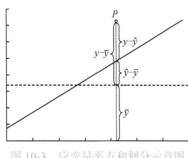

图 10-3　应变量平方和划分示意图

1. $SS_{回}$ 为 x 与 y 的直线关系而导致的 y 的变异，即由于 x 的改变引起的 y 的变化，称为回归平方和。$SS_{回}$ 越大，说明回归的效果越好。

2. $SS_{残}$ 反映的是 x 以外的因素引起的 y 的变异（包括抽样误差），即不能用 x 解释的部分，称为残差平方和。$SS_{残}$ 越大，直线回归的估计误差越大，在散点图上则表现为各散点距回归直线越远。

根据 $SS_{总} = SS_{回} + SS_{残}$，进行方差分析的 F 检验，比较回归均方与剩余均方。如回归均方显著大于残差均方（F 值大于一定界值），可认为拟合的回归方程较好，或 x 与 y 的线性关系存在。用表 10-4 计算统计量 F 值，或直接利用 SAS、SPSS 和 PEMS 等统计软件包计算。

表 10-4　回归分析的方差分析计算表

变异来源	SS	v（df）	MS	F
回归	$bl_{xy} = l_{xy}^2 / l_{xx} = b^2 l_{xx}$	1	$SS_{回}/1$	$\dfrac{MS_{回}}{MS_{残}}$
残差	$\sum (y - \hat{y})^2 = SS_{总} - SS_{回}$	$n - 2$	$SS_{残}/(n - 2)$	
总计	$l_{yy} = \sum y^2 - \dfrac{(\sum y)^2}{n}$	$n - 1$		

【检验步骤】

1. 建立检验假设，确定检验水准

H_0：$\beta = 0$，即调查对象的体重和肺活量间无直线关系

H_1：$\beta \neq 0$，即调查对象的体重和肺活量间有直线关系

$\alpha = 0.05$

2. 计算检验统计量　利用表 10-4 或统计软件包计算得表 10-5 结果。

表 10-5　调查对象的体重和肺活量回归方程的方差分析表

变异来源	SS	v（df）	MS	F	P
回归	2828105.631	1	2828105.631	82.136	0.000
残差	344319.369	10	34431.937		
总计	3172425.000	11			

3. 确定 P 值，作出统计推断　按 $v_1 = 1$，$v_2 = 10$，查附表 4（F 界值表），$P < 0.01$，或直接按统计软件包计算得 $F = 82.136$，$P < 0.001$。按 $\alpha = 0.05$ 水准，拒绝 H_0，接受 H_1，可认为调查对象的体重和肺活量间存在直线关系，所求线性回归方程成立。

（二）回归系数的 t 检验

t 检验的目的是检验总体回归系数是否为 0。t_b 的计算公式为

$$t_b = \frac{b-0}{S_b}, \quad \nu = n-2 \tag{10-7}$$

其中，s_b 为回归系数的标准误，计算公式为：$s_b = \frac{s_{yx}}{\sqrt{l_{xx}}}$ （10-8）

S_{yx} 为残差标准差，其意义与 $SS_{残}$ 相同，反映 x 的影响被扣除后 y 的变异。计算公式为

$$s_{yx} = \sqrt{\frac{\sum(y-\hat{y})^2}{n-2}} \tag{10-9}$$

$$\sum(y-\hat{y})^2 = l_{yy} - l_{xy}^2/l_{xx} = l_{yy} - bl_{xy} \tag{10-10}$$

【检验步骤】

1. 建立检验假设，确定检验水准

H_0：$\beta=0$，即调查对象的体重和肺活量间无直线关系

H_1：$\beta\neq0$，即调查对象的体重和肺活量间有直线关系

$\alpha = 0.05$

2. 计算检验统计量　前面已算得 $n=12$，$l_{xx}=4054.917$，$l_{yy}=3172425$，$l_{xy}=107087.5$，$b=26.409$。

$$\sum(y-\hat{y})^2 = 3172425 - (107087.5)^2/4054.917 = 344319.602$$

$$s_{yx} = \sqrt{\frac{344319.602}{12-2}} = 185.559 \quad s_b = \frac{185.559}{\sqrt{4054.917}} = 2.914$$

$$t_b = \frac{26.409}{2.914} = 9.063$$

3. 确定 P 值，作出统计推断　按 $\nu=12-2=10$，查附表 2（t 值表），得 $t_{0.001,10}=4.587$，即 $P<0.001$，按 $\alpha=0.05$ 水准，拒绝 H_0，接受 H_1，可认为调查对象的体重和肺活量间存在直线关系，所求线性回归方程成立。与方差分析结果一致，且存在 $t=\sqrt{F}$ 的关系。

【知识点 10-4】

1. 回归方程需要进行假设检验，以推断两个变量间的线性关系是否存在。

2. 回归方程假设检验的方法有方差分析和 t 检验，两者的检验结论相同。

基本步骤：

（1）建立检验假设，确定检验水准

H_0：$\beta=0$，即变量 x 和 y 间无直线关系

H_1：$\beta\neq0$，即变量 x 和 y 间有直线关系

$\alpha=0.05$

（2）计算检验统计量 F 或 t_b 值。

（3）确定 P 值，作出统计推断。查 F 界值表或 t 界值表确定 P 值。如果 $P>\alpha$，不拒绝 H_0，尚不能认为变量 x 和 y 间存在直线关系；如果 $P\leqslant\alpha$，按 $\alpha=0.05$ 水准，拒绝 H_0，接受 H_1，可认为变量 x 和 y 间存在直线关系，所求线性回归方程成立。

3. 对同一资料，F 检验与回归系数的 t 检验结果相同，有 $t=\sqrt{F}$。

三、回归方程的应用

1. 描述两个变量之间的数量依存关系　经回归系数的假设检验，认为两变量间线性依存关系存在时，可用直线回归方程来描述两变量间依存变化的数量关系。

2. 利用回归方程进行预测　将自变量 x 的值代入回归方程式，则可得到应变量 y 的估计值 $\hat{y}$，即预测值。其意义为当 $x=x_0$ 时，应变量 y 的样本均数，也称为条件均数。其总体均数 $\mu_{\hat{y}}$ 的可信区间用下式估计

$$\hat{y} \pm t_{\alpha,(n-2)}s_{\hat{y}} \tag{10-11}$$

式中 $s_{\hat{y}}$ 是条件均数 $\hat{y}$ 的标准误，其计算公式如下：

$$s_{\hat{y}} = s_{yx}\sqrt{\frac{1}{n} + \frac{(x_0 - \overline{x})^2}{l_{xx}}} \qquad (10\text{-}12)$$

当同时考虑所有 x 的可能取值时, 可信区间形成一个弧形区带, 称为回归直线的可信带(confidence band)。其意义为在满足线性回归的条件下, 总体回归直线落在可信带内的概率为 $(1-\alpha)$。

而预测值 $\hat{y}$ 的波动范围又称为个体值的容许区间, 相当于参考值范围的估计。

$$\hat{y} \pm t_{\alpha,(n-2)}s_y \qquad (10\text{-}13)$$

s_y 是 $x=x_0$ 时样本 $\hat{y}$ 的标准差（注意：与样本观察值 y 的标准差不同）。

$$s_y = s_{yx}\sqrt{1 + \frac{1}{n} + \frac{(x_0 - \overline{x})^2}{l_{xx}}} \qquad (10\text{-}14)$$

同样, 当同时考虑所有 x 的可能取值时, 容许区间也会形成一个弧形区带, 称为个体值的预测带(prediction band), 较回归直线的可信带宽。

3. 利用回归方程进行控制 统计控制是利用回归方程进行逆估计。如要求应变量 y 在一定范围内波动, 可以通过控制自变量 x 的取值来实现。

【例 10-6】
利用例 10-3 数据建立直线回归方程。

> 生而知之者上也；学而知之者次也；困而学之又其次也；困而不学，民斯为下矣。
> ——《论语》

【问题 10-5】

（1）所建立的直线回归方程是否有意义？

（2）当中学生数学考试成绩为 80 时, $\mu_{\hat{y}}$ 的 95% 可信区间和相应个体值的 95% 容许区间是多少？

【分析】

（1）从前面的直线相关分析已知, 中学生的数学成绩和物理成绩间有正相关关系, 可建立二者的直线回归方程。因为相关与回归分析的假设检验是等价的, 所以所建立的直线回归方程是有意义的。（2）将 $x_0 = 80$ 代入所建立的回归方程, 求出 $\hat{y}$, 然后即可计算出 $\mu_{\hat{y}}$ 的 95% 可信区间和相应个体值的 95% 容许区间。具体计算步骤如下：

在例 10-3 中, 已计算得: $\sum x = 1467, \sum y = 1150, l_{xx} = 13626.4, l_{yy} = 4777.333,$

$l_{xy} = 7436$, 按公式 10-5 求出回归系数 b, $b = \dfrac{l_{xy}}{l_{xx}} = \dfrac{7436}{13626.4} = 0.546$;

$\overline{x} = \sum x / n = 1467/15 = 97.8$, $\overline{y} = \sum y / n = 1150/15 = 76.667$

$a = \overline{y} - b\overline{x} = 76.667 - 0.546 \times 97.8 = 23.268$

直线回归方程为: $\hat{y} = 23.268 + 0.546x$

对所建立的回归方程进行假设检验。

【检验步骤】

1. 建立检验假设, 确定检验水准

H_0: $\beta=0$, 即中学生的数学成绩和物理成绩间无直线关系

H_1: $\beta \neq 0$, 即中学生的数学成绩和物理成绩间有直线关系

$\alpha = 0.05$

2. 计算检验统计量 因为相关系数与回归系数的假设检验是等价的, 所以 $t_b = t_r = 8.563$

3. 确定 P 值, 作出统计推断 以自由度 $v=13$ 查附表 2 (t 界值表), 得 $P<0.001$, 按 $\alpha = 0.05$ 水准, 拒绝 H_0, 接受 H_1, 可认为中学生数学成绩和物理成绩间有直线关系, 所求线性回归方程成立。

进一步计算:

$$\sum(y-\hat{y})^2 = l_{yy} - l_{xy}^2 / l_{xx} = 4777.333 - 7436^2 / 13626.4 = 719.468$$

$$s_{yx} = \sqrt{\frac{\sum(y-\hat{y})^2}{n-2}} = \sqrt{\frac{719.468}{15-2}} = 7.439$$

$$s_{\hat{y}} = s_{yx}\sqrt{\frac{1}{n} + \frac{(x_0 - \bar{x})^2}{l_{xx}}} = 7.439\sqrt{\frac{1}{15} + \frac{(80 - 97.8)^2}{13626.4}} = 2.231$$

$$s_y = s_{yx}\sqrt{1 + \frac{1}{n} + \frac{(x_0 - \bar{x})^2}{l_{xx}}} = 7.439\sqrt{1 + \frac{1}{15} + \frac{(80 - 97.8)^2}{13626.4}} = 7.766$$

本例 $n = 15, \nu = 15 - 2 = 13$，查 t 界值表，得 $t_{0.05,13} = 2.160$，代入公式（10-11）和（10-13）中，当 $x_0 = 80$ 时，$\hat{y} = 66.948$，$\mu_{\hat{y}}$ 的 95% 可信区间为：

$$\hat{y} \pm t_{\alpha,(n-2)}s_{\hat{y}} = 66.948 \pm 2.160 \times 2.231 = (62.129, 71.767)$$

个体值的 95% 容许区间为：

$$\hat{y} \pm t_{\alpha,(n-2)}s_y = 66.954 \pm 2.160 \times 7.766 = (50.177, 83.729)$$

第三节　直线相关与回归的区别与联系

【例 10-7】

　　为了解某工厂排放的二氧化硫对周围居民健康的影响，某市疾控中心检测了该厂下风方向的一个村子的空气质量，共收集了十份样品测定了其中二氧化硫的含量，并测量了它们与污染源的距离，结果如表 10-6。某医师对该资料采用 Pearson 直线相关分析，得 $r = -0.749$，$P = 0.013$，认为大气样本中二氧化硫含量的高低与采样点距污染源的距离之间存在负相关关系。该医师以二氧化硫的浓度作为 x 变量，以采样点距污染源的距离为 y 变量，建立了直线回归方程 $\hat{y} = 2.561 - 0.001x$

表 10-6　某地大气采样点距污染源的距离及大气中二氧化硫的含量

编号	1	2	3	4	5	6	7	8	9	10
距离（km）	1.89	2.54	2.01	1.50	2.56	2.88	2.65	1.96	2.52	2.23
二氧化硫（mg/m³）	540	26	350	1396	855	0	5	1355	12	345

【问题 10-6】

　　（1）这是什么资料？

　　（2）该医师统计方法是否正确？为什么？

　　（3）该医师建立的直线回归方程 $\hat{y} = 2.561 - 0.001x$ 是否合理？

　　（4）若使大气样本中二氧化硫的含量控制在 0.05mg/m³ 以下，采样点距污染源的距离应为多少 km？

> 学者如登山焉，动而益高，如寤寐焉，久而益足。
> ——［汉］徐干

【分析】

　　（1）采样点距污染源的距离和大气样本中二氧化硫的含量，都是计量资料，属于双变量计量资料。

　　（2）该医师用 Pearson 直线相关分析是错误的。因为，采样点距污染源的距离只是可以精确测量的可控变量，而不是正态的随机变量，不符合双变量正态分布的要求，所以该资料应该采用 Spearman 等级相关（Spearman's rank correlation）来分析两者的关系。（经等级相关分析，$r_s = -0.782, P = 0.008$，可认为大气中二氧化硫含量的高低与采样点距污染源的距离之间存在负相关关系。）

　　（3）该医师以二氧化硫的浓度作为 x 变量，以采样点距污染源的距离为 y 变量，建立的直线回归方程 $\hat{y} = 2.561 - 0.001x$ 是错误的。应该以采样点距污染源的距离为自变量 x，以二氧化硫的浓度作为应变量 y 建立直线回归方程：$\hat{y} = 2659.967 - 954.955x$。二氧化硫的浓度是应变量，它是随自变量的变化而变化的。采样点距污染源的距离越近，则环境中二氧化硫的浓度越高，二者具有负向的等级相关关系。

　　（4）将 $\hat{y} = 0.05$ 代入方程中，求 $x = 2.785$，若使大气中二氧化硫的含量控制在 0.05mg/m³ 以下，采样点距污染源的距离应为 2.785km 以上。

【知识点 10-5】

直线相关与回归的区别

1. 相关关系说明两变量间的相互关系，无自变量与应变量之分。回归说明两变量的从属关系，应变量随自变量的变化而变化。

2. 相关表明两变量间关系的方向和密切程度。回归则用函数方程表达应变量随自变量变化的数量关系。

3. 在资料要求上，相关分析要求两变量均为随机变量，并服从双变量正态分布。回归分析只要求应变量 y 服从正态分布，而自变量 x 可以是正态分布的随机变量，也可以是人为控制大小的变量，如人为确定的处理剂量、测定时间等资料。

【例 10-8】

某医师测得 12 名调查对象的血清 Tau 蛋白含量和 β 淀粉样蛋白含量，资料如表 10-7，试分析二者之间的关系。

表 10-7　12 名调查对象的 Tau 蛋白和 β 淀粉样蛋白含量

编号	1	2	3	4	5	6	7	8	9	10	11	12
Tau 蛋白（pg/ml）	152.5	159.0	161.0	161.0	156.0	149.0	151.0	151.0	169.0	161.5	157.0	164.5
β 淀粉样蛋白（pg/ml）	46.50	70.00	58.50	52.00	59.00	35.00	33.00	50.00	64.50	49.00	40.00	59.00

自敬，则人敬之；
自慢，则人慢之。
——朱熹

【问题 10-7】

（1）这是什么资料？

（2）该资料应如何进行统计分析？

（3）如果两变量之间存在线性关系，所建立的回归方程是否有意义？

【分析】

（1）Tau 蛋白含量和 β 淀粉样蛋白含量都是连续性随机正态变量，属于计量资料。（2）两变量反映了研究对象的不同特征，用直线相关分析方法分析两个变量间相互关系。在进行相关分析之前，可用散点图了解变量间的关系。以 Tau 蛋白含量为横轴，β 淀粉样蛋白含量为纵轴，将表 10-7 中的数据绘成散点图（图 10-4）。由图可见，Tau 蛋白含量和 β 淀粉样蛋白含量之间存在线性趋势。

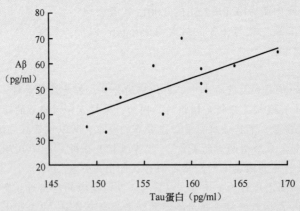

图 10-4　12 名调查对象的血清 Tau 蛋白含量和 β 淀粉样蛋白含量

根据表 10-7 的资料，计算得：$\sum x = 1892.5$，$\sum y = 616.5$，$\sum x^2 = 298870.8$，$\sum y^2 = 33125.75$，$\sum xy = 97763.25$，并代入有关公式可得：$l_{xx} = 407.779$，

$l_{yy} = 1453.063$，$l_{xy} = 536.063$，将其代入式（10-1）中计算相关系数。

$$r = \frac{l_{xy}}{\sqrt{l_{xx}l_{yy}}} = \frac{536.063}{\sqrt{407.779 \times 1453.063}} = 0.696$$

0.696 是根据 12 例样本资料计算出的相关系数，不可避免存在有抽样误差，因此需要做相关系数的假设检验。

【检验步骤】

1. 建立检验假设，确定检验水准

H_0：$\rho = 0$，即调查对象血清 Tau 蛋白含量和 β 淀粉样蛋白含量间无相关关系

H_1：$\rho \neq 0$，即调查对象血清 Tau 蛋白含量和 β 淀粉样蛋白含量间有相关关系

$\alpha = 0.05$

2. 计算检验统计量

$$t_r = \frac{r}{\sqrt{\dfrac{1-r^2}{n-2}}} = \frac{0.696}{\sqrt{\dfrac{1-0.696^2}{12-2}}} = 3.065$$

3. 确定 P 值，作出统计推断　以自由度 $v = 10$ 查附表 2（t 界值表），得 $0.01 < P < 0.02$，按 $\alpha = 0.05$ 水准，拒绝 H_0，接受 H_1，可以认为血清 Tau 蛋白含量和 β 淀粉样蛋白含量间有正相关关系。

进一步作直线回归分析，以 Tau 蛋白为自变量 x，以 β 淀粉样蛋白为应变量 y 建立直线回归方程：

$$b = \frac{l_{xy}}{l_{xx}} = \frac{536.063}{407.779} = 1.315，\quad a = \bar{y} - b\bar{x} = 51.375 - 1.315 \times 157.708 = -156.011$$

$\hat{y} = -156.011 + 1.315x$。同理，对回归方程也需进行假设检验，结果如表 10-8 所示。

表 10-8　12 名调查对象的 Tau 蛋白和 β 淀粉样蛋白含量回归方程的方差分析表

变异来源	SS	v（df）	MS	F	P
回归	704.789	1	704.789	9.419	0.012
残差	748.274	10	74.827		
总计	1453.063	11			

按 $\alpha = 0.05$ 水准，拒绝 H_0，接受 H_1，可认为调查对象的 Tau 蛋白含量和 β 淀粉样蛋白含量间存在直线关系，所求线性回归方程成立。

如果对回归系数进行 t 检验，$t_b = 3.069$，$P = 0.012$，结论与方差分析结果相同。

所求的直线回归方程有无实用价值，取决于决定系数 r^2，决定系数 r^2 大于 0.5 时，直线回归方程才有可能具有实用价值。本例 $r^2 = 0.4844 < 0.5$，说明 $SS_回$ 在 $SS_总$ 中仅占 48.44%，所以两变量间的关系意义不大，所求的直线回归方程不具有实用价值。

【知识点 10-6】

直线相关与回归的联系

1. 对能进行相关分析的同一组数据，计算出的相关系数和回归系数的符号相同，即正、负号一致。

2. 同一资料 r 和 b 的假设检验等价，即 r 和 b 的假设检验结论相同。即对同一资料而言，有 $t_r = t_b = \sqrt{F}$。可以用 r 的假设检验代替 b 的假设检验。

3. 可以用回归解释相关：可推出如下公式：

$$r^2 = \frac{SS_回}{SS_总}$$

r^2 称为决定系数（coefficient of determination），表示由 x 与 y 的直线关系导致的 y 的变异 $SS_回$ 在总变异 $SS_总$ 中所占的比重，即回归效果的好坏，r^2 越接近 1，则回归的效果越好。

如某资料算得 $r = 0.2$，经检验 $P < 0.05$，可认为两变量间有直线关系，但 $r^2 = 0.02$，说明 $SS_回$ 在 $SS_总$ 中仅占 2%，所以两变量间的关系意义不大。

【例 10-9】

　　有人做了一项有关城市居民家庭藏书量与儿童学习成绩之间关系的调查。发现二者呈正相关关系。认为城市居民家庭藏书量的增加，可提高儿童学习成绩。

　　书是人类进步的阶梯，终生的伴侣，最诚挚的朋友。
　　　　　　　——高尔基

【问题 10-8】

　　（1）你认为这样做有无意义？为什么？
　　（2）该结论是否成立？

【分析】

　　（1）这样做无任何实际意义。该研究差错的实质是滥用直线相关与回归分析来牵强地研究毫无联系的两种事物之间关系。表面看似乎儿童的学习成绩与居民家庭藏书量的多少有某种关系，其实，其本质是与儿童用于学习的时间和专心程度有关，而不是藏书量在起作用。除此之外，儿童的学习成绩还与儿童本人的智商、父母受教育程度、学习的环境等因素有关。因此，城市居民家庭藏书量与儿童学习成绩之间没有必然的联系。
　　（2）该结论是不能成立的。即使二者之间存在相关关系，也不一定是因果关系。

【例 10-10】

　　某人根据专业知识推断：两个指标之间可能存在一定的线性关系。为了验证此推断是否正确，研究者测量了 30 对数据，算得二者之间的相关系数 $r=0.368$，该研究者认为此相关系数太小，于是，认为原来的推断是错误的。

【问题 10-9】

　　（1）你认为这样做是否妥当？
　　（2）正确的结论是什么？

　　人所缺乏的不是才干而是志向，不是成功的能力而是勤劳的意志。
　　　　　　　——部尔卫

【分析】

　　（1）这样做是不妥的。在进行相关分析之前，应该绘制散点图，以了解两个变量之间是否呈线性趋势；不应仅凭相关系数的大小直接下结论，而应进行假设检验。
　　（2）以 $\nu=28$ 作为自由度，查相关系数界值表，得 $P<0.05$，可认为两个指标之间存在直线正相关关系。

【知识点 10-7】

　　应用直线相关与回归的注意事项
　　1. 作直线相关与回归分析要有实际意义。不能把毫无关联的两个事物或现象作相关与回归分析。
　　2. 相关关系不一定是因果关系，可能是伴随关系。
　　3. 进行相关与回归分析都必须进行假设检验。以推断两变量间的线性关系是否存在。
　　4. 回归方程一般只适用于自变量 x 实测值的范围内，不能随意外推。
　　5. 一般应先绘制散点图观察两变量间的关系，有线性趋势时再进行。

第四节　等级相关

【例 10-11】

　　为评价环境污染与居民呼吸系统疾病之间的关系，某市疾控中心对该市呼吸系统疾病死亡情况进行了调查，并对大气中 PM2.5 水平进行了检测，结果如表 10-9。某医师对该资料采用 Pearson 直线相关分析，得 $r=0.686$，$P=0.029$，认为呼吸系统疾病死亡率与大气中 PM2.5 含量之间存在正相关关系。

监测点编号	1	2	3	4	5	6	7	8	9	10
呼吸系统疾病死亡率（1/10 万）	14.35	13.80	8.13	15.68	12.12	11.41	18.02	18.50	5.60	16.24
PM2.5（μg/m³）	110	75	51	97	120	11	66	117	5	106

表 10-9　某市大气中 PM2.5 含量与居民恶性肿瘤死亡率

【问题 10-10】

（1）这是什么资料？

（2）该医师统计方法是否正确？为什么？

（3）该资料应该用何种统计方法分析？

【分析】

品德应该高尚些；处世，应该坦率些，举止，应该礼貌些。
——孟德斯鸠

（1）该资料包含呼吸系统疾病死亡率与 PM2.5 含量两个变量，两个都属于计量资料。（2）该医师处理方法不正确，因为呼吸系统疾病死亡率不服从正态分布，因此，不能用 Pearson 直线相关分析。（3）该资料应选用非参数统计方法，可采用 Spearman 的等级相关（Spearman's rank correlation）来分析两者的关系。

等级相关又称秩相关（rank correlation），属于非参数统计方法的一种。Spearman 的等级相关系数 r_s 是说明两个变量间相关关系的密切程度与相关方向的指标。等级相关应用范围：（1）偏态分布；（2）总体分布型未知；（3）原始数据用等级表示。

【检验步骤】

1. 建立检验假设，确定检验水准

H_0：总体相关系数 $\rho_s = 0$

H_1：总体相关系数 $\rho_s \neq 0$

$\alpha = 0.05$

2. 计算等级相关系数 r_s

（1）编秩：将表 10-9 中两个变量的实际值分别按从小到大的顺序编秩，如表 10-10 第 3 栏和第 5 栏。若有观察值相等，则取平均秩次。

（2）计算秩次差 d 和 d^2：将表 10-10 第 3 栏和第 5 栏的两变量相应秩次相减，得到第 6 栏秩次差 d，第 7 栏为 d^2。

表 10-10　某市大气中 PM2.5 含量与居民呼吸系统疾病死亡率

监测点编号（1）	PM2.5(μg/m³)（2）	秩次 x（3）	呼吸系统疾病死亡率(1/10万)（4）	秩次 y（5）	d（6）=（3）-（5）	d^2（7）
1	110	8	14.35	6	2	4
2	75	5	13.80	5	0	0
3	51	3	8.13	2	1	1
4	97	6	15.68	7	−1	1
5	120	10	12.12	4	6	36
6	11	2	11.41	3	−1	1
7	66	4	18.02	9	−5	25
8	117	9	18.50	10	−1	1
9	5	1	5.60	1	−0	1
10	106	7	16.24	8	−1	1
合计	−	−	−	−	−	70

（3）计算等级相关系数 r_s。计算公式

$$r_s = 1 - \frac{6\sum d^2}{n(n^2-1)} \tag{10-15}$$

本例

$$r_s = 1 - \frac{6 \times 70}{10 \times (10^2 - 1)} = 0.576$$

3. 确定 P 值，作出统计推断　根据样本例数 n 查附表 14（r_s 界值表）确定 P 值。若 $r_s < r_{s(0.05,n)}$，则 $P > 0.05$，不拒绝 H_0，无统计学意义，尚不能认为两变量之间有相关关系；若 $r_s \geq r_{s(0.05,n)}$，则 $P \leq 0.05$，拒绝 H_0，接受 H_1，有统计学意义，可认为两变量之间有相关关系。本例 $n = 10$，查表得 $r_{s(0.10,10)} = 0.564$，$r_{s(0.05,10)} = 0.648$，$0.648 > r_s = 0.576 > 0.564$，$0.05 < P < 0.10$，$r_s$ 无统计学意义。按 $\alpha = 0.05$ 水准，不拒绝 H_0，尚不能认为呼吸系统疾病死亡率与大气中 PM2.5 含量之间存在正向的等级相关关系。

等级相关系数 r_s 的计算也可按照如下公式计算：

$$r_s = \frac{\sum (x - \bar{x})(y - \bar{y})}{\sqrt{\sum (x - \bar{x})^2 \sum (y - \bar{y})^2}} = \frac{l_{xy}}{\sqrt{l_{xx} l_{yy}}} \tag{10-16}$$

式中，x、y 分别代表每对观察值的秩次。

表 10-8 资料由秩次计算得：$l_{xx} = 82.5$，$l_{yy} = 82.5$，$l_{xy} = 48$，代入式（10-17）中，得：

$$r_s = \frac{l_{xy}}{\sqrt{l_{xx} l_{yy}}} = \frac{48}{\sqrt{82.5 \times 82.5}} = 0.582$$

Spearman 等级相关系数 r_s 的假设检验方法除了上述的查 r_s 界值表外，当 $n > 50$ 时，可用式（10-3）作 t 检验。

【例 10-12】

某研究者观测了 12 名研究对象的血清钙 Ca^{2+} 含量与其出血症状（表 10-11），研究其相关性。

表 10-11　12 名研究对象的血清钙 Ca^{2+} 含量与其出血症状

病例号	1	2	3	4	5	6	7	8	9	10	11	12
Ca^{2+}（mmol/L）	9.7	13.4	8.4	5.2	12.5	6.3	5.1	14.1	6.7	6.0	7.7	10.8
出血症状	+	−	+	+++	−	+	+++	−	+	++	−	−

> 勇敢坚毅真正之才智乃刚毅之志向。
> ——拿破仑

【问题 10-11】

（1）这是什么资料？

（2）该资料应该用何种统计方法分析？

【分析】

（1）该资料包含 12 名研究对象的血清钙 Ca^{2+} 含量与其出血症状两个变量，Ca^{2+} 含量是计量资料，而出血症状是等级资料。（2）因为出血症状是等级数据，不服从正态分布，因此，不能用 Pearson 直线相关分析。该资料应选用 Spearman 的等级相关（Spearman's rank correlation）来分析两者的关系。

【检验步骤】

1. 建立检验假设，确定检验水准

H_0：总体相关系数 $\rho_s = 0$

H_1：总体相关系数 $\rho_s \neq 0$

$\alpha = 0.05$

2. 计算等级相关系数 r_s

（1）编秩并计算秩次差 d 和 d^2

表 10-12 12 名研究对象的血清钙 Ca^{2+} 含量与其出血症状

病例号（1）	Ca^{2+}（mmol/L）（2）	秩次 x（3）	出血症状（4）	秩次 y（5）	d（6）=（3）-（5）	d^2（7）
1	9.7	8	+	7.5	0.5	0.25
2	13.4	11	-	3	8	64
3	8.4	7	+	7.5	-0.5	0.25
4	5.2	2	+++	11.5	-9.5	90.25
5	12.5	10	-	3	7	49
6	6.3	5	+	7.5	-2.5	6.25
7	5.1	1	+++	11.5	-10.5	110.25
8	14.1	12	-	3	9	81
9	6.7	4	+	7.5	-3.5	12.25
10	6.0	3	++	10	-7	49
11	7.7	6	-	3	3	9
12	10.8	9	-	3	6	36
合计	-	-	-	-	-	507.5

（3）计算等级相关系数 r_s。

本例

$$r_s = 1 - \frac{6 \times 507.5}{12 \times (12^2 - 1)} = -0.774$$

3. 确定 P 值，作出统计推断

查附表 12（r_s 界值表）得 $r_{s(0.02,10)} = 0.745$，$r_{s(0.01,10)} = 0.794$，$0.794 > |r_s| = 0.774 > 0.745$，$0.01 < P < 0.02$，$r_s$ 有统计学意义。按 $\alpha = 0.05$ 水准，拒绝 H_0，接受 H_1，可认为血清钙 Ca^{2+} 含量与出血症状之间存在负向的等级相关关系。

【知识点 10-8】

1. 等级相关应用范围：（1）不服从双变量正态分布或偏态分布；（2）总体分布类型未知；（3）原始数据是等级变量。

2. Spearman 等级相关系数 r_s 是描述两变量间相关关系的密切程度与相关方向的统计指标。

3. r_s 的取值和意义与 Pearson 直线相关系数 r 相同。

4. 根据样本资料计算得到的等级相关系数 r_s，也需对其进行假设检验。

思考练习

一、是非题（正确记"+"，错误记"-"）

1. 直线相关分析中，对相关系数作假设检验，其目的之一是检验两总体相关系数是否相等。　（　　）

2. 如果两个变量的相关系数为负数，则二者是负相关关系。　（　　）

3. 已知 $r_1 \neq r_2$，那么 $b_1 \neq b_2$。　（　　）

4. 同一双变量资料，进行直线相关与回归分析，有 $r > 0$，$b < 0$。　（　　）

5. 两变量的相关与回归分析中，若散点图的散点完全在一条直线上，则有 $s_{yx} = 0$。　（　　）

6. 若对等级资料或非正态分布的资料进行相关分析时，宜采用等级相关分析。　（　　）

7. 直线回归方程中，b 表示变量 x 每增加（或减少）一个单位，x 平均改变 b 个单位。　（　　）

8. 适合分析糖尿病人的血糖水平与胰岛素水平之间是否有关的方法是直线相关分析。　（　　）

9. 对两个数值变量同时进行了相关和回归分析，r 有统计学意义（$P < 0.05$），则 b 不一定有统计学意义。　（　　）

10. 在 y 和 x 的回归分析中，若 $t_b > t_{0.05,v}$，可认为两变量存在直线关系。　（　　）

二、选择题（从 a~e 中选出一个最佳答案）

1. 线性回归分析的原理是对因变量 y 的总体变异进行分解。最可能出现_____。

a. $SS_残 = SS_回$　　b. $SS_总 > SS_残$　　c. $SS_总 = SS_回$　　d. $SS_残 < SS_回$　　e. $SS_总 = SS_回 + SS_残$

2. 在求出直线回归方程后，如果检验结果是接受无效假设，那就意味着_____。

a. 此直线方程有应用价值　　　　　b. x 与 y 之间无直线关系　　　　c. x 与 y 之间毫无关系

d. x 与 y 之间呈直线关系　　　　e. 此直线方程并非所求

3. 若对两个变量进行直线相关分析，$r=0.39$，$P<0.05$，则说明两个变量之间_____。

a. 有伴随关系　　　　　　　b. 有数量关系　　　　　　　c. 有因果关系

d. 有相关关系　　　　　　　e. 无相关关系

4. 回归系数检验的无效假设 H_0 是_____。

a. $\rho=0$　　　　b. $\rho\neq0$　　　　c. $\rho>0$　　　　d. $\rho<0$　　　　e. $\beta=0$

5. 若计算得一相关系数 $r=0.95$，则可认为_____。

a. 变量 x 与 y 间一定存在因果关系

b. 同一资料作回归分析时，求得的回归系数一定为正值

c. 同一资料作回归分析时，求得的回归系数一定为负值

d. 求得的回归截距 $\alpha>0$

e. 求得的回归截距 $\alpha\neq0$

6. 直线回归分析中，有直线回归方程 $\hat{y}=0.024+0.478x$，代入两点描出回归直线。则有_____。

a. 所有实测点都应在回归直线上　　　　b. 所绘回归直线必过点 $(\bar{x},\bar{y})$

c. 原点是回归直线与 y 轴的交点　　　　d. 回归直线 x 的取值范围为 $(-1,1)$

e. 实测值与估计值差的平方和必小于零

7. 相同秩次较多时，r_s 计算需进行校正，校正后，r_s 值_____。

a. r_s 增大　　　b. r_s 减小　　　c. r_s 不变　　　d. 以上三者全对　　　e. 以上三者全不对

8. 在有关等级相关系数 r_s 的描述中不正确的是_____。

a. 不服从双变量正态分布的资料宜计算 r_s　　　b. $r_s>1$

c. 等级资料宜计算 r_s　　　d. 查 r_s 界值表时，r_s 值越大，所对应的概率值也越小

e. 当变量值中相同秩次较多时，宜计算校正 r_s 值

9. 在回归直线 $\hat{y}=a+bx$ 中，回归系数 b 的性质描述错误的是_____。

a. $|b|$ 值越大，则回归直线越陡　　　　b. b 一般有单位

c. $b>0$，表示随 x 增大而增大　　　　d. x 每变化一个单位，y 相应变化 b 个单位

e. $b=0$ 时，y 与 x 具有线性依存关系

10. 在对两个变量 x 与 y 进行直线相关分析后发现，相关系数 r 约等于 0，经检验，得 $P>0.8$。在下专业结论时，正确的表述应该是_____。

a. x 与 y 之间呈直线关系　　　　b. x 与 y 之间呈曲线关系　　　　c. x 与 y 之间没有关系

d. x 与 y 之间无直线相关关系　　　　e. x 与 y 之间存在某种关系

三、应用分析题

1. 某医生测量得到了 14 名儿童的坐高（cm）与臂长（cm）的数据，结果见表 10-13，试检验两者有无相关？

表 10-13　14 名儿童的坐高与臂长

儿童编号	1	2	3	4	5	6	7	8	9	10	11	12	13	14
坐高（cm）	81.19	80.83	69.56	60.25	73.67	84.59	71.53	84.65	81.32	74.35	80.8	53.75	69.75	78.11
臂长（cm）	136.0	116.0	113.5	91.0	118.5	131.0	121.0	131.0	136.1	103.5	106.0	71.0	101.1	108.5

2. 据表 10-14 资料分析不同地区食物中硒元素含量与大骨节病的患病率之间的关系，某医师用 Pearson 相关算得 $r=-0.589$，$P=0.044$，认为食物中硒元素与大骨节病的患病率有负相关关系，硒含量减少就容易患大骨节病。请给予评价。

表 10-14　不同地区食物中硒含量与大骨节病患病率的关系

地区编号	1	2	3	4	5	6	7	8	9	10	11	12
硒含量（μg）	6.5	17.0	6.0	26.5	4.1	12	20.5	12.0	10.0	4.5	7.0	5.5
患病率（%）	12.2	4.4	17.6	2.0	39.7	42.5	3.8	6.5	7.2	41.1	10.5	22

3. 12 名成年人的体重与舒张压数据见表 10-15，试作相关与回归分析。

表 10-15　12 名成年人体重与舒张压结果

成年人编号	1	2	3	4	5	6	7	8	9	10	11	12
体重（kg）	63	89	55	52	67	66	62	50	65	58	53	68
舒张压（mmHg）	110	70	68	94	78	90	99	108	80	80	78	86

4. 12 名膝骨关节炎患者的血清瘦素（y，mmol/L）和脂联素（x，mmol/L）的测量值如表 10-16，试对其进行直线相关与回归分析。

表 10-16　12 名膝骨关节炎病患者的血清瘦素和脂联素的测量值

病例号	1	2	3	4	5	6	7	8	9	10	11	12
脂联素（mmol/L）	27.4	13.3	19.2	11.7	17.3	20.0	22.8	19.4	16.7	25.0	18.2	14.9
瘦素（mmol/L）	10.1	16.8	12.7	16.2	15	12.4	12.2	11.3	13.8	12.2	13.7	14.5

5. 有 12 个同类企业的生产性固定资产年价值和工业总产值资料如下。

问：

（1）说明两变量之间的相关方向；

（2）建立直线回归方程；

（3）估计生产性固定资产（自变量）为 1200 万元时总产值（应变量）的可能值。

6. 用某种药物治疗 15 例高血脂症，并测定其治疗前后的血清胆固醇(mmol/L)值，由原始数据计算得：l_{xx}=2.10009、l_{yy}=4.05289、l_{xy}=-1.20449。若在临床上想用治疗前的血清胆固醇值去预测治疗后的血清胆固醇值，在统计学上是否有意义？

7. 某地对重金属镉污染区进行土壤镉与人体尿镉关系的调查研究，抽查 10 个村的资料，各村抽查人数相同。土壤镉最低为 4.14μg/L，最高为 27.39μg/L。将土壤镉作 x，人体尿镉为 y，作相关回归分析，得 r=0.787，P=0.007，b=0.228，a=6.503。

（1）能否用直线回归方程描述两者的关系，为什么？

（2）若土壤镉为 6.58μg/L，则人体尿镉平均是多少？

（3）若土壤镉为 32.15μg/L，则人体尿镉平均又是多少？

表 10-17　12 个同类企业生产固定资产年价值和工业总产值

企业编号	生产性固定资产价值（万元）	工业总产值（万元）
1	318	524
2	910	1019
3	200	638
4	409	815
5	415	913
6	502	928
7	314	605
8	1210	1516
9	1022	1219
10	1225	1624
11	650	890
12	825	986
合计	6525	9801

8. 在研究劳动强度与职业病的关系时，调查了 10 个车间工人的劳动强度（分为 1，2，3，4，5 个等级，劳动强度越高，数值越大）与胃溃疡的发病率如表 10-18，问劳动强度与胃溃疡的发病率是否有关？

表 10-18　劳动强度与胃溃疡的发病率

车间编号	1	2	3	4	5	6	7	8	9	10
劳动强度	1	2	3	3	4	4	4	4	2	5
胃溃疡的发病率（%）	2.56	4.20	6.91	6.40	10.42	7.93	5.74	6.10	3.55	7.86

（程晓萍　王良君　詹志鹏）

第 11 章 调 查 设 计

> 孝子之养也，乐其心，不违其志。
>
> ——《礼记》

第一节　调查设计的基本内容和步骤

　　调查设计是对调查研究所作的周密计划，是调查研究取得真实可靠结果的重要保证，它包括确定调查目的、选择调查对象、估计样本量、设计调查问卷、收集调查信息、整理和分析资料。

　　调查设计是根据研究目的，确定调查对象、观察单位、调查方法和样本含量；将观察指标转化为调查项目，设计成调查表或问卷；然后确定资料收集方法和资料整理分析计划；最后制定调查组织计划以及调查质量控制措施等。调查设计的基本内容及步骤如下。

一、明确调查目的和类型

　　明确调查目的是调查研究各个环节中最核心的问题。在调查研究实施之前必须明确本次研究要达到的目的，期望通过本次研究能解决的问题。如为了解皖南地区留守老人身心健康状况，采用抽样调查的方法对留守老人进行访谈式调查。

二、调查计划的制定和实施

　　在确定调查目的之后，应设计缜密的调查计划，根据调查目的来确定调查对象、观察指标、调查方法、样本含量、调查表。

（一）确定调查对象

例如，调查某城镇 3～6 岁学龄前儿童生长发育状况，调查对象为该城镇某年全体 3～6 岁学龄前儿童。确定调查对象应注意同质性（即纳入与排除标准），并且要明确调查的时间、地点和对象。例如，氟牙症的调查对象必须是常住人口，不应包括临时的外地人口，调查范围可根据饮水中含氟浓度而定。

（二）确定观察指标

调查设计时，应将调查目的转化为具体的观察指标，通过指标来达到目的。例如，拟对某肺癌高发区进行现场调查，调查目的是了解当地肺癌死亡现状及其相关因素，为疾病病因研究提供线索，为防治工作提供依据。因此本次调查可确定以下观察指标：①该地某年不同性别、年龄别、职业、文化程度及有无家族史的肺癌死亡率；②特殊暴露如砷等有害物质的测定指标以及个体是否吸烟等。调查指标要精选，尽量用客观、灵敏、精确的定量指标。

（三）确定调查方法

常用的调查方法有以下几种：

1. 普查（overall survey）　普查就是对全部观察对象进行调查。理论上普查不存在抽样误差，可以直接得到总体参数。但如果普查规模太大，消耗的人力、物力大，成本效益比往往较大。普查可以了解总体在某一特定"时点"的基本情况，"时点"指调查时间，一般不宜过长，可以是某时点、1～2 天、1～2 周，即使大规模的普查也应该在 3 个月内完成；时间过长普查结果将受到影响。普查的目的在于了解特定人群的健康水平或某种疾病流行因素的分布情况，制定医学参考值范围，早期发现某些疾病。在医学领域的适用范围是：①发病率较高的疾病；②具有灵敏度和特异度较高的检查或诊断方法；③普查方法便于操作、易于被群众接受；④具有实施或治疗疾病的条件。

2. 抽样调查（sampling survey）　抽样调查是一种非全面调查，是从总体中随机抽取一部分的研究对象组成样本，对样本进行调查，然后根据样本信息来推断总体特征。抽样调查可节省调查成本，具有观察范围小、调查对象少、易组织实施等优点。许多医疗卫生问题只能做抽样调查，如某地流感发病率、乙肝患病率的调查等。此外，抽样调查还可以用于评价普查质量。抽样调查在医疗卫生工作中应用最多。例 11-1 为抽样调查。

3. 典型调查（typical survey）　典型调查又称案例调查。它是根据调查目的，在对事物进行全面分析的基础上，有目的地选择有代表性的典型观察对象进行调查，观察对象可以是人、家庭、组织或社区等。例如调查某种疾病的个别典型患者，研究其病理损害；调查几个医疗先进或后进单位。典型常常是同类事物特征的集中表现，有利于对事物特征进行深入细致的研究，但典型调查采用的是非随机抽样，往往会受到调查者的主观影响。

另外，在流行病学中的病例对照研究和队列研究也属于调查研究的范畴。

【知识点 11-2】
1. 调查方法的确定一般根据调查目的、调查对象的范围和具备的调查条件来确定。
2. 根据研究对象的范围确定调查方法，而不能以观察数量的多少确定调查方法。
3. 若调查目的是研究事物之间的相互关系和探索病因可采用病例对照研究或队列研究方法。

【例 11-2】
为调查某地方性甲状腺病区的防治工作，某研究者采用普查的方法，调查居民 24 小时的尿碘排泄量。方法为收集该地区全部居民 24 小时尿液，为了使居民配合调查，通过行政手段全区大人孩子休息一天，而实际所用检测尿碘的方法仅需要尿液 5～10 毫升。一年后，研究者学习外地的采样法：采用午后随机一次尿样测定尿碘，通过一定方法推算出 24 小时的尿碘排泄量。此方法与 24 小时留尿法比较，差异无统计学意义。该研究者改变过去全民普查的方法，随机抽取部分居民，仅检测一次午后尿碘含量，多快好省地完成任务，也达到预期目的。

父母之所爱亦爱之，
父母之所敬亦敬之。
——孔子

【问题 11-2】
（1）研究者前后两次各采用何种调查方法？
（2）你认为哪种调查方法更合理，为什么？
（3）这个案例给你什么启发？

【分析】
（1）研究者前后两次的调查方法分别是普查和抽样调查。（2）前者耗费大量的人力、物力和时间，而后者采用抽样调查，省时省力也同样达到预期结果，所以后者更合理。（3）这个案例说明合理的调查方法能取得事半功倍的效果，科学的设计可大大节省人力、物力和样本含量，使研究结果更具有代表性、严谨性。

（四）确定调查对象数量

即调查样本含量的估计，在抽样调查中，样本含量（sample size）是一个十分重要的问题。样本含量过少，所得指标不稳定，推断总体精度差，检验效能低；样本含量过多，不仅增加研究成本，而且可能增大各种非抽样误差。确定调查对象数量的原则：确保一定精确度的前提下，确定最少的观察对象数。

（五）拟定调查问卷

根据观察指标确定调查项目，通常包括分析项目和审查项目。分析项目是可直接用于统计分析的观察指标以及考虑因素之间的相互影响所必须的内容；审查项目是为了调查员对调查表的调查结果进行审查核对时所填的项目，主要用于质量控制。一般不直接用于分析，如调查员的姓名、调查日期、核查人员姓名。

把调查内容和调查项目按逻辑顺序排列成以供调查者收集资料的表格即为调查表（或称调查问卷）。调查问卷的设计详见第二节。

（六）确定调查方式

调查方式主要有直接观察法、直接采访法和间接采访法 3 种，有时可结合使用。

1. 直接观察法 调查员对调查对象进行直接检查、测量或观察来取得资料，结果较为真实可靠，但成本一般较高。如疾病调查中，由医务人员和流行病学专门人员到现场进行体检、收集资料等。

2. 直接采访法 调查员对调查对象进行面对面采访（face to face interview），根据调查对象的回答来收集资料。调查员向调查对象作口头询问并将答案填入调查表，称为"访问调查"。其优点是应答率较高，填写"不详"或空项的比例较低。缺点是"访问调查"比"自填调查"耗时，容易引起调查对象的厌烦情绪。由调查对象本人填写问卷称为"自填调查"。优点是调查成本较低而且保密性强，缺点是调查对象和调查表设计者对某些问题的理解可能不一致，调查结果易产生偏倚，应答率比访问调查低。

3. 间接采访法 通过通信或电话等方式对调查对象进行间接调查，由于这种调查方式应答率较低，调查质量不易控制，电话采访和信访实施难度较大。

（七）调查人员的选择与培训

流行病学调查工作往往需要一个研究小组来完成，且需要一批经过培训合格和具有团队意识的调查员共同完成。调查员要做到实事求是，调查时不马虎，不编造数据，善于交际，能够很好地得到调查对象的合作。调查员应具有一定的文化水平，且最好能讲被调查者的方言和听懂调查对象的方言，这样就可以减少由于方言的因素导致对某一问题的不同理解，并非医学学历高的人就一定能够做好调查工作。除此之外，调查员应具备一定的流行病学知识，了解调查的目的和意义。

（八）现场组织协调和质量控制

流行病学调查面对的是人群，所以无论选择入户调查或固定地点的调查，还是定性调查的小组访谈和个人访谈，都需要得到调查对象所在地相关部门的支持和协助。如果没有政府组织、团体的协助，调查对象很可能无法对调查员产生信任而拒绝被调查，因此影响调查效率。

除协调现场外，调查经费的预算，调查现场的准备，现场调查项目的先后顺序，所需的工作人员数量均应考虑，避免因场面混乱而调查项目漏项和调查对象失访。

现场调查质量的控制直接影响到收集信息和资料的准确性和完整性，对于调查研究至关重要，因此在现场调查的全过程均应严格执行质量控制措施。

三、资料整理与分析

资料整理是将原始资料进行科学加工，使之系统化、条理化、规律化，便于进一步分析。资料分析是根据调查目的与收集资料的类型选择合适的统计分析方法，分析及解决实际问题或发现事物间的内在联系。

（一）问卷收集

问卷收集是整理工作的第一步，其要点是如何认真管理及回收问卷，如何作登记，掌握每次发放及回收问卷数，记录发放日期和回收日期等。

（二）问卷核查

问卷核查分为完整性核查和逻辑检查。完整性核查是对调查表全部项目进行检查，不应有缺项或漏项，此项工作一般在调查现场进行。逻辑检查主要发现填写中一些明显的逻辑错误。例如出生日期与死亡日期矛盾、年龄和婚姻状况不符等。

（三）数据编码

数据编码是给每一个问题的每一个可能答案分配一个代码。一般在调查表设计时已经完成。不同类型的问题采用的编码方式不相同。例如同一问卷的不同量表、封闭型问题和开放型问题编码是有区别的。

（四）数据的录入与整理

调查数据的计算机录入是资料整理极其重要的一个环节，也是进一步定量分析调查资料的前提。如果数据录入发生错误，则任何统计方法都不可能得出正确的结论。因此，调查资料的录入员需高度负责，数据录入前，应对录入人员进行培训，并提供每人一份统一的录入说明书或操作指南。可由两个录入员分别录入同一资料，并对两人录入结果进行比较，对于不一致的结果，核对原始调查表进行纠正，以保证录入资料的完整、准确和可靠。目前多种软件可建立数据库用于录入数据。数据录入后，根据调查项目间的逻辑关系进行逻辑查错，对某些变量作简单的统计描述，如编制频数表、绘制统计图等，初步揭示指标间的关系。

（五）资料分组

资料分组的目的是将性质相同的观察单位合在一起，将性质不同的观察单位分开，把组内的共性和组间的差异性充分显示出来。

分组可按质量分组，也可按数量分组，也可两种分组结合使用，这取决于研究目的。

1. 质量分组　按分组因素的类别或特征进行分组，如将观察单位按性别、职业、文化程度、婚姻状况、是否患病等特征进行分类。

2. 数量分组　按分组因素的数量大小进行分组，如将观察单位按年龄大小、血压高低、血红蛋白含量等进行分组。分组数取决于研究目的、资料性质以及观察单位数多少。分组过少可能掩盖不同特征人群的本质差异；分组过多可能掩盖事物的规律性。可制作频数表或绘制直方图直观形象地观察数据分布特征。

（六）资料的初步分析计划

资料的初步分析计划应说明各统计指标的内涵和计算方法，预期对哪些观测指标作统计描述和统计推断，根据资料的特征选择合适的统计方法控制混杂因素等。列出统计分析表，检查设计是否有遗漏，以便及时补充和完善。

第二节　调查问卷或调查表设计

> 惟孝顺父母，可以解忧。
> ——孟子

【知识点 11-3】
　　调查问卷（questionnaire）是调查指标的载荷，一个好的调查问卷对调查研究起着至关重要的作用。问卷设计是根据调查目的和要求，将所需要调查的问题具体化，经过设计，转化为可回答和测量的题目，以更好地获取被调查者的信息资料，便于统计分析的一种手段。

表 11-1　调查问卷实例

社区老年居民身心健康问卷　　　　　编号：□□-□□□□

尊敬的老年朋友：您好!为了了解社区老年居民身心健康状况,找出影响老年人身心健康的因素,以便指导老年朋友们健康生活,请您配合我们,认真如实完成这份调查问卷.谢谢您的合作!

A. 一般人口学特征

1. 姓名：　　　　　　　　　　2. 性别：①男　　　　②女　　　　　　　　　　　　　□

3. 居住地址：　市（县）　　乡（区）　　村（街）　　号；电话：

4. 年龄：＿＿＿＿岁　　5. 身高：＿＿＿＿厘米　　6. 体重：＿＿＿＿公斤

7. 现所在地居住时间：＿＿＿＿年　　　　　　　　　　　　　　　　　　　　　　　□□

8. 民族：　①汉　　　　②其他　　　　　　　　　　　　　　　　　　　　　　　　□

9. 退休前职业：①工人　　②农民　　③行政干部　　④科技、医务、教师　　⑤个体商企　　⑥家庭妇女　　□
⑦离退休人员　　⑧待业　　⑨其他

10. 文化程度：①文盲　　②小学　　③初中　　④高中或中专　　⑤大专　　⑥大 及以上　　□

11. 婚姻状况：①已婚　　②未婚　　③离异　　④丧偶　　　　　　　　　　　　　□

12. 居住方式：①独居　　②夫妻二人　　③夫妻与孙辈　④独自与孙辈　　⑤大家庭　　□

13. 子女探望的频率：①1～2 周/次　　②2～3 周/次　　③1～3 个月/次　　④3 个月以上　　⑤无子女　　□

14. 家庭年收入：①＜1 万　　②1～3 万　　③3～6 万　　④＞6 万　　　　　　　□

15. 医疗费用支出方式：①公费　　②医保　　③自费　　④农村合作医疗　　⑤其他　　□

16. 宗教信仰情况：①有　　②无　　　　　　　　　　　　　　　　　　　　　　□

17. 对社区环境是否满意？①很满意　　②一般　　③不满意　　　　　　　　　　□

18. 居委会是否为老人提供社会服务？①有　　②无　　　　　　　　　　　　　　□

B. 生活习惯

1. 您的娱乐健身活动、兴趣爱好情况【请在相应框内填：①=有该项活动；②=没有该项活动】
1.1 看电视　　□　　1.2 打麻将/扑克　□　　1.3 音乐/戏曲　　□　　1.4 健身操　　□
1.5 球类/太极　□　　1.6 上网　　　　□　　1.7 下棋　　　　□　　1.8 养花草　　□
1.9 养宠物　　□　　1.10 读书报　　　□　　1.11 书法/绘画　□　　1.12 出游　　□

2. 您的睡眠质量如何？①容易入睡　　②偶尔失眠　　③经常失眠（失眠次数　　次/月）　　□□

3. 您通常每天睡眠时间（包括午睡）为：　　小时/天　　　　　　　　　　　　　□□

4. 您有熬夜（工作、娱乐等）习惯吗？①无　　②偶尔有　　③经常有　（＞3 次/月）　　□

5. 您觉得自己性格属于：　　①外向　　②内向　　　　　　　　　　　　　　　　□
5.1 您觉得自己的脾气：①沉稳　　②一般　　③急躁　　　　　　　　　　　　　□

6. 您经常因为家事而发生争吵吗？①无　　②偶尔有　　③经常有（＞3 次/月）　　□
6.1 若饭前发生争吵，您一般是：①觉得没胃口，不吃　　②影响食欲　　③无所谓，不影响吃饭　　□

7. 您近 5 年发生过以下事件吗？【请在相应框内填：①=有；②=没有】
7.1 丧失亲人（如父母、配偶、子女等直系亲属）　□　　7.2 家庭不和（包括离婚）　　□
7.3 水/火灾　　□　　7.4 工作失意　□　　7.5 长期事端　　□　　7.6 其它　　□

C. 饮食习惯

1. 您饮食的口味或嗜好如何？　　①偏淡　　②偏辛辣　　③偏咸　　④偏甜　　⑤偏酸　　⑥一般　　□

2. 您经常吃煎炸多油的食物吗？　①从不　　②≤2 次/周　　③3～6 次/周　　④每天都吃　　□

3. 您经常吃甜食吗？　　　　　　①从不　　②≤2 次/周　　③3～6 次/周　　④每天都吃　　□

4. 您经常吃再加热的剩饭菜吗？ ①从不 ②≤2 次/周 ③3～6 次/周 ④每天都吃 □

5. 您经常食用腌制的咸菜或肉类吗？ ①从不 ②≤2 次/周 ③3～6 次/周 ④每天都吃 □

6. 您是否吃早餐？ ①从不 ②≤2 次/周 ③3～6 次/周 ④每天都吃 □

7. 您是否吸烟？ ①否 ②偶尔 ③经常吸烟 ④已经戒烟_____年 □

8. 您是否饮酒？ ①否 ②偶尔 ③经常饮酒 ④已经戒酒_____年 □

9. 您有睡前喝浓茶的习惯吗？ ①否 ②偶尔 ③经常喝 □

D. 疾病史

1. 您是否患有高血压①是（患病 年） ②否 □

1.1 是否用药治疗？ ①是 ②否 □

1.2 血压： / mmHg

2. 您是否患有糖尿病？ ①是（患病 年） ②否 □

2.1 是否用药治疗？ ①是 ②否 □

3. 其他疾病史（直接询问有无其他疾病，如"有"，则在相应疾病后的"□"里填"1"）

3.1 冠心病 □	3.4 脑卒中（中风） □	3.7 高脂血症 □	3.10 关节炎 □
3.2 胃、十二指肠溃疡 □	3.5 胆囊炎 □	3.8 乙型肝炎 □	3.11 胃炎 □
3.3 支气管炎 □	3.6 胆石症 □	3.9 颈椎病 □	3.12 肿瘤 □

4. 家族史：您的亲属是否患过以下疾病？

【①父亲 ②母亲 ③配偶 ④兄弟姐妹 ⑤子女 ⑥姑姨 ⑦叔舅 ⑧（外）祖父、母】

4.1 高血压	①无 ②有 □	如有，则他（她）是您的	□	□	□	□（可以多选）
4.2 糖尿病	①无 ②有 □	如有，则他（她）是您的	□	□	□	□（可以多选）
4.3 冠心病	①无 ②有 □	如有，则他（她）是您的	□	□	□	□（可以多选）
4.4 脑卒中（中风）	①无 ②有 □	如有，则他（她）是您的	□	□	□	□（可以多选）
4.5 精神疾病	①无 ②有 □	如有，则他（她）是您的	□	□	□	□（可以多选）
4.6 结核	①无 ②有 □	如有，则他（她）是您的	□	□	□	□（可以多选）
4.7 肝炎	①无 ②有 □	如有，则他（她）是您的	□	□	□	□（可以多选）
4.8 肿瘤	①无 ②有 □	如有，则他（她）是您的	□	□	□	□（可以多选）

E. 幸福度问卷 【最近几个月里，您感到】

1. 满意到极点？ ① 是 ② 否 □

2. 情绪很好？ ① 是 ② 否 □

3. 对自己的生活很满意？ ① 是 ② 否 □

4. 很走运？ ① 是 ② 否 □

5. 烦恼 ① 是 ② 否 □

6. 非常孤独或与人疏远？ ① 是 ② 否 □

7. 忧郁或非常不愉快？ ① 是 ② 否 □

8. 担心，因为不知道将会发生什么情况？ ① 是 ② 否 □

9. 感到自己的生活处境变得艰苦？ ① 是 ② 否 □

10. 一般说来，生活处境变得使您感到满意？ ① 是 ② 否 □

11. 这是我一生最难受的时期？ ① 是 ② 否 □

12. 我像年轻时一样高兴？ ① 是 ② 否 □

13. 我所做的大多数事情都令人厌烦或单调？ ① 是 ② 否 □

14. 我做的事像以前一样使我感兴趣？ ① 是 ② 否 □

15. 当我回顾我的一生时，我感到相当满意 ① 是 ② 否 □

16. 随着年龄的增加，一切事情更加糟糕？ ① 是 ② 否 □

17. 感到很孤独？ ① 是 ② 否 □

18. 今年一些事情使我烦恼？ ① 是 ② 否 □

19. 如果能到您想住的地方去住，您愿意到那儿去住吗？ ① 是 ② 否 □

20. 有时我感到活着没意思？ ① 是 ② 否 □

21. 我现在像我年轻时一样高兴？ ① 是 ② 否 □

22. 大多数时候我感到生活是艰苦的 ① 是 ② 否 □

23. 您对您当年的生活满意吗？ ① 是 ② 否 □

24. 我的健康情况和我的同龄人比与他们相同甚至还好些？ ① 是 ② 否 □

F. 社会支持问卷

1. 您有多少关系密切，可以得到支持和帮助的朋友？（只选一项）　　□
①一个也没有　　②1～2个　　③3～5个　　④6个或6个以上

2. 近一年来您：（只选一项）　　□
①远离家人，独居一室　　②和同学、同事或朋友住在一起　　③夫妇同居，和子女分居　　④和家人住在一起

3. 您和邻居：（只选一项）　　□
①相互之间从不关心，只是点头之交　　②遇到困难可能稍微关心　　③有些邻居很关心您　　④大多数邻居都很关心您

4. 您和同事：（只选一项）　　□
①相互之间从不关心，只是点头之交　　②遇到困难可能稍微关心　　③有些同事很关心您　　④大多数同事都很关心您

5. 从家庭成员得到的支持和照顾（在合适的框内划"√"）

	无	极少	一般	全力支持	
A、夫妻（恋人）					□
B、父母					□
C、儿女					□
D、兄弟姐妹					□
E、其他成员（如住家保姆）					

6. 过去，在您遇到急难情况时，曾经得到的经济支持和解决实际问题的帮助的来源有：　　□
①无任何来源
②下列来源（可选多项）：A、配偶；B、家人/亲戚；C、朋友 ；D、同事；E、工作单位；F、党团工会等官方或半官方组织；
　 G、宗教、社会团体等非官方组织；H、其他（请列出）

7. 过去，在您遇到急难情况时，曾经得到的安慰和关心的来源有：　　□
①无任何来源
②下列来源（可选多项）：A、配偶；B、家人/亲戚；C、朋友 ；D、同事；E、工作单位；F、党团工会等官方或半官方组织；
　 G、宗教、社会团体等非官方组织；H、其他（请列出）

8. 您遇到烦恼时的倾诉方式：（只选一项）　　□
①从不向任何人诉讼　②只向关系极为密切的1-2个人倾诉　③如果朋友主动询问您会说出来　④主动诉讼自己的烦恼，以获得
支持和理解

9. 您遇到烦恼时的求助方式：（只选一项）　　□
①只靠自己，不接受别人帮助　　②很少请求别人帮助　　③有时请求别人帮助　　④有困难时经常向家人、亲友、组织求援

10. 对于团体（如党组织、宗教组织、工会等）组织活动，您：（只选一项）　　□
①从不参加　　②偶尔参加　　③经常参加　　④主动参加并积极活动

G. SF-36 生命质量问卷

1. 总体来讲，您的健康状况是：①非常好　②很好　③好　④一般　⑤差　　□
2. 跟一年前比，您觉得现在的健康状况：①好多了　②好一些　③差不多　④差一些　⑤差多了　　□
3. 健康和日常活动
（下述问题都和日常活动有关。请您想一想，您的健康状况是否限制了活动？如有，程度如何？）
3.1 重体力活动（如跑步、剧烈运动）：①限制很大　②有些限制　③毫无限制　　□
3.2 适度的活动（如扫地、打太极拳）：①限制很大　②有些限制　③毫无限制　　□
3.3 手提日用品（如买菜、购物等）：①限制很大　②有些限制　③毫无限制　　□
3.4 上几层楼梯：①限制很大　②有些限制　③毫无限制　　□
3.5 上一层楼梯：①限制很大　②有些限制　③毫无限制　　□
3.6 弯腰、屈膝、下蹲：①限制很大　②有些限制　③毫无限制　　□
3.7 步行1500m以上的路程：①限制很大　②有些限制　③毫无限制　　□
3.8 步行1000m的路程：①限制很大　②有些限制　③毫无限制　　□
3.9 步行100m的路程：①限制很大　②有些限制　③毫无限制　　□
3.10 自己洗澡、穿衣：①限制很大　②有些限制　③毫无限制　　□
4. 在过去一个月里，您的工作和日常活动有无因为身体健康的原因而出现以下这些问题？
4.1 减少了工作或其他活动时间：①是　②不是　　□
4.2 本来想要做的事情只能完成一部分：①是　②不是　　□
4.3 想要干的工作和活动的种类受到限制：①是　②不是　　□
4.4 完成工作或其他活动困难增多（比如需要额外的努力）：①是　②不是　　□
5. 在过去一个月里，您的工作和日常活动有无因为情绪的原因（如压抑或忧虑）而出现以下问题？
5.1 减少了工作或活动时间：①是　②不是　　□
5.2 本来想要做的事情只能完成一部分：①是　②不是　　□
5.3 干事情不如平时仔细：①是　②不是　　□
6. 在过去一个月里，您的健康或情绪不好在多大程度上影响了您与家人、朋友、邻居或集体的正常社会交往？
①完全没有影响　②有一点影响　③中等影响　④影响很大　⑤影响非常大　　□

7. 在过去一个月里，您有身体疼痛吗？
①完全没有疼痛　②稍微有一点疼痛　③有一点疼痛　④中等疼痛　⑤严重疼痛　⑥很严重疼痛　□

8. 在过去一个月里，身体疼痛影响您的工作和家务吗？
①完全没有影响　②有一点影响　③中等影响　④影响很大　⑤影响非常大　□

9. 您的感觉

（以下这些问题有关过去一个月里您自己的感觉，对每一条问题所说的事情，您的情况是什么样的？）

9.1 您觉得生活充实：
①所有的时间　②大部分时间　③比较多时间　④一部分时间　⑤一小部分时间　⑥没有这种感觉　□

9.2 您是一个敏感的人：
①所有的时间　②大部分时间　③比较多时间　④一部分时间　⑤一小部分时间　⑥没有这种感觉　□

9.3 您的情绪非常不好，什么事都不能使您高兴：
①所有的时间　②大部分时间　③比较多时间　④一部分时间　⑤一小部分时间　⑥没有这种感觉　□

9.4 您的心里很平静：
①所有的时间　②大部分时间　③比较多时间　④一部分时间　⑤一小部分时间　⑥没有这种感觉　□

9.5 您做事精力充沛：
①所有的时间　②大部分时间　③比较多时间　④一部分时间　⑤一小部分时间　⑥没有这种感觉　□

9.6 您的情绪低落：
①所有的时间　②大部分时间　③比较多时间　④一部分时间　⑤一小部分时间　⑥没有这种感觉　□

9.7 您觉得筋疲力尽：
①所有的时间　②大部分时间　③比较多时间　④一部分时间　⑤一小部分时间　⑥没有这种感觉　□

9.8 您是个快乐的人：
①所有的时间　②大部分时间　③比较多时间　④一部分时间　⑤一小部分时间　⑥没有这种感觉　□

9.9 您感觉厌烦：
①所有的时间　②大部分时间　③比较多时间　④一部分时间　⑤一小部分时间　⑥没有这种感觉　□

10. 不健康影响了您的社会活动（如走亲访友）：
①所有的时间　②大部分时间　③比较多时间　④一部分时间　⑤一小部分时间　⑥没有这种感觉　□

11. 总体健康情况（请看下列每一条问题，哪一种答案最符合您的情况？）

11.1 我好像比别人容易生病　①绝对正确　②大部分正确　③不能肯定　④大部分错误　⑤绝对错误　□
11.2 我跟周围人一样健康　①绝对正确　②大部分正确　③不能肯定　④大部分错误　⑤绝对错误　□
11.3 我认为我的健康在变坏　①绝对正确　②大部分正确　③不能肯定　④大部分错误　⑤绝对错误　□
11.4 我的健康状况非常好　①绝对正确　②大部分正确　③不能肯定　④大部分错误　⑤绝对错误　□

H. 综合考虑一下"最近一个星期来您对生活满意程度"，在下列图示中圈出相应程度：

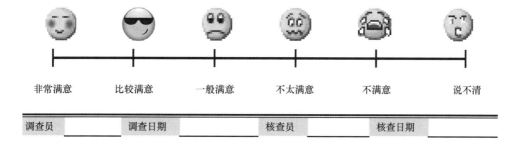

| 非常满意 | 比较满意 | 一般满意 | 不太满意 | 不满意 | 说不清 |

| 调查员 | | 调查日期 | | 核查员 | | 核查日期 | |

　　本节将以表 11-1 "社区老年居民身心健康问卷"为例，介绍问卷的基本结构、问题形式、问题设计的一般原则等。使用问卷时，应根据具体研究目的和实际调查问题加以灵活应用。

一、问卷的基本结构

　　问卷的基本结构：问卷标题、说明部分、填写说明（指导）、核查项目与调查项目。

（一）问卷标题

　　问卷的标题是概括说明调查的研究主题。标题应简明扼要，易于引起被访者的兴趣。如表 11-1，问卷的标题为：社区老年人的身心健康调查问卷。

（二）说明部分

　　说明部分主要说明调查目的和意义、对调查内容的保密、对调查对象的支持表示感谢等。说明部分可以封面形式出现或在问卷开始部分提出（见表 11-1 的开始部分）。这是取得调查对象理解、信任和合作的一个重要部分。

（三）填写指导

填写指导的目的是保证调查员或调查对象对调查项目及其填写方法有一个正确的理解和统一的认识。如调查员掌握统一的提问方式和填写标准，提示调查对象如何理解与回答问题以及选择答案等。填写指导随调查方式而有所不同，自填式问卷的填写指导是针对调查对象的，可在问卷的适当位置统一给出，亦可穿插在相应问题的后面；访谈式调查的填写指导可与问卷分开，是调查员培训的内容。

（四）核查项目

核查项目属于调查质量控制内容，与调查目的无关，也不询问调查对象。如调查员姓名、调查日期、核查员和核查日期等。审查项目旨在提高调查员的责任心，便于调查后的核查，确保资料的真实可靠。

（五）调查项目

以人为观察单位的调查项目一般包括：

1. 基本信息　如调查对象姓名、住址、单位、联系方式等。
2. 人口学特征　如年龄、性别、民族、婚姻状况、文化程度、职业等。
3. 研究项目　研究项目是调查的核心内容，它是根据研究目的和观察指标所确定的必须调查的项目，资料分析时据此计算各统计指标或进行各种统计推断，调整各种可能的混杂因素。除研究项目外，人口学特征也应纳入分析。

二、调查问卷中问题的形式

问题的基本形式有提问和陈述两种。提问即直接提出问题并由调查对象回答；陈述即陈述某一观点，由调查对象表达对这一陈述的态度。根据问题答案的形式，一般可将调查问题分为封闭式和开放式两类。

（一）封闭式问题

所谓封闭式问题就是根据问题可能的答案，提出两个或多个固定答案供调查对象选择。其优点一是答案标准化，易于回答，节省时间、拒答率低；二是记录汇总方便，能够进行定量分析，对调查对象的文化要求较低。缺点是调查对象容易随便选答，也难以得到答案以外的其他信息。

对于封闭式问题，备选答案应包括所有可能的答案，避免出现调查对象找不到合适自己的答案的情况，故常在多种选择后加上"其他："项；此外，被选答案不能相互重叠，避免出现有不止一个答案适合调查对象的情况。一般而言，调查对象只选择一种答案。在有几个答案都可以选择时，可要求调查对象在多个可能的答案中选择一个最佳答案或选择几个答案。例如：跟一年前比，您觉得现在的健康状况：①好多了；②好一些；③差不多；④差一些；⑤差多了。

（二）开放式问题

所谓开放式问题就是对问题答案不加任何限制，由调查对象根据自己的情况对问题自由回答。对于姓名、出生日期等连续性分布的变量可以采用下划线的形式。如：姓名＿＿＿＿＿＿；年龄＿＿＿＿＿＿岁。适于事先不能确定回答范围或答案很多的情况。其优点是有利于调动调查对象的主观能动性，获得较丰富的信息。缺点是容易离题，易被拒绝，调查结果不便于整理与分析，有时无法归类和编码，结果更难以相互比较。例如对大便性状描述（颜色、性状、量等）。

在问卷设计时，可根据具体情况选择开放式问题或封闭式问题，也可以两种形式的问题结合使用。

（三）混合式

在一张调查表上同时包括开放式和封闭式的问题，大多数调查表为混合式。

三、问题设计的一般原则

（一）避免含糊不清

设计问题时应尽量避免专业术语，应简单明了，应充分考虑到全部调查对象的文化程度和理解能力。设计时应保证最低文化程度的调查对象可以正确理解问题的含义。

（二）避免语义模糊

在问题设计时还应尽量避免语义模糊的问题或词汇，如或许、可能、偶尔、经常等。如必须使用，则应给出本次调查的定义或标准。

（三）避免双重问题

即一个问题事实上包含了2个或2个以上的问题。例如，"您是否患糖尿病并接受治疗？"即为双重问题。又如，要求调查对象对以下陈述发表意见："应该减少用于城市大医院的卫生资源，将其用于农村医疗卫生保健"，亦属双重问题。对于双重问题，调查对象往往无所适从，要么拒绝回答，要么随意回答。

（四）避免断定性问题

例如，"您一天抽多少支烟？"这种问题即为断定性问题，如果被访者根本不抽烟，就会造成无法回答。正确的处理方法是在此问题之前加一条："您是否抽烟"。如果回答"是"，可继续提问，否则终止提问。

（五）避免诱导性问题

所谓诱导性问题是指问题的设置引导调查对象倾向于某一方向回答问题，这在问题设计中应尽力加以避免。诱导性问题往往带有暗示性文字或感情色彩的文字，容易使被调查者顺着诱导方向回答问题。例如，"您不参加团体活动，是吗？"这种否定形式提问容易引起误解，有诱导之嫌。在访谈式问卷调查时，应制定统一的询问方式，以免造成答案偏倚。

（六）避免令被访者难堪和禁忌的敏感问题

包括各地风俗和民族习惯中的忌讳的问题、涉及个人利害关系的问题、个人隐私的问题等。例如，"您是否有婚外性关系？"对于这类问题，被访者往往出去本能的自卫心理，不愿意回答或不予真实回答。对于这类问题可采用专门的敏感问题调查法。

（七）问题顺序安排合理

问题顺序安排原则：符合逻辑；先易后难；敏感的问题一般放在最后。

（八）问题数量合理

问题设置过多，则可能会引起调查者的厌烦，在调差过程中不予配合；相反，问题设置过少，则不能获得研究者所需的信息。

> 【问题11-3】
>
> 根据第二节所学知识，你能否发现表11-1调查问卷中其他不妥之处，试修改之。
>
> > 孝子不谀其亲，忠臣不谄其君，臣子之盛也。
> > ——庄子

第三节 基本抽样方法

随机抽样是指调查者随机抽取一部分有代表性的样本，然后以样本统计量推断总体参数的一种研究方法。常用的随机抽样方法有：单纯随机抽样、系统抽样、整群抽样、分层抽样与多阶段抽样。

一、单纯随机抽样

1. 抽样方法　单纯随机抽样（simple random sampling）是最简单的抽样方法，就是从总体中以完全随机的方法抽取一部分观察对象组成样本（即每个观察对象有同等的概率被选入样本）。通常的方法是先对总体中全部观察对象编号，然后用抽签、随机数字表或计算机统计软件包等方法从总体编码中抽取一部分观察对象组成样本。

【例11-3】
　　某研究组调查芜湖市某中心小学学生龋齿患病情况，若该校共有学生1500人，若抽取样本含量为300人，试作单纯随机抽样。

【基本步骤】
　　先将该校学生编号：1，2，…，1500；
　　（1）抽签法：将该校学生编号及姓名写在1500张卡片上，充分混合均匀后，随机抽取其中的300张，得到相应300人的样本；
　　（2）随机数字表：任意指定随机数字表中的某行某列，比如第3行第5列，由此处起，向右依次抄录随机数字1000组，每组4个数字，凡后面出现与前面相同的数字者弃去，得 23 02 77 09 61 87 25 21 28 06 24 25…。凡首字≥8者首位减8，首字≥6者首位减6，首字≥4者首位减4，首字≥2者首位减2，依次得302，709，187，521，806，425，…。由属于这些编号的学生组成样本。
　　（3）计算机统计软件包：将该校学生编号及姓名输入计算机后，给每位编号产生一个随机数（位数为4位，与 $N=1500$ 的位数相同），再将1500个随机数排序，序号为1～300所对应的观察对象即为抽取的样本。如采用PEMS3.1统计软件包，单击统计设计→单纯随机抽样设计打开对话框，在总例数 N 框中输入1500，在样本含量 n 框中输入300，单击确定即可，输出的300个编号即为随机抽出的样本号。

单纯随机抽样示意图见图11-1

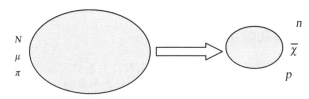

图 11-1　单纯随机抽样示意图

对于单纯随机抽样，样本均数 $\bar{x}$ 或样本率 p 的抽样误差（标准误）的计算见表11-2。

表 11-2　单纯随机抽样均数、率的标准误计算

总体类别	均数的标准误		率的标准误	
无限总体	$s_{\bar{x}} = \dfrac{s}{\sqrt{n}}$	（11-1）	$s_p = \sqrt{\dfrac{p(1-p)}{n-1}}$	（11-3）
有限总体	$s_{\bar{x}} = \dfrac{s}{\sqrt{n}}\sqrt{1-\dfrac{n}{N}}$	（11-2）	$s_p = \sqrt{\left(1-\dfrac{n}{N}\right)\dfrac{p(1-p)}{n-1}}$	（11-4）

注：当被抽样的总体含量无穷大时，称为无限总体，反之称为有限总体。表中 N 为总体例数，n 为样本例数，n/N 称为抽样比，（1−n/N）称为有限总体校正数

【例11-4】
　　若上例11-3查得小学生龋齿患病率为10%，求其标准误。
　　率的标准误　$s_p = \sqrt{\left(1-\dfrac{n}{N}\right)\dfrac{p(1-p)}{n-1}} = \sqrt{\left(1-\dfrac{300}{1500}\right)\dfrac{0.10(1-0.10)}{300-1}} = 0.0155$

2. 优缺点　单纯随机抽样方法是其他随机抽样方法的基础，其均数（或率）及其标准误的计算简便；缺点是当对例数较多的总体进行编码时，由于工作量较大，非常容易出错。

3. **适用范围** 适用于总体较小的调查或实验研究。

二、系 统 抽 样

1. **抽样方法** 系统抽样（systematic sampling）又称等距抽样或间隔抽样或机械抽样。方法是按照一定顺序，机械地每隔若干个观察单位抽取一个观察单位组成样本。例如：要从 2000 户中抽取 200 户作样本，可先在门牌号 1～10 号之间随机抽取一户（假定为第 6 号住户），其后每间隔 10 户抽取一户，即抽取 6、16、26、36、…、1996，共 200 户组成样本。

系统抽样实际是单纯随机抽样的另外一种形式，操作简单，节省费用且省时。

2. **优缺点** 优点是简便易行；容易得到一个按比例分配的样本；样本的观察对象在总体中分布均匀，对总体的代表性较好；系统抽样的抽样误差较单纯随机抽样小。缺点是每次抽样必须随机，如果总体的观察个体按顺序有周期趋势或单调增（减）趋势时，易导致明显偏倚的样本。

3. **适用范围** 适用于总体的观察个体的分布均匀、一致。

> 【例 11-5】
> 　某研究者希望从某地 4 所大学 60 000 名 17～25 岁大学生中抽取 600 人进行膳食结构的营养调查。
>
> 【问题 11-3】
> 　（1）可采用何种随机抽样方法？
> 　（2）写出具体的抽样方案。
>
> 【分析】
> 　可采用单纯随机抽样或系统抽样方法。单纯随机抽样：可将 60 000 名大学生编号，在计算机上用统计软件包抽取 600 名大学生作为样本。系统抽样：先给 60 000 名大学生编号 1～60 000，确定抽样间距为 100（60 000/600），确定 1～100 的随机数，若从 5 开始，则抽取儿童编号为 5，105，205，305，…，5905 组成样本。

> 礼者，断长续短，损有余，益不足，达爱敬之文，而滋成行义之美也。
> ——荀子

三、整群抽样（cluster sampling）

1. **抽样方法** 先将总体划分为 N 个群（集团），每个群包含若干个观察对象，再随机抽取 n 个"群"（$n<N$），并将被抽取的各个群的全部观察对象组成样本。例如，进行儿童龋齿率调查时，将全县儿童作为总体，有 N 个乡镇，随机抽取 n 个乡镇所有儿童并对其进行调查。以图 11-2 示意如下：

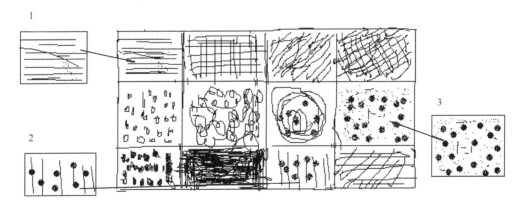

图 11-2　整群抽样示意图

2. **优缺点** 优点是在大规模调查中，整群抽样易于组织，可节省人力物力，容易控制调查质量；缺点是当样本例数一定时，其抽样误差一般大于单纯随机抽样误差。

3. **适用范围** 主要用于群内变异较大而群间差异较小的情形。

【例 11-6】

　　欲了解江苏省血液透析患者 HCV 感染现状，随机选择安徽省 5 所医院，将这 5 所医院的 307 例血液透析患者作为调查对象，抗-HCV 阳性检出率为 55.57%。

失去了慈母便像花插在瓶子里，虽然还有色有香，却失去了根。

　　　　　　　——老舍

【问题 11-4】

　　（1）这是什么随机抽样方法？
　　（2）根据该资料写出具体的抽样方案。

【分析】

　　此为整群抽样方法。具体的抽样方案：先将江苏省所有能接受血液透析的医院编号，然后给每个医院一个 3 位数的随机数，将随机数排序后，1～5 号即为整群抽样选中的医院，调查这 5 所医院所有的血液透析患者。

四、分层抽样（stratified sampling）

　　1. 抽样方法　又称分类抽样，先按影响观察值变异较大的某种特征将总体分为若干层（strata），再从每层内随机抽取一定数量的观察单位组成的样本（样本含量为 n）。假设对某地理区域医院床位数进行调查，采用分层抽样的示意图见图 11-3。

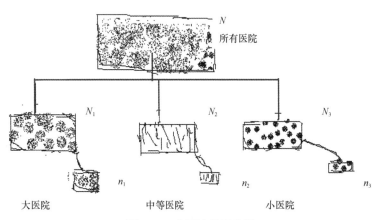

图 11-3　分层抽样示意图

　　（1）按比例分层随机抽样：按总体中各层观察单位数的多少来分配各层的观察单位数。

$$n_i = n(N_i / N) = N_i(n / N) \tag{11-5}$$

　　其中，n_i 表示各层抽取的样本例数，N_i 表示各层包含的观察单位总数，N 表示总的观察例数。

　　（2）最优分配随机抽样：按总体中每层观察单位数（N_i）的多少和标准差的大小来分配各层的观察单位数。

　　均数的抽样

$$n_i = n \frac{N_i \sigma_i}{\sum N_i \sigma_i} \tag{11-6}$$

　　率的抽样

$$n_i = n \frac{N_i \sqrt{\pi_i(1 - \pi_i)}}{\sum N_i \sqrt{\pi_i(1 - \pi_i)}} \tag{11-7}$$

式中，σ_i 为总体第 i 层的标准差，π_i 为总体第 i 层的率，σ_i 或 π_i 一般根据以往经验、文献资料或预调查来估计。

　　2. 优缺点　抽样误差比较小；先要将总体分层，层内个体差异越小越好，层间个体差异越大越好，便于对不同的层采用不同的抽样方法。

　　3. 适用范围　主要用于层间差异较大的对象。

【例 11-7】

欲了解某农村育龄妇女生殖系统感染情况及其影响因素，已知该县有农村人口 100 000 人，育龄妇女占 30%，其中 50% 为已婚，拟调查该农村已婚育龄妇女 3000 人。

【问题 11-5】

若采用分层抽样调查，请写出具体的抽样方案。

【分析】

步骤如下：

（1）计算该县已婚育龄妇女数：100 000×30%×50% = 15 000（人）

（2）计算抽样比：3000/15 000=1/5

（3）将该县已婚育龄妇女（15 000 人）按乡镇经济状况分为好、中、差三层。

（4）每层中按抽样比（1/5）进行随机抽样，全县共抽得 3000 名已婚育龄妇女进行调查。

【例 11-8】

在 12 万人口的居民中调查高血压患病率，居民按职业分为甲、乙、丙、丁四个层，现要抽取 1000 人的样本。

【问题 11-6】

若以三年前各层患病率作参考，作最优分配分层随机抽样，各层应抽取多少人？

【分析】

各层应抽取人数 n 的计算方法如表 11-3。

表 11-3　最优分配分层随机抽样各层内应抽取人数计算

职业	人口数 N_i	患病率 P_i	q_i	$\sqrt{p_i q_i}$	$N_i\sqrt{p_i q_i}$	$\dfrac{N_i\sqrt{p_i q_i}}{\sum N_i\sqrt{p_i q_i}}$	$n_i = n\dfrac{N_i\sqrt{p_i q_i}}{\sum N_i\sqrt{p_i q_i}}$
甲	35 000	0.040	0.96	0.196	6 860	0.163	163
乙	25 000	0.400	0.60	0.490	12 250	0.291	291
丙	50 000	0.200	0.80	0.400	20 000	0.475	475
丁	10 000	0.100	0.90	0.300	3 000	0.071	71
合计	120 000	0.187	—	—	42 110	1.000	1000

【知识点 11-4】

1. 抽样调查有概率抽样（probability sampling）与非概率抽样（non-probability sampling）之分。

2. 概率抽样是指总体中观察单位被抽中的概率是已知的或是可以计算的。非概率抽样是指总体中每个观察单位被抽中的概率是未知的或是不能计算的。

3. 常用的概率抽样方法有单纯随机抽样、系统抽样、整群抽样和分层抽样。

4. 四种抽样方法的抽样误差一般是整群抽样≥单纯随机抽样≥系统抽样≥分层抽样。

五、多阶段抽样（multistage sampling）

多阶段抽样是指将研究总体按照不同层次和不同水平进行抽样的方法。在实际的调查研究中，常常将整个抽样过程分为若干阶段来进行，即多阶段抽样，每一个阶段可以将两种或几种抽样方法结合起来使用。例如调查某市大学生的视力情况，可使用两阶段抽样方法，第一阶段用分层整群抽样方法从该市中随机抽取若干所大学，第二阶段再从被抽到的学校中用单纯随机抽样或系统抽样方法各随机抽取部分学生作调查。

第四节　样本含量的估计

在流行病学抽样调查中，常常需要确定估计总体均数或总体率时所需要的样本含量。估计样本含量需具

备的基本条件:

1. 允许误差 δ ($\delta = \bar{x} - \mu$ 或 $\delta = p - \pi$) 即样本统计量与相应总体参数之差应控制在什么范围。通常取可信区间长度的一半。一般允许误差 δ 越大,所需样本含量越小;反之,亦然。

2. 总体标准差 σ **或总体率** π 可以通过预调查、前人经验或查阅有关资料作出估计。一般总体标准差 σ 越大,所需样本含量越大;反之,亦然。总体率接近 0.5,所需样本含量越大。

3. 第 I 类错误的概率 α 通常取值 0.05。第 I 类错误概率越小,所需样本含量越大。

结合上述 3 个条件,即可对样本含量作出估计,它表示用调查所得的样本均数 $\bar{X}$ 或样本率 p 估计总体均数 μ 或总体率 π 时,样本均数与总体均数之差($\bar{x} - \mu$)或样本率与总体率之差 $p - \pi$ 不超过 δ 的概率为 $1 - \alpha$。

一、单纯随机抽样和系统抽样时样本含量的估计

单纯随机抽样估计总体均数和总体率时,样本含量的计算公式见表 11-4。

表 11-4　单纯随机抽样估计总体均数和总体率时样本含量的计算

总体类型	总体均数估计		总体率估计	
无限总体	$n = \left(\dfrac{z_\alpha \sigma}{\delta}\right)^2$	(11-8)	$n = \dfrac{z_\alpha^2 \pi(1-\pi)}{\delta^2}$	(11-10)
有限总体	$n_c = \dfrac{n}{1 + n/N}$ n 的计算同式 (11-8)	(11-9)	$n_c = \dfrac{n}{1 + (n-1)/N} \approx \dfrac{n}{1 + n/N}$ n 的计算同式 (11-10)	

当有限总体的 n/N 小于 0.05 时,可直接计算 n,不需要校正 n

【例 11-9】

　　若用单纯随机抽样的方法了解某医科大学大学生 SCL-90 的平均水平,该大学在校学生 13 000 人,允许误差不超过 5 分,根据预调查结果,大学生 SCL-90 总分的标准差为 38.1 分,取 $\alpha = 0.05$。问需要调查多少大学生?

　　本例 $\delta = 5$ 分,$\sigma = 38.1$ 分,$\alpha = 0.05$,$z_\alpha = 1.96$,$N = 13\ 000$,代入式 (11-8)

$$n = \left(\frac{z_\alpha \sigma}{\delta}\right)^2 = \left(\frac{1.96 \times 38.1}{5}\right)^2 = 223$$

$$n_c = \frac{n}{1 + n/N} = \frac{223}{1 + 223/13\ 000} = 219$$

【例 11-10】

　　例 11-9 中,某校医欲调查该校大学生的抑郁症状检出率,如果文献报道大学生的抑郁症状检出率为 10%,允许误差不超过 4%,取 $\alpha = 0.05$。现用单纯随机抽样的方法了解该校大学生的抑郁症状检出率,问需要调查多少人?

　　π 取 10%,$\delta = 4\%$,$\alpha = 0.05$,$z_\alpha = 1.96$,代入式 (11-10)

$$n = \frac{z_\alpha^2(1-\pi)}{\delta^2} = \frac{1.96^2 \times 0.10(1-0.10)}{0.04^2} = 216$$

系统抽样样本含量的估计可按单纯随机抽样样本量估计公式进行估计。

二、分层随机抽样时样本含量的估计

分层随机抽样样本含量计算步骤:

1. 求分层随机抽样总体参数估计值 参数估计值为对各层的参数估计值进行加权平均(权重为各层在总体中所占的比例)。

设含 N 个个体的总体，分为 L 层，第 i 层的大小为 N_i，该层的均数或率为 μ_i、π_i，则总体均数 μ、总体方差 σ^2 和总体率 π 分别为

$$\mu = \sum_{i=1}^{L} \mu_i N_i / N \qquad (11\text{-}11)$$

$$\sigma^2 = \sum_{i=1}^{L} \sigma^2_i N_i / N \qquad (11\text{-}12)$$

$$\pi = \sum_{i=1}^{L} \pi_i N_i / N \qquad (11\text{-}13)$$

如果从第 i 层抽取样本量为 n_i，第 i 层的样本均数、方差和样本率分别为 $\bar{x}_i$、s_i^2、p_i，则总的样本均数 $\bar{x}$、样本方差 s^2 和样本率 p 也可通过各层的统计量加权平均求得。

2. 根据单纯随机抽样的样本含量计算公式（11-8）和式（11-10）估计样本含量。

3. 各层样本量 n_i 的估计

可根据各层的大小按比例分配式（10-5）；也可根据式（10-6）或式（10-7）进行最优分配。

【例 11-11】

为调查某小学的学生乙肝面面抗原阳性的概率，决定按年级作分层随机抽样。已知该校共有学生 $N=1325$ 名，6 个年级的学生总数分别为 $N_1=290$，$N_2=210$，$N_3=230$，$N_4=184$，$N_5=193$，$N_6=218$。据当地另一所学校的资料，6 个年级乙肝面面抗原阳性的比例分别为 $P_1=0.042$，$P_2=0.035$，$P_3=0.072$，$P_4=0.178$，$P_5=0.195$，$P_6=0.188$。要求相对允许误差不超过 20%，取 $\alpha=0.05$。试估计各年级需抽取的学生人数。

【分析】

按分层随机抽样样本含量计算步骤

（1）计算总的样本率

$$p = \sum_{i=1}^{L} p_i N_i / N = (290 \times 0.042 + 210 \times 0.035 + \cdots + 218 \times 0.188)/1325 = 0.1113$$

（2）相对允许误差 $=\delta/p=0.20$ 允许误差 $\delta=0.20 \times 0.1113$

（3）计算总的样本含量

$$n = \frac{z_\alpha^2 \pi(1-\pi)}{\delta^2} = \frac{1.96^2 \times 0.1113 \times 0.8887}{(0.1113 \times 0.20)^2} \approx 767$$

（4）按比例分配计算各层样本含量

$n_1=767 \times 290/1325=168$　　$n_2=767 \times 210/1325=122$　　$n_3=767 \times 230/1325=133$

$n_4=767 \times 184/1325=107$　　$n_5=767 \times 193/1325=112$　　$n_6=767 \times 218/1325=126$

三、整群抽样时样本含量估计

整群抽样的样本含量估计方法：先使用单纯随机抽样的方法估计出 n，然后乘以设计效率 k 即可（如果整群抽样的方差是单纯随机抽样的 k 倍，就说设计效率为 k）。至于抽取的群的数目以及每群的平均大小，还涉及群间的变异与费用大小。下面以实例说明：

【例 11-12】

从生活在某农村地区的 5000 名儿童中随机抽取 100 名作调查，发现 60 人有蛔虫。欲以 95% 的信度，估计与总体蛔虫感染率的相差不超过 $\pm 5\%$，采用整群抽样，已知设计效率为 2，问如何安排样本含量？

已知 $N=5000$，$P=60\%$，$\alpha=0.05$，$\delta=0.05$，由单纯随机抽样公式计算得 $n=369$，故整群抽样所需样本例数为 $369 \times 2=738$。

若抽取的群数为 10，每群约为 74 名儿童；若抽取的群为 15 个，每群平均为 49 名儿童。而且如果群间的变异大，所抽取的群数越多，反之，亦然。调查群数也与调查的费用有关，费用越大，抽取的群数需适当减少。

【知识点 11-5】
1. 估计样本含量需具备的基本条件：允许误差 δ、总体标准差 σ 或总体率 π、第 I 类错误的概率 α。
2. 随机抽样的方法不同，样本含量的估计方法亦不相同。

第五节　常用定性研究方法

近年来，卫生保健、健康教育、卫生服务、护理学等领域开展了大量的定性研究。例如社区卫生保健与服务当中，调查新的卫生项目的可行性；中医临床应用性研究对中医诊断标准、治疗效果进行研究；护理学研究中护理对象对护理问题的意见和建议。使用传统调查问卷为主的"定量调查"方法已难以完成上述问题，此时"定性调查"方法可以完成这一任务。常用的定性调查方法有观察法、访谈、专题小组讨论及典型案例研究等。

一、观　察　法

观察法（observation）作为定性调查方法之一，是一种有效收集资料的方法。它是指根据明确的研究目的，通过感觉器官直接感知和辅助测量工具测量，获得与研究目的有关的资料。它以视觉获取信息为主，听觉、触觉和直觉等为辅，同时应用录音、图片、视频等获取信息。

（一）观察法的分类

1. 直接观察与间接观察　直接观察指观察者用自己的感觉器官直接感知观察对象，它包括观察实际行为或正在发生的行为，而不是发生事件的结果。例如观察者在住院病房视听患者及其家属对医院护士服务态度的讨论和评价。

间接观察是指观察者通过观察与研究目的无直接关系的被观察对象相关的行为、语言、举止等，从而间接反映出被观察对象的状况和特征。通常情况，通过直接观察方法无法获得资料，或是使用直接观察法收集资料成本较大时，往往采用间接观察法来获取资料。例如，国外有人做过"丢失信件"的实验，在不同地区，将写好地址、贴足邮票的信件丢在大街上，通过计算这些信件被人寄走的比率来估计不同地区人们的道德水平及助人为乐的程度。

2. 非参与性观察和参与性观察　非参与性观察又称"局外观察"。是指观察者置身于所观察的现象或事件之外，以局外人的身份对研究对象的活动和表现进行观察。例如观察者在医院候诊大厅视听病人及其家属对医院服务态度和质量的讨论和评价，而病人及其家属并不知道自己受到注意。

参与性观察又称"实地观察"。是指研究者亲自参与到研究对象的社会生活中，对其进行观察。例如，一同学习、一同居住、一同工作对研究对象进行观察，或者同事在同一单位进行工作都属于参与性观察。

3. 非结构式观察和结构式观察　非结构式观察是指根据研究目的对观察对象进行扩散性观察，其特点是直接观察研究对象的发生、发展和变化过程，没有严格的计划，没有统一的、固定不变的观察内容。不使用专门的观察表格和观察仪器，因而往往用于探索性调查。

结构式观察指通过统一设计（内容、项目与要求），统一观察提纲或者观察记录表格，并严格按照计划实施的观察。结构式观察需事先对需观察的范畴详细分类，对观察的内容和记录方法逐一规定。例如连续性观察不同地区婴儿喂养行为。

4. 行为观察和绘制地图　行为观察指根据事先设计好的行为分类标准，通过观察、记录来收集行为资料。如国外有人做过"丢失信件"的实验，事先假定将信件投递的行为是具有良好道德水平及助人为乐的表现之一。

绘制地图指绘制研究现场的地形特点，将标志建筑物、人群活动点、自然景观等用不同的标志进行绘制，以形象直观的方式显示给研究者相关信息。

（二）观察法的优缺点

1. 优点　可掌握第一手资料，能够掌握整个调查现场信息，并可借助声音、图片、视频等得到翔实的信息；观察法是在自然环境中进行，可得到自然条件下真实行为的资料，特别适用于与调查对象沟通障碍的情况，如对少数民族、聋哑人的研究；通过收集非语言资料，观察获取真实行为方面的信息，以弥补其他方法的缺陷。

2. 缺点　观察对象发生发展的未预见性；观察性研究耗时较长；对研究人员的要求较高，要有较高的素质，丰富的调查经验。

二、访　谈

访谈（interview）主要是通过调查人员有目的地与被访谈者交谈或向其提出一系列问题，来了解被访谈者的认知、态度和行为等。访问者需要从被访者的角度出发，以发现被访者的思维框架。访谈适合了解个人的行为、经历、观念（包括价值观）、感受、知识、感官体验、人口学特征及背景等。

（一）访谈的分类

访谈有多种形式，根据访谈问题的种类可大致分为 3 种：结构式访谈、半结构式访谈和深入访谈。

结构式访谈又称为规范化访谈或正式访谈或系统访谈，其特点是事先准备好要让采访对象回答的问题，对每一个采访对象用相同的问题进行提问，而且问题的辞词和提问顺序也是一样的。结构式访谈类似于定量研究中的问卷调查，相对来说对调查人员的访谈技巧要求不高。例如，请每一个围绝期妇女列举一些围绝经期保健知识。

半结构式访谈是以提纲或粗略的问题来确定访谈的范围，近似于一个粗略的问卷，访谈的题目不固定，访谈过程中，询问问题的顺序也不固定，可根据情况进行调整。

深入访谈是在主题的范围内，通过和访谈对象的自由深入的交谈，获得被访谈者的经历、态度和行为等丰富的定性资料。深入访谈的特点：一般只有 1～2 个主题，没有明确的、固定的问题，但需试探更多的细节信息，对访谈者的沟通技巧有较高要求，尤其是试探技巧。例如，涉及人们性生活、未婚先孕、性心理等敏感问题，可采用深入访谈。

（二）访谈的实施技巧

访谈之前必须对访问者进行技巧培训，只有培训合格的访问者才可以开展访谈。访问者事先应考虑哪些因素会对被访者造成负面影响并设法避免。选择合适的访谈环境，争取开场白获得被访者的信任和理解，注意访谈顺序，一般从容易回答的问题开始，然后切入较难回答或敏感的话题。访问者应始终以尊重、感兴趣的神情倾听，并随时观察被访者的面部表情、语气、语调和躯体语言等，以了解被访者感受，善于控制话题和访谈时间。内心想法的暴露程度，所谈内容与内心想法是否一致，是否理解访问者的问题以及对访谈。

三、专题小组讨论

专题小组讨论（focus group discussion）又称"焦点小组讨论"。是指从特定的目标人群中选择 5～12 名具有类似背景和经验的人组成一组，在主持人的带领下，就与研究目的有关的话题进行深入、自由、热烈的讨论，从而通过小组成员的相互交流获得信息的方法。

专题小组讨论适合研究群体的态度和想法及其产生的背景和表现的方式，可用来寻找定量调查问卷项目的最佳提问方式或解释定量调查的结果。一个好的小组讨论可以让研究者从新的角度看待所研究的问题，从而建立新的理论框架或干预措施。

下面以实例"了解农村地区婴幼儿家长对辅食添加的认识调查"说明专题小组讨论的实施步骤：

（一）确立研究目的

研究目的通常由全体参与研究的人员讨论决定。本次调查的目的是通过了解农村地区婴幼儿家长对 4～24 个月婴幼儿辅食添加的认识，包括何时添加辅食、孩子几个月时添加哪种辅食、添加辅食的顺序等，为农村地区制定出有效的婴幼儿喂养指导和营养改善策略提供参考。

（二）编写讨论提纲

注意以下几个原则，问题一般应该按由浅入深的逻辑顺序排列，为了保证良好的讨论效果，问题以 8～12 个为适宜，讨论时间一般控制在 1～2 小时内。本次调查的专题小组讨论提纲设计了 10 个问题，内容包括婴幼儿家长认为孩子4~6个月时应该添加什么食物及其原因、何时添加鸡蛋、肉类、豆腐及其制品等食物及其原因，不给孩子添加的原因、获得婴幼儿喂养知识的途径等等。

（三）选取调查对象

分组时需要遵循同质性的原则，即尽可能使小组成员之间在年龄、性别、社会经济地位、生活背景等相似。从理论上讲，定性调查没有一定的样本量，不强调随机，但强调信息的饱和，讨论可以一直持续进行直至在同一类别的小组成员中再没有新观点为止。但在实际操作过程中，需要根据研究目的、内容、对象特征、时间、人力和财力等综合分析而定。通常同一类别的组数为3~6组，每组由8~12人组成。本次调查采用方便抽样。选取安徽芜湖、江苏盐城、浙江东阳、陕西彬县、河南辉县和甘肃定西5县农村地区的4~24个月婴幼儿家长（父母亲或祖父母），每个县作3~4组专题小组讨论，每组8~10人。

（四）实施访谈

专题小组讨论设在方便、安静、舒适的场所进行，围坐成圆形，这样有助于建立一个良好的气氛。同时准备录音设备、文具和纪念品。研究人员最少2人，分别担任主持人和记录员。讨论开始前，由主持人致欢迎词，解释讨论的目的、意义及参与的重要性，讲明讨论方式及要求，解释录音的必要性及强调保密性，以消除研究对象的紧张及顾虑。然后讨论正式开始，主持人按照事先拟定的提纲指导各小组进行讨论，讨论中运用探索、提醒、复述等询问技术。主持人引导研究对象围绕主题开展讨论，使其阐明各自的观点及认识框架，并分析讨论中提出的观点是小组多数人的观点还是个别人的观点。在讨论中，应鼓励表述不同的观点。如果被访者提出了一些新的有价值的信息或想法，应及时请其详细解释，并对此展开讨论。讨论时间一般持续1~2小时。讨论结束时，主持人请每个参加者简单总结自己的看法，或补充自己想说而没有机会说的话。最后，主持人再一次强调保密性原则，并对调查对象的参与表示感谢，同时分发纪念品。在整个讨论期间，记录员负责对谈话内容的录音和记录，记录被访者的重要观点、躯体语言及现场气氛等。

（五）资料分析

仔细阅读在专题小组讨论中收集到的所有资料（提纲、手稿、录音带等）。通过对所记录的原始资料深入阅读来理解其内容，并通过分类、集中、归纳和比较，概括主要观点及其原因，归纳结果。例如部分农村家长不给婴幼儿及时添加肉类原因是认为1岁内孩子不易消化肉类食物。

专题小组讨论可以获得定量研究得不到的信息，所需经费较少，花费的时间相对较少，研究方法较灵活。但它也有一定的局限性，它所涉及行为方面的信息是语言上的，讨论中可能会产生因团体压力而带来的被访者回答"趋同"问题。

四、典型案例研究

典型案例研究（case study）又称个案研究，是通过对个别案例如个人、家庭、项目等进行详尽的调查来认识社会的一种调查方法，要求调查者对被研究的个案做全面、深入、细致的了解，不仅要了解其本身的现状、历史，还要调查研究其社会背景与各种社会联系，以及未来的打算和人生目标。

个案研究具有所需研究个体少，调查详细，可采用多种调查方法综合进行调查。但结论不能用来推断总体。一般适用于较大范围的调查研究的开始或结束时，对某个问题的研究。例如，对个别地区狂犬病发病率升高，采用个案调查，分析原因，以便采取相应对策。

【知识点11-6】
1. 定性调查方法与定量调查方法相比更强调在自然情景下进行研究，更重视研究者与研究对象之间的关系，这样有利于获得真实可靠的信息。但定性研究采用的是非概率抽样方法（目的抽样），因此定性调查的结果只适应于特定的情景和条件，不能外推到样本以外的范围。
2. 常用的定性调查方法有访谈、专题小组讨论、观察法等。
3. 定性研究可以为定量研究做准备，它可以解决定量研究无法解决的一些问题。
4. 定性研究方法与定量研究方法常相结合，从多个角度来解决问题。

思考练习

一、选择题（从 a～e 中选出一个最佳答案）

1. 选择合适的调查方法，主要取决于_____。

a. 工作方便　　　　　　　　b. 研究的目的和条件　　　　c. 研究者的主观愿意

d. 研究对象所能提供的信息　　e. 可任意选择

2. 通常情况下，样本含量_____。

a. 越大越好

b. 因为不存在抽样误差，普查最好

c. 时间、财力、人力等条件允许情况下的最大例数

d. 在保证一定的精度和检验效能的前提下最小例数

e. 根据试验目的确定的最小例数

3. 在大学生中调查某病的患病率，从 600 名学生中随机抽取 150 名作为调查对象，采用哪种抽取方法_____。

a. 自愿报名　　　　　　　b. 教师推荐　　　　　　　c. 学生自行商量

d. 收齐 600 名学生证将次序打乱，随机抽取 150 名　　e. 收齐 600 名学生证按次序号取前 150 名

4. 为调查某医科大学本科生中甲型 H1N1 流感知识掌握情况，根据专业不同，分为临床医学、预防医学和其他三个部分，临床医学和预防医学专业分别随机抽取一个班所有学生进入样本，其他专业学生编号后随机确定，本次调查中涉及的基本方法有_____。

a. 系统抽样、单纯随机抽样、分层抽样　　　　b. 分层抽样、单纯随机抽样、整群抽样

c. 等距抽样、分层抽样、机械抽样　　　　　　d. 机械抽样、单纯随机抽样、整群抽样

e. 以上都不是

5. 欲调查某地区食管癌发病情况，调查对象是_____，观察单位是_____。

a. 该地全体人，每个人　　b. 该地全体人，每个家庭　　c. 该地常住人口，每个人

d. 该地常住人口，每个家庭　　e. 以上都不对

二、简答题

1. 简述调查研究的概念和特点。

2. 简述常用的四种随机抽样方法和各自特点。

3. 简述影响样本含量估计的因素。

4. 简述调查问卷的基本结构。

5. 简述常用的定性调查方法和各自特点。

三、应用分析题

1. 请指出下列样本采用何种抽样方法？

（1）欲调查某市中学生对艾滋病的认识，从全市 50 所中学中随机抽取 5 所，对该 5 所学校的全部学生实施问卷调查。

（2）调查某地卫生技术人员的医疗保健服务能力，分为县、乡、村 3 级，从各级随机抽取 1/10 卫生技术人员进行问卷调查和技术考核。

（3）调查某城市居民的吸烟率，该社区共 3000 人，将其编号，随机产生一个数 8，抽取所有编号末尾为 8 的观察对象组成样本。

2. 某医科大学部分医学生存在不同程度的心理情绪问题，大约有 20% 的医学生有抑郁倾向。现欲了解该医学院校学生的抑郁症患病率，该校共有学生 4000 人，允许误差不超过 6%，问需要调查多少人？（ $\alpha = 0.05$ ）

3. 欲了解某小学在校生近视患病情况，已知该小学共有 6 个年级学生，每个年级 15 个班，每个班 50 名学生。试用分层整群抽样方法调查 600 名学生，问如何抽样？

4. 欲了解某市糖尿病患病情况及其影响因素，请作出完整的调查设计并制定调查表。

（姚应水　康耀文　贺连平）

第 12 章　实　验　设　计

第一节　实验设计概况

【例 12-1】
　　某医师为观察硝苯地平缓释片联合厄贝沙坦治疗高血压的临床疗效，将 15 例收缩压<180mmHg 的高血压患者分入试验组，15 例收缩压在 180mmHg 及以上的患者分入对照组。对照组予以厄贝沙坦治疗，试验组在对照组的基础上予以硝苯地平缓释片治疗。结果试验组的收缩压和舒张压的下降效果均优于对照组。

【问题 12-1】
　　（1）该医师的结论是否正确？
　　（2）实验设计有何缺陷？
　　（3）应该怎样正确设计？

【分析】
　　（1）该医师的结论不正确。（2）该实验设计的缺陷：①该实验设计违犯了均衡性原则和随机化原则，实验结果没有可比性。因为收缩压<180mmHg 的患者属轻中度高血压，收缩压在 180mmHg 及以上的患者属重度高血压，试验组和对照组患者的病情轻重程度不同即病情不均衡，试验组为轻中型患者，对照组为重型患者，这类试验必然导致错误的试验结果。如果试验组和对照组交换一下，对照组为轻中型患者，试验组为重型患者，则试验组和对照组的降压效果比较可能就没有差异。②样本含量可能不够，且未做假设检验。（3）正确的实验设计：按一定的纳入排除标准，选择足够样本含量的高血压患者，采用随机方法，将收缩压在 180mmHg 及以上的患者随机分成试验组和对照组，将收缩压<180mmHg 的患者也随机分成试验组和对照组，两组除了治疗药物不同外，其他条件尽可能相同，采用盲法进行治疗和观察，并做假设检验。
　　上述分析表明：临床科研结果的正确与否取决于临床试验设计的好坏，良好的实验设计才能得到正确的科研结果。

一、实验设计的基本概念

　　实验研究（experimental study）是指研究者根据研究目的人为地对受试对象（包括人或动物）施加处理因素，控制混杂因素，观察、总结处理因素的效果的一种研究方法。实验研究广泛应用于医学领域，其中临床试验研究称为临床试验（clinical trial）。实验设计（experimental design）是对实验研究所作的周密计划，它包括对实验研究的资料进行收集、整理和分析的全过程。通常将一组符合纳入排除标准的实验对象随机分配到两个或多个处理组，观察比较不同处理因素的效应或结果。如在研究阿奇霉素治疗小儿支原体肺炎的疗效时，将符合纳入排除标准的 60 例支原体肺炎患儿随机等分为试验组和对照组，对照组给予支原体肺炎的常规治疗，试验组在常规治疗的基础上加用阿奇霉素，一个疗程后，观察比较两组患儿疗效的差别有无统计学意义，以说明阿奇霉素治疗小儿支原体肺炎是否有效。在实验中，实验结果除受处理因素的影响外，还受到许多非处理因素（即混杂因素）的干扰。如在临床药物试验中，药物疗效除受药物本身的影响外，还受到给药途径、给药时间、病人体质、病人及医生心理等多种因素的影响。在非处理因素中，有的能够控制，有的不可能控制。由于影响实验结果的因素很多，要得到一个可靠的结论，需要有良好的实验设计。

二、实验设计的特点

（一）研究者能人为设置处理因素

　　在实验研究中，研究者根据研究目的可以人为设计处理因素，这些因素可以是物理的、化学的、生物的，也可以是社会因素。如在研究阿奇霉素治疗小儿支原体肺炎的疗效时，患儿采用常规治疗还是常规治疗加阿奇霉素治疗是人为设置的。

（二）受试对象接受何种处理因素或水平是由随机分配而定的

在实验性研究中，受试对象分到试验组或对照组、接受处理因素或非处理因素不是研究者主观决定的，而是通过随机数字随机分配而定的，以控制和排除混杂因素对研究结果的影响，从而使实验误差较小，且统计效率较高。

三、实验设计的分类

（一）按研究对象划分

根据研究对象的不同，实验研究分为以动物为研究对象的动物实验、以人为研究对象的临床试验和社区干预试验。

1. 动物实验（animal experiment） 动物实验以动物作为研究对象，目的是观察动物的急慢性毒副作用。在动物实验设计中，可以严格地控制实验条件，包括有毒的环境、温度、湿度等。

2. 临床试验（clinical trial） 临床试验以病人为研究对象，目的是观察某种治疗措施的疗效。由于患者不可能像动物一样任意采取严格的控制措施，且人有心理和社会活动，因此，在设计时必须周密考虑，设计相应措施控制误差和偏倚，以保证研究结果不受干扰。

3. 社区干预试验（community intervention trial） 社区干预试验往往在社区的一般人群中进行，持续时间一般较长，目的是通过干预某些危险因素或施加某些保护性措施，然后了解其在人群中产生的效果。例如在饮水中加氟防龋齿的人群试验。由于社区干预试验中难以贯彻随机分配，故又称之为半试验性研究（quasi-experiment)。

（二）按研究因素、水平数以及是否考虑研究交互作用划分

1. 单因素设计 单因素实验设计方案包括完全随机设计、配对设计（配对因素只作为平衡因素而不作为研究因素)。

2. 两因素设计 两因素实验设计方案包括配对设计（配对因素作为研究因素)、配伍设计、平衡不完全配伍设计、两层次分组设计等。

3. 三因素设计 包括拉丁方设计、裂区设计等。

4. 多因素多水平的研究 主要有析因设计、正交设计、均匀设计等方法。

5. 考虑交互作用的设计 主要有析因设计、正交设计等。

（三）根据实验组数多少划分

1. 两组比较 可采用完全随机设计、异体配对、交叉设计、序贯设计等方法。

2. 多组比较 选择设计方案时需要考虑配伍条件、因素数量、样本量是否相等、交互作用等各方面的情况。如果不具备配伍的条件，可采用完全随机设计；若具备配伍的条件，可考虑配伍设计、析因设计、拉丁方设计或裂区设计。

四、实验设计的基本步骤

（一）确定实验目的

做研究需要投入大量的精力和财力，经过严密策划，遵照计划按步骤实施，不能随意进行。策划的第一步就是要有明确的研究目的，明确要解决的问题，建立具有实际意义的假设。比如"评价国产甲磺酸帕珠沙星注射液治疗呼吸道细菌感染的疗效和安全性"。

（二）确定研究对象

确定研究目的后，下一步工作就是根据目的确定研究对象。要求研究对象对研究的因素比较敏感，处理效应才能有效地体现出来。研究对象应有明确的准入标准，不能在概念上含混不清。例如某医生研究"稳心汤治疗不稳定性心绞痛的疗效"，就应该明确不稳定性心绞痛的定义，选择病人时排除稳定型心绞痛和心肌梗死。

（三）确定可比的实验组和对照组

根据研究目的选择设计方案，比如研究 A、B 两种药物对病人血压的治疗效果可选用完全随机设计。选定了研究类型后，要确定相应的实验组和对照组，上例可设立两个实验组 A 药组和 B 药组，同时可设立一个空白对照组或安慰剂组。设立对照组要注意遵循均衡性原则，即在相互比较的各组间，除了对要研究的因素做有计划的安排外，其余因素（条件）特别是可能影响研究结果的因素（条件）要尽量相同。动物实验要求种系、性别、年龄、体重、窝别、毛色等尽可能一致，病人要求年龄、性别、病情（期、型）、体质等尽可能一致。在有历史记录或经验遵循的时候可以不设立对照组。

（四）确定把受试对象分配到各处理组中的原则

总的说来，在分配受试对象时要遵循随机化分组的原则。但不同的设计类型分组的方法有所不同，例如完全随机设计是将受试对象随机分到各个实验组，而配伍设计则要先进行配伍再进行区组内的随机分配。所以分配方法要根据设计类型来确定，并列入设计中。注意在用病人做试验时不能片面强调科学性而损害病人健康。

（五）确定样本含量

样本含量就是考虑用多少动物或人做试验的问题。样本含量太小无法得出统计结论，样本太大实际操作比较困难，同时造成不必要的浪费，所以样本含量的大小在实验设计中要充分地考虑，具体方法请参见本章第四节样本含量的估计。

（六）确定方法和指标

确定方法是指确定的观察记录方法和统计分析方法，例如研究某新药对糖尿病的疗效，采用的是配对设计，记录的指标是空腹血糖。客观指标优于主观指标。

【知识点 12-1】

1. 实验研究是指研究者根据研究目的人为地对受试对象（包括人或动物）施加处理因素，控制混杂因素，观察、总结处理因素的效果的一种研究方法。

2. 实验设计是对实验研究所作的周密计划，它包括对实验研究资料的搜集、整理和分析的全过程。通常将一组符合纳入排除标准的实验对象随机分配到两个或多个处理组，以观察比较不同处理因素的效应或结果。

3. 实验设计的特点：（1）研究者能人为设置处理因素；（2）受试对象接受何种处理因素或水平是由随机分配而定的。

第二节   实验设计的基本要素

医学实验设计的目的一般都是为了阐明某因素或某些因素对受试对象有什么效应或者影响，因此，医学实验设计包括处理因素（或研究因素）、受试对象和实验效应三个基本要素。这三个基本要素在科研论文中一般均可反映出来，如"消渴丸治疗 2 型糖尿病的临床疗效观察"，处理因素为消渴丸，受试对象为 2 型糖尿病患者，实验效应为空腹血糖（FBG）、餐后 2h 血糖（2Hbg）和糖化血红蛋白（HbA1c）等的变化。在一篇高质量的科研论文中必须充分阐明实验设计的三要素。

一、处 理 因 素

【例 12-2】

为考察黄芪葛根汤对糖尿病大鼠空腹血糖的影响，某研究者将 10 只造模成功的糖尿病大鼠随机等分为两组，禁食 12h 后，实验组灌服黄芪葛根汤，对照组灌服同体积的蒸馏水，两组均于 0min、30min、60min 和 120min 时测得大鼠的血糖值，所得结果见表 12-1。

表 12-1　黄芪葛根汤对糖尿病大鼠血糖的影响（mmol/L）

组别	大鼠编号	测量时间（min）			
		0	30	60	120
实验组	1	18.5	23.7	22.4	20.1
	2	17.3	22.6	21.5	18.8
	3	16.4	21.8	20.2	17.7
	4	17.1	21.5	20.0	18.1
	5	16.9	22.1	20.5	17.2
对照组	6	20.3	28.5	25.2	23.8
	7	21.5	29.9	26.3	24.2
	8	22.3	30.8	27.2	25.6
	9	23.8	31.7	27.9	26.3
	10	22.7	30.5	28.9	25.4

【问题 12-2】

（1）这是什么资料？

（2）该实验设计有哪些处理因素？

（3）每个处理因素有几个水平？

（4）哪些是主要处理因素？哪些是次要处理因素？

> 没有实验，任何意见都是靠不住的，行不通的，因为惟有实验才是可靠的。
>
> ——奥凡涅斯萨尔瓦

【分析】

（1）该资料变量值是定量的，表现为数值的大小，为计量资料。

（2）本实验中黄芪葛根汤是一个处理因素，不同的测量时间是另一个处理因素。

（3）本实验的处理因素黄芪葛根汤有用和不用两个水平，测量时间有四个水平。

（4）本实验中黄芪葛根汤为主要处理因素，测量时间为次要处理因素。

（一）处理因素

处理因素（study factor，treatment）一般是指外部施加的因素（如某药物、某种手术等)，而有时受试者本身的某些特征如性别、年龄、职业、文化程度、民族、婚姻状况等也可成为处理因素。处理因素可以分为单因素和多因素。

1. 抓住试验中的主要因素　根据研究目的确定某次试验的主要因素作为处理因素，一次试验的处理因素不宜太多，应选择几个主要的或关键性因素作为处理因素。

2. 确定非处理因素和处理因素　实验设计时，首先确定处理因素和非处理因素（又称混杂因素)，后者可产生混杂效应，因此，应设法消除非处理因素的干扰作用，控制非处理因素的主要方法是使实验组和对照组均衡。

3. 处理因素标准化　保证处理因素在整个试验过程中保持不变。如果处理因素发生改变，将会影响试验结果的评价。

（二）混杂因素

混杂因素（confounder）是指影响实验效应并与处理因素同时存在的非处理因素。混杂因素通常在实验组和对照组中分布不均匀，因而导致处理因素与实验效应之间的联系被歪曲。在设计时可通过采取排除、平衡或标准化的办法来控制混杂因素对处理因素的影响。

（三）水平

水平（level）是指同一处理因素在数量上或强度上的不同程度。例如药物的不同剂量就是不同的水平。根据因素和水平的不同可产生以下组合：单因素单水平处理、单因素多水平处理、多因素单水平处理和多因素多水平处理。

【例 12-3】

某医师研究甲、乙两种治疗方法对高血压的治疗效果，结果见表 12-2。

表 12-2　甲、乙两种治疗方法治疗高血压的疗效比较

组别	甲疗法			乙疗法		
	治疗人数	有效数	有效率(%)	治疗人数	有效数	有效率(%)
轻中型	400	280	70	100	85	85
重型	100	35	35	400	200	50
合计	500	315	63	500	285	57

> 科学事物，必须不断研究，认真实验，得寸进尺地深入、扩展，通过韧性的战斗，才能可能获取光辉的成就。
> ——陈佳洱

【问题 12-3】

（1）这是什么资料？

（2）本试验的处理因素是什么？

（3）本试验的结局和处理因素之间是否存在混杂因素？

（4）本试验如何控制混杂因素的影响？

【分析】

（1）由于甲、乙两疗法的结果是按有效和无效分类，属于二分类资料即计数资料。

（2）该医师根据研究目的给予受试对象甲乙两种疗法，因此为两个处理因素。

（3）受试对象经两种疗法治疗后，尽管甲法的有效率是高于乙疗法，但甲疗法轻中型和重型患者的有效率不同，因此患者的病情类型构成（轻中型或重型）是混杂因素。

（4）本试验控制混杂因素影响的办法：①排除法，即只选取轻中型或重型患者进行研究；②平衡法，即在甲疗法组和乙疗法组中选择相同比例的病情类型构成进行研究；③标准化法，即在进行数据统计分析时，先计算标准化率，再进行比较。

【知识点 12-2】

1. 处理因素一般是指外部施加的因素(如某种药物、某种手术等)，而有时受试者本身的某些特征如性别、年龄、职业、文化程度、民族、婚姻状况等也可成为处理因素。

2. 混杂因素是指影响实验效应并与处理因素同时存在的非处理因素。

3. 水平是指同一处理因素在数量上或强度上的不同程度。

4. 在实验设计中，要控制混杂因素，防止混杂因素的效应掩盖处理因素的作用。

二、受 试 对 象

【例 12-4】

观察稳心解毒汤联合西药治疗病毒性心肌炎的临床疗效观察：（1）受试对象：参照 1995 年全国心肌炎、心肌病专题研究会修订的成人急性病毒性心肌炎诊断标准，共有 140 名患者符合入选。（2）纳入标准：①符合成人病毒性心肌炎诊断标准；②经血液检查、心电图检查、X 线检查、超声心动图检查、同位素心肌显像、心内膜心肌活检、病毒分离等实验室检查确诊为病毒性心肌炎患者；③患者知情并主动配合。经过纳入标准选择以后，共有 120 名患者入选。（3）排除标准：①冠状动脉粥样硬化性心脏病患者；②风湿性心肌炎患者；③其他疾病如重度神经官能症、更年期综合征、甲状腺功能亢进、颈椎病患者；④妊娠及哺乳期患者；⑤合并重度高血压、肝肾造血系统严重原发性疾病、合并重度心肺功能不全、精神病患者；⑥对所用药物过敏者。经过排除标准选择以后，最终有 106 名患者入选。

【问题 12-4】
（1）何谓受试对象？对受试对象有哪些要求？
（2）受试对象的来源？
（3）什么是诊断标准？有什么要求？
（4）什么是纳入标准？有什么意义？
（5）为什么要制定排除标准？

（一）受试对象（study subjects）

受试对象是处理因素作用的客体或对象。受试对象的选择是实验成功的关键，一般分为人的选择和动物的选择两类：

1. 人的选择　实验组和对照组受试对象的性别、年龄、民族、职业、文化程度、经济状况等基本一致。

2. 动物的选择　实验组和对照组的动物种类、品系、年龄、性别、窝别、体重和营养状况等应基本一致。

一般选择受试对象的原则：（1）受试对象能从临床试验中受益；（2）受试对象具有代表性；（3）受试对象具有依从性；（4）可以是志愿者。

（二）受试对象的来源

受试对象来源的顺序：确定目标人群（target population）——研究结果适宜推广的人群 ——> 确定源人群（source population）——诊断标准 ——> 合格人群（eligible population）——纳入标准和排除标准。

（三）诊断标准（diagnostic criteria）

采用公认的国际疾病分类标准或全国性学术会议规定的诊断标准作为标准化的尺度来选择受试对象。因为这些标准具有权威性，且与同类的研究结果有可比性。如果某种疾病无公认的诊断标准，研究者可以自行拟定标准。但是自行拟定标准时应尽量采用客观指标，例如病理学、生物化学、影像学、免疫学和内窥镜检查等指标。

（四）纳入标准（inclusion criteria）

根据研究目的，在制定诊断标准的基础上制定适当的入选标准，即符合诊断标准且具备入组条件的具体规定。

（五）排除标准（exclusion criteria）

当研究对象符合诊断标准时也未必都成为受试对象，如患者年龄过小、体质过弱、合并其他并发症或患有另一种可能影响本实验效果的疾病时，或者对药物有不良反应等情况，就不适合作为受试对象，应予排除。因此实验设计时还应该制定不能入选的具体规定，即排除标准。

【知识点 12-3】
1. 受试对象是处理因素作用的客体或对象。
2. 实验组和对照组受试对象的性别、年龄、民族、职业、文化程度、经济状况等应基本一致。如果选择动物，实验组和对照组的动物种类、品系、年龄、性别、窝别、体重和营养状况等也应基本一致。
3. 一般选择受试对象的原则：①受试对象能从临床试验中受益；②受试对象具有代表性；③受试对象具有依从性；④可以是志愿者。

三、实　验　效　应

【例 12-5】
为研究消渴丸治疗 2 型糖尿病的治疗效果，某医生将符合诊断标准、纳入排除标准的 100 例 2 型糖尿病患者随机分等为试验组和对照组，两组均给予相同的基础治疗，治疗组在此基础上口服消渴丸，对照组口服优降糖，两组性别、年龄、病情无差异。对该研究治疗效果的观察研究可有两种分析方法，见表 12-3 和表 12-4。

表 12-3　两组 2 型糖尿病患者的疗效比较

组别	有效	无效	合计	有效率（%）
对照组	35	15	50	70
试验组	45	5	50	90

注：成组四格表卡方检验，$\chi^2=6.250$，$P=0.012$

表 12-4　两组患者治疗前后空腹血糖、餐后 2h 血糖和糖化血红蛋白下降值比较（$\bar{x}\pm s$）

组别	例数	FBG（mmol/L）	2Hbg（mmol/L）	HbA1c（%）
对照组	50	6.1±1.1	7.8±0.7	7.2±0.7
试验组	50	12.4±3.7**	14.4±3.4**	10.4±0.9**

与对照组比较，*. $P<0.05$，**. $P<0.01$

> 凡在小事上对真理持轻率态度的人，在大事上也是不足信的。
> ——爱因斯坦

【问题 12-5】

（1）表 12-3 和表 12-4 各为何种指标？

（2）哪个指标更有优势？

【分析】

（1）表 12-3 采用对受试对象定性描述的方法记录研究结果（有效与无效），并计算有效率，为计数指标。表 12-4 采用受试对象治疗前后的空腹血糖（FBG）、餐后 2h 血糖（2Hbg）和糖化血红蛋白（HbA1c）下降值进行定量研究，为计量指标。（2）本研究中空腹血糖（FBG）、餐后 2h 血糖（2Hbg）和糖化血红蛋白（HbA1c）的下降值更客观地反映了 2 型糖尿病患者治疗后的改善情况。

实验效应（experimental effect）是处理因素作用于受试对象的反应或结果，它通过观察指标（observation index）来体现。观察指标包括实验结果指标的选择和指标的观察。

1. 指标的选择　实验效应的观察指标应选择客观性强、灵敏度高和精确性好的指标，设计时应尽量选择计量指标，如例 12-5 中的空腹血糖（FBG）、餐后 2h 血糖（2Hbg）和糖化血红蛋白（HbA1c）。

2. 指标的观察　实验效应的观察应避免偏性（bias），设计时应采用盲法（blind method），可以选择单盲法、双盲法等。

【知识点 12-4】

1. 实验效应是处理因素作用于受试对象的反应或结果，它通过观察指标来体现。

2. 实验效应的观察指标应选择客观性强、灵敏度高和精确性好的指标，设计时应尽量选择计量指标。

3. 观察时最好采用盲法，避免产生偏性。

【例 12-6】

某医生在研究不同的给药方式对剖宫产的镇痛效果时，以不同时间的镇痛达Ⅱ级的有效率作为观察指标，见表 12-5，并采用 χ^2 检验，得出差异有统计学意义的结论。

表 12-5　三种疗法不同时间镇痛达Ⅱ级的有效率（%）比较

组别	例数	1 h	2 h	4 h	6 h	12 h	24 h
对照组	370	347（96.78）	356（96.22）	283（76.49）	272（73.51）	284（76.76）	364（98.27）
实验组甲	58	57（96.55）	57（98.28）	55（94.83）	53（91.38）	55（94.83）	57（98.27）
实验组乙	410	401（97.80）	403（97.56）	388（94.63）	378（92.20）	392（95.61）	407（99.26）

【问题 12-6】

（1）采取 24 小时的镇痛达 II 级有效率作为观察指标是否正确？

（2）本研究如何正确选择观察指标？

> 对搞科学的人来说，
> 勤奋就是成功之母。
>
> ——茅以升

【分析】

（1）一般来说剖宫产后疼痛是反复持续发作的，特别是产后 24 小时内疼痛比较严重，采用镇痛药都能得到明显的镇痛效果，因此在 24 小时内不同时间镇痛的效果无法比较出效果的好坏。从表中可以看出，不管哪个组，24 小时内不同时间的镇痛有效率都相差不大，不能有效地反应处理因素引起的变化。（2）可采取用药后持续镇痛的时间即计量数值作为观察指标，有效地反映不同治疗组之间的镇痛效果，见表 12-6。除此之外，本研究还可以将镇痛的时间作生存时间，分析镇痛效果的影响因素。

表 12-6 三种疗法对剖宫产患者镇痛时间的比较（$\bar{x} \pm s$）

组别	例数	镇痛时间（h）	F	P
对照组	370	18.5±3.5		
实验组甲	58	23.6±4.4	56.452	<0.001
实验组乙	410	20.1±3.6		

【知识点 12-5】

1. 在实验设计时，必须结合专业知识、研究目的，正确、合理地选择效应指标。

2. 要在数据收集之前就考虑好指标的收集方式、评价方法，为结果的统计分析做好事先的规定，而不是在数据收集后才考虑如何进行统计分析。

第三节　实验设计的基本原则

一、对　照　原　则

【例 12-7】

某学者研究运动对高血压病人血压的影响，将 I 期单纯性高血压患者按血压配成 10 对，在药物治疗的同时一组设为对照组，不施加任何处理；一组为运动组，每天坚持中等强度运动 1 小时。坚持 1 个月患者收缩压的下降值见表 12-7。

表 12-7 两组高血压患者收缩压的下降值（mmHg）

患者编号	1	2	3	4	5	6	7	8
对照组	6	11	8	10	9	12	7	14
实验组	20	25	16	18	20	22	19	24

【例 12-8】

为研究奥美拉唑、克拉霉素和阿莫西林治疗慢性胃炎患者的疗效，某医院将 150 例慢性胃炎患者随机分为三组，分别给予不同的治疗。结果见表 12-8。

表 12-8 三种药物治疗慢性胃炎的疗效比较

组别	N	治愈	显效	有效	无效
奥美拉唑	50	20	15	8	7
克拉霉素	50	16	14	10	10
阿莫西林	50	5	10	14	21

> 在科学上没有平坦的大道，只有不畏劳苦沿着陡峭山路攀登的人，才有希望达到光辉的顶点。
>
> ——马克思

【例12-9】

某学者研究归脾丸对失眠的疗效。选择严重失眠患者20例，用药一周，记录用药前后的睡眠时间。

【问题12-7】

以上3个例子各为何种对照？

【分析】

例12-7为空白对照；例12-8为实验对照；例12-9为自身对照。

（一）对照

实验研究的目的是验证研究假设是否正确，有对照才有比较，有比较才有鉴别，没有对照不能说明任何处理因素的作用。医学上有许多疾病是可以自愈的，能自行减轻和缓解的疾病则更为多见，因此实验研究中设立对照组是必不可少的。临床试验的一个重要原则是必须设立对照（control）。其意义在于使处理因素和非处理因素的差异有一个科学对比，鉴别处理因素与非处理因素之间的效应差异，消除或减少实验误差。处理因素的效应大小，重要的不是其本身，而是通过对比所得出的结论才有意义。

（二）对照的形式

对照的形式有多种，可根据研究目的和内容加以选择，常见的有以下几种：

1. 空白对照（blank control） 对照组不接受任何处理因素。如动物诱癌试验中，需设立与实验组动物种属、窝别、性别、体重均相同的空白对照组，以排除动物本身可能自然患癌的影响。在观察某种新免疫制剂对某种传染病的预防效果时，采取免疫组与空白组的对比观察，比较两组的血清学和流行病学的效果，这样才能真正说明这种免疫制剂的作用。

2. 安慰剂对照（placebo control） 采用一种无药理作用的假药作对照。目的是观察新药治疗时是否是自然痊愈的问题。如观察某药治疗胃病疗效时，用淀粉作安慰剂，将药物和淀粉制成一样剂型，实验组用该药治疗，对照组用淀粉治疗。

3. 标准对照（standard control） 用公认有效的标准疗法或药物作对照。如观察某药治疗肺炎的疗效时，实验组用该药治疗，对照组可用青霉素或其它有效抗菌素作对照。

4. 实验对照（experimental control） 对照组不施加处理因素，但施加某种与处理因素有关的实验因素。例12-8中的阿莫西林就是一个实验对照。

5. 自身对照（self control） 实验与对照在同一受试对象进行研究，例如用药前后的自身对比观察；或是对照与实验在同一对象身上进行，例如身体对称部位的比较观察或同一对受试对象在观察的不同时期接受不同的疗法，然后比较它们的差异，这种方法也称为自身交叉对照。自身对照或自身交叉对照的应用受一定条件的限制，结论的推导也应慎重。

6. 历史对照（historical control） 用过去的研究结果作对照。如牛痘疫苗预防天花，某种中药治愈胃癌，某种药物能戒毒等。

7. 相互对照 几种实验组互为对照，比较几种处理因素的实验效应之强弱。如用白芨冲剂、急支糖浆、止咳丸治疗儿童急性气管炎，三种药物可以互为对照，以比较各种药物的疗效好坏。

（三）设立对照时的常见错误

1. 对照不足 临床试验中设立对照的常见问题是对照不足。主要表现为实验组和对照组之间研究对象数量相差悬殊；有的实验组人数太少；非处理因素不均衡。

2. 对照不当 部分人用历史资料作为目前试验结果的对比基础，这种对比不恰当。因为不同历史时期，即使是同一病种，其诊断方法、治疗方法、护理水平、设备条件等许多方面都有很大不同，这种情况下，不仅试验施加的处理因素有差异，非处理因素也很难一致，所以不具可比性。

3. 对照多余 例如研究所涉及的药物本身并非什么新药，而是已经动物实验和临床应用反复验证过的，显然再对这些药物设立对照进行研究就是多余的。有时两种新旧药物，如已知它们都是有效的，唯不清楚之间的疗效程度、副作用大小，这时只需进行新旧药物的比较即可解决，不必再设对照组。

二、随 机 原 则

【例 12-10】

为比较某口服新药和胰岛素对糖尿病的疗效，某医生抽取自愿参加实验的符合入选条件的 120 例糖尿病患者，随意给病人编号分为两组，每组 60 人。试验组服用该新药，对照组则进行胰岛素治疗，临床观察结果见表 12-9。经四格表 χ^2 检验，得 $\chi^2 = 1.905$，$P=0.168$，差异无统计学意义，故认为该口服新药与胰岛素的疗效基本相同。

表 12-9 两组患者用药后有效率比较

分组	例数	有效	有效率（%）
口服新药	60	50	83.3
胰岛素	60	55	91.7

【问题 12-8】

（1）该研究属何种类型？

（2）在设计的过程中是否遵循了实验设计的基本原则？

（3）该临床试验为何种对照？

（4）该医师的结论是否可靠？为什么？

> 千淘万漉虽辛苦，
> 吹尽狂沙始到金。
> ——刘禹锡

【分析】

（1）该研究属临床试验设计。（2）该医生在设计与实施的过程中，未严格遵循实验设计的基本原则，将入选的 120 例患者随意分组，未按照随机化的原则分组。（3）该临床试验为实验对照。（4）由于该医生未遵循随机化原则，样本的代表性差，如果两组患者的非处理因素不均衡，缺乏可比性，其结论就不可靠。

（一）随机化（randomization）

随机化的作用是使样本具有较好的代表性，使各组受试对象在重要的非处理因素方面具有较好的均衡性，提高实验结果的可比性。随机化包括随机抽样和随机分组。

1. 随机抽样　指保证总体中的每一个个体都有同等的机会被抽出作为样本。

2. 随机分组　指保证样本中的每一个个体都有同等的机会被分配到实验组或对照组。

一般用随机数字表、随机排列表或统计软件来实现随机抽样和随机分组。

（二）随机化的方法

随机化的方法很多，现将临床实验研究中常用的随机分配方法简述如下：

1. 简单随机化　简单随机化（simple randomization）可通过抛掷硬币、抽签、摸球、查随机数字表或应用操作计算器的随机数字键来完成。

2. 区组随机化（block randomization）　根据受试者按照某些特征是否相同，将其分成内含相等例数的若干区组，要求每个区组内的受试者具备某些相同特征，而后，区组内的受试者被随机分配至不同组别。

【知识点 12-6】

1. 有对照才有比较，有比较才有鉴别，没有对照不能说明任何处理因素的作用。常用对照的形式为空白对照、安慰剂对照、实验对照、标准对照、自身对照、相互对照及历史对照等。

2. 随机化包括随机抽样和随机分组。随机抽样指保证总体中的每一个个体都有同等的机会被抽出来作为样本。随机分组指保证样本中的每一个个体都有同等的机会被分配到实验组或对照组。

三、重复原则

【例 12-11】

某医师为了说明某水银血压计和电子血压计测定血压的结果之间有无差别，选择一个成年健康人作为受试对象，先用 1 台水银血压计和 1 台电子血压计两台仪器分别对该人重复测 4 次血压，一个月后再用两台仪器分别对该人重复测 4 次血压，共获得 16 个该人血压指标的数据，然后对这些数据进行方差分析和 t 检验，得出两台血压计的测定结果差异无统计学意义的结论。

> 才能是来自独创性。独创性是思维、观察、理解和判断的一种独特的方式。
> ——莫泊桑

【问题 12-9】

该医师遵循的重复原则是否合理？为什么？

【分析】

不合理，尽管该血压指标有 16 个原始测定值，但真正的样本含量 n 还应该等于 1，即独立的受试对象的个数只有 1 个。这种将个案推广到一般的做法，严重地违背了实验设计的重复原则。

（一）重复（replication）

重复是指必须有足够的样本含量，保证在相同的条件下进行多次实验或多次观察能获得类似的研究结果。重复包含两个方面：一是一次实验在不同受试对象上重复，即实验样本量足够；另一方面是一批可靠的实验结果，经得起多次重复实验的考验。重复原则的作用在于它有利于使随机变量的统计规律性充分地显露出来。

（二）重复的三种情形

1. 重复实验　在相同的实验条件下，做多次的独立实验。这里的"独立"是指要用不同的个体或样品做实验，而不是在同一个体或样品上做多次实验。

2. 重复取样　从同一个样品中多次取样，测量某定量指标的数值。

3. 重复测量　对接受某种处理的个体，随着时间的推移，对其进行多次观测。

（三）临床研究实施重复原则的常用措施

1. 严格按照研究目的规定研究对象的性质与范围。

2. 保证临床研究足够的样本含量（sample size）。关于样本量的计算请参照本章第五节。

四、均衡原则

【例 12-12】

某研究者欲开展儿童近视防治的健康教育项目。在城市和农村的小学 1 年级分别选了一个班，共 118 例学生，把城市学生作为对照不采取干预任何措施，对农村学生及家长开展 3 年的饮食、运动和行为习惯的健康教育干预。3 年后测量学生的视力，结果实验组和对照组差值比较，差异有统计学意义，故认为健康教育有效果。

【问题 12-10】

（1）该研究者遵循的均衡原则是否合理？为什么？

（2）该研究的混杂因素是什么？

（3）有哪些方法可以控制混杂因素？

> 人只有献身于社会，才能找出那短暂而有风险的生命的意义。
> ——爱因斯坦

【分析】

（1）该实验设计的未遵循均衡原则，因为城市和农村的孩子差异很大，因此认为这个设计是不均衡设计。（2）本研究的混杂因素是两个地区的孩子家庭经济状况、父母文化程度、生活环境和行为习惯等。这些混杂因素得不到控制，就不能得出上述结论。（3）可以采用配比、分层、多因素分析等方法控制混杂因素。

（一）均衡（balance）

均衡原则又称齐同对比原则，指实验组和对照组或各实验组之间，除了处理因素以外，其他一切条件应尽可能相同或一致。实验组和对照组的非处理因素不均衡，将导致错误的实验结果。

均衡原则的作用是使受试对象受到的非处理因素的影响完全平衡，确保处理因素各水平组间不受其他非处理因素不平衡的干扰和影响，使所考察的处理因素在不同水平条件下对观察结果的影响真实地显现出来。

（二）临床研究实施均衡原则的常用措施

均衡原则贯穿于随机化、重复和对照原则中，因此其他原则的实施实际上亦是均衡原则的实施。但它亦有其特殊的实施方法，在此介绍两种：

1. 交叉均衡法　交叉均衡是在实验组和对照组接受不同处理后，间隔一段时间交换处理方法，每个组即是实验组又是对照组的方法，以使两组的非处理因素均衡一致。

2. 分层均衡法　分层均衡法是将非处理因素按不同水平划分为若干个单位组（层），然后在每个单位组（层）内安排处理因素。

【知识点 12-7】
1. 实验设计的基本原则：对照、随机、重复、均衡。
2. 重复是指研究样本要有一定的数量，即在保证研究结果具有一定可靠性的条件下，确定最少的样本例数。
3. 均衡原则又称齐同对比原则，指实验组和对照组或各实验组之间，除了处理因素以外，其他一切条件应尽可能相同或一致。

第四节　实验设计的基本步骤及常用实验设计方法简介

【例 12-13】
某研究人员为测试正己烷对雌性生殖毒性。方法　选择同种属、同品系、同年龄的 48 只小鼠。按体重随机分为 4 组，4 组年龄分布和体重差异无统计学意义。正己烷染毒剂量分别为 0、3、15.1、75.8mL/m³，静式吸入染毒，4h/d，连续 5 周，染毒结束后，取血清测雌激素、孕激素（表 12-10）。

表 12-10　正己烷对雌性小鼠血清性激素的影响（$\bar{x} \pm s$，$n=10$）

分组		雌激素（pmol/L）	孕激素（pmol/L）
对照组		46.16±20.24	6.88±3.46
正己烷	3.0（低剂量）	39.22±23.08	3.57±2.22[*]
	15.1（中剂量）	38.77±19.69	3.50±2.02[*]
	75.8（高剂量）	37.96±15.26	2.45±0.63[*]

*表示与对照组比较 $P<0.05$，差异有统计学意义

【问题 12-11】
（1）该医生采用的是什么方法进行研究？
（2）该研究方法的假设是什么？
（3）在进行干预前为什么要比较小鼠的组年龄分布和体重？

神奇的预言是神话。
科学的预言却是事实。
——列宁

【分析】

（1）该医生采用的是随机对照实验设计方案。（2）该实验研究的假设是正己烷对雌性小鼠血清性激素有影响。（3）基线调查主要是是为了做到均衡分组，使组间差异较小，可比性好。

一、实验设计的基本步骤

（一）形成假设和确定研究目标

首先要明确需要解决的问题，形成假设和确定研究目标。研究是评价防治措施效果，还是检验危险因素或病因假设，目的明确才能选择合适的研究方法。

（二）确定研究类型和设计类型

根据研究的目的和研究的实际条件，选定合适的研究类型，例如如果是评价药物的治疗效果，就采用临床试验；为了评价疫苗的预防效果，则采用现场试验；为了食盐加碘预防地方性甲状腺肿，则应采用社区试验；如果要探讨新药的急慢性毒性作用，则应先做动物实验，逐渐在人群中开展临床试验。

研究类型确定后，应进一步确定设计类型，实验研究的常见设计类型有随机对照临床试验、配对设计、交叉设计、析因设计、拉丁方设计等类型。

（三）确定研究对象和现场

必须根据研究目的和要求，制定严格的研究对象纳入排除标准和实验现场。如果目的是研究麻疹疫苗的预防效果，应选择社区作为研究现场，选麻疹易感儿童为研究对象；目的是观察某种治疗方案的效果，应选择医院作为研究现场，选患有该病的病人为研究对象。

（四）确定样本大小

现场试验样本大小的估计方法、依据的原则和参数与临床试验相同。为保证实验质量，在设计时就应对研究所需的样本量加以适当估计，详见下一节。

（五）确定研究观察终点和观察期限

研究的终点应选择一些较重大的事件，如发病、致残、死亡等。常用的评价指标有发生率、死亡率、保护率、抗体阳转率等。评估可以通过随访进行，也可以通过抽样方法的在开始及结束时做横断面调查来完成。评估研究观察终点时还应考虑到各种偏倚的可能性及依从性问题。

不同的实验研究观察期限也有所不同，根据实验要求和观察终点而定。如观察疫苗预防效果宜在流行季节前1~2月开始，至少观察一个流行季节。但如果观察慢性非传染性疾病，如心血管疾病或肿瘤等，则需较长的观察期限。确定研究期限还要考虑到所施予的干预的假定作用机制。如一项阿司匹林减少心血管病死亡的干预实验，其假设机制是阿司匹林对血小板凝聚性的直接影响，是一种较急性的反应，故观察期可较短。有时，研究过程中可能出现了一些有关机制的新的证据；或是因样本量不够大而不能获得足够的终点信息，因而需延长原计划的观察期限。这种决定应尽早做出。总的原则是观察期限不宜过长，一旦收集的资料可以说明问题了，即可终止。

（六）盲法的应用

实验流行病学研究往往容易出现偏倚，偏倚可产生于设计阶段，也可来自资料收集或分析阶段。为避免偏倚可采用盲法（blinding 或 masking），根据盲法分为以下三种：

1. 单盲（single blind） 只有研究者了解分组情况，研究对象不知道自己是试验组还是对照组。

2. 双盲（double blind） 研究对象和研究者都不了解试验分组情况，而是由研究设计者来安排和控制全部试验。

3. 三盲（triple blind） 研究者、研究对象与资料统计分析人员均不了解分组情况，从而较好地避免了偏倚。

与上述盲法相对应的是非盲法，又称开放试验（open trial），即研究对象和研究者均知道试验组和对照组的分组情况，试验公开进行。

（七）资料的收集与分析

实验资料的收集与分析和其他研究资料的处理一样，首先对研究资料进行核对、整理，然后对资料的基本情况进行描述和分析。为了保证达到实验研究的预期目的，在资料的收集和分析过程中还要注意防止偏倚的产生。这种偏倚来自研究对象，由于霍桑效应和安慰剂效应等，也可来自研究者本人，对某种干预措施有主观趋向。为了保证达到实验研究的预期目的，在资料的收集和分析过程中还要注意防止偏倚的产生。

1. 偏倚的防止

（1）排除（exclusions）：在随机分配前对研究对象进行筛查，凡对干预措施有禁忌者、无法追踪者、可能失访者、拒绝参加实验者，以及不符合标准的研究对象，都应排除。例如，服用脊髓灰质炎减毒疫苗的实验，研究对象纳入的标准规定为 3 月至 6 岁儿童。为防止干扰疫苗效果或给予处在脊髓灰质炎潜伏期内的儿童服用，特规定排除标准为：①患咽喉炎或有呕吐、腹痛、腹泻症状者；②体温超过 38℃者；③服药前二周有过咽喉部手术或有扁桃体炎症者。经过排除后，其结果可减少偏倚，但可能影响研究结果的外推（extrapolation of the result），被排除的研究对象愈多，结果推广的面愈小。

（2）退出（withdrawal）：指研究对象在随机分配后从实验组或对照组退出。这不仅会造成原定的样本量不足，使研究工作效率降低，且易产生偏倚。退出的原因可能有以下几种：不合格、不依从、失访。在实验流行病学研究中应尽量设法减少失访，一般要求失访率不超过 10%。在实际工作过程中，常用的样本量一般比估计值多 10%～20%。

2. 实验效果的主要评价指标

（1）评价治疗措施效果的主要指标：有效率、治愈率、病死率、生存率

（2）评价预防措施效果的主要指标：保护率、效果指数、抗体阳性率、抗体几何均数（G）

此外，治疗措施效果的考核还可用病情轻重、病程长短及病后携带病原状态、后遗症发生率、复发率等指标评价；考核病因预防可用疾病发病率、感染率等指标评价；对慢性非传染性疾病评价指标常用以下中间结局变量：①人群认知、态度、行为的改变；②行为危险因素的变化，如控烟、合理膳食、体育运动、高危人群的生活指标等；③生存质量的变化，包括生理（身体）机能、心理机能、社会机能、疾病的症状体征、对健康总的感受和满意程度等主要方面；④干预投入、产出效果评价等。

（八）研究中的伦理问题

实验流行病学研究以人作为对象开展研究是一项十分严肃谨慎的工作，为了确保研究对象的人身安全，防止在实验中自觉或不自觉地发生不道德行为，必须在实验中遵循伦理道德（problems of ethics），在开始人群实验前，应先做动物实验，初步验证此种实验方法合理、效果良好、安全无危害性。特别是设置对照时，必须以不损害受试者身心健康为前提，如安慰剂对照是常用的一种方法，这不是对研究对象的欺骗，而是真正负责任的做法。受试者实验之前应签订知情同意书。

干预试验还应考虑到可行性的问题。设计完成后，大规模群体试验前，有时应先做一个小规模的预试验来评价设计的可行性，并可对实验设计进行修订。

在资料分析时，对于研究对象中途退出和失访、研究对象的依从性等均应适当处理。

【知识点 12-8】

1. 实验实施的基本步骤为：形成假设和确定研究目标、确定研究类型和设计类型、确定研究对象和现场、确定样本大小、确定研究观察终点和观察期限、盲法的应用和资料的收集与分析。

2. 资料的统计分析指标

（1）评价治疗措施效果的主要指标:有效率、治愈率、病死率、生存率

（2）评价预防措施效果的主要指标：保护率、效果指数、抗体阳性率、抗体几何均数（G）

（3）其他指标：如病情轻重、病程长短及病后携带病原状态、后遗症发生率、复发率、疾病发病率、感染率等指标评价；人群认知、态度、行为的改变；行为危险因素的变化；生存质量的变化；干预投入、产出效果评价等。

二、完全随机设计

【例 12-14】
为比较某种降压药与低盐低脂饮食对高血压患者血压的影响程度，某医生随机选择了 100 例高血压患者，随机分为两组，其血压值差异无统计学意义，一组给予该降压药治疗，另外一组给予低盐低脂饮食，24 周后检测两组患者的血压。结果药物治疗组的收缩压为 98±6.55（mmHg），低盐低脂饮食组的收缩压为 105±6.85（mmHg）。差异有统计学意义。

【问题 12-12】
这个例子采用的实验设计方案是什么？

【分析】
例 12-14 为完全随机设计方案。

【例 12-15】
某医师欲比较甲乙丙三种药物治疗幽门杆菌所致十二指肠溃疡及慢性胃炎的疗效，抽取这两种病的患者共 180 例，分为三种药物治疗组，分配情况见表 12-11。

表 12-11　180 例十二指肠溃疡及慢性胃炎患者分配情况

病种	甲药	乙药	丙药
十二指肠溃疡	29	32	10
慢性胃炎	31	28	50
合计	60	60	60

> 做出新发现时感到的快乐，肯定是人类心灵所能感受的最新鲜而真实的感情。
> ——贝尔纳

【问题 12-13】
（1）该医师采用的实验设计方案是什么？（2）分组方法是否合理？为什么？（3）正确做法是什么？

【分析】
（1）该医师采用的是完全随机设计方案。（2）分组方法不合理。从表中可以看出，三组的病例数基本一致，但是三组的病种分布显然不同，表明该实验设计的随机分组有偏性，均衡性差。（3）应将 180 名病人按病种分成两类，再随机分配到三种药物的治疗组中去。

（一）概念

完全随机设计（completely random design）　又称为随机对照试验（randomized controlled trial, RCT），属于单因素研究设计，是将受试对象按照随机分配的原则分配到实验组和对照组中，然后给予不同的处理因素，对各组的效应进行同期平行观察，最后比较各组的观察指标有无差别。

（二）应用范围

在设计单因素的实验研究时，如果不需要进行配伍或者无法配伍的时候就选用完全随机设计，在动物实验和临床疗效观察研究中均可采用。通常是在非实验性因素对效应指标影响不是很大的情况，或非实验性因素对效应指标的影响在实验组和对照组能均衡的情况下采用这种设计方案。

（三）基本模式

见图 12-1。

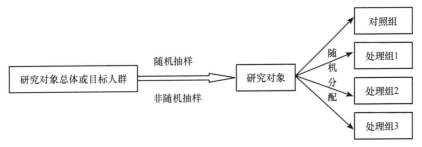

图 12-1　完全随机设计方案的基本模式

【例 12-16】

某医生为比较某种新药与阿莫西林治疗急性呼吸道感染疾病的疗效，从他主治的年龄 18～65 岁的住院或门诊患者中随机抽取了 80 名急性气管炎患者，随机分为两组，试验组给予新药治疗，对照组给予阿莫西林治疗，两组疗效结果见表 12-12。经秩和检验，得 $z= -1.198$，$P=0.231$，差异无统计意义，故认为两种药治疗急性气管炎的疗效基本相同。

表 12-12　两种药物治疗急性气管炎的疗效比较

分组	痊愈	显效	无效
试验组	30	10	0
对照组	25	15	0

【问题 12-14】

这个例子采用的实验设计方案是什么？

【分析】

例 12-17 为两组计数资料的完全随机设计。

> 只有你的眼睛看见东西，那是不会发现什么，还要你的心能思考才行。
> ——爱因斯坦

【知识点 12-9】

1. 完全随机设计又称为随机对照试验，属于单因素研究设计，是将受试对象按照随机分配的原则分配到实验组和对照组中，然后给予不同的处理因素，对各组的效应进行同期平行观察，最后比较各组的观察指标有无差别。

2. 完全随机设计的优缺点：优点：实验设计和统计分析简单。缺点：一次只能研究一个因素，且所需样本量比较大。

三、配对设计

【例 12-17】

某医生为研究中西医结合辨证分型治疗肺心病病人的临床疗效，选取了 100 名肺心病患者，实验前先检测心功能指标（表 12-13），然后进行中西医结合治疗，除遵循一般治疗原则外，情均予抗生素抗感染，同时给予祛痰、平喘、扩血管、利尿及低流量吸氧治疗，存在 Ⅱ 型呼吸衰竭的加用呼吸兴奋剂。在此基础上加用银翘散、生脉散加减治疗。进行治疗。观察治疗 5 天，检测治疗后的心功能指标（表 12-13），统计分析结果表明中西医结合治疗肺心病有较好的治疗效果。

表 12-13　肺心病患者治疗前后心功能变化的比较（次/分）

指标	治疗前	治疗后
心率	114.5±13.5	85.5±12.5
呼吸频率	26.5±6.5	19.2±6.3

【问题 12-15】

该医生采用的实验设计方案是什么？

【分析】

该医生采用的是实验前后配对方法，即自身配对设计方案。

（一）概念

配对设计（paired design）是将受试对象按一定条件配成对子，再随机分配每对中的两个受试对象到不同的处理组，或者比较受试者实验前后的变量值改变情况，甚至比较同一标本接受两种不同测定方法的检查结果的差别。

（二）配对设计的两种情形

1. 自身对照设计　比较受试者实验前后的变量值改变情况,或比较同一标本接受两种不同测定方法的检查结果。主要适合于急性和短期的实验,或病情稳定的慢性病中观察短期对症治疗的效果。对于实验时间较长的试验通常不用该方法,因为时间长,其他混杂因素掺入的可能性就大,对实验结果造成影响,使得实验前后失去可比性。例 12-17 即为自身配对设计,其基本设计模式见图 12-2。

自身配对设计的注意事项:①实验时间不能过长,严格控制实验条件,保证处理前后其他条件具有可比性。②如果进行离体实验,要考虑器官组织在非正常机体环境下的变化,尤其是生理反应变化。

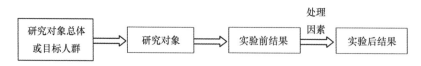

图 12-2　自身配对设计方案的基本模式

2. 异体配对设计　将受试者按照一定的条件,将条件相同的个体配成对子即——配对,在对子内按照随机方法,将一个分配到实验组,另一个分配到对照组,进行实验观察。不仅可用于急性实验,同时也可用于慢性实验的研究。特别是在动物性实验研究中,异体配对容易实施,通常将动物的种属、品系、性别、体重、窝别、生长天数作为配对的基本条件。异体配对设计的基本模式见图 12-3。

异体配对设计的注意事项:①配对时尽可能做到对子的齐同,配对条件理论上要求包括全部主要影响因素,最理想的异体配对是同卵双生且在同样的环境下养育的双生子,一般齐同要求 $P>0.2$。②对于时间过长的慢性病研究,注意考察其他因素在整个实验的全程保持齐同。③即使两个组处理前的资料（基线资料）无统计学差异,并不意味着两组处理前基线水平完全相等,所以处理后的结果不宜进行两组的直接比较,最好是用两组处理前后差值进行统计学分析。

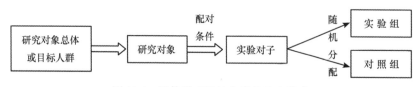

图 12-3　异体配对设计方案的基本模式

【例 12-18】

　　某医院为探讨有效改善低蛋白血症患者血浆白蛋白浓度的护理措施，以 2016 年 1～12 月该院肝胆科诊断为肝硬化或肝癌合并低蛋白血症、血氨正常、无糖尿病、能正常进餐、均按医嘱应用人血白蛋白的患者为研究对象，按性别、年龄、身高、体重、诊断、肝功能分级、治疗方案相同或相近的进行配对，共选择 60 例 30 对患者（表 12-14），将每对患者随机分配到观察组和对照组。在医嘱应用人血白蛋白治疗过程中，对观察组患者进行饮食干预和改变输液顺序，观察每对患者的血浆白蛋白浓度变化值。试验结果进行统计学分析比较表明，饮食干预与输液顺序的调整有助于提高血浆白蛋白和总蛋白水平。

表 12-14　两组患者治疗前的一般情况

组别	例数	年龄（岁）	身高（cm）	体重（kg）	性别		肝功能分级		疾病诊断	
					男	女	B 级	C 级	肝硬化	肝癌
观察组	30	53.5	167.5	60.5	18	12	25	5	14	16
对照组	30	52.6	166.8	61.4	19	11	24	6	15	15

【问题 12-16】

　　该医生采用的实验设计方案是什么？

【分析】

　　该医生采用的是异体配对设计方案。

> 在一个不断变化的世界中，急于得出结论是愚蠢的。
>
> ——高尔基

【知识点 12-10】

　　1. 配对设计是比较受试对象实验前后某个指标的变化或者将受试对象按一定条件配成对子，再随机分配每对中的两个受试对象到不同的处理组。

　　2. 配对设计的优点：提高组间均衡性，减少实验误差，提高统计效率。缺点：太多的配对条件容易造成配对的困难。

四、随机区组设计

【例 12-19】

　　为比较 A、B、C 三种不同增血红蛋白药物的作用，某研究者以年龄和性别作为划分区组的特征，将 30 个同性别，同年龄的贫血孩子分为 10 个区组，每个区组 3 个孩子，分别给予 A、B、C 三种药物，1 个月治疗后血红蛋白增量结果见表 12-15。

表 12-15　不同药物组贫血孩子的血红蛋白增加值（g/L）

区组号	A	B	C
1	33	28	15
2	25	35	18
3	32	36	19
4	26	41	20
5	34	40	21
6	32	32	16
7	27	29	17
8	28	33	22
9	25	35	21
10	31	43	14

【问题 12-17】
该资料是何种实验设计方案？
【分析】
该资料以年龄、性别作为划分区组的特征，实验设计方案是随机区组设计。

（一）概念

随机区组设计（randomized block design）又称为配伍设计，它是配对设计的扩大。或者说配对设计是随机区组设计的最简单形式。随机区组设计是将几个条件基本相同的受试对象划成一个区组，区组中观察对象的数量取决于对比组的组数。如处理因素有四个对比组，则一个区组就有四个或八个受试对象。将区组中的受试对象采用随机的方法，分配到不同的对比组中，以增强各对比组的均衡性。

随机区组设计的注意事项：①在随机区组设计中，要区别何为第一因素，何为第二因素。第一因素是处理因素，第二因素是区组条件。②配伍的条件不能太多，否则，难以划分区组。特别要注意的是不能将处理因素作为配伍条件而出现配伍过头的情况。③随机区组设计研究在动物性实验中容易实施，特别是用小动物进行实验时，常将动物的品种、窝别、性别、体重、生长的天数作为划分区组的条件。

（二）应用范围

配伍设计是医学研究中常用的一种设计方案。不管是在动物实验还是临床研究中，凡是要进行两种处理因素，每个处理因素有两个或两个以上水平的研究均可以采用随机区组设计的方法。如观察不同药物（因素Ⅰ）和不同病程（因素Ⅱ）对患者的治疗效果（实验效应）的影响；中西药结合治疗肝炎病人中，研究不同方剂（因素Ⅰ）和不同证型（因素Ⅱ）的疗效（实验效应）。

（三）基本模式

见图 12-4。

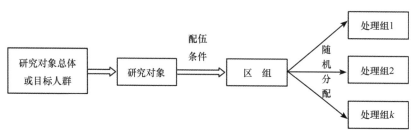

图 12-4 随机区组设计方案的基本模式

【知识点 12-11】
1. 随机区组设计是将几个条件基本相同的受试对象划成一个区组，再将区组中的受试对象采用随机的方法，分配到不同的对处理组中，以增强各处理组间的均衡性。
2. 随机区组设计的优点：它属于两因素设计，可分析处理因素（因素Ⅰ）间或区组（因素Ⅱ）间的实验效应有无差别。组间的均衡性好，抽样误差小，实验效率高。缺点：当实验动物偶然死亡则实验结果一般需改用完全随机设计方法处理。

五、析 因 设 计

【例 12-20】
为研究非布索坦与饮食治疗高尿酸血症的疗效，同时分析两种治疗方法之间有无交互作用，某医师采用的实验设计方案见表 12-16。

表 12-16　两种药物治疗高尿酸血症引起的下降值（mg）

非布索坦	饮食治疗	
	用	不用
用	363	252
	476	243
	377	302
不用	126	14
	146	20
	123	17

【问题 12-18】

（1）该医师采用的是何种设计方案？

（2）请说出共进行了哪几次实验？

【分析】

（1）该医师采用的是析因设计方案。

（2）该资料共有两个实验因素，每个实验因素有两个水平，共进行了

四次实验：①用非布索坦与饮食治疗；②单独用非布索坦；③单独用饮食治疗；④不给予任何治疗。

> 不要担心犯错误，最大的错误就是没有实践的经验。
> ——沃韦纳戈

（一）概念

析因设计（factorial design）指将两个或多个因素的各水平进行组合交叉，分组进行实验。既研究各因素的主效应作用，又要研究各因素的交互作用。

（二）基本模式

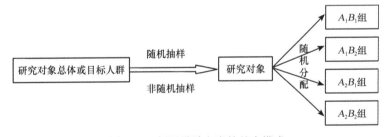

图 12-5　析因设计方案的基本模式

六、正 交 设 计

正交设计（orthogonal design）是一种高效、快速的研究多因素多水平设计方案。它通过一套规格化的正交表和交互作用表，对研究因素进行合理安排，并对结果进行统计分析，以获得相关的信息。正交设计广泛应用于各个领域，除医学研究以外，在工业、农业、军事等领域的研究也常采用正交实验设计的方案。它可以找出各因素各水平的最佳配比，如药品制造工艺、中成药的处方筛选、细胞培养的最佳条件选择等；能最优地安排实验，提高实验的效率。正交设计所需要的正交表、交互作用表及其统计学分析方法请参考其他统计学专业书籍。

【知识点 12-12】

1. 析因设计的优点在于不仅能研究各因素的主效应作用，并能分析各因素间的交互作用。

2. 正交设计的优点是可以找出各因素各水平的最佳配比。

第五节 样本含量的估计

【例12-21】
　　某医师为比较甲、乙两种药物治疗慢性胃炎的疗效，将42例慢性胃炎患者随机等分为两组分别给予甲、乙两种药物治疗，治疗结果见表12-17。该医师采用成组设计四格表的卡方检验，结果为 $\chi^2 = 0.10$，$P=0.753$，差异无统计学意义，故认为甲、乙两药治疗慢性胃炎患者的疗效无差别。

表12-17 甲、乙两种药物疗效的比较

分组	n	有效率（%）
甲药	21	61.90
乙药	21	57.14

> 发展独立思考和独立判断的一般能力，应当始终放在首位，而不应当把获得专业知识放在首位
> ——爱因斯坦

【问题12-19】
　　（1）这是什么资料？
　　（2）该资料属于何种设计方案？
　　（3）该医师的结论是否可信？为什么？
　　（4）样本含量估计的意义是什么？
　　（5）怎样估计样本含量？

【分析】
　　（1）该研究中观察变量为治疗疗效（有效、无效），为二分类变量，该资料为二分类的无序分类资料。（2）研究者在设计中将42例病人随机等分为两个组，观察两种不同药物的疗效有无差异，这种设计方法属于完全随机设计方案，即每个病人都有可能进入到每个试验组中且概率完全相等，以保证除了药物以外的其他因素在两个组间的均衡性。（3）通过对该试验数据的分析计算，发现该试验的漏判概率 $\beta=93.92\%$，检验效能（$1-\beta$）只有6.08%，检验效能太低，该研究者的结论可能为"假阴性"结论。（4）研究时样本含量不足将导致研究结论的不可信，而样本含量太大将导致研究经费、人力、物力的浪费，并增加混杂、偏倚发生的机会，因此应该在保证研究结论可靠的条件下，估计出合理的样本含量。（5）样本含量估计可以根据统计学方法或查用样本含量估计用表进行估算。

一、样本含量估计的基本条件

　　样本含量的估计与许多因素有关，如研究设计类型（调查设计、实验设计），设计方案（完全随机设计、配对或交叉设计），资料类型（计量资料、计数资料），但估计样本含量时均需知道一些先决条件。

　　1. 检验水准 α　即Ⅰ类错误概率。α 与样本含量成反比，α 越小所需样本含量越大。一般取 $\alpha=0.05$，在实际应用中可根据具体情况（研究费用，病例搜集难易程度等）作调整，如 0.1，0.15 等。双侧检验所需样本含量比单侧检验更多，约为 2 倍，因此在估计样本含量时应明确是采用单侧检验还是双侧检验。

　　2. 检验效能　即（$1-\beta$），指在确定的 α 水准下，总体参数间确实存在差异，该研究发现此差异的概率。Ⅱ类错误（β）越小，检验效能越高，所需样本含量越大。一般取 $\beta=0.1$ 或 0.2，通常检验效能不能低于 0.75，否则可能出现"假阴性"结果。

　　3. 容许误差 δ　即比较的参数间的差值。容许误差 δ 越小，所需样本含量越大；反之 δ 越大，所需样本含量越小。计量资料 $\delta = \mu_1 - \mu_2$，计数资料 $\delta = \pi_1 - \pi_2$，在实际应用中可根据样本均数或率的差值估计容许误差。

　　4. 总体标准差 σ　即总体内数据的变异度。σ 与样本含量成正比，σ 越大，所需样本含量越大，反之亦然。通常情况下，可用样本标准差 s 作为 σ 的估计值。

　　以上信息在不易获得的情况下，还可通过预试验、查阅文献获得或用专业上有意义的数值代替。

二、样本含量估计方法

（一）样本均数与总体均数比较（或配对计量资料比较）

样本均数与总体均数比较时所需样本含量的计算公式为：

$$n = \left[\frac{(z_\alpha + z_\beta)\sigma}{\delta} \right]^2 \tag{12-1}$$

式中：n 为所需样本含量；z_α、z_β 分别为 I 类错误 α、II 类错误 β 所对应的 Z 界值，前者有单双侧之分，后者只取单侧，下同；δ 为容许误差；σ 为总体标准差。但 σ 未知时，用样本标准差 s 作为其估计值，此时计算公式应改为式（12-2）：

$$n = \left[\frac{(t_\alpha + t_\beta)s}{\delta} \right]^2 \tag{12-2}$$

式中：t_α、t_β 分别为 I 类错误 α、II 类错误 β 所对应的 t 界值。但 t 界值因无样本含量（n）而不能查出，可先尝试用式（12-1）估计出一个 $n_{(1)}$，再用 $n_{(1)}$ 作自由度根据式（12-2）计算出 $n_{(2)}$，再用 $n_{(2)-1}$ 作自由度计算出 $n_{(3)}$，以此类推，直至 n 稳定为止即为所需样本含量。

【例 12-22】
某研究者用某种处理作动物冠状动脉窦的血流量预实验，观测到处理后比处理前血流量平均增加了 1.5ml/min，标准差为 3.0ml/min。假定该处理确能增加血流量，需用多少动物才能得出处理前、后血流量之间有差异的结论？

【分析】
该资料属配对计量资料，$\delta = 1.5$，$S_d = 3.0$，由于该处理能增加血流量，$\alpha = 0.05$（单侧），$\beta = 0.10$。总体标准差 σ_d 未知，需用尝试法迭代出样本含量。查 z 界值表得，单侧 $Z_{0.05} = 1.654$、单侧 $Z_{0.05} = 1.282$，代入式（12-1）计算 $n_{(1)}$：

$$n_{(1)} = \left[\frac{(1.645 + 1.282) \times 3.0}{15} \right]^2 \approx 34$$

以 $n_{(1)} - 1 = 34 - 1 = 33$ 作自由度查 t 界值表得，单侧 $t_{0.05,33} = 1.692$，单侧 $t_{0.10,33} = 1.308$，代入式（12-2）计算 $n_{(2)}$：

$$n_{(2)} = \left[\frac{(1.692 + 1.308) \times 3.0}{1.5} \right]^2 = 36$$

以 $n_{(2)} - 1 = 36 - 1 = 35$ 作自由度查 t 界值表得，单侧 $t_{0.05,35} = 1.690$，单侧 $t_{0.10,35} = 1.306$，代入式（12-2）计算 $n_{(3)}$：

$$n_{(3)} = \left[\frac{(1.690 + 1.306) \times 3.0}{1.5} \right]^2 \approx 36$$

n 已达稳定，故取 36。

结论：需用 36 只动物才能得出处理前、后血流量之间有差异的结论。

为应用方便，若样本含量足够大（如 $n > 50$），t 分布曲线与 z 分布曲线近似重合，无需采用尝试法进行迭代，可用 Z_α 和 Z_β 分别作为 t_α 和 t_β 的估计值以简化计算。

（二）两样本均数比较

1. 两组例数分配均等时所需样本含量　计算公式为：

$$n_1 = n_2 = 2 \left[\frac{(z_\alpha + z_\beta)\sigma}{\delta} \right]^2 \tag{12-3}$$

式中，n_1、n_2 分别为两样本所需样本含量；σ 为两总体标准差，一般假定其相等，即 $\sigma_1 = \sigma_2 = \sigma$；$\delta$ 为两总体均数之差值，Z_α、Z_β 意义同前。当 σ 未知时，用样本标准差 S 作为其估计值，此时计算公式应改为式（12-4）：

$$n_1 = n_2 = 2\left[\frac{(t_\alpha + t_\beta)s}{\delta}\right]^2 \tag{12-4}$$

用前面介绍的尝试法逐一计算样本含量 n，直到 n 稳定为止，但需要注意的是：在两样本均数比较时，查表的自由度为 $2n-2$。

【例 12-23】

某研究者欲研究不同蛋白喂养对大鼠体重增量的影响，进行预实验观察大鼠在实验第 28 天到 84 天之间所增加的体重，高蛋白组平均增加 120.0g，低蛋白组平均增加 108.0g，两组标准差均为 10.6g。问，需多少只大鼠进行实验才能得出两组大鼠体重增量有差异的结论？

分析：该资料属两样本均数的比较，$\delta=120.0-108.0=12$，$S=10.6$，$\alpha=0.05$，$\beta=0.10$。总体标准差 σ 未知，需用尝试法迭代出样本含量。将双侧 $Z_{0.05}=1.96$、单侧 $Z_{0.10}=1.282$ 代入式（12-3）计算 $n_{(1)}$：

$$n_{(1)} = 2\left[\frac{(1.96+1.282)\times 10.6}{12}\right]^2 \approx 16$$

以 $2n_{(1)}-2=32-2=30$ 作自由度查 t 界值表，将双侧 $t_{0.05,30}=2.042$、单侧 $t_{0.10,30}=1.310$ 代入式（12-4）计算 $n_{(2)}$：

$$n_{(2)} = 2\left[\frac{(2.042+1.310)\times 10.6}{12}\right]^2 \approx 18$$

以 $2n_{(2)}-2=36-2=34$ 作自由度查 t 界值表，将双侧 $t_{0.05,34}=2.032$、单侧 $t_{0.10,34}=1.307$ 代入式（12-4）计算 $n_{(3)}$：

$$n_{(3)} = 2\left[\frac{(2.032+1.307)\times 10.6}{12}\right]^2 \approx 18$$

n 已经稳定，故取 $n_1=n_2=18$。

结论：每组各需 18 只大鼠进行实验才能得出两组大鼠体重增量有差异的结论

2. 两组例数分配不均等时所需样本含量　计算公式为：

$$N = \left[\frac{(z_\alpha + z_\beta)s}{\delta}\right]^2 (Q_1^{-1} + Q_2^{-1}) \tag{12-5}$$

式中：N 为两组样本含量之和，即 $N=n_1+n_2$；Q 为样本分配比例，$Q_1=n_1/N$，$Q_2=n_2/N$，$Q_1+Q_2=1$，其余符号意义同前。当 $Q_1=Q_2=0.5$ 时，该式即转化为两组例数分配均等的计算公式，且所需样本含量最小。当 σ 未知时，用样本标准差 S 作为其估计值，此时计算公式应改为式（12-6）：

$$N = \left[\frac{(t_\alpha + t_\beta)s}{\delta}\right]^2 (Q_1^{-1} + Q_2^{-1}) \tag{12-6}$$

用前面介绍的尝试法逐一计算样本含量 N，直到 N 稳定为止，必须注意的是：此时每次查表的自由度为 $N-2$。

【例 12-24】

例 12-23 资料中，若高蛋白组样本例数分配比例为 40%，问每组各需多少只大鼠？

分析：$Q_1=0.40$，$Q_2=0.60$，总体标准差 σ 未知，需用尝试法迭代出样本含量。将双侧 $z_{0.05}=1.96$、单侧 $z_{0.10}=1.282$，代入式（12-5）计算 $N_{(1)}$：

$$N_{(1)} = \left[\frac{(1.96+1.282)\times 10.6}{12}\right]^2 \times (0.40^{-1}+0.60^{-1}) \approx 34$$

以 $N_{(1)}-2=34-2=32$ 作自由度查 t 界值表，将双侧 $t_{0.05,32}=2037$、单侧 $t_{0.10,32}=1.309$ 代入式（12-6）计算 $N_{(2)}$：

$$N_{(2)} = \left[\frac{(2.037+1.309)\times 10.6}{12}\right]^2 \times (0.40^{-1}+0.60^{-1}) \approx 36$$

以 $N_{(2)}-2=36-2=34$ 作自由度查 t 界值表，将双侧 $t_{0.05,34}=2.032$、单侧 $t_{0.10,34}=1.307$ 代入式（12-6）计算 $N_{(3)}$：

$$N_{(3)}=\left[\frac{(2.032+1.307)\times10.6}{12}\right]^2\times(0.40^{-1}+0.60^{-1})\approx36$$

N 已经稳定，$N_{(2)}\approx N_{(3)}\approx36$，故取 $N=36$。

结论：两组共需 36 只大鼠，其中高蛋白组需 $36\times0.40=14$ 只，低蛋白组需 $36\times0.60=22$ 只。

▌（三）样本率与总体率比较

样本率与总体率比较时估计所需样本含量的计算公式为：

$$n=\left(\frac{z_\alpha+z_\beta}{\delta}\right)^2\pi(1-\pi)\tag{12-7}$$

式中，n 为所需样本含量，π 为已知总体率，δ 为预期实验结果的总体率与已知总体率之差，其余符号意义同前。

【例12-25】

已知常规药物治疗某疾病的有效率为 40%，欲评价某新研发药物的疗效，估计有效率可达 60%，$\alpha=0.05$，$\beta=0.10$，需用该新药治疗多少病例才能看到效果？

分析：该资料属样本率与总体率比较，$\pi=0.40$，$\delta=0.60-0.40=0.20$，单侧 $z_{0.05}=1.645$，单侧 $z_{0.10}=1.282$，代入式（12-7）得：

$$n=\left(\frac{1.645+1.282}{0.20}\right)^2\times0.40\times(1-0.40)\approx51$$

结论：需用该新药治疗 51 病例才能看到效果。

▌（四）两样本率比较

1. 两组例数分配均等时所需样本含量　计算公式为：

$$n_1=n_2=\left[\frac{z_\alpha\sqrt{2\pi_c(1-\pi_c)}+z_\beta\sqrt{\pi_1(1-\pi_1)+\pi_2(1-\pi_2)}}{\pi_1-\pi_2}\right]^2\tag{12-8}$$

式中，n_1、n_2 分别为两样本所需样本含量，π_1、π_2 分别为两样本的总体率，π_c 为两样本的平均率，$\pi_c=(\pi_1+\pi_2)/2$。其余符号意义同前。

2. 两组例数分配不均等时所需样本含量　计算公式为：

$$N=\left[\frac{z_\alpha\sqrt{\pi_c(1-\pi_c)(Q_1^{-1}+Q_2^{-1})}+z_\beta\sqrt{\pi_1(1-\pi_1)Q_1^{-1}+\pi_2(1-\pi_2)Q_2^{-1}}}{\pi_1-\pi_2}\right]^2\tag{12-9}$$

式中，N 为两样本所需样本含量之和，π_c 为两样本的平均率，$\pi_c=\pi_1Q_1+\pi_2Q_2$。其余符号意义同前。

【例12-26】

某研究者欲比较甲、乙两种药物对某病的疗效，初步试验得甲药有效率为 65%，乙药有效率为 40%，若每组例数相等，问进行正式试验时需多少病例才能得到甲、乙两药效果有差异的结论？

分析：该资料属两样本率比较且所需例数相等，$\pi_1=0.65$，$\pi_2=0.40$，$\pi_c=(0.65+0.40)/2=0.525$，双侧 $z_{0.05}=1.96$，单侧 $z_{0.10}=1.282$，代入式（12-8）得：

$$n_1=n_2=\left[\frac{1.96\times\sqrt{2\times0.525\times(1-0.525)}+1.282\times\sqrt{0.65\times(1-0.65)+0.40\times(1-0.40)}}{0.65-0.40}\right]^2\approx82$$

结论：进行正式试验时每组各需 82 例病人才能得到甲、乙两药效果有差异的结论。

【知识点 12-13】

1. 样本含量估计需确定四个基本因素：α、$1-\beta$、σ、δ。这些信息可通过经验、预试验、查阅文献获得或用专业上有意义的值代替。

2. α、δ 与样本含量成反比，σ（或 s）、$1-\beta$ 与样本含量成正比。

3. 根据资料性质、设计方案选用相应的计算公式或用 SPSS、SAS、STATA 等统计软件包来估计样本含量。

第六节　临床试验设计

一、临床试验的特点及基本原则

【例 12-27】

在抗高血压新药 Aliskiren 枸橼酸盐的临床研究中，某研究中心开展了以下三项临床试验：①在Ⅰ期临床试验中采用随机、安慰剂对照、平行组交叉设计的原则，18 名男性健康受试者每日分别口服 40、80、160 或 640mg 的 Aliskiren 枸橼酸盐，安慰剂或 20mg 的依那普利，共 8 天。②在 226 名轻至中度高血压病人参加的多中心、双盲、随机、平行对照实验中，病人每日单剂量口服 Aliskiren 枸橼酸盐 37.5～300mg 或血管紧张素Ⅱ受体抑制剂洛沙坦 100mg，连续 4 周，结果参试病人对所有药物和剂量均有良好耐受，两种药在安全性上未见明显差异。③另一项为期 8 周的多中心、双盲、随机、安慰剂对照实验将 Aliskiren 枸橼酸盐的抗高血压作用与厄贝沙坦进行了比较，共有 652 名轻、中度高血压患者参加了本次试验。

受试者先单盲使用安慰剂 2 周，然后每日 1 次口服 Aliskiren 枸橼酸盐 150、300、600mg 或厄贝沙坦 150mg 或安慰剂，结果表明，3 种剂量的 Aliskiren 枸橼酸盐均能明显降低病人的平均舒张压（DBP）和收缩压（SBP）。疗程结束时，Aliskiren 枸橼酸盐 150mg 组的降压效果与厄贝沙坦 150 mg 组相当，在安全性和严重不良反应发生率方面各组间无明显差异。

> 尽管我们靠了别人的知识成为了一个博学之才，但要成为一个智者则要靠自己的智慧
> ——（法国）蒙田

【问题 12-20】

（1）该三项临床试验具有什么特点？

（2）该三项临床试验体现了哪些基本原则？

【分析】

（1）以上临床试验的共同特点是前瞻性研究，遵循了随机分组原则，都采用了平行对照和盲法观察。（2）体现了临床试验的基本原则：随机、对照和盲法。

（一）临床试验的特点

临床试验（clinical trial）是以病人或正常人作为研究对象的医学研究，通过一定的干预（intervention），如新药、新疗法等，观察对人体的作用、不良反应等，以确定治疗措施或药物的效果与价值。临床试验一般是前瞻性研究。由于临床试验的观察对象是人，个体差异大，疾病的转归除了受疾病发展规律的支配外，还受许多其它因素的影响。因此，临床试验的设计要求更为严密，统计分析也有其特点。

临床试验与动物实验相比，具有如下特点：

1. 临床试验属于一种前瞻性的追踪性研究，先给予药物治疗，再观察结果。

2. 临床试验是以人为研究对象，必须符合《赫尔辛基宣言》和国际医学科学组织委员会颁布的《人体生物医学研究国际道德指南》的道德原则，即公正和尊重人格，力求使受试者最大限度受益和尽可能避免受到损害。因此，临床试验需要得到有关药品监督管理部门及所在单位伦理委员会的批准，以及受试者对象或家属、监护人的知情同意。

3. 由于人具有社会性，受试者的主观因素、心理作用、精神状态会对研究结果产生偏性，因此在临床研究中必须设计相应的措施，控制这些偏性的产生。

4. 除了患者的社会因素以外，患者的主观因素，如患者的依从性、处理的非标准化等也会对研究产生很大的影响。因此，在临床试验中需要对病人提出一些要求，取得研究对象的合作，以保证研究的顺利进行。

5. 临床试验与临床治疗不同，临床治疗是根据每一位患者的具体情况制定治疗方案，目的是使病人治愈。而临床试验是为了探索新的治疗方案或药物是否安全、有效，所以对所有的研究对象采用统一的试验方案。所有接受试验者均按同一方案治疗或处理，不得因人而异，以避免产生偏性，影响观察结果。

（二）临床试验的原则

1. 随机化原则　随机化原则与前述相同，是科研设计的基本原则，目的是为了防止因选择和分配研究对象时可能出现的偏差对研究结果的影响。随机化原则主要是体现在抽样和分配研究对象过程中。临床上的随机抽样通常是指在确定的研究总体中随机抽取观察对象。临床研究的总体通常需要根据一定的纳入标准和排除标准来划定研究对象的总体范围。并采用书面形式用条文明确规定。随机分配是指采用某种随机方法将抽取的研究对象随机分配到各研究组。常用的随机化方法有简单随机化、分层随机化等。

2. 对照原则　设立对照是临床试验的另一重要原则，通过比较才能回答治疗是否有效、安全。临床试验常用的对照与前述相同，一般不用空白对照。

3. 盲法原则　临床试验中，按试验方案规定，在试验结束前，不让研究者或受试者知道受试对象分在何组（试验组或对照组）、接受何种处理，这种试验称为盲法试验（blind trial）。盲法试验可以避免人为主观因素的影响，保证结果的真实性。若在试验中，仅受试者不知道自己接受何种处理时，称为单盲试验（single blind trial）；如果受试者和判断疗效的医务人员都不知道观察对象接受何种处理时，称为双盲试验（double blind trial）；在双盲试验中，盲态自始至终贯穿于整个试验，从产生随机数编制盲底、药物的分配、病人的入选、结果的观察和记录、检查、数据的管理直至统计分析都必须保持盲态，在统计分析结束后，才能揭盲。

二、医学伦理学原则

【例 12-28】
　　两个堂兄弟都参加了美国生物技术公司 Plexxikon 进行临床试验。但通过随机分组，其中一位是参加试验组，病情明显好转；另一位被入选对照组，即用普通化疗加安慰剂，病况不容乐观。后者恳求医生让他换到试验组，但被遭到拒绝。因为这是临床试验的铁律，不能中途任意更换。否则打乱秩序，将无法统计临床试验结果。

【问题 12-21】
　　这样一个典型的随机双盲的临床试验存在什么问题？

【分析】
　　根据《赫尔辛基宣言》和国际医学科学组织委员会颁布的《人体生物医学研究国际道德指南》的原则，临床试验应该遵循受试者最大限度受益并尽可能避免受到损害的原则。案例中被选到对照组的受试者在某种程度上是在为试验组做铺垫和牺牲，从这一点来说是违背受试者受益原则的。

当试验是以人为研究对象时，必须说明其遵循的程序是否符合人体试验委员会（单位性的、地区性的或国家性的）所制定的医学伦理学标准，并提供该伦理委员会的批准文件及受试对象的知情同意书。

【问题 12-22】
　　（1）医学伦理学的概念是什么？
　　（2）医学伦理委员会的职责是什么？
　　（3）什么是知情同意？
　　（4）医学伦理学的原则有哪些？
　　医学伦理学（medical ethics）是研究将普遍的道德规范和道德原则应用于医学的应用性学科，在伦理学理论的指导下，医学学科范围内应该做什么和如何做是需要研究的重要领域。

> 成功与失败的分水岭，可以用这五个字来表达——我没有时间。
> ——富兰克林

生命科学的飞速发展及其在临床上的广泛应用，带来了大量的社会、伦理和法律问题，引起医学界乃至整个社会的关注。为了保证医学科学的健康发展和医学技术的正确运用，从 20 世纪后期开始，许多国家的政府、医学组织、医疗机构和科研机构纷纷建立了医学伦理委员会。其主要职责为：①开展有关科研项目的伦理审查。②指导人类辅助生殖技术工作。③指导临床药理基地工作。④医学伦理教育培训，咨询服务协调，指导对医学生的医学伦理教育工作。

知情同意（informed consent）是生命法学和生命伦理学的核心问题之一，是人体试验和临床实践的行动指南。它包括两个必要的而且是相互联系的部分：知情同意文件和知情同意过程。知情同意文件为受试者或病人提供有关人体试验的目的、过程、计划、潜在的危险和益处以及参加者的权利等信息。知情同意过程是一个解释、说明和交流的过程，通过向受试者或病人提供有关信息，以便他们作出是否参加试验的决定。

医学伦理学的原则：①知情同意原则。在医疗活动中，知情同意是患者的基本权利。即实施诊疗之前要给患者讲明其疾病或伤残的性质，要给患者说明建议的诊疗措施会有什么样的效果和可能的风险等，征得患者的同意，方可实施诊疗。这是医疗活动中一个最基本的原则，也是新药进入临床试验的必须过程。②尊重原则。实验者应当尊重患者在道德上和法律上所拥有的权利，尊重患者在医疗过程中的自主权。③有利原则。从大的方面来讲，积极参与新药临床试验，促进新药早日用于临床，对发展医学科学，保障人民生命健康有利。针对准备参与临床试验的参试者，有利原则还包含两层意思。第一层意思是指解除或减轻患者的痛苦，治愈患者的疾病或缓解患者的症状；在经济上减少患者的开支；在生理上和精神上使患者受益等。第二层意思是指不给患者带来痛苦、损害、残疾甚至死亡。④公正原则。这项原则在新药临床试验阶段包括了公平、合理和适度的内容。⑤保密原则。为患者保密，是维护患者的权利，是医生在医疗行为中必须遵循的原则。医生对病人提供的有关自己生理、心理、行为、生活事件和生活习惯方面的隐私保密，病人与医生交流才能有安全感，医生才能获得病人的信任。

> 世间有思想的人应当先想到事情的终局，随后着手去做
> ——（古希腊）伊索

【知识点 12-14】
1. 所有以人为研究对象的研究必须符合《世界医学大会赫尔辛基宣言》，即公正、尊重人格、力求使受试者最大程度受益和尽可能避免伤害。
2. 新药临床试验时，必须由指定的药物临床试验机构按照《药物临床试验质量管理规范》进行。

三、药品临床试验管理规范

药品临床试验管理规范（Good Clinical Practice，GCP）的概念产生于 20 世纪 70 年代中期，当时国际上已经发生了数起研究者不征求受试者同意就做临床试验的事件。为了保护受试者的权利，1964 年在芬兰召开的第十八界医学大会正式通过了《赫尔辛基宣言》。随后在东京（1975）、威尼斯（1983）、南非（1996）召开的世界医学大会上对《赫尔辛基宣言》进行了补充修订。1962 年"反应停事件"的出现，促使了各国政府开始重视对新药临床试验的法规管理。美国食品药品管理局（FDA）率先实施了临床研究者指导原则，经过多年对新药临床研究程序的修改，才逐步形成了 GCP。1994 年世界卫生组织也颁布了 GCP 指南。1992 年，我国有关专家开始着手酝酿我国 GCP 的制定，参照 WHO 的 GCP 和人用药品注册技术规定国际协调会议（ICH）的 GCP，经七次修订，于 1998 年颁布了我国的《药品临床试验管理规范》（试行）。最新版的 GCP 于 2003 年 6 月 4 日正式颁布。我国的 GCP 共分为 13 章，70 条，2 个附录。其内容对临床研究中涉及的试验方案、受试者权益保障、各研究人员的职责、结果的记录与报告、统计分析与数据处理试验药品的管理、临床试验的质量保证、多中心试验等都有明确的要求和规定。

新药临床试验分为 4 期：①Ⅰ期临床试验。进行初步的临床药理学及人体安全性评价试验。观察人体对于新药的耐受程度和药物代谢过程，为制定给药方案提供依据。要求参加试验组的人数不得少于 20 人。②Ⅱ期临床试验。采用随机盲法对照试验，评价新药的安全性及有效性，推荐临床给药剂量。要求试验组的病人数不少于 100 人。③Ⅲ期临床试验。扩大多中心临床试验，应遵循随机对照原则，进一步评价药物的有效性和安全性，要求试验组人数不少于 300 人。④Ⅳ期临床试验。新药上市后的监测。在广泛使用的条件下考察疗效和不良反应，特别是罕见的不良反应。要求试验组人数不少于 300 人。在以上 4 期的研究

中，研究对象必须按照研究设计的要求，明确规定受试对象的适应证，统一诊断标准，严格规定纳入标准和排除标准。除Ⅰ期试验的受试者以外，Ⅱ、Ⅲ、Ⅳ期试验的受试者都必须是病人。

现阶段我国临床研究中还存在诸多不完善的地方。临床研究中任一个环节的不规范都会影响到研究本身的科学性、准确性与客观性。而不规范的临床试验势必干扰药物的技术审评，使技术审评中很难科学、准确评价药物的安全性和有效性。药品的安全、有效关乎人民的生命健康，其科学性与真实性绝对不容置疑。临床研究中只有实施了GCP，才能保证临床试验结果的准确可靠，也才能最终保障受试者的权益。现阶段GCP的实施不但能规范我国目前的药物研发，促进临床研究基地的建设，提高药物临床研究的质量；并可借鉴国际上发达国家的经验，缩小我国临床研究水平与发达国家的差距。严格遵照GCP规范的技术要求，做出高水平、令人信服的临床研究报告，并为国际同行所认可，并最终使我国的医药产品迈出国门，走向世界。

【知识点12-15】

1. 临床试验的特点：①是一种前瞻性的追踪性研究。②是以人为研究对象，需要得到有关部门的批准，患者和家属的知情同意才能进行。③受试者的主观因素、心理作用、精神状态会对研究结果产生偏性。④临床试验对所有的研究对象采用统一的试验方案治疗或处理，不得因人而异。

2. 知情同意（informed consent）是生命法学和生命伦理学的核心问题之一，是人体试验和临床实践的行动指南，它包括知情同意文件和知情同意过程两个必要的而且是相互联系的部分。

思考练习

一、名词解释

1. 空白对照　　　　2. 随机化原则　　　　3. 对照原则　　　　4. 重复原则
5. 安慰剂　　　　　6. 盲法试验　　　　　7. 知情同意　　　　8. 随机区组设计

二、是非题（正确记"+"，错误记"-"）

1. 对照组在实验中也被看成是一种处理，而且是实验设计的一个重要内容。　　（　　）
2. 实验设计中均衡性原则是指实验组和对照组间一切条件应尽可能相同。　　（　　）
3. 临床试验应纳入尽量多的受试对象，以增加试验结果的可靠性。　　　　（　　）
4. 在实际工作中可以先收集一些资料，然后再决定用什么方法处理。　　　（　　）
5. 单盲法是让病人知道自己在实验组或对照组，但不知道用什么处理。　　（　　）
6. 重复原则是指少选择样本例数。　　　　　　　　　　　　　　　　　　（　　）
7. $1-\beta$ 越大，所需样本例数越少。　　　　　　　　　　　　　　　　　（　　）
8. 进行临床试验必须征得患者的知情和同意。　　　　　　　　　　　　　（　　）
9. δ 越小，所需样本含量越小。　　　　　　　　　　　　　　　　　　　（　　）
10. 实验结果的观察指标越多越好。　　　　　　　　　　　　　　　　　　（　　）

三、选择题（从 a～e 中选出一个最佳答案）

1. 实验设计中强调必须遵守"随机、对照等"原则，其目的就是为了

a. 减少过失误差、降低随机误差、消除系统误差

b. 便于收集资料、便于统计处理、便于纂写论文

c. 纯化"信号"、降低"噪声"、多快好省

d. 仅用一、二次，最多十几次试验，就可得到可靠结果

e. 控制信息偏倚

2. 有关研究对象的选择，下列说法错误的是

a. 样本人群要能代表目标人群　　　　b. 不需要制定标准　　　　c. 抽样应采用随机抽样

d. 必须符合公认的诊断标准　　　　　e. 都是错误的

3. 实验设计的三个基本要素是

a. 处理因素、实验场所、实验效应　　　　b. 受试对象、研究人员、处理因素

c. 受试对象、干扰因素、处理因素　　　　　　d. 处理因素、研究人员、实验效应

e. 处理因素、受试对象、实验效应

4. 实验设计和调查设计的根本区别是_____。

a. 调查设计较简便　　　　b. 实验设计较简便　　　　c. 两者无区别

d. 实验设计可人为设置处理因素　　　e. 调查设计可认为设置处理因素

5. 为研究苗药"胃灵丹"治疗胃病（胃炎、胃溃疡等）疗效，在某医院选择 50 例胃炎和胃溃疡病人，随机分成实验组和对照组，实验组用胃灵丹治疗，对照组用公认有效的"胃苏冲剂"。这种对照在实验设计中称为_____。

a. 空白对照　　　b. 安慰剂对照　　　c. 实验对照　　　d. 标准对照　　　e. 历史对照

四、应用分析题

1. "复方黄精片治疗糖尿病的疗效评价"一文，研究者将经确诊符合要求的糖尿病患者随机分为两组，实验组采用复方黄精片治疗，对照组采用淀粉治疗，均在服用 8 周后比较两组血糖水平，发现实验组血糖水平较对照组明显偏低，因而认为复方黄精片有较显著治疗糖尿病效果。问：（1）该设计有无对照？如有，属何种类型？（2）该对照的设置有无不妥？为什么？

2. 欲在昆明医学院第一附属医院中医科、第二附属医院中医科、云南中医学院附属医院、云南省第一人民医院中医科和昆明儿童医院进行新药"复方翻白草"治疗糖尿病的临床实验，欲观察成人 500 人，对照 200 人，请作一个临床实验设计。

3. 估计某县人群的痢疾发病率为 5%，现准备试用口服痢疾菌苗预防痢疾，若要求容许误差为 20%，$\alpha = 0.05$，问应观察多少人？

4. 某人欲观察新药"复方臭灵丹"对流感的疗效，请作出研究方案，提出研究设计的统计原则和统计方法。

5. 欲观察某新药"克癌灵"的毒副作用，拟用大白鼠作毒理试验，请作一实验设计。

6. 比较两种化疗方法对白血病的疗效，估计两种疗法的缓解率分别 18% 和 57%，如果 $\alpha = 0.05$，$1 - \beta = 0.90$，问需要治疗多少病人？

7. 在用中药溃疡灵治疗溃疡病的研究中，研究者用中药溃疡灵结合其他治疗措施，治疗胃溃疡 40 例（其中 15 例合用西药胃舒平，15 例加服云南白药，10 例加针灸），结果 40 例均全部治愈。该研究者据此认为："以中药溃疡灵为主，治疗胃溃疡 40 例，临床治愈率 100%，效果非常满意"。试从统计学角度对其过程和结论进行分析评价（不必计算）。

（张俊辉　叶运莉　刘军祥　贾　红）

第13章 剂量反应

某研究者进行杀虫剂的毒性试验，每组用 250 只昆虫，以不同剂量的杀虫剂进行喷杀，观察各组昆虫的死亡情况，结果如表 13-1。该医师以杀虫剂剂量和昆虫的死亡率（%）建立线性回归方程为：$\hat{y} = 9.972 + 5.656x$。应用此回归方程进行逆估计，求得死亡率为 50% 时的药物剂量（即 LD_{50}）为 7.08mg/kg。

表 13-1　某杀虫剂对昆虫的毒性实验结果

剂量（mg/L）	受试昆虫数	死亡昆虫数	死亡率（%）
1.00	250	0	0.00
1.26	250	1	0.40
2.51	250	26	10.40
3.98	250	100	40.00
6.31	250	193	77.20
10.00	250	240	96.00
15.85	250	249	99.60
19.95	250	250	100.00

【问题 13-1】

1. 这是什么资料？
2. 该医师的统计方法是否正确？为什么？

【分析】

该资料中的杀虫剂剂量及昆虫的死亡率均为计量资料，为双变量计量资料。该医师的统计分析有误。如果要做线性回归分析，首先要绘制散点图，观察两变量间是否存在线性关系。本例资料的散点图见图 13-1。可见散点呈上升趋势，但呈曲线关系，故线性回归分析用于此资料是不合适的，应该进行直线化之后再进行线性回归分析。对于求半数致死量的问题，有专门的统计方法可以采用，本章将加以详细介绍。

> 知道事物应该是什么样，说明你是聪明的人；知道事物实际上是什么样，说明你是有经验的人；知道怎样使事物变得更好，说明你是有才能的人。
> ——（法国）狄德罗

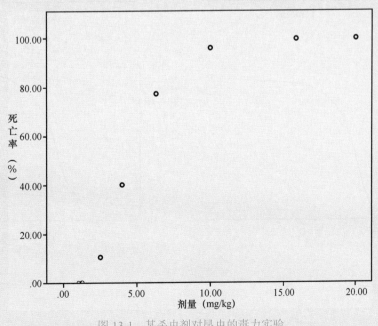

图 13-1　某杀虫剂对昆虫的毒力实验

剂量反应（dose response）是实验物质引起实验动物总体中产生某种反应所需的剂量，常用的剂量反应指标有最小效量（minimum effective dose）（刚能使动物起反应的剂量）、半数效量（median effective dose，ED_{50}）（有一半动物起反应的剂量）及绝对效量（全部动物起反应的剂量）。其中最常用的指标是半数效量（ED_{50}）。其他还有半数有效浓度（EC_{50}）或半数有效时间（ET_{50}）等；若反应用死亡、耐受或抑制作标志，则称半数致死量（LD_{50}）、半数耐受量（TLM）或半数抑制量（ID_{50}）。半数效量在药理学及毒理学研究中广泛应用，根据剂量反应曲线（dose response curve）的特点等，其计算方法有概率单位法、面积法、点斜法、移动平均法、序贯法和累计法等。

如果将某种因素（理化刺激、药物、毒物、细菌及病毒等）作用于生物体，由于生物个体对其耐受量的差异性，即使是同一窝别的动物，所产生的反应也不尽相同。如按其致死剂量与动物死亡数绘制成动物死亡频数分布图（耐受分布图），则呈正偏态分布，高峰在左，右侧伸延较远（图 13-2A）。将致死剂量作对数变换，则分布接近正态分布（图 13-2B）。如按不同剂量分组，观察动物的死亡率，可见死亡率随剂量增加而递升，绘出的曲线称为剂量反应曲线（dose response curve），呈长尾 S 形（图 13-2C）。将剂量作对数变换后，则剂量反应曲线呈对称的 S 形（图 13-2D）。此曲线两端伸延较缓，说明低剂量与高剂量的改变引起动物死亡率变化很小，在曲线两端，死亡率的反应不敏感。因此用最小效量（最小致死量）和绝对效量（绝对致死量）这两个指标作为药物的毒性指标是不合适的。而曲线中段，斜度较大，特别在死亡率 50% 处，曲线较陡峭，剂量稍微有所改变，即引起动物死亡率明显变化，所以 LD_{50} 较敏感，用 LD_{50} 作为药物的毒性指标较精确。如将死亡率作概率单位变换，即纵坐标以概率单位尺度表示，可将对称的 S 形曲线直线化，则更便于统计处理（图 13-2E）。同样物质在相同实验条件下进行了四次实验的簇剂量反应线（图 13-2F），较低死亡率与较高死亡率的致死量，四次实验有明显差别，但在死亡率为 50% 处，其致死量非常一致，说明 LD_{50} 的稳定性。由于 LD_{50} 不但灵敏而且稳定，医学科研中常用作反映实验物质毒性大小的指标。本章介绍剂量反应关系中 LD_{50} 的计算和比较。

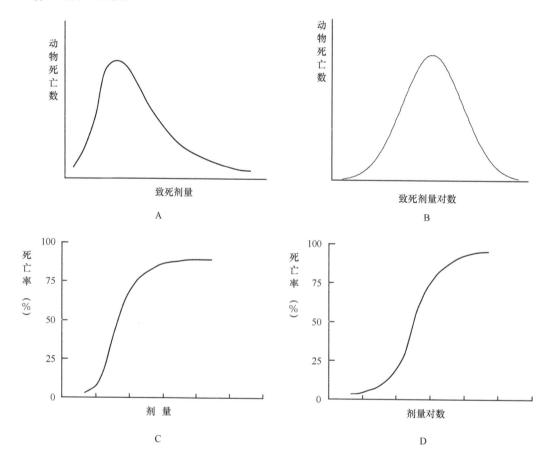

A

B

C

D

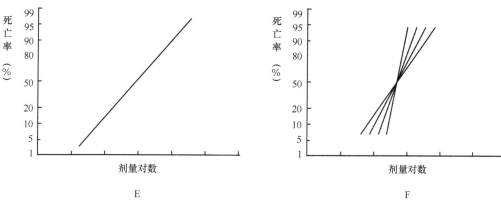

图 13-2　剂量反应曲线

【知识点 13-1】
1. 剂量反应是实验物质引起实验动物总体中产生某种反应的剂量。
2. 最小效量是刚能使实验动物产生反应的剂量。
3. 半数效量（ED$_{50}$）是使一半实验动物产生反应的剂量。
4. 绝对效量是全部实验动物产生反应的剂量。
5. 半数致死量（LD$_{50}$）是使一半实验动物死亡的剂量。

第一节　剂量反应概率单位法

【例 13-2】
　　小鼠甲状腺肿发生率与碘的剂量反应关系研究中，研究者采用 72 只昆明种初断乳健康小鼠，雌雄各半，分为 6 个组，用碘酸钾配制成不同含碘量的饮水，各组均以标准饲料喂养，100d 后，观察小鼠甲状腺肿大的情况如表 13-2。求半数效量。

表 13-2　小鼠甲状腺肿发生率与饮水中碘含量的实验结果

碘含量（μg/L）	动物数	甲状腺肿大数	发生率（%）
250	12	1	8.3
500	12	4	33.3
1000	12	5	41.7
1500	12	6	50.0
2000	12	10	83.3
3000	12	11	91.7

一、基 本 概 念

　　剂量反应概率单位法（probability unit method）是剂量反应中计算半数效量（ED$_{50}$ 或 LD$_{50}$）最常用的方法。概率单位是百分率（或死亡率）的变换单位，是以正态曲线下的面积为反应率，其横坐标上相应的标准离差，为了免去正负号的麻烦，用横坐标上相应的标准离差加 5 作为概率单位。在实际应用中，将百分率转换为概率单位时，可以直接查附表 17 百分率与概率单位换算表。本法基本原理是将剂量反应曲线直线化，求出直线方程，再从方程求出半数效量。

　　目测概率单位法是概率单位法中计算最简便、最直观的方法，缺点是精确度较差。本法实验设计要求：剂量分组一般取等比级数，也可为等差级数或不等距的数值；各剂量组的受试动物数不一定相等，但应相近；

要求一半剂量组数的反应率在 10%～50% 之间，其余一半在 50%～90% 之间，尽量避免出现反应率为 0% 和 100%。如出现反应率为 0% 和 100% 可舍去不用，或加以校正[用 "0.25/（发生率为 0% 组的动物数）" 代替 0%，用 "（1-0.25）/（发生率为 100% 组的动物数）" 代替 100%]。

二、方 法 步 骤

（一）列计算表

如表 13-3，将剂量换算为剂量对数 x（表 13-3 第 2 栏），发生率换算为概率单位 y。根据发生率查附表 15（百分率与概率单位换算表）得概率单位，如发生率为 20% 时概率单位为 4.1584，发生率为 40% 时概率单位为 4.7467，余类推（表 13-3 第 6 栏）。

表 13-3 碘含量至甲状腺肿半数效量图解法计算表

剂量 （μg/L） (1)	剂量对数 x (2)	实验动物 N (3)	甲状腺肿数 r (4)	发生率（%） $p = r / n \times 100$ (5)	概率单位 y (6)
250	2.40	12	1	8.3	3.6164
500	2.70	12	4	33.3	4.5684
1000	3.00	12	6	50.0	5.0000
1500	3.18	12	8	66.7	5.4316
2000	3.30	12	10	83.3	5.9661
3000	3.48	12	11	91.7	6.3852

（二）目测概率法（图解法）计算半数效量

1. 绘制散点图 以剂量对数 x 为横坐标，以概率单位 y 为纵坐标，绘制散点图。

2. 配置直线 在散点图上，按点子的分布趋势作一直线，使直线穿过各点中间（各点至直线的纵向距离尽量短些，并重点照顾 $y=5$ 附近的点子）（见图 13-3）。

3. 求 ED_{50} 在纵轴概率单位为 5 处作一水平线与 x 轴平行，该水平线与配置直线交点的横坐标（过交点作垂线与横轴相交的读数）即 $lgED_{50}$，取反对数得 ED_{50}。本例 $lgED_{50}=2.96$，取反对数得 $ED_{50}=912\mu g/L$。

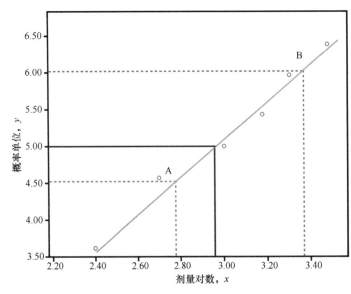

图 13-3 目测概率法（图解法）计算 ED_{50}

（三）求剂量反应直线方程

在直线上任取两点 A (x_1, y_1) 和 B (x_2, y_2)，按式（13-1）求出直线方程。

$$y = \left[y_1 - \left(\frac{y_2 - y_1}{x_2 - x_1} \right) x_1 \right] + \left(\frac{y_2 - y_1}{x_2 - x_1} \right) x \frac{1}{2} \tag{13-1}$$

本例在直线上任取两点 A（2.78，4.5）和 B（3.38，6.0）代入（13-1）式得：

$$\hat{y} = \left[4.5 - \left(\frac{6.0 - 4.5}{3.38 - 2.78} \right) \times 2.78 \right] + \left(\frac{6.0 - 4.5}{3.38 - 2.78} \right) x$$

$$\hat{y} = -2.45 + 2.50x$$

（四）拟合优度检验

求出直线方程后，应进行拟合优度检验，可用 χ^2 检验。检验假设 H_0 为实际频数符合由该直线方程推算出来的估计频数，即实际发生数与估计发生数相符合，实际未发生数与估计未发生数相符合。经检验，接受 H_0 认为拟合好；拒绝 H_0 则认为拟合的直线不够满意，需另行拟合满意的直线求 ED_{50}。

【检验步骤】

1. 建立检验假设，确定检验水准

H_0：实际频数与估计频数相符合

H_1：实际频数与估计频数不相符合

$\alpha = 0.05$

2. 计算检验统计量　先将各剂量对数 x（发生率为 0% 及 100% 的剂量对数除外）代入直线方程求得估计概率单位 $\hat{y}$（表 13-4 第 4 栏），查附表 7（百分率与概率单位换算表）得相应的估计发生率 $\hat{p}$，计算估计发生数 $\hat{r} = n\hat{p}$，估计未发生数 $\hat{s} = n - \hat{y}$，按式（13-2）计算 χ^2 值。

$$\chi^2 = \sum \frac{n(r - \hat{r})^2}{\hat{r}\hat{s}} \tag{13-2}$$

本例，$\chi^2 = 0.8261$。

3. 确定 P 值，做出统计推断　以自由度 $v = k - 2$（k 为剂量组数，发生率为 0% 及 100% 的剂量组不计在内）查 χ^2 界值表确定 P 值，根据检验水准做出推断结论。本例，$v = 6 - 2 = 4$，查 χ^2 界值表，得 $P > 0.05$，按 $\alpha = 0.05$ 水准，接受 H_0，可认为此直线拟合较好。

表 13-4　回归直线的拟合优度检验计算表

剂量对数（x）	实验动物 n	实际发生数 r	估计				$\frac{n(r-\hat{r})^2}{\hat{r}\hat{s}}$
			概率单位 $\hat{y}$	发生率 $\hat{p}$	发生数 $\hat{r}$	未发生数 $\hat{s}$	
（1）	（2）	（3）	（4）	（5）	（6）=（2）（5）	（7）	（8）
2.40	12	1	3.55	7.4	0.888	11.112	0.0153
2.70	12	4	4.30	24.2	2.904	9.096	0.5457
3.00	12	6	5.05	52.0	6.240	5.760	0.0192
3.18	12	8	5.50	69.1	8.292	3.708	0.0333
3.30	12	10	5.80	78.8	9.456	2.544	0.1476
3.48	12	11	6.25	89.4	10.728	1.272	0.0651

（五）计算 ED_{50} 的可信区间

按式（13-3）计算各剂量对数值的标准差 S（即回归系数的倒数），按式（13-4）计算 $lgED_{50}$ 的标准误 $s_{lg ED_{50}}$，按式（13-5）计算总体 $lgED_{50}$ 的 95% 可信区间，取反对数得 ED_{50} 的可信区间。

$$s = \frac{x_2 - x_1}{y_2 - y_1} \tag{13-3}$$

$$s_{\lg ED_{50}} = s / \sqrt{N'/2} \qquad (13\text{-}4)$$

$$(\lg ED_{50} - 1.96 s_{\lg ED_{50}}, \quad \lg ED_{50} + 1.96 s_{\lg ED_{50}}) \qquad (13\text{-}5)$$

式中，x_1、x_2、y_1、y_2 为直线上任取的两点 A（x_1，y_1）和 B（x_2，y_2）的坐标值，N' 为概率单位 4～6 范围内各组受试动物之和。

本例 $\lg ED_{50}$=2.96，x_1=2.78，x_2=3.38，y_1=4.5，y_2=6.0，N'=48，代入公式得：

$$s = \frac{3.38 - 2.78}{6.0 - 4.5} = 0.4$$

$$s_{\lg ED_{50}} = 0.4 \div \sqrt{48/2} = 0.0816$$

总体 $\lg ED_{50}$ 的 95% 可信区间为（2.96−1.96×0.0816，2.96+1.96×0.0816），即（2.8000，3.1199）。

取反对数得 ED_{50} 可信区间为（631，1318）μg/L。

故碘酸钾溶液致小鼠甲状腺肿大实验的半数效量 ED_{50} 的可信区间为 631～1318μg/L。

（六）计算 5% 效量 ED_5 和 95% 效量 ED_{95}

计算其它效量可以分别查附表 17（百分率与概率单位换算表）得相应的概率单位，代入直线方程即可。

例如，发生率为 5% 的概率单位为 $y = 3.3551$，代入直线方程得

$$3.3551 = -2.45 + 2.5x_5, \quad x_5 = 2.3220$$

取反对数得 ED_5=210，即 5% 效量 ED_5 为 210μg/L。

发生率为 95% 的概率单位为 $y = 6.6449$，代入直线方程得

$$6.6449 = -2.45 + 2.5x_{95}, \quad x_{95} = 3.6380$$

取反对数得 ED_{95}=4345，即 95% 效量 ED_{95} 为 4345μg/kg。

【知识点 13-2】

1. 目测概率单位法计算 ED_{50} 直观、简便，但精确度较差。
2. 要求各组剂量取等比级数，也可为等差或不等距。
3. 各组动物数应相等或相近。
4. 避免反应率 0 或 100% 的剂量。
5. 配直线时应重点照顾 y=5 附近的点。
6. 配出的直线应拟合回归方程并进行检验，有统计学意义后方可应用。

以为没有别人自己什么都行的人，是非常错误的；以为没有自己别人什么都不行的人，那就更加错误。

——（法国）拉罗什弗科

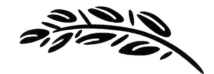

第二节　剂量反应面积法（寇氏法）

【例 13-3】

用莽草实给小白鼠灌胃，观察记录各组惊厥的发生率，结果如表 13-5。计算 ED_{50}。

表 13-5　莽草实给小白鼠灌胃的惊厥发生率

剂量（g/kg）	受试动物数	惊厥动物数	惊厥率（%）
0.398	16	0	0.00
0.501	16	1	6.25

续表

剂量（g/kg）	受试动物数	惊厥动物数	惊厥率（%）
0.631	16	4	25.00
0.794	16	6	37.50
1.000	16	12	75.00
1.259	16	15	93.75
1.585	16	16	100.0

【分析】

本资料中包含了反应率为 0 和 100% 的剂量，不适宜用目测概率单位法进行计算，可选择剂量反应的面积法，即寇氏法进行 ED_{50} 的计算。

一、基本概念

剂量反应的面积法（平均法）是将相邻组的剂量对数平均，再以相应的反应率的差值加权，即得到半数效量，是一种计算半数效量（或半数致死量）的常用方法。最先由 G. Kärber 于 1931 年提出，故称为 G. Kärber 法（寇氏法）。后经 D. J. Finnery 等修正。

二、实验设计要求

（1）各剂量组呈等比级数或等差级数；

（2）各剂量组动物数相等，每组 5～20 只为宜；

（3）反应情况要基本符合正态分布，使最小剂量的反应率为 0%（或近于 0），最大剂量的反应率为 100%（或近于 100%）。

三、方法步骤

按式（13-6）计算 $\lg LD_{50}$：

$$\lg LD_{50} = \frac{1}{2}\sum (x_i + x_{i+1})(p_{i+1} - p_i) \tag{13-6}$$

式中，i 为组号，$(x_i + x_{i+1})$ 为相邻两组剂量对数之和，$(p_{i+1} - p_i)$ 为相应的两组死亡率之差。

当各剂量组为等比级数时，式（13-6）可简化为式（13-7）；求半数致死量的标准误 $s_{\lg LD_{50}}$ 可用式（13-8）。

$$\lg LD_{50} = x_m - \frac{d}{2}\sum (p_i + p_{i+1}) \tag{13-7}$$

$$s_{\lg LD_{50}} = d\sqrt{\frac{\sum p(1-p)}{n-1}} \tag{13-8}$$

式中，x_m 为最高剂量的对数，d 为 LD_{50} 所在组相邻两剂量对数的差值，p 为各剂量组死亡率，n 为每组受试动物数。求出 $\lg LD_{50}$ 及 $s_{\lg LD_{50}}$ 后，尚可由正态近似原理，按式（13-9）求总体 LD_{50} 的 95%可信区间的对数值，取反对数即得真数值。

$$\lg LD_{50} \pm 1.96 s_{\lg LD_{50}} \tag{13-9}$$

【计算步骤】

1. 计算 ED_{50}　列计算表如表 13-6，将表中第 8 栏的合计代入式（13-6），得：

$$\lg LD_{50} = \frac{1}{2} \times (-0.175) = -0.0875$$

$$ED_{50} = \lg^{-1}(-0.0875) = 0.818 （g/kg）$$

或按式（13-7）计算 ED_{50}。今 $x_m = 0.2$，$d=0.1$，$\sum (p_i + p_{i+1}) = 5.76$，得

$$\lg LD_{50} = 0.2 - \frac{0.10}{2} \times 5.76 = -0.088$$

$$ED_{50} = \lg^{-1}(-0.088) = 0.817 \text{（g/kg）}$$

与按式（13-6）计算结果相等。

表 13-6　剂量反应面积法求 ED_{50} 计算表

剂量 （mg/kg） （1）	对数剂量 （x） （2）	实验动物 n （3）	惊厥数 d （4）	惊厥率 p （5）	(x_i+x_{i+1}) （6）	$p_{i+1}-p_i$ （7）	$(x_i+x_{i+1})(p_{i+1}-p_i)$ （8）=（6）（7）	p_i+p_{i+1} （9）
0.398	−0.40	16	0	0.00	−0.70	0.0625	−0.04375	0.06
0.501	−0.30	16	1	0.06	−0.50	0.1875	−0.09375	0.31
0.631	−0.20	16	4	0.25	−0.30	0.1250	−0.03750	0.63
0.794	−0.10	16	6	0.38	−0.10	0.3750	−0.03750	1.13
1.000	0.00	16	12	0.75	0.10	0.1875	0.01875	1.69
1.259	0.10	16	15	0.94	0.30	0.0625	0.01875	1.94
1.585	0.20	16	16	1.00				
合计	−	−	−	3.38	−	−	−0.17500	5.76

2. 求 ED_{50} 的 95%可信区间

今 $\sum p(1-p) = 0.7234$，$n = 16$，代入式（13-8）及（13-9）：

$$s_{\lg ED_{50}} = 0.10\sqrt{\frac{0.7234}{16-1}} = 0.0220$$

（$-0.088-1.96\times0.0220$，$-0.088+1.96\times0.0220$）=（-0.1311，-0.0449），取反对数得（0.739，0.902）。故莽草实给小白鼠灌胃的致惊厥 ED_{50} 为 0.818g/kg，其 95%可信区间为 0.739～0.902g/kg。

> **【知识点 13-3】**
> 1. 寇氏法计算 LD_{50}，要求各组剂量呈等比或等差级数。
> 2. 各组动物数相等，以 5～20 只为宜。
> 3. 最小剂量的反应率为 0%，最大剂量的反应率为 100%，反应率应基本符合正态分布。

第三节　加权直线回归法

> **【例 13-4】**
> 对例 13-2 碘酸钾饮水致小鼠甲状腺肿大的实验结果，用加权直线回归法计算 ED_{50} 及其可信区间。

一、基本概念

加权直线回归法较目测概率单位法（图解法）精确度高，但计算较复杂。其基本思想是动物数目越多的组、越接近 ED_{50} 或 LD_{50} 的组在决定回归线的位置时起的作用越大。除考虑各组受试动物多少对死亡率稳定性的影响外，拟合直线时使 $Y=5$ 附近的数据给予较大的权数（加权系数见附表 18），以消除极值的影响。

二、方法步骤

1. 在目测概率单位法（图解法）的基础上列出 LD_{50} 加权回归计算表（见表 13-7）　用目测概率单位法（图解法）求出直线方程，经拟合优度检验无统计学差异，由方程求出各剂量组的估计概率单位（见表 13-4）。在此基础上，根据估计概率单位（保留一位小数）查附表 18 得加权系数 w、极小值 α 和全距 β，结合实际死

亡率 p，代入式（13-10）求出作业概率单位 y'。计算各个剂量组的 nw、nwx、nwx^2、nwy'、$nwxy'$、$\sum nw$、$\sum nwx$、$\sum nwx^2$、$\sum nwy'$、$\sum nwxy'$。

$$Y' = \alpha + \beta p \tag{13-10}$$

2. 计算加权直线回归方程 $y'=a+bx$

$$\overline{x} = \sum nwx \Big/ \sum nw \tag{13-11}$$

$$\overline{y}' = \sum nwy' \Big/ \sum nw \tag{13-12}$$

$$\sum nw(x-\overline{x})^2 = \sum nwx^2 - \left(\sum nwx\right)^2 \Big/ \sum nw \tag{13-13}$$

$$\sum nw(y'-\overline{y}')^2 = \sum nw(y')^2 - \left(\sum nwy'\right)^2 \Big/ \sum nw \tag{13-14}$$

$$\sum nw(x-\overline{x})(y'-\overline{y}') = \sum nwxy' - \left(\sum nwx\right)\left(\sum nwy'\right) \Big/ \sum nw \tag{13-15}$$

$$b = \sum nw(x-\overline{x})(y'-\overline{y}') \Big/ \sum nw(x-\overline{x})^2 \tag{13-16}$$

$$a = \overline{y}' - b\overline{x} \tag{13-17}$$

3. 按式（13-18）计算任何死亡率（$k\%$）时的致死量对数（$\lg LD_k$），按式（13-19）计算其标准误（$s_{\lg LD_k}$），按式（13-20）计算 LD_k 的 95% 可信区间的对数值，取反对数即得 LD_k。

$$\lg LD_k = \overline{x} + \frac{y_k - \overline{y}'}{b} \tag{13-18}$$

式中，y_k 为死亡率 k 相应的概率单位。

$$s_{\lg LD_k} = \sqrt{\frac{1}{b^2}\left[\frac{1}{\sum nw} + \frac{(\lg LD_k - \overline{x})^2}{\sum nw(x-\overline{x})^2}\right]} \tag{13-19}$$

$\lg LD_k$ 的 95% 可信区间为

$$\lg LD_k \pm 1.96 s_{\lg LD_k} \tag{13-20}$$

通过上述计算得到的第一轮加权直线回归方程，应将各个剂量对数代入方程计算各个剂量组的估计概率单位，前后估计概率单位相差均不超过 0.2 为止。如前后估计概率单位相差超过 0.2，应进行多轮加权，逐次逼近。每轮均以所得方程的应变量估计值作为下一轮加权的估计概率单位。如此重复进行，直到各个剂量组前后估计概率单位之差均不超过 0.2 为止。

（1）例 13-2 进行目测概率单位法（图解法）计算得到的剂量反应回归方程为：

$$\hat{y} = -2.45 + 2.5x$$

根据表 13-4 列出加权回归计算表，见表 13-7。

表 13-7 ED$_{50}$ 加权回归计算表

剂量对数 x	实验动物 n	实际发生率 p	估计概率单位 $\hat{y}_0$	加权系数 w	极小值 α	全距 β	作业概率单位 y'	估计概率单位 $\hat{y}_1$
（1）	（2）	（3）	（4）	（5）	（6）	（7）	（8）	（9）
2.40	12	0.083	3.6	0.30199	3.0606	6.6788	3.6149	3.6848
2.70	12	0.333	4.3	0.53159	3.5251	3.2025	4.5915	4.4074
3.00	12	0.500	5.1	0.63431	3.7401	2.5192	4.9997	5.1300
3.18	12	0.667	5.5	0.58099	3.5360	2.8404	5.4305	5.5636
3.30	12	0.833	5.8	0.50260	3.0794	3.4519	5.9548	5.8526
3.48	12	0.917	6.3	0.33589	1.0295	5.8354	6.3806	6.2862

注：第 1~3 栏为原始数据（见表 13-2），第 4 栏由直线回归方程求得，第 5~7 栏由第 4 栏查附表 16 得到，第 8 栏由式（13-10）算得，第 9 栏由第一轮加权回归方程求得

计算 $\sum nw$、$\sum nwx$、$\sum nwx^2$、$\sum nwy'$、$\sum nwxy'$ 等得

$\sum nw = 34.64844$，$\sum nwx = 104.8563$，$\sum nwx^2 = 320.8779$，$\sum nwy' = 179.9401$，$\sum nwxy' = 553.1074$，

$\sum nw(y')^2 = 955.6796$，$\sum nwy' = 191.3873$。

（2）计算直线回归方程。将数据分别代入公式得

$$\bar{x} = \sum nwx / \sum nw = 104.8563 / 34.64844 = 3.0263$$

$$\bar{y}' = \sum nwy' / \sum nw = 179.9401 / 34.64844 = 5.1933$$

$$\sum nw(x - \bar{x})^2 = \sum nwx^2 - (\sum nwx)^2 / \sum nw = 320.8779 - (104.8563)^2 / 34.64844 = 3.5521$$

$$\sum nw(y' - \bar{y}')^2 = \sum nw(y')^2 - (\sum nwy')^2 / \sum nw = 955.6796 - (179.9401)^2 / 34.64844 = 21.1948$$

$$\sum nw(x - \bar{x})(y' - \bar{y}') = \sum nwxy' - (\sum nwx)(\sum nwy') / \sum nw$$
$$= 553.1074 - 104.8563 \times 179.9401 / 34.64844 = 8.5561$$

$$b = \sum nw(x - \bar{x})(y' - \bar{y}') / \sum nw(x - \bar{x})^2 = 8.5561 / 3.5521 = 2.4087$$

$$a = \bar{y}' - b\bar{x} = 5.1933 - 2.4087 \times 3.0263 = -2.0961$$

第一轮加权回归方程为：$\hat{y}'_1 = -2.0961 + 2.4087x$

将表 13-7 第 1 栏数据代入上式得表中第 9 栏，第 9 栏与第 4 栏比较，前后估计概率单位相差最大是第 2 组 $\hat{y}_1 - \hat{y}_0 = 4.5915 - 4.4074 = 0.1841$，未超过 0.20，直线拟合较满意。

（3）计算 LE$_{50}$ 及其 95% 可信区间

$$\lg ED_{50} = \bar{x} + \frac{y_{50} - \bar{y}'}{b} = 3.0263 + \frac{5 - 5.1933}{2.4087} = 2.9460$$

$$ED_{50} = \lg^{-1} 2.9460 = 883 （\mu g/L）$$

$$s_{\lg ED_{50}} = \sqrt{\frac{1}{b^2} \left[\frac{1}{\sum nw} + \frac{(\lg ED_{50} - \bar{x})^2}{\sum nw(x - \bar{x})^2} \right]} = \sqrt{\frac{1}{2.4087^2} \left[\frac{1}{34.64844} + \frac{(2.9460 - 3.0263)^2}{3.5521} \right]} = 0.0727$$

95% 可信区间为 $\lg ED_{50} \pm 1.96 s_{\lg ED_{50}} = 2.9460 \pm 1.96 \times 0.0727$ 即 $2.8035 \sim 3.0885$，取反对数得 $636 \sim 1226 \mu g/L$。

用碘酸钾为饮水致小鼠甲状腺肿大的实验结果 ED$_{50}$ 为 883$\mu g/L$，其 95% 可信区间为 636～1226$\mu g/L$。

【知识点 12-4】
1. 加权直线回归法计算 LD$_{50}$ 较精确，但计算较复杂。
2. 以目测概率单位回归建立的回归模型进行加权回归分析，直到各剂量组前后估计概率单位之差不超过 0.2 为止。

第四节　剂量反应的应用

一、剂量反应实验设计要求

■（一）确定染毒剂量范围和各组剂量

根据以往经验或作预备实验或参考有关资料，找出实验动物死亡率为 0 和 100% 的剂量范围，并进一步分为 5～8 组，要求 50% 死亡率的上下各有一半组数。剂量分组常取等比级数，等差级数较少用。等比级数分组的比值可按公式（13-21）计算：

$$相邻两组剂量的比值 = \sqrt[组数-1]{\frac{最高剂量}{最低剂量}}$$

或　　　　　　$$相邻两组剂量的比值 = \lg^{-1} \left(\frac{\lg 最高剂量 - \lg 最低剂量}{组数 - 1} \right) \tag{13-21}$$

求得比值后，从最低剂量组开始乘以比值，即得相邻的高组剂量，余类推。

■（二）实验动物的选择与分组

根据实验的性质合理选择动物的种属。在同一实验中，动物的种类、品系、窝别、性别、年龄、体重和营养状况等应尽可能一致。若雌雄混合编组时，每组雌雄各半。一般每组 10～20 只动物，如系粗略估计，

每组动物可少一些，但至少应在 5 只以上。动物分组应严格遵守随机化的原则，具体分组时，应采用随机数字排列表或统计软件包。以昆虫作实验时，因考虑昆虫易产生自然死亡，如对照组死亡率在10%以下，可按式（13-22）对实验组死亡率进行校正后再计算 LD_{50}。

$$实验组昆虫校正死亡率 = \frac{实验组死亡率 - 对照组死亡率}{1 - 对照组死亡率} \qquad (13\text{-}22)$$

（三）实验操作规程与记录等应有统一标准

在实验过程中，应严格遵守实验设计的要求，注意实验条件、方法和操作人员的一致。对于动物的种类、给药途径、实验药物或毒物、实验记录等应进行标准化。

二、剂量反应的用途

剂量反应（半数有效量 ED_{50} 与半数致死量 LD_{50}）除用于描述某药物的效应强弱、毒力大小外，还可用于药物间的相互比较，以及毒物的蓄积作用和联合作用分析等。

（一）相对效力比与相对毒力比

相对效力比是两药物 ED_{50} 之比，相对毒力比则是两毒物 LD_{50} 之比。算式如下

$$相对效力比 = \frac{A药 ED_{50}}{B药 ED_{50}} \qquad (13\text{-}23)$$

$$相对毒力比 = \frac{A毒物 LD_{50}}{B毒物 LD_{50}} \qquad (13\text{-}24)$$

当比值大于 1，说明 A 药效力（毒力）小于 B 药；相反，当比值小于 1，说明 A 药的效力（毒力）大于 B 药。在实际工作中，A 药是受检药物，B 药常为已知的标准药物，相对效力（毒力）比表示受检药物的效力（毒力）为标准药物的倍数或百分比。

【例 13-5】
甲农药的 LD_{50} 为 653mg/kg，乙农药的 LD_{50} 为 1223mg/kg，试比较其相对毒力。

$$相对毒力比 = \frac{甲农药 LD_{50}}{乙农药 LD_{50}} = \frac{653}{1223} = 53.39\%$$

即乙农药的毒力仅为甲农药的 53.39% 或甲农药的毒力为乙农药的 1.87 倍，即甲农药的毒力较乙农药大。

（二）治疗指数（*TI*）

治疗指数（*TI*）为 LD_{50} 与 ED_{50} 之比，即

$$治疗指数 \quad TI = \frac{LD_{50}}{ED_{50}} \qquad (13\text{-}25)$$

治疗指数 *TI* 大，表示药物毒力低，疗效高，实用价值大。

（三）毒物蓄积系数（*K*）

毒物蓄积系数为分 *n* 次染毒的 $LD_{50(n)}$ 总量与一次染毒（急性毒性实验）的 $LD_{50(1)}$ 的比值，即

$$K = \frac{LD_{50(n)}}{LD_{50(1)}} \qquad (13\text{-}26)$$

常用 *K* 值大小表示蓄积的程度：

K 值	蓄积程度
<1	高度
1～	明显
3～	中等
5～	轻度
7～	不明显

（四）毒物联合作用

通过急性实验，测定单项毒物和混合毒物的 LD_{50}，可以判断联合作用的特征：协调作用、拮抗作用或相加作用。

比值法是先根据单项单位的 LD_{50}，按式（13-27）计算混合毒物的"预期 LD_{50}"；再按式（13-28）计算它与"实测 LD_{50}"的比值 R。

> 一个人光溜溜地到这个世界来，最后光溜溜地离开这个世界而去，彻底想起来，名利都是身外物，只有尽一人的心力，使社会上的人多得他工作的裨益，是人生最愉快的事情。
>
> ——邹韬奋

$$预期LD_{50} = 1 \Big/ \left(\frac{\pi_1}{LD_{50(1)}} + \frac{\pi_2}{LD_{50(2)}} + \cdots + \frac{\pi_n}{LD_{50(n)}} \right) \qquad （13-27）$$

式中，π_1，π_2，$\cdots$，π_n 分别为混合毒物中 n 个单项毒物各占的比重，$\pi_1 + \pi_2 + \cdots + \pi_n = 1$。$LD_{50(1)}$，$LD_{50(2)}$，$\cdots$，$LD_{50(n)}$ 分别为 n 个单项毒物的 LD_{50}。

$$R = \frac{预期LD_{50}}{实测LD_{50}} \qquad （13-28）$$

常以 $R < 0.4$ 为拮抗作用，$0.4 \leqslant R < 2.5$ 为相加作用，$R \geqslant 2.5$ 为协同作用。

思 考 练 习

一、名词解释

1. 剂量反应　　　2. 半数效量（ED_{50}）　　　3. 最小效量　　　4. 半数致死量（LD_{50}）

5. 概率单位　　　6. 毒物蓄积系数　　　7. 相对效力比　　　8. 治疗指数

二、是非题（正确记"+"，错误记"−"）

1. 计算 LD_{50} 的资料需要服从正态分布。　　　　　　　　　　　　　　　　（　　）

2. LD_{50} 的实验设计要求各组的剂量为等比级数。　　　　　　　　　　　　（　　）

3. LD_{50} 的实验设计要求各组的例数相等。　　　　　　　　　　　　　　　（　　）

4. LD_{50} 越大，毒物的毒力越强。　　　　　　　　　　　　　　　　　　　（　　）

5. ED_{50} 越大，药物的效果越好。　　　　　　　　　　　　　　　　　　　（　　）

6. LD_{50} 与 ED_{50} 是不同的指标，两者没有关系。　　　　　　　　　　　（　　）

7. 计算 LD_{50} 的方法很多，实际应用时可任选一种。　　　　　　　　　　（　　）

8. 用 LD_{50} 可以判断药物的联合作用。　　　　　　　　　　　　　　　　　（　　）

9. 表达药物毒性最好的指标是 LD_{50}。　　　　　　　　　　　　　　　　　（　　）

10. 分组越细，各组样本含量越大，所得 LD_{50} 越精确，结果越好。　　　（　　）

三、选择题（从 a～e 中选出一个最佳答案）

1. 表示毒物毒力的指标中，最稳定的是_____。

a. LD_5　　　　　　b. ED_5　　　　　　c. LD_{50}　　　　　　d. ED_{50}　　　　　　e. LD_{95}

2. 以下指标中，_____个越小，说明药物的效果越好。

a. LD_5　　　　　　b. ED_5　　　　　　c. LD_{50}　　　　　　d. ED_{50}　　　　　　e. LD_{95}

3. 寇氏法计算 LD_{50}，要求各组的例数_____。

a. 必须相等　　　b. 相近　　　c. 不能相等　　　d. 无所谓　　　e. 可以相等也可以不等

4. LD_{50} 的实验设计要求各组的剂量_____。

a. 必须是等比级数　　　　　　b. 必须是等差级数　　　　　　c. 不能是等比级数

d. 不能是等差级数　　　　　　e. 即可以是等比级数，也可以是等差级数

5. LD_{50} 的实验设计要求各组的剂量中_____。

a. 必须包含反应率为 0 的剂量　　　　　　b. 必须包含反应率为 100% 的剂量

c. 不能包含反应率为 0 的剂量　　　　　　d. 不能包含反应率为 100% 的剂量

e. 以上都不对

6. 治疗指数是指_____。

a. LD_5/ED_5　　　　b. ED_5/LD_5　　　　c. LD_{50}/LD_5　　　　d. ED_{50}/LD_5　　　　e. LD_{50}/ED_{50}

四、应用分析题

1. 简述 LD_{50} 和 ED_{50} 的概念和差别。

2. 用不同浓度的百草枯对小白鼠进行灌胃试验，结果见表 13-8，试求 LD_{50}。

3. 用不同浓度的肉桂挥发油对小白鼠进行灌胃试验，结果见表 13-9，试求 LD_{50}。

4. 某化学药物作小白鼠急性毒性实验，结果见表 13-10。试求 LD_{50}。

5. 九灵胃康对小鼠经口急性毒性实验结果见表 13-11。求半数致死量。

6. 用小白鼠试验比较吐酒石与黏液酸锑钠的 LD_{50}。实验数据见表 13-12。试进行比较分析。

表 13-8　小白鼠用不同浓度百草枯灌胃试验的结果

剂量（mg/kg）	实验动物	死亡数	死亡率
84	20	4	0.20
90	20	8	0.4
10	20	10	0.50
1 0	20	14	0.70
153	20	18	0 90
180	20	20	1.00

表 13-9　小白鼠用不同浓度肉桂挥发油灌胃试验的结果

剂量（g/kg）	实验动物	死亡动物数	死亡率
3.77	10	2	0.20
4.71	10	3	0.30
5.89	10	7	0.70
7.36	10	9	0.90
9.20	10	8	0.80

表 13-10　某化学药物对小白鼠急性毒性实验结果

剂量（mg/kg）	受试动物数	死亡动物数	死亡率
2 6	0		0.20
320	10	4	0.40
400	10	6	0.60
50	10	8	0.80

表 13-11　九灵胃康对小鼠灌胃的急性毒性实验结果

剂量（g/kg）	受试动物数	死亡动物数	存活动物数
2.07	10	0	10
2.69	10	2	8
3.50	10	3	7
4.55	10	5	5
5.92	10	8	2
7.69	10	10	0

表 13-12　吐酒石与黏液酸锑钠的毒力试验结果

吐酒石			黏液酸锑钠		
剂量（mg/kg）	动物数	死亡数	剂量（mg/kg）	动物数	死亡数
10.8	11	0	6.2	12	0
11.6	10	3	8.3	21	1
12.3	11	5	10.4	22	12
13.7	17	10	11.0	10	6
14.4	20	12	11.7	14	8
18.0	20	17	12.5	17	11
21.7	27	27	14.6	17	14

（李晓梅　何利平　和丽梅　肖媛媛）

第 14 章　多因素分析

第一节　概　况

【例 14-1】

为探讨体检人群的性别（x_1：1 男性、2 女性）、年龄（x_2 年）、低密度胆固醇（x_3）、甘油三酯（x_4）、高密度胆固醇（x_5）、谷丙转氨酶（x_6）、碱性磷酸酶（x_7）7 项指标对血糖的影响，某研究者随机调查了 200 名体检者的相关资料，结果见表 14-1。其中高血糖代表体检时血糖是否超过 6.1（1 是、0 不是）。要分析血糖与性别、年龄、低密度胆固醇、甘油三酯、高密度胆固醇、谷丙转氨酶、碱性磷酸酶 7 项指标有无关系？有何关系？

某研究者将血糖（y）作为应变量，性别、年龄等作为自变量，进行简单直线相关与回归分析，结果为：

性别与血糖关系 $\hat{y}=7.362-1.117x_1$（$F=14.211$，$P=0.000$），$r_1=-0.259$

年龄与血糖关系 $\hat{y}=3.058+0.070x_2$（$F=36.040$，$P=0.000$），$r_2=0.392$

低密度胆固醇与血糖关系 $\hat{y}=5.807+0.013x_3$（$F=0.007$，$P=0.933$），$r_3=-0.006$

甘油三酯与血糖关系 $\hat{y}=5.124+0.466x_4$（$F=24.112$，$P=0.000$），$r_4=-0.329$

高密度胆固醇与血糖关系 $\hat{y}=6.547-0.611x_5$（$F=1.874$，$P=0.173$），$r_5=-0.097$

谷丙转氨酶与血糖关系 $\hat{y}=5.558+0.611x_6$（$F=3.294$，$P=0.071$），$r_6=0.128$

碱性磷酸酶与血糖关系 $\hat{y}=3.895+0.029x_7$（$F=18.281$，$P=0.000$），$r_6=0.291$

据此认为，血糖与性别、年龄、甘油三酯、碱性磷酸酶呈相关关系，与低密度胆固醇、高密度胆固醇、谷丙转氨酶无关。

表 14-1　200 名体检者的体检数据

x_1	x_2	x_3	x_4	x_5	x_6	x_7	血糖 y	高血糖
1	33	4.25	0.96	1.24	19.90	82.00	5.44	0.00
2	26	2.46	0.62	1.13	10.10	51.20	5.00	0.00
1	50	3.00	1.45	0.75	18.60	51.70	5.74	0.00
2	23	2.96	0.71	0.63	9.60	55.90	5.31	0.00
1	33	3.06	0.87	0.78	34.80	87.30	5.07	0.00
1	36	4.13	1.39	0.67	30.60	87.90	5.59	0.00
2	25	3.59	1.30	1.24	10.80	108.30	5.29	0.00
1	42	2.70	2.06	1.14	24.40	88.00	4.67	0.00
2	24	3.01	0.57	0.89	9.70	52.10	5.07	0.00
1	40	1.38	6.18	1.33	48.70	72.50	5.51	0.00
1	32	2.98	1.47	0.86	18.90	48.70	5.53	0.00
1	24	3.00	0.83	0.73	17.90	45.80	5.67	0.00
1	50	1.52	6.32	0.93	23.20	57.20	5.71	0.00
2	24	1.88	0.83	1.09	13.80	51.00	5.13	0.00
1	25	2.50	1.08	1.28	15.00	58.30	5.56	0.00
1	28	2.35	0.61	0.65	13.80	56.50	5.14	0.00
2	26	2.72	0.44	2.41	8.90	38.70	4.28	0.00
2	55	5.81	1.39	1.74	40.80	100.70	5.30	0.00
2	28	2.75	0.64	0.77	8.00	55.60	5.21	0.00
1	36	3.76	0.68	1.17	9.30	79.70	4.90	0.00
2	37	2.19	0.64	1.51	10.40	44.10	5.43	0.00

续表

x_1	x_2	x_3	x_4	x_5	x_6	x_7	血糖 y	高血糖
1	30	3.57	0.72	0.95	22.40	77.40	5.12	0.00
1	46	3.42	1.98	1.09	17.70	55.40	5.70	0.00
1	51	3.34	3.36	1.29	21.50	67.70	4.61	0.00
2	43	3.15	0.88	1.09	20.10	68.00	5.09	0.00
2	39	3.71	0.78	1.11	13.80	37.40	5.17	0.00
1	26	2.76	0.74	1.01	77.90	75.30	5.48	0.00
1	42	2.59	3.01	0.97	61.80	65.50	5.03	0.00
2	39	3.97	1.46	1.73	29.60	66.50	5.45	0.00
1	50	3.19	1.11	1.36	8.20	60.40	5.08	0.00
2	26	3.06	0.82	0.82	11.40	54.10	4.33	0.00
2	25	2.73	0.53	0.93	8.40	59.70	4.98	0.00
1	48	3.13	1.90	1.14	17.50	82.80	4.89	0.00
1	25	2.81	0.94	1.22	28.50	93.00	5.54	0.00
1	28	2.32	3.82	0.86	60.30	96.20	5.79	0.00
2	48	4.05	0.96	1.08	10.10	69.20	5.52	0.00
2	54	2.97	1.38	1.39	30.80	100.70	5.45	0.00
1	49	3.84	3.86	1.16	116.00	88.90	5.98	0.00
1	64	1.53	2.70	0.79	35.00	50.50	5.72	0.00
1	41	4.42	1.60	1.04	11.40	53.80	5.23	0.00
2	25	2.52	0.75	1.20	11.10	49.80	5.13	0.00
1	67	2.64	0.80	1.49	24.60	59.10	5.86	0.00
1	51	3.65	0.92	1.09	18.00	102.80	5.80	0.00
2	36	3.83	0.75	1.17	11.80	37.50	5.09	0.00
2	48	3.29	0.63	0.97	11.80	71.10	5.93	0.00
1	46	2.73	1.39	1.59	16.40	75.80	3.96	0.00
1	40	2.06	0.59	1.01	20.90	93.80	5.41	0.00
2	24	2.45	0.39	1.07	5.90	49.70	5.00	0.00
1	61	3.81	1.70	1.21	18.20	79.90	4.67	0.00
1	34	2.19	2.06	0.83	67.20	87.20	5.35	0.00
1	32	2.16	1.06	0.88	12.30	50.40	5.14	0.00
2	25	3.16	0.71	1.24	11.80	61.40	4.57	0.00
2	50	3.97	1.29	0.98	18.80	48.30	4.80	0.00
2	23	2.14	0.46	1.60	10.60	82.20	4.35	0.00
1	30	3.63	1.30	0.75	39.10	68.40	5.11	0.00
1	47	3.79	0.81	0.75	143.40	58.40	4.81	0.00
1	39	3.64	0.98	0.89	34.30	105.70	4.89	0.00
2	56	2.70	0.88	1.05	11.60	129.90	5.09	0.00
2	25	2.59	1.24	2.17	12.10	82.80	4.38	0.00
1	32	3.03	1.54	1.05	16.80	42.60	5.04	0.00
1	30	3.11	0.74	1.68	55.80	59.30	4.78	0.00
1	43	3.18	1.17	0.76	39.10	81.20	5.47	0.00
2	42	4.49	1.26	1.03	22.70	48.70	5.68	0.00
1	29	2.88	1.37	0.64	34.50	55.80	5.26	0.00
1	33	3.76	1.77	1.15	17.60	95.10	5.03	0.00
1	26	3.43	1.31	1.02	47.60	77.20	5.49	0.00

续表

x_1	x_2	x_3	x_4	x_5	x_6	x_7	血糖 y	高血糖
1	31	2.94	1.34	0.80	37.70	71.50	4.24	0.00
1	54	2.47	1.83	0.92	30.20	72.50	5.02	0.00
2	26	2.19	0.77	0.89	8.90	55.80	5.08	0.00
1	29	3.19	0.78	1.14	35.40	69.60	5.22	0.00
1	30	2.53	1.83	0.86	25.00	65.00	5.15	0.00
2	32	2.63	0.54	1.33	11.60	55.90	4.67	0.00
1	24	3.09	2.55	1.07	74.00	70.50	5.73	0.00
2	39	3.64	0.77	1.09	13.20	75.90	5.52	0.00
1	34	3.34	0.72	1.08	17.70	48.20	4.36	0.00
1	53	3.17	2.44	0.96	20.00	95.70	5.81	0.00
1	41	2.44	4.09	1.48	55.60	80.70	4.97	0.00
1	40	2.62	0.50	1.08	8.00	54.20	4.80	0.00
2	42	2.00	0.79	0.84	19.90	60.20	5.21	0.00
2	46	2.40	0.96	0.87	15.20	50.50	4.97	0.00
2	37	2.13	0.30	1.66	18.00	43.40	4.65	0.00
2	40	2.00	1.17	0.98	35.00	73.70	5.71	0.00
2	42	3.30	0.63	1.18	9.50	67.40	5.27	0.00
1	51	3.77	0.94	0.81	8.00	55.90	4.91	0.00
1	46	1.98	1.40	0.58	19.70	57.80	5.06	0.00
1	29	2.20	0.93	0.95	14.10	55.90	5.54	0.00
1	39	3.57	2.16	0.77	20.60	55.40	5.39	0.00
1	29	3.28	0.65	1.54	8.50	59.00	4.37	0.00
1	42	2.87	2.34	0.87	24.00	72.70	5.33	0.00
2	48	4.14	1.28	1.62	9.70	42.10	5.56	0.00
1	39	2.40	1.44	1.04	21.40	78.80	5.67	0.00
1	25	2.38	0.61	0.86	15.70	46.50	4.70	0.00
1	42	3.83	0.59	1.54	21.00	61.40	6.02	0.00
2	42	3.81	0.54	1.74	16.00	62.10	4.16	0.00
2	35	2.75	1.10	1.03	12.30	48.50	4.90	0.00
1	48	5.01	2.07	1.05	31.30	104.40	4.98	0.00
2	25	3.02	1.40	1.29	31.00	31.10	4.76	0.00
1	49	3.79	1.41	0.99	8.90	88.50	4.83	0.00
1	61	2.10	1.12	0.78	11.10	65.40	4.94	0.00
1	41	4.35	2.25	1.36	29.10	51.50	5.62	0.00
2	31	4.64	1.39	1.40	15.60	65.50	5.20	0.00
2	25	2.12	0.44	1.84	11.80	51.60	5.83	0.00
1	26	2.64	0.63	0.82	10.70	56.00	4.57	0.00
2	37	2.87	0.69	1.15	16.90	43.90	4.87	0.00
1	27	3.90	1.32	1.19	82.40	65.90	5.24	0.00
1	58	3.11	2.10	1.01	17.40	103.50	5.42	0.00
1	53	4.72	3.51	1.31	21.20	65.70	5.12	0.00
2	30	2.83	0.65	1.12	11.10	48.50	5.10	0.00
2	31	3.01	1.37	1.56	12.40	65.20	5.29	0.00
2	26	3.18	1.27	0.98	17.30	50.30	4.68	0.00
1	25	3.25	1.52	1.11	17.10	73.20	5.37	0.00

x_1	x_2	x_3	x_4	x_5	x_6	x_7	血糖 y	高血糖
2	30	3.51	0.74	1.01	9.60	50.40	5.41	0.00
2	28	3.53	1.22	2.50	10.60	53.90	4.46	0.00
2	48	2.37	1.89	1.17	14.80	55.60	4.46	0.00
2	24	3.42	0.63	1.68	18.30	60.50	4.41	0.00
1	26	4.03	1.89	1.31	60.40	91.50	5.00	0.00
2	46	3.57	0.57	1.35	13.80	61.00	4.41	0.00
1	31	3.80	2.74	1.05	28.50	59.60	5.33	0.00
1	28	3.12	1.49	0.87	49.80	72.60	5.27	0.00
2	47	3.62	0.51	1.22	85.00	71.30	5.34	0.00
2	48	3.09	0.70	2.01	20.30	68.00	5.80	0.00
2	33	3.76	0.97	0.90	19.20	54.40	4.59	0.00
2	24	2.48	0.67	1.63	9.80	47.40	5.54	0.00
2	42	3.19	0.76	1.23	9.80	52.70	4.60	0.00
2	30	3.31	0.66	1.20	12.00	52.70	4.69	0.00
2	27	2.48	0.73	1.09	11.00	46.70	5.04	0.00
1	50	3.39	0.65	1.83	49.20	71.10	6.04	0.00
1	30	4.59	1.11	0.69	48.90	76.50	4.83	0.00
2	26	3.43	0.42	1.30	13.10	49.80	4.58	0.00
2	24	2.68	0.66	1.57	9.00	58.60	4.88	0.00
2	31	2.35	1.54	0.92	29.60	101.70	5.34	0.00
2	29	3.51	0.53	1.86	12.40	39.30	5.94	0.00
1	39	2.29	1.10	0.88	20.20	62.10	5.14	0.00
1	29	4.60	1.03	1.53	14.90	53.10	4.94	0.00
2	38	3.59	1.00	1.48	10.90	45.50	5.21	0.00
2	28	2.93	0.95	1.25	16.60	50.90	5.46	0.00
1	26	3.34	0.92	1.14	18.60	59.30	4.70	0.00
2	56	3.72	1.46	1.58	17.30	73.50	5.95	0.00
2	24	2.26	0.35	1.47	12.00	53.20	5.12	0.00
1	39	3.67	1.26	1.24	24.50	98.20	4.92	0.00
1	42	5.42	0.99	1.14	25.60	57.00	4.87	0.00
1	48	3.48	2.24	1.17	30.40	73.80	5.26	0.00
2	53	3.85	2.60	1.09	17.60	88.70	5.63	0.00
2	38	2.37	1.37	0.91	10.60	64.20	5.60	0.00
1	46	2.82	2.74	1.23	42.80	70.00	5.84	0.00
1	41	2.89	0.94	1.03	14.70	69.30	5.93	0.00
1	55	2.99	0.76	0.88	15.30	69.10	5.62	0.00
2	28	2.89	1.06	1.87	10.70	65.30	4.46	0.00
1	26	3.32	1.11	1.33	46.20	66.10	5.46	0.00
2	25	3.40	0.48	1.52	8.50	66.50	5.04	0.00
1	58	2.57	2.05	1.03	22.80	44.20	5.67	0.00
1	27	3.11	1.14	0.57	10.20	57.20	4.46	0.00
2	40	3.39	0.86	1.17	13.10	70.30	5.79	0.00
1	26	3.11	3.38	1.22	19.40	63.30	4.78	0.00
1	48	3.91	3.66	1.44	35.40	71.70	6.21	1.00
1	58	1.88	3.33	0.92	22.30	45.80	6.54	1.00

续表

x_1	x_2	x_3	x_4	x_5	x_6	x_7	血糖 y	高血糖
1	43	3.17	2.19	0.84	25.30	94.80	7.51	1.00
1	35	2.14	2.30	0.76	116.20	73.50	6.73	1.00
1	42	3.20	1.73	0.66	69.50	78.30	7.67	1.00
1	53	3.50	1.55	1.05	143.80	63.10	11.08	1.00
1	42	4.26	2.49	0.96	32.80	58.80	6.33	1.00
1	46	3.29	3.28	1.70	39.90	120.50	6.53	1.00
1	63	2.62	2.95	1.22	14.00	68.30	14.29	1.00
1	40	3.20	3.86	1.05	84.50	83.00	6.95	1.00
1	58	4.39	3.26	1.21	20.80	96.10	12.06	1.00
1	50	2.55	1.28	1.08	17.70	217.20	15.90	1.00
1	29	-2.31	15.28	1.17	172.10	88.50	6.87	1.00
1	43	3.75	1.52	0.97	10.90	55.00	6.77	1.00
1	43	3.44	1.80	1.18	10.90	79.90	6.21	1.00
1	42	4.32	1.44	1.45	16.40	46.00	6.38	1.00
1	58	4.22	3.63	1.16	17.70	79.30	23.00	1.00
1	49	2.43	1.15	1.80	32.80	117.80	7.08	1.00
2	56	3.46	1.14	0.98	21.60	82.10	6.39	1.00
1	52	1.90	0.48	1.53	19.30	55.90	8.28	1.00
1	59	3.37	3.28	0.93	21.50	49.30	6.78	1.00
1	48	4.30	1.37	1.43	16.10	46.50	6.58	1.00
1	56	3.37	2.25	0.98	10.70	77.80	8.08	1.00
1	65	4.56	1.62	1.12	22.40	61.10	7.06	1.00
1	51	1.96	1.76	0.91	45.40	44.30	6.28	1.00
1	39	-0.96	8.57	1.31	17.10	77.30	8.62	1.00
1	25	4.21	3.03	1.13	42.20	63.80	7.40	1.00
1	62	2.83	1.08	0.75	30.10	42.50	7.09	1.00
1	53	3.30	3.21	0.83	58.10	60.80	10.10	1.00
1	58	3.82	1.06	0.99	24.50	72.60	6.33	1.00
1	56	1.93	1.34	0.97	31.10	88.80	6.36	1.00
1	49	2.11	3.32	1.04	28.10	76.40	6.55	1.00
1	40	5.62	1.01	1.33	36.30	95.80	6.14	1.00
1	48	5.78	3.00	1.37	89.60	59.80	8.10	1.00
1	57	2.48	2.24	0.81	48.60	53.20	6.38	1.00
1	57	4.18	2.60	1.45	59.20	61.80	6.36	1.00
1	30	4.49	2.23	1.30	52.60	52.30	6.12	1.00
1	58	2.74	5.09	0.83	15.10	72.00	16.91	1.00
1	58	5.03	1.53	1.30	88.90	45.30	6.50	1.00
1	52	2.44	1.53	0.99	32.00	71.80	6.56	1.00
1	41	1.91	6.39	0.83	38.90	62.20	9.85	1.00
1	45	3.40	1.19	0.90	45.50	69.50	6.52	1.00
1	40	2.31	2.90	0.80	32.10	90.70	6.78	1.00
2	31	2.09	0.36	0.72	5.70	44.90	6.47	1.00
1	49	3.90	0.90	0.92	20.80	86.50	8.32	1.00
1	64	3.65	1.48	0.78	7.20	106.20	8.21	1.00

【问题 14-1】
（1）这是什么资料？
（2）该研究者的统计方法是否正确？为什么？
（3）该资料应该用何种统计方法？
（4）若分析是否高血糖的影响因素应该用何种统计方法？

【分析】
（1）该资料共有 7 个变量，属于多变量的计量资料，是多因素分析。
（2）该研究者的统计分析方法错误，要分析性别、年龄、低密度胆固醇、甘油三酯、高密度胆固醇、谷丙转氨酶、碱性磷酸酶 7 项指标对血糖值的影响，不应采用简单线性回归分析的方法进行分析，而应采用多因素分析的方法，同时分析性别、年龄、低密度胆固醇、甘油三酯、高密度胆固醇、谷丙转氨酶、碱性磷酸酶 7 项指标的影响。
（3）该资料应采用多重线性回归分析，因为血糖是计量资料且近似服从正态分布。
（4）若分析是否高血糖的影响因素则不能用多重线性回归分析，因为是否高血糖为两分类资料，应采用第三节介绍的 Logistic 回归分析。

> 使人们宁愿相信谬误，而不愿热爱真理的原因，不仅由于探索真理是艰苦的，而且是由于谬误更能迎合人类某种恶劣的天性。
> ——培根

> 为寻求真理的努力所付出的代价，总是比不担风险地占有它要高昂得多。
> ——莱辛

前述的各种统计方法多为单变量统计分析方法，表现为只涉及一个研究因素中一个观察指标或两个观察指标相互的关联问题，而多变量统计分析方法涉及至少两个分析因素或多个观察指标对某一指标的影响。如分析吸烟是否是患高血糖的危险因素时，其中吸烟是分析因素，吸烟量是该分析因素的水平，这就是单因素的分析；而分析吸烟的同时，还分析饮酒对高血糖的影响，吸烟和饮酒都是分析因素，它们的不同程度是它们的水平，欲分析这种科研数据就要用多变量的统计方法。

多变量统计分析的方法很多，常用的有协方差分析、析因设计分析、多重线性回归分析、Logistic 回归分析、Cox 回归分析等。

当有多个处理因素时，且分析的观察指标是近似正态分布时，要分析各种因素对结果是否有影响、影响的程度以及处理因素之间是否有交互作用应采用析因设计分析。当各处理组间的某些影响因素不均衡时，应采用协方差分析，以更好地评价各种处理的效应。当研究多个因素对一个因变量的影响并建立回归方程进行预测时，应针对因变量的性质来决定。如计量资料且服从近似正态分布可用多重线性回归分析；是分类变量则应采用 Logistic 回归分析；是时间变量（包含有终检数据）应用 Cox 回归分析。下面仅针对多重线性回归分析、Logistic 回归分析二种多变量模型进行介绍。

【知识点 14-1】
常用的几种多变量统计分析的方法：析因分析、协方差分析、多元线性回归分析、Logistic 回归分析、Cox 回归分析的作用。

第二节 多重线性回归

一、多重线性回归模型

对 n 例观察对象测定了一个应变量 y 与 m 个自变量 x_1，x_2，x_3，$\cdots$，x_m 的数值，形式如表 14-2。

表 14-2 多重线性回归数据资料格式

编号	x_1	x_2	$\cdots$	y
1	x_{11}	x_{21}	$\cdots$	y_1
2	x_{12}	x_{22}	$\cdots$	y_2
$\vdots$	$\cdot$	$\cdot$	$\vdots$	$\vdots$
n	x_{1n}	x_{2n}		y_n

多重线性回归模型一般表达式为：

$$\mu_{y|x_1,x_2\ldots x_{N1}} = \beta_0 + \beta_1 x_1 + \beta_2 x_2 + \cdots + \beta_m x_m + \ell \tag{14-1}$$

其中 β_0 是回归方程的常数项，即截距。$\beta_1, \beta_2, \cdots, \beta_m$ 称为偏回归系数（partial regression coefficient），偏回归系数 $\beta_i (i = 1, 2, \cdots, m)$ 表示在其他自变量固定的条件下，x_i 每增加或减少一个单位时，y 的平均变化量，y 变化的方向由 β_i 的符号决定。ℓ 则是去除了 m 各自变量对的影响后的随机误差，也称残差（residual）。

通常情况下我们可以根据样本数据求得模型参数 $\beta_0, \beta_1, \beta_2, \cdots, \beta_m$ 的估计值 b_0, b_1, b_2, $\cdots$, b_m，从而得到应变量 y 与多个自变量 x_1, x_2, $\cdots$, x_m 的数量表达式：

$$\hat{y} = b_0 + b_1 x_1 + b_2 x_2 + \cdots + b_m x_m \tag{14-2}$$

与简单回归相同，$\hat{y}$ 是 y 的估计值或回归值，式（14-2）称为多重线性回归方程。

二、多重线性回归方程的建立

多重线性回归方程同样根据数学上的最小二乘法（method of least square）求解 $b_1, b_2, \cdots, b_m$，然后求 b_0，既求得系数所建立的回归方程使估计值 $\hat{y}$ 与观测值 y 之间差异的平方和 $\sum(y-\hat{y})^2$ 达到最小。

例 14-1 中分析血糖与性别（x_1）、年龄（x_2）、低密度胆固醇（x_3）、甘油三酯（x_4）、高密度胆固醇（x_5）、谷丙转氨酶（x_6）、碱性磷酸酶（x_7）7 项指标有无关系，一般采用统计软件包进行分析，本例可采用 SPSS 统计软件包建立多重线性回归方程，以血糖（y）为因变量，性别（x_1）、年龄（x_2）、低密度胆固醇（x_3）、甘油三酯（x_4）、高密度胆固醇（x_5）、谷丙转氨酶（x_6）、碱性磷酸酶（x_7）为自变量，进入水准 $\alpha=0.05$，剔除水准 $\beta=0.10$，进行多重线性回归分析。具体 SPSS 软件操作为：点 Analyze → regression → linear，将血糖选入 dependent 窗口，性别（x_1）、年龄（x_2）等自变量选入 independent 窗口，点击 OK 即可，结果如下：

Model Summary（模型摘要）

Model	R	R Square	Adjusted R Square	Std. Error of the Estimate
1	.509[a]	.259	.232	1.81498

a. Predictors：（Constant），x7, x3, x5, x6, x2, x1, x4

ANOVA[a]（方差分析）

Model		Sum of Squares	df	Mean Square	F	Sig.
1	Regression	220.851	7	31.550	9.578	.000[b]
	Residual	632.480	192	3.294		
	Total	853.331	199			

a. Dependent Variable：y

b. Predictors：（Constant），x7, x3, x5, x6, x2, x1, x4

Coefficients[a]（回归系数）

Model		Unstandardized Coefficients		Standardized Coefficients	t	Sig.
		B	Std. Error	Beta		
1	（Constant）	2.289	1.020		2.244	.026
	x1	-.153	.328	-.035	-.467	.641
	x2	.049	.012	.276	4.057	.000
	x3	.156	.158	.071	.986	.325
	x4	.384	.111	.284	3.468	.001
	x5	-.297	.424	-.047	-.700	.485
	x6	-.005	.006	-.066	-.904	.367
	x7	.017	.007	.176	2.685	.008

a. Dependent Variable：y

结果解释：

（1）第一个表（模型摘要表）中的复相关系数（R）表示为 y 与 m 个自变量（x_1，x_2，…，x_m）的线性相关的密切程度。本例 $R=0.509$，表示血糖与性别、年龄、低密度胆固醇、甘油三酯、高密度胆固醇、谷丙转氨酶、碱性磷酸酶 7 项指标复相关系数为 0.509。

确定系数（R Square）为复相关系数的平方，用以反映线性回归模型能在多大程度上解释因变量 y 的变异，记为 R^2。本例 $R^2=0.259$，表示血糖的变异中有 25.9% 可由性别、年龄、低密度胆固醇、甘油三酯、高密度胆固醇、谷丙转氨酶、碱性磷酸酶来决定。

调整的 R^2（Adjusted R Square）记为 R^2_{adj} 表示当回归方程包含有多个自变量，当方程中增加了一个贡献极小的自变量时，R^2 只增不减，而 R^2_{adj} 却会降低。本例 $R^2_{adj}=0.232$。

剩余标准差（Std. Error of the Estimate）反映回归方程的估计精度，为实测值 y 与方程估计值 $\hat{y}$ 的平均误差。

（2）第二个表（方差分析表）中 $F=9.578$，$P=0.000$ 即 $P<0.001$，血糖（y）与血糖的回归方程成立。

（3）第三个表（回归系数表）为建立的回归方程用，建立回归方程用偏回归系数 B，比较各自变量贡献大小用标准偏回归系数 Beta：

$$\hat{y} = 2.289 - 0.153x_1 + 0.049x_2 + 0.156x_3 + 3.384x_4 - 0.297x_5 - 0.005x_6 + 0.017x_7$$

偏回归系数 $b_1 = -0.153$ 的含义是在年龄、低密度胆固醇、甘油三酯、高密度胆固醇、谷丙转氨酶、碱性磷酸酶的前提下，女性比男性的血糖低 0.153 单位。$b_5 = -0.297$ 的含义是在性别、年龄、低密度胆固醇、甘油三酯、谷丙转氨酶及碱性磷酸酶不变的前提下，高密度胆固醇每增加一个单位血糖减少 0.296 单位。

任何事情只怕不想，如果肯想，没有想不明白的。
—— 叶圣陶

由于偏回归系数有单位，当自变量的单位改变时，偏回归系数也相应地改变，因而不能直接比较偏回归系数的大小。若比较自变量对因变量的贡献大小，应采用标准化的偏回归系数（Beta）。本例 Beta 分别是 0.284、0.276、0.176、0.071、-0.066、-0.047、-0.035，依其绝对值大小来看，甘油三酯贡献最大、年龄贡献次之，性别贡献最小。

三、多重线性回归的假设检验

与简单线性回归相同，多重回归方程的假设检验也分为对整个回归方程的检验与对偏回归系数的检验。对回归方程的检验用方差分析，各偏回归系数的检验用 t 检验。

（一）回归方程的假设检验

本检验的目的是推断自变量和因变量间的多重线性关系是否存在，即整个回归方程是否有统计学意义。一般回归方程的假设检验采用方差分析，其步骤如下：

（1）建立检验假设，确定检验水准

H_0：$\beta_1 = \beta_2 = \cdots = \beta_m = 0$

H_1：各偏回归系数（β_i）不全为 0

$\alpha=0.05$

（2）计算统计量 F 值：一般采用统计软件包计算，如上述回归结果第二个表，给出方差分析结果，$F=9.578$，$P<0.001$。

（3）确定 P 值，做出统计推断：本例 $P<0.001$，按 $\alpha=0.05$ 水准，拒绝 H_0，接受 H_1，可认为血糖（y）与性别、年龄、低密度胆固醇、甘油三酯、高密度胆固醇、谷丙转氨酶、碱性磷酸酶的多重回归方程有统计学意义即回归方程成立。

（二）偏回归系数的假设检验

建立的回归方程有统计学意义，即各偏回归系数不全为 0，但并不代表所有自变量的总体偏回归系数都不为 0，即所有自变量对因变量的贡献都有统计学意义，需要对每一个偏回归系数进行假设检验，其目的是推断每个自变量对因变量的作用是否具有统计学意义。一般用方差分析或 t 检验，SPSS 统计软件包默认用 t

检验，t 检验步骤如下：

（1）建立检验假设，确定检验水准

$H_0 : \beta_i = 0$

$H_1 : \beta_i \neq 0$

$\alpha = 0.05$

（2）计算统计量 t 值

$$t_j = \frac{b_j}{s_{b_j}}$$

（14-3）

一般采用统计软件包计算，如上述回归结果第三个表最后两列，给出 t 检验结果。

（3）确定 P 值，做出统计推断：本例由上述回归结果第三个表最后一列得 $P_1 = 0.641$、$P_2 = 0.000$、$P_3 = 0.325$、$P_4 = 0.001$、$P_5 = 0.485$、$P_6 = 0.367$、$P_7 = 0.008$。$P > 0.05$ 为接受 H_0，认为性别（x_1）、低密度胆固醇（x_3）、高密度胆固醇（x_5）、谷丙转氨酶（x_6）对血糖的影响无统计学意义；而 $P < 0.05$ 为拒绝 H_0，接受 H_1，可认为年龄（x_2）、甘油三酯（x_4）、碱性磷酸酶（x_7）对血糖的影响有统计学意义。

四、多重线性回归自变量的选择

前面讨论的多重线性回归方程中的自变量是研究者根据专业知识和经验事先选好的。有时，所拟合的方程经假设检验不成立，或虽然方程成立了，但方程中有些变量经检验作用没有统计学意义。一般多重回归分析时，不是引入模型的变量越多越好。与 y 不相干的变量引入模型不但不能改善模型的预测效果，可能还会增加预测误差，降低方程的精度。因此筛选自变量拟合"较优"的模型是多重回归分析的重要任务之一。选择自变量的目的是对应变量有显著作用的自变量全部引入回归方程，对应变量无显著作用的自变量剔出回归方程。从本例可以看出，虽然拟合的方程成立，但方程中的 6 个自变量仅有 1 个有统计学意义，其他没有统计学意义的变量应剔出方程。

多重线性回归方程中的自变量选择一般采用前进法、后退法和逐步回归法。

（一）前进法

又称向前法（Forward），从引入一个自变量（其偏回归平方和最大，$F_j > F_{\alpha(1, n-m-1)}$）开始，y 对每一个自变量作直线回归，对回归平方和最大的自变量有意义（P 小）则引入。在此基础上，计算其他自变量的偏回归平方和，选取偏回归平方和最大者作 F 检验，如此反复。自变量由少到多逐个引入，使方程外有统计学意义的变量全部引入为止。

该法的优点是快速，计算量小，易于实施。缺点是一次只能引入一个变量。并且是某自变量进入方程后就一直留在方程中，不再剔除（因此该法又称"只进不出法"）。某些变量在其它变量进入方程后可能显得不再重要，有必要剔除，但向前法不能做到。有时联合作用强而单独作用弱的自变量，用逐个自变量选入的办法便一个也不被选进方程，故所得的回归方程不是最优而是局部的。

（二）后退法

> 所谓大师，就是这样的人：他们用自己的眼睛去看别人见过的东西，在别人司空见惯的东西上能够发现出美来。
> ——罗丹

又称向后法（Backward），开始可将自变量 x_i 全部引入方程中，然后逐个剔除（偏回归平方和最小，$F_j < F_{\alpha(1, n-m-1)}$），当第一个无统计学意义的自变量剔除后，须重建立新的回归方程，重复上述过程，直到方程内无统计学意义的变量全部剔除为止（因此该法又称"只出不进法"）。

该法优点是考虑了变量间的交互作用，一般筛选的变量比向前法多。该法缺点是某变量剔除出方程后将永远不会在方程中重新出现，但该变量可能在其他变量剔除后又对因变量有显著影响，而自变量高度相关时，可能得不出正确的结果。

（三）逐步回归法（Stepwise）

逐步回归法是向前法的改进，具有向前法和向后法的优点。逐步回归的基本原理是：在可供选择的所有

自变量 x_i 中，按其对因变量的作用大小（即偏相关系数或偏回归平方和的大小），由大到小地把自变量逐个引入方程，每引入一个自变量，都要对其进行假设检验，有统计学意义时才引入。而当新的自变量进入方程后，再对方程中的所有自变量按照偏回归平方和由小到大进行假设检验，并把退化为没有统计学意义的变量剔除方程，这样如此反复进行下去，直到没有变量可引入方程，也没有变量可剔除方程时为止。逐步回归法既有引入变量，也有剔除变量，原来被剔除的变量在后面又可能被引入方程。逐步回归法建立的方程是多重回归分析中筛选自变量拟合"较优"的模型。

对选入和剔除自变量的 F 检验，可以设置不同和相同的检验水准 α。一般取进入水准 α =0.05，剔除水准 β=0.10。α 值越小，被选入的自变量的个数相对较少，反之，α 值越大，被选入的自变量的个数相对较多。需要注意是：进入水准 α 和剔除水准 β 相差 0.05。

五、逐步回归分析

逐步回归分析（stepwise regression）就是一种的多重线性回归中进行变量筛选拟合"较优"的模型的方法。逐步回归的计算工作量比较大，在实际中一般都是借助统计软件来实现，本例也借助于 SPSS 统计软件来实现逐步回归分析，结果解释与前述的多重回归分析相同。以血糖（y）为因变量，性别（x_1）、年龄（x_2）、低密度胆固醇（x_3）、甘油三酯（x_4）、高密度胆固醇（x_5）、谷丙转氨酶（x_6）、碱性磷酸酶（x_7）为自变量，进入水准 α=0.05，剔除水准 β=0.10，进行逐步回归分析（Stepwise）。具体 SPSS 软件操作为：点 Analyze → regression → linear，将血糖选入 dependent 窗口，性别（x_1）、年龄（x_2）、低密度胆固醇（x_3）等自变量选入 independent 窗口，在 Method 中选择 Stepwise，点击 OK 即可，结果如下：

Model Summary（模型摘要）

Model	R	R Square	Adjusted R Square	Std. Error of the Estimate
1	.392[a]	.154	.150	1.90947
2	.469[b]	.220	.212	1.83824
3	.500[c]	.250	.239	1.80700

a. Predictors：（Constant），x2

b. Predictors：（Constant），x2, x4

c. Predictors：（Constant），x2, x4, x7

ANOVAa（方差分析）

Model		Sum of Squares	df	Mean Square	F	Sig.
1	Regression	131.405	1	131.405	36.040	.000[b]
	Residual	721.926	198	3.646		
	Total	853.331	199			
2	Regression	187.644	2	93.822	27.765	.000[c]
	Residual	665.687	197	3.379		
	Total	853.331	199			
3	Regression	213.340	3	71.113	21.779	.000[d]
	Residual	639.991	196	3.265		
	Total	853.331	199			

a. Dependent Variable：y

b. Predictors：（Constant），x2

c. Predictors：（Constant），x2, x4

d. Predictors：（Constant），x2, x4, x7

Coefficients^a（回归系数）

Model		Unstandardized Coefficients		Standardized Coefficients	t	Sig.
		B	Std. Error	Beta		
1	（Constant）	3.058	.484		6.320	.000
	x2	.070	.012	.392	6.003	.000
2	（Constant）	2.853	.469		6.089	.000
	x2	.061	.011	.340	5.303	.000
	x4	.354	.087	.262	4.080	.000
3	（Constant）	1.953	.561		3.478	.001
	x2	.055	.012	.305	4.736	.000
	x4	.321	.086	.237	3.718	.000
	x7	.018	.006	.180	2.805	.006

a. Dependent Variable：y

从上述的结果我们可以看出逐步回归分析的迭代过程，选择最后结果为模型 3，得：

$$\hat{y} = 1.953 + 0.055x_2 + 0.321x_4 + 0.018x_7$$

从方程中可以看出，年龄（x_2）、甘油三酯（x_4）、碱性磷酸酶（x_7）与血糖呈正相关，年龄越大、甘油三酯增高、碱性磷酸酶增高，其血糖会增高。

六、多重回归分析的应用

多重回归分析应用较广，归纳起来主要有：

1. 确定多个自变量（指标变量）与应变量之间的线性关系。

2. 影响因素分析　疾病的影响因素的分析是医学研究中经常考虑的问题，特别是寻找病因的研究中，例如影响高血压的因素可能有性别、民族、年龄、家族史、饮食习惯、生活方式、居住环境、职业、吸烟状况、饮酒状况、紧张心理等，这些众多的可疑因素中，究竟哪些因素确实有关，哪些因素影响大，通过建立多个自变量与因变量的数学模型，来确定影响因素，同时利用多重回归方程由多个自变量推算因变量。在临床试验中，由于种种原因难以保证各比较组之间的基本情况相同，如比较不同的疗效，病人的年龄、性别、病情程度等出现混杂，如何使之合理比较，这就可以利用回归分析来处理。所以在研究中控制混杂因素（confounding factor）的一个简单办法就是将其引入回归方程，与其他变量一起分析。

> 认识真理的主要障碍不是谬误，而是似是而非的真理。
> ——托尔斯泰

3. 预测预报　同简单回归方程的应用一样，多重回归方程可以用于估计和预测，根据各个自变量 x_i 值估计 y 的波动范围。估计个体 y 值的 $1 - \alpha$ 容许区间为（$\hat{y} \pm t_{\alpha, v} s_y$），其中 s_y 是自变量的任意一组所对应的 y 的标准差，统计软件可直接输出该结果。提醒注意的是：用于预测的回归方程，应选择具有较高 R^2 值的方程。

4. 统计控制　就是回归方程的逆估计，即用 y 来估计 x_i，通过控制多个自变量，使应变量在给定的范围内波动。此时要求回归方程的 R^2 值要大，偏回归系数的标准误要小。

六、多重回归分析的注意事项

1. 多重回归分析的前提条件　与简单线性回归相同，多重线性回归的前提条件也是直线回归分析的条件，即线性（Linearity）、独立性（Independence）、正态性（Normality）和方差齐性（Equal variances），即应

变量 y 与 $x_1, x_2, \cdots, x_m$ 之间具有线性关系；各例观测值 $y_i (i = 1, 2, \cdots, n)$ 以及自变量之间是相互独立的；残差 ℓ 服从均数为 0、方差为 σ^2 的正态分布，它等价于对任意一组自变量 $x_1, x_2, \cdots, x_m$ 值，应变量 y 具有相同的方差，且服从正态分布。

2. 多重线性回归对变量的要求　由于直线回归分析是对应变量的要求，因此，多重线性回归仅仅要求应变量是为连续变量，服从正态分布的随机变量，而自变量可以是计量资料，也可以是计数资料，还可以是无法精确测量的等级资料，但对于计数资料或等级资料，一般应进行数量化或哑变量转换。

3. 多重回归分析的样本含量　在进行多重线性回归分析时，应注意样本含量，一般应使样本含量是自变量数的 5～10 倍。

4. 回归系数　建立回归方程时要用偏回归系数，但因各变量的单位及数量级不相同，要比较各变量对应变量的作用大小应用标准化偏回归系数（Beta）。

5. 回归方程　采用不同的变量筛选方法或进入水准不同得到的"最优"方程不同，一般说来，前进法用于各变量的协同作用不太大以及变量较多的情形；后退法用于各变量协同作用较大以及变量不太多的情形。逐步法则兼有二者的优点，而且能使问题得到简化，用得最多。回归方程有不同的用途，根据不同的用途，研究者应结合问题本身和专业知识以及经验来确定变量筛选的方法。

6. 多重共线性（collinearity）问题　指自变量存在着线性相关，即一个或几个自变量近似为其他自变量的线性组合。共线性较强时，建立的回归方程不稳定或出现矛盾，造成估计精度下降或方程解释的不合理。对多重共线性的诊断及解决可参考有关的书籍。

【知识点 14-2】

（1）多重线性回归的模型

$$\hat{y} = b_0 + b_1 x_1 + b_2 x_2 + \cdots + b_m x_m \qquad (14\text{-}2)$$

（2）多重线性回归的结果分析：调整的 R^2 记为 R_{adj}^2 表示当回归方程包含有多个自变量，当方程中增加了一个贡献极小的自变量时，R^2 只增不减，而 R_{adj}^2 却会降低。为评价方程优良的主要指标；剩余标准差反映回归方程的估计精度，为实测值 y 与方程估计值 $\hat{y}$ 的平均误差。为评价方程预测好坏的主要指标；$b_i (i = 1, 2, \cdots, m)$ 称为偏回归系数，表示在其他自变量固定的前提下，x_i 每改变一个单位 y 的平均变化量，y 的变化方向由 b_i 的符号所定。

（3）多重线性逐步回归的结果分析：逐步回归分析的基本原理是：在可供选择的所有自变量 x_i 中，按其对因变量的作用大小（即偏相关系数或偏回归平方和的大小），由大到小地把自变量逐个引入方程，每引入一个自变量，都要对其进行假设检验，有统计学意义时才引入。而当新的自变量进入方程后，再对方程中的所有自变量按照偏回归平方和由小到大进行假设检验，并把退化为没有统计学意义的变量剔除方程，这样如此反复进行下去，直到没有变量可引入方程，也没有变量可剔除方程时为止。

通过回归方程的 F 检验来评价回归方程是否有统计意义，用偏回归系数建立回归方程，当比较自变量对因变量的贡献大小，应采用标准化的偏回归系数（Beta）。

（4）多重线性回归的注意事项

第三节　Logistic 回归

【问题 14-2】

针对问题 14-1 的第四个问题正确的思维与方法是什么？

【分析】

同样是多变量资料，有分类资料也有数值型资料，而因变量此时是两分类资料，不符合多重线性逐步回归分析中因变量应是正态分布计量资料的条件，因此不能采用多重线性逐步回归分析，应选用两分类变量的 Logistic 回归分析。

一、Logistic 回归的概念

Logistic 回归模型是一种概率模型，它是研究某个事件或现象发生的概率与一组影响因素之间关系的非线性回归统计方法。因而现常用于疾病病因及主要影响因素分析，探讨疾病的发生与一些可疑危险因素的关系；或在临床的辅助诊断模型建立中，通过一组与疾病有关的临床指标建立疾病诊断的数学模型。该方法根据因变量的分类多少分为二分类 Logistic 回归、多分类 Logistic 回归与有序分类 Logistic 回归；按统计设计分为条件 Logistic 回归与非条件 Logistic 回归。本节仅讨论二分类非条件 Logistic 回归分析。

> 书读得越多而不加思考，你就会觉得你知道得很多；当你读书而思考得越多时，你就会清楚地看到，你知道得还很少。
> ——伏尔泰

二、Logistic 回归模型

设 y 是一个两分类变量，其取值定义为

$$y = \begin{cases} 0 & \text{出现阴性结果（未发病、无效、存活等）} \\ 1 & \text{出现阳性结果（发病、有效、死亡等）} \end{cases}$$

其暴露的 m 个危险因素记为 $x_1, x_2, \cdots, x_m$，出现阳性结果的概率记为 P，则阴性结果的概率为 $1-P$，则有：

$$\ln\left(\frac{P}{1-P}\right) = \beta_0 + \beta_1 x_1 + \beta_2 x_2 + \cdots + \beta_m x_m = \sum_{i=0}^{m} \beta_i \tag{14-4}$$

或

$$P = \frac{\exp(\beta_0 + \beta_1 x_1 + \beta_2 x_2 + \cdots + \beta_m x_m)}{1 + \exp(\beta_0 + \beta_1 x_1 + \beta_2 x_2 + \cdots + \beta_m x_m)} = \frac{\exp(\sum_{i=0}^{m} \beta_i x_i)}{1 + \exp(\sum_{i=0}^{m} \beta_i x_i)} \tag{14-5}$$

在实际工作中

$$\hat{y} = \text{Logit}(p) = \ln(\frac{p}{1-p}) = b_0 + b_1 x_1 + b_2 x_2 + \cdots + b_m x_m \tag{14-6}$$

其中 $x_0 = 1$，回归系数 $\beta_1, \beta_2, \cdots, \beta_m$ 用极大似然法（maximum likelihood）进行估计与检验。

【例 14-2】
例 14-1 资料采用非条件 Logistic 回归，探讨是否高血糖的危险因素。

以高血糖（y）为因变量，性别（x_1）、年龄（x_2）、低密度胆固醇（x_3）、甘油三酯（x_4）、高密度胆固醇（x_5）、谷丙转氨酶（x_6）、碱性磷酸酶（x_7）为自变量，进入水准 α=0.05，剔除水准 β=0.10，进行 Logistic 回归分析（Backward LR）。具体 SPSS 软件操作为：点 Analyze →regression →Binary Logistic，将高血糖选入 dependent 窗口，性别（x_1）、年龄（x_2）、低密度胆固醇（x_3）等自变量选入 Covariates 窗口，在 Method 中选择 Backward LR，点击 OK 即可，其最终主要结果如下：

Variables in the Equation

		B	S.E.	Wald	df	Sig.	Exp（B）
Step 4	x1	-1.911	.785	5.928	1	.015	.148
	x2	.093	.021	19.797	1	.000	1.097
	x4	.353	.155	5.152	1	.023	1.423
	x6	.014	.008	2.777	1	.096	1.014
	Constant	-4.067	1.448	7.883	1	.005	.017

由此结果可得到相应 Logistic 回归表达式是：

$$\ln(\frac{p}{1-p}) = -4.067 - 1.911 x_1 + 0.093 x_2 + 0.353 x_4 + 0.014 x_6$$

表中 B 为偏回归系数，s_b（S.E.）为 B 的标准误，Exp（B）为 OR（优势比）或 RR（相对危险度）。从方程中可以看出，性别（x_1）、年龄（x_2）、甘油三酯（x_4）、谷丙转氨酶（x_6）与是否发生高血糖呈相关，男性比女性易患高血糖，老年人易患高血糖，甘油三酯、谷丙转氨酶高的易患高血糖。性别的优势比是 0.148，表示女生发生高血糖的可能性是男性的 0.148 倍；年龄的优势比是 1.097，表示年龄每增加一岁高血糖发生可能性是原先的 1.097 倍。依此类推。

三、Logistic 回归的假设检验

与多重线性回归一样，Logistic 回归模型也需要进行假设检验，检验常用似然比检验和 Wald 检验。

1. 似然比检验　主要用于对整个回归方程是否有统计学意义进行检验，用于比较是否包含某个或某几个变量的模型是否有统计学意义。

（1）建立检验假设，确定检验水准

H_0：$\beta_1 = \beta_2 = \cdots = \beta_m = 0$

H_1：各偏回归系数（β_i）不全为 0

α=0.05

（2）计算检验统计量 G 值

$$G = -2\ln L - (-2\ln L') \tag{14-7}$$

其中：L 是模型中不包含某个或某几个变量的似然函数，L' 是模型中包含某个或某几个变量的似然函数。统计量 G 值的大小反映了增加了某个或某几个变量的模型拟合优度提高的程度，当样本量较大时，在 H_0 成立的前提下，统计量 G 服从 χ^2 分布。自由度为增加变量的个数。

（3）确定 P 值，做出统计推断：本例 $G = 145.067$，$\nu = 4$，查 χ^2 界值表确定 P 值，$P < 0.001$，可认为该模型有统计学意义，即模型内的各偏回归系数不全为 0。

2. Wald 检验　主要用于对回归方程某个偏回归系数是否有统计学意义进行检验。

（1）建立检验假设，确定检验水准

H_0：$\beta_i = 0$

H_1：$\beta_i = 0$

a=0.05

（2）计算统计量 Wald 值

$$\chi^2 = \left[\frac{b_i}{SE(b_i)} \right]^2 \tag{14-8}$$

（3）确定 P 值，做出统计推断：当样本量较大时，在 H_0 成立的前提下，Wald 检验统计量服从自由度为 1 的 χ^2 分布。查 χ^2 界值表确定 P 值，做出判断。

与多重线性回归一样，多因素 Logistic 回归也应该进行自变量的筛选，以确保进入模型的自变量（x_i）对因变量（y）的作用都有统计学意义。其逐步筛选的方法为前进法与后退法。上述结果的获得即采用后退的极大似然法（Backward LR）。

四、Logistic 回归应用条件

（1）两分类 Logistic 回归分析的因变量必须是两分类变量，如是否发生、是否死亡、成功与失败、疗效分为是否治愈等。如果应变量是多分类或有序分类则应采用多分类或有序分类 Logistic 回归分析，请参考硕士案例版《医学统计学》（罗家洪主编，科学出版社出版）。

（2）自变量与因变量的关系基本上呈"S"形曲线关系，或者自变量与 Logit（p）呈直线关系。

（3）个体间的独立性。即甲是否发生不影响乙是否发生。

（4）各自变量间的联合作用符合乘法模型。

【知识点 14-3】

1. Logistic 回归属于概率型非线性回归，主要用于应变量为分类变量的多因素分析。

2. Logistic 回归模型的应变量 y 为分类变量（可以是二项分类，多项分类或有序分类），自变量可以

是计量、计数和等级资料，最好数量化为二项分类资料。

3. Logistic 回归分析分为二种：条件 Logistic 回归和非条件 Logistic 回归。前者主要用于分析配对病例对照研究资料，后者主要用于分析成组数据或非配对的病例对照研究。

4. Logistic 回归的模型

$$\hat{y} = \text{Logit}(p) = \ln(\frac{p}{1-p}) = b_0 + b_1 x_1 + b_2 x_2 + \cdots + b_m x_m \qquad (14\text{-}6)$$

b_i 为偏回归系数，意义为当其他自变量固定时，变量 x_i 对 y 的作用，常用 OR 表示。$OR > 1$ 为危险因素，$OR < 1$ 为保护因素。比较自变量对应变量作用大小则用标准回归系数 β_i。

5. Logistic 回归的应用条件　Logistic 回归的应用条件与多重线性回归的应用条件基本相同，主要的区别是因变量 y 是分类变量，多重线性是服从正态分布的数值变量。

思 考 练 习

一、是非题（正确记 "+"，错误记 "–"）

1. Logistic 回归分析的结果，exp(B) 只能是 OR 值，不能是 RR 值。（　　）

2. 在多重线性回归分析中，可用偏回归系数比较各自变量作用的大小。（　　）

3. 在多重线性回归分析中，确定系数与调整的确定系数一样，随着模型中自变量个数的增加，它们都增大。（　　）

4. 在多重线性回归分析中，调整确定系数越大表明模型对数据的拟合程度就越好。（　　）

5. Logistic 回归分析是一种适用于因变量为分类变量的多因素曲线模型。（　　）

6. 在多重线性回归分析中，偏回归系数与标化的偏回归系数都是无单位数值。（　　）

7. 在多重线性回归分析中，用剩余标准差与调整的确定系数来选择方程时，其结果可能是不一样的。（　　）

8. 在 Logistic 回归分析中，依据剩余标准差的大小选择最佳预测模型。（　　）

二、选择题（从 a～e 中选出一个最佳答案）

1. 多重线性回归中要很好地考虑各因素的交互作用，最好选用_____。

a. 最优子集法　　　　b. 逐步法　　　　c. 前进法　　　　d. 后退法　　　　e. 强制法

2. 多重线性回归中，若自变量的计量单位发生改变，则_____。

a. 偏回归系数改变　　　　　　b. 标化偏回归系数改变　　　　　　c. 两者都改变

d. 两者都不改变　　　　　　　e. 以上均可

3. 为了研究一组因素 x_1, x_2, …, x_g 对一组肺癌患者生存时间长短的影响，对病人进行追踪随访观察，观察结果分为两档，即病人生存时间≤2 年和 >2 年，考察的危险因素有治疗方法（4 种）、治疗前病人的状态（6 种）、病人的年龄、癌细胞的类型（3 种）等。问这种资料最适合选用什么统计方法分析_____。

a. 方差分析　　　　　　b. 多重线性回归分析　　　　　　c. t 检验

d. COX 回归分析　　　　e. Logistic 回归分析

4. 作多重回归分析时，若降低进入的 F 界值，则进入方程的变量一般会_____。

a. 增多　　　　b. 减少　　　　c. 不变　　　　d. 可增多也可减少　　　　e. 以上都对

5. 可用来进行多重线性回归方程整体效应的检验是_____。

a. χ^2 检验　　　b. F 检验　　　c. U 检验　　　d. Ridit 检验　　　e. t 检验

6. 确定系数 R^2 是指_____。

a. 残差平方和占总离差平方和的比重　　　　b. 总离差平方和占回归平方和的比重

c. 回归平方和占总离差平方和的比重　　　　d. 回归平方和占残差平方和的比重

e. 以上都不对

三、应用分析题

1. 为探讨女大学生的体重、胸围与胸围呼吸差对肺活量的影响，某研究者调查了 20 名女大学生的相关资料（表 14-3），试建立肺活量的多重线性逐步回归分析。

表 14-3 20 名女大学生肺活量等指标的调查数据

编号	胸围 x_1（cm）	体重 x_2（kg）	胸围差 x_3（cm）	肺活量 y（ml）
1	35	51	0.7	1600
2	37	58	2.0	1600
3	38	60	1.5	1650
4	36	61	0.8	1800
5	40	56	2.0	2100
6	41	57	2.0	2000
7	45	60	1.5	2200
8	44	60	1.8	2200
9	37	64	1.1	2300
10	39	63	1.4	2400
11	42	57	3.0	2500
12	43	59	3.3	2500
13	40	66	2.6	2600
14	41	64	2.5	2700
15	42	66	3.0	2650
16	40	64	3.0	2600
17	43	70	4.3	2750
18	44	65	3.2	2800
19	43	70	4.3	2750
20	45	67	3.2	2950

2. 某医生收集了 35 名产妇的资料，其中体重为孕妇最后一次月经期内的体重、是否患高血压（1-是，0-否）、是否吸烟（1-是，0-否）、低体重（1-是，0-否），请分析影响婴儿低体重的主要因素。

表 14-4 某地低体重影响因素分析

年龄（年）	体重（kg）	高血压	吸烟	低体重
20	57	1	1	1
20	54	0	0	0
21	49	1	1	1
21	52	0	0	0
22	72	0	0	0
22	54	1	0	1
23	44	0	1	1
24	60	1	1	1
24	63	1	0	0
24	50	0	0	0
25	54	1	0	0
25	48	1	1	1
26	44	1	0	1
26	73	0	0	0
27	59	0	0	1
28	54	1	1	1
28	82	1	0	0
28	59	0	0	0

续表

年龄（年）	体重（kg）	高血压	吸烟	低体重
29	59	1	0	1
30	64	1	0	1
30	49	0	0	0
27	56	1	0	0
31	45	0	0	0
32	60	0	0	0
32	48	1	0	0
26	70	0	1	1
25	52	0	0	0
23	50	0	0	0
24	54	0	0	0
27	68	0	1	0
21	61	0	0	0
23	58	0	0	0
24	54	0	0	0
25	58	1	0	0
25	49	1	1	1

（刘启贵　宋桂荣）

主要参考文献

方积乾，2003. 卫生统计学. 5 版. 北京：人民卫生出版社

方积乾，2008. 卫生统计学. 6 版. 北京：人民卫生出版社

胡良平，李子建，2003. 医学统计学基础与典型错误辨析. 北京：军事医学科学出版社

罗家洪，郭秀花，2011. 医学统计学（供临床本科生使用）. 2 版. 北京：科学出版社

罗家洪，郭秀花，2015. 卫生统计学（供硕士研究生使用）. 2 版. 北京：科学出版社

罗家洪，郭秀花，2015. 卫生统计学计算机操作教程（供硕士研究生使用）. 2 版. 北京：科学出版社

罗家洪，郭秀花，2012. 医学统计学计算机操作教程（供临床本科生使用）. 2 版. 北京：科学出版社

罗家洪，李健，2010. 流行病学（供临床本科生使用）. 北京：科学出版社

罗家洪，李健，2011. 流行病学学习指导（供临床本科生使用）. 北京：科学出版社

罗家洪，薛茜，2008. 医学统计学（供硕士研究生使用）. 北京：科学出版社

倪宗瓒，2003. 医学统计学. 北京：高等教育出版社

万崇华，罗家洪，2005. 卫生统计学学习辅导. 2 版. 昆明：云南民族出版社

万崇华，罗家洪，2010. 卫生统计学学习辅导. 3 版. 昆明：云南民族出版社

万崇华，罗家洪，2014. 高级医学统计学（供硕士与博士研究生使用）. 北京：科学出版社

徐天和，2004. 中国医学统计百科全书\\柳青，多元统计分册. 北京：人民卫生出版社

徐天和，2004. 中国医学统计百科全书\\唐军，单变量推断统计分册. 北京：人民卫生出版社

徐天和，2004. 中国医学统计百科全书\\田考聪，描述性统计分册. 北京：人民卫生出版社

徐天和，2004. 中国医学统计百科全书\\徐勇勇，医学研究统计设计分册. 北京：人民卫生出版社

徐勇勇，2003. 医学统计学. 2 版. 北京：高等教育出版社

赵耐青，2004. 医学统计学. 北京：高等教育出版社

附录一　统计用表

附表 1　标准正态分布密度函数曲线下的面积，$\Phi(-z)$值

u	0.00	0.01	0.02	0.03	0.04	0.05	0.06	0.07	0.08	0.09
−3.0	0.0013	0.0013	0.0013	0.0012	0.0012	0.0011	0.0011	0.0011	0.0010	0.0010
−2.9	0.0019	0.0018	0.0018	0.0017	0.0016	0.0016	0.0015	0.0015	0.0014	0.0014
−2.8	0.0026	0.0025	0.0024	0.0023	0.0023	0.0022	0.0021	0.0021	0.0020	0.0019
−2.7	0.0035	0.0034	0.0033	0.0032	0.0031	0.0030	0.0029	0.0028	0.0027	0.0026
−2.6	0.0047	0.0045	0.0044	0.0043	0.0041	0.0040	0.0039	0.0038	0.0037	0.0036
−2.5	0.0062	0.0060	0.0059	0.0057	0.0055	0.0054	0.0052	0.0051	0.0049	0.0048
−2.4	0.0082	0.0080	0.0078	0.0075	0.0073	0.0071	0.0069	0.0068	0.0066	0.0064
−2.3	0.0107	0.0104	0.0102	0.0099	0.0096	0.0094	0.0091	0.0089	0.0087	0.0084
−2.2	0.0139	0.0136	0.0132	0.0129	0.0125	0.0122	0.0119	0.0116	0.0113	0.0110
−2.1	0.0179	0.0174	0.0170	0.0166	0.0162	0.0158	0.0154	0.0150	0.0146	0.0143
−2.0	0.0228	0.0222	0.0217	0.0212	0.0207	0.0202	0.0197	0.0192	0.0188	0.0183
−1.9	0.0287	0.0281	0.0274	0.0268	0.0262	0.0256	0.0250	0.0244	0.0239	0.0233
−1.8	0.0359	0.0352	0.0344	0.0336	0.0329	0.0322	0.0314	0.0307	0.0301	0.0294
−1.7	0.0446	0.0436	0.0427	0.0418	0.0409	0.0401	0.0392	0.0384	0.0375	0.0367
−1.6	0.0548	0.0537	0.0526	0.0516	0.0505	0.0495	0.0485	0.0475	0.0465	0.0455
−1.5	0.0668	0.0655	0.0643	0.0630	0.0618	0.0606	0.0594	0.0582	0.0571	0.0559
−1.4	0.0808	0.0793	0.0778	0.0764	0.0749	0.0735	0.0721	0.0708	0.0694	0.0681
−1.3	0.0968	0.0951	0.0934	0.0918	0.0901	0.0885	0.0869	0.0853	0.0838	0.0823
−1.2	0.1151	0.1131	0.1112	0.1093	0.1075	0.1056	0.1038	0.1020	0.1003	0.0985
−1.1	0.1357	0.1335	0.1314	0.1292	0.1271	0.1251	0.1230	0.1210	0.1190	0.1170
−1.0	0.1587	0.1562	0.1539	0.1515	0.1492	0.1469	0.1446	0.1423	0.1401	0.1379
−0.9	0.1841	0.1814	0.1788	0.1762	0.1736	0.1711	0.1685	0.1660	0.1635	0.1611
−0.8	0.2119	0.2090	0.2061	0.2033	0.2005	0.1977	0.1949	0.1922	0.1894	0.1867
−0.7	0.2420	0.2389	0.2358	0.2327	0.2296	0.2266	0.2236	0.2206	0.2177	0.2148
−0.6	0.2743	0.2709	0.2676	0.2643	0.2611	0.2578	0.2546	0.2514	0.2483	0.2451
−0.5	0.3085	0.3050	0.3015	0.2981	0.2946	0.2912	0.2877	0.2843	0.2810	0.2776
−0.4	0.3446	0.3409	0.3372	0.3336	0.3300	0.3264	0.3228	0.3192	0.3156	0.3121
−0.3	0.3821	0.3783	0.3745	0.3707	0.3669	0.3632	0.3594	0.3557	0.3520	0.3483
−0.2	0.4207	0.4168	0.4129	0.4090	0.4052	0.4013	0.3974	0.3936	0.3897	0.3859
−0.1	0.4602	0.4562	0.4522	0.4483	0.4443	0.4404	0.4364	0.4325	0.4286	0.4247
0.0	0.5000	0.4960	0.4920	0.4880	0.4840	0.4801	0.4761	0.4721	0.4681	0.4641

注：$\Phi(z) = 1 - \Phi(-z)$

附表 2 *t* 界值表

自由度		概率，*P*									
	单侧：	0.25	0.20	0.10	0.05	0.025	0.01	0.005	0.0025	0.001	0.0005
v	双侧：	0.50	0.40	0.20	0.10	0.05	0.02	0.01	0.005	0.002	0.001
1		1.000	1.376	3.078	6.314	12.706	31.821	63.657	127.321	318.309	636.619
2		0.816	1.061	1.886	2.920	4.303	6.965	9.925	14.089	22.327	31.599
3		0.765	0.978	1.638	2.353	3.182	4.541	5.841	7.453	10.215	12.924
4		0.741	0.941	1.533	2.132	2.776	3.747	4.604	5.598	7.173	8.610
5		0.727	0.920	1.476	2.015	2.571	3.365	4.032	4.773	5.893	6.869
6		0.718	0.906	1.440	1.943	2.447	3.143	3.707	4.317	5.208	5.959
7		0.711	0.896	1.415	1.895	2.365	2.998	3.499	4.029	4.785	5.408
8		0.706	0.889	1.397	1.860	2.306	2.896	3.355	3.833	4.501	5.041
9		0.703	0.883	1.383	1.833	2.262	2.821	3.250	3.690	4.297	4.781
10		0.700	0.879	1.372	1.812	2.228	2.764	3.169	3.581	4.144	4.587
11		0.697	0.876	1.363	1.796	2.201	2.718	3.106	3.497	4.025	4.437
12		0.695	0.873	1.356	1.782	2.179	2.681	3.055	3.428	3.930	4.318
13		0.694	0.870	1.350	1.771	2.160	2.650	3.012	3.372	3.852	4.221
14		0.692	0.868	1.345	1.761	2.145	2.624	2.977	3.326	3.787	4.140
15		0.691	0.866	1.341	1.753	2.131	2.602	2.947	3.286	3.733	4.073
16		0.690	0.865	1.337	1.746	2.120	2.583	2.921	3.252	3.686	4.015
17		0.689	0.863	1.333	1.740	2.110	2.567	2.898	3.222	3.646	3.965
18		0.688	0.862	1.330	1.734	2.101	2.552	2.878	3.197	3.610	3.922
19		0.688	0.861	1.328	1.729	2.093	2.539	2.861	3.174	3.579	3.883
20		0.687	0.860	1.325	1.725	2.086	2.528	2.845	3.153	3.552	3.850
21		0.686	0.859	1.323	1.721	2.080	2.518	2.831	3.135	3.527	3.819
22		0.686	0.858	1.321	1.717	2.074	2.508	2.819	3.119	3.505	3.792
23		0.685	0.858	1.319	1.714	2.069	2.500	2.807	3.104	3.485	3.768
24		0.685	0.857	1.318	1.711	2.064	2.492	2.797	3.091	3.467	3.745
25		0.684	0.856	1.316	1.708	2.060	2.485	2.787	3.078	3.450	3.725
26		0.684	0.856	1.315	1.706	2.056	2.479	2.779	3.067	3.435	3.707
27		0.684	0.855	1.314	1.703	2.052	2.473	2.771	3.057	3.421	3.690
28		0.683	0.855	1.313	1.701	2.048	2.467	2.763	3.047	3.408	3.674
29		0.683	0.854	1.311	1.699	2.045	2.462	2.756	3.038	3.396	3.659
30		0.683	0.854	1.310	1.697	2.042	2.457	2.750	3.030	3.385	3.646
31		0.682	0.853	1.309	1.696	2.040	2.453	2.744	3.022	3.375	3.633
32		0.682	0.853	1.309	1.694	2.037	2.449	2.738	3.015	3.365	3.622
33		0.682	0.853	1.308	1.692	2.035	2.445	2.733	3.008	3.356	3.611
34		0.682	0.852	1.307	1.691	2.032	2.441	2.728	3.002	3.348	3.601
35		0.682	0.852	1.306	1.690	2.030	2.438	2.724	2.996	3.340	3.591
36		0.681	0.852	1.306	1.688	2.028	2.434	2.719	2.990	3.333	3.582
37		0.681	0.851	1.305	1.687	2.026	2.431	2.715	2.985	3.326	3.574
38		0.681	0.851	1.304	1.686	2.024	2.429	2.712	2.980	3.319	3.566
39		0.681	0.851	1.304	1.685	2.023	2.426	2.708	2.976	3.313	3.558
40		0.681	0.851	1.303	1.684	2.021	2.423	2.704	2.971	3.307	3.551
50		0.679	0.849	1.299	1.676	2.009	2.403	2.678	2.937	3.261	3.496
60		0.679	0.848	1.296	1.671	2.000	2.390	2.660	2.915	3.232	3.460
70		0.678	0.847	1.294	1.667	1.994	2.381	2.648	2.899	3.211	3.435
80		0.678	0.846	1.292	1.664	1.990	2.374	2.639	2.887	3.195	3.416
90		0.677	0.846	1.291	1.662	1.987	2.369	2.632	2.878	3.183	3.402
100		0.677	0.845	1.290	1.660	1.984	2.364	2.626	2.871	3.174	3.390
200		0.676	0.843	1.286	1.653	1.972	2.345	2.601	2.839	3.131	3.340
500		0.675	0.842	1.283	1.648	1.965	2.334	2.586	2.820	3.107	3.310
1000		0.675	0.842	1.282	1.646	1.962	2.330	2.581	2.813	3.098	3.300
∞		0.6745	0.8416	1.2816	1.6449	1.9600	2.3263	2.5758	2.8070	3.0902	3.2905

附表 3　F 界值表（方差齐性检验用，双侧界值）

$\alpha = 0.05$

分母的自由度 ν_2	分子的自由度 ν_1															
	1	2	3	4	5	6	7	8	9	10	12	15	20	30	60	∞
1	647.789	799.500	864.163	899.583	921.848	937.111	948.217	956.656	963.285	968.627	976.708	984.867	993.103	1001.414	1009.800	1018.253
2	38.506	39.000	39.166	39.248	39.298	39.332	39.355	39.373	39.387	39.398	39.415	39.431	39.448	39.465	39.481	39.498
3	17.443	16.044	15.439	15.101	14.885	14.735	14.624	14.540	14.473	14.419	14.337	14.253	14.167	14.081	13.992	13.902
4	12.218	10.649	9.979	9.605	9.365	9.197	9.074	8.980	8.905	8.844	8.751	8.657	8.560	8.461	8.360	8.257
5	10.007	8.434	7.764	7.388	7.146	6.978	6.853	6.757	6.681	6.619	6.525	6.428	6.329	6.227	6.123	6.015
6	8.813	7.260	6.599	6.227	5.988	5.820	5.696	5.600	5.523	5.461	5.366	5.269	5.168	5.065	4.959	4.849
7	8.073	6.542	5.890	5.523	5.285	5.119	4.995	4.899	4.823	4.761	4.666	4.568	4.467	4.362	4.254	4.142
8	7.571	6.060	5.416	5.053	4.817	4.652	4.529	4.433	4.357	4.295	4.200	4.101	4.000	3.894	3.784	3.670
9	7.209	5.715	5.078	4.718	4.484	4.320	4.197	4.102	4.026	3.964	3.868	3.769	3.667	3.560	3.449	3.333
10	6.937	5.456	4.826	4.468	4.236	4.072	3.950	3.855	3.779	3.717	3.621	3.522	3.419	3.311	3.198	3.080
11	6.724	5.256	4.630	4.275	4.044	3.881	3.759	3.664	3.588	3.526	3.430	3.330	3.226	3.118	3.004	2.883
12	6.554	5.096	4.474	4.121	3.891	3.728	3.607	3.512	3.436	3.374	3.277	3.177	3.073	2.963	2.848	2.725
13	6.414	4.965	4.347	3.996	3.767	3.604	3.483	3.388	3.312	3.250	3.153	3.053	2.948	2.837	2.720	2.596
14	6.298	4.857	4.242	3.892	3.663	3.501	3.380	3.285	3.209	3.147	3.050	2.949	2.844	2.732	2.614	2.487
15	6.200	4.765	4.153	3.804	3.576	3.415	3.293	3.199	3.123	3.060	2.963	2.862	2.756	2.644	2.524	2.395
16	6.115	4.687	4.077	3.729	3.502	3.341	3.219	3.125	3.049	2.986	2.889	2.788	2.681	2.568	2.447	2.316
17	6.042	4.619	4.011	3.665	3.438	3.277	3.156	3.061	2.985	2.922	2.825	2.723	2.616	2.502	2.380	2.248
18	5.978	4.560	3.954	3.608	3.382	3.221	3.100	3.005	2.929	2.866	2.769	2.667	2.559	2.445	2.321	2.187
19	5.922	4.508	3.903	3.559	3.333	3.172	3.051	2.956	2.880	2.817	2.720	2.617	2.509	2.394	2.270	2.133
20	5.872	4.461	3.859	3.515	3.289	3.128	3.007	2.913	2.837	2.774	2.676	2.573	2.465	2.349	2.223	2.085
21	5.827	4.420	3.819	3.475	3.250	3.090	2.969	2.874	2.798	2.735	2.637	2.534	2.425	2.308	2.182	2.042
22	5.786	4.383	3.783	3.440	3.215	3.055	2.934	2.839	2.763	2.700	2.602	2.498	2.389	2.272	2.145	2.003
23	5.750	4.349	3.751	3.408	3.184	3.023	2.902	2.808	2.731	2.668	2.570	2.467	2.357	2.239	2.111	1.968
24	5.717	4.319	3.721	3.379	3.155	2.995	2.874	2.779	2.703	2.640	2.541	2.437	2.327	2.209	2.080	1.935
25	5.686	4.291	3.694	3.353	3.129	2.969	2.848	2.753	2.677	2.614	2.515	2.411	2.301	2.182	2.052	1.906
26	5.659	4.266	3.670	3.329	3.105	2.945	2.824	2.729	2.653	2.590	2.491	2.387	2.276	2.157	2.026	1.878
27	5.633	4.242	3.647	3.307	3.083	2.923	2.802	2.707	2.631	2.568	2.469	2.364	2.253	2.133	2.002	1.853
28	5.610	4.221	3.626	3.286	3.063	2.903	2.782	2.687	2.611	2.547	2.448	2.344	2.232	2.112	1.980	1.829
29	5.588	4.201	3.607	3.267	3.044	2.884	2.763	2.669	2.592	2.529	2.430	2.325	2.213	2.092	1.959	1.807
30	5.568	4.182	3.589	3.250	3.027	2.867	2.746	2.651	2.575	2.511	2.412	2.307	2.195	2.074	1.940	1.787
40	5.424	4.051	3.463	3.126	2.904	2.744	2.624	2.529	2.452	2.388	2.288	2.182	2.068	1.943	1.803	1.637
60	5.286	3.925	3.343	3.008	2.786	2.627	2.507	2.412	2.334	2.270	2.169	2.061	1.945	1.815	1.667	1.482
120	5.152	3.805	3.227	2.894	2.674	2.515	2.395	2.299	2.222	2.157	2.055	1.945	1.825	1.690	1.530	1.311
∞	5.024	3.689	3.116	2.786	2.567	2.408	2.288	2.192	2.114	2.048	1.945	1.833	1.709	1.566	1.389	1.013

附表4 F界值表（方差分析用，单侧界值）

上行 $\alpha = 0.05$，下行 $\alpha = 0.01$

分母的自由度 v_2	分子的自由度，v_1											
	1	2	3	4	5	6	7	8	9	10	11	12
1	161.448	199.500	215.707	224.583	230.162	233.986	236.768	238.883	240.543	241.882	242.984	243.906
	4052.18	4999.50	5403.35	5624.58	5763.65	5858.99	5928.36	5981.07	6022.47	6055.85	6083.32	6106.32
2	18.513	19.000	19.164	19.247	19.296	19.330	19.353	19.371	19.385	19.396	19.405	19.413
	98.503	99.000	99.166	99.249	99.299	99.333	99.356	99.374	99.388	99.399	99.408	99.416
3	10.128	9.552	9.277	9.117	9.014	8.941	8.887	8.845	8.812	8.786	8.763	8.745
	34.116	30.817	29.457	28.710	28.237	27.911	27.672	27.489	27.345	27.229	27.133	27.052
4	7.709	6.944	6.591	6.388	6.256	6.163	6.094	6.041	5.999	5.964	5.936	5.912
	21.198	18.000	16.694	15.977	15.522	15.207	14.976	14.799	14.659	14.546	14.452	14.374
5	6.608	5.786	5.410	5.192	5.050	4.950	4.876	4.818	4.773	4.735	4.704	4.678
	16.258	13.274	12.060	11.392	10.967	10.672	10.456	10.289	10.158	10.051	9.963	9.888
6	5.987	5.143	4.757	4.534	4.387	4.284	4.207	4.147	4.099	4.060	4.027	4.000
	13.745	10.925	9.780	9.148	8.746	8.466	8.260	8.102	7.976	7.874	7.790	7.718
7	5.591	4.737	4.347	4.120	3.972	3.866	3.787	3.726	3.677	3.637	3.603	3.575
	12.246	9.547	8.451	7.847	7.460	7.191	6.993	6.840	6.719	6.620	6.538	6.469
8	5.318	4.459	4.066	3.838	3.688	3.581	3.501	3.438	3.388	3.347	3.313	3.284
	11.259	8.649	7.591	7.006	6.632	6.371	6.178	6.029	5.911	5.814	5.734	5.667
9	5.117	4.257	3.863	3.633	3.482	3.374	3.293	3.230	3.179	3.137	3.103	3.073
	10.561	8.022	6.992	6.422	6.057	5.802	5.613	5.467	5.351	5.257	5.178	5.111
10	4.965	4.103	3.708	3.478	3.326	3.217	3.136	3.072	3.020	2.978	2.943	2.913
	10.044	7.559	6.552	5.994	5.636	5.386	5.200	5.057	4.942	4.849	4.772	4.706
11	4.844	3.982	3.587	3.357	3.204	3.095	3.012	2.948	2.896	2.854	2.818	2.788
	9.646	7.206	6.217	5.668	5.316	5.069	4.886	4.745	4.632	4.539	4.462	4.397
12	4.747	3.885	3.490	3.259	3.106	2.996	2.913	2.849	2.796	2.753	2.717	2.687
	9.330	6.927	5.953	5.412	5.064	4.821	4.640	4.499	4.388	4.296	4.220	4.155
13	4.667	3.806	3.411	3.179	3.025	2.915	2.832	2.767	2.714	2.671	2.635	2.604
	9.074	6.701	5.739	5.205	4.862	4.620	4.441	4.302	4.191	4.100	4.025	3.960
14	4.600	3.739	3.344	3.112	2.958	2.848	2.764	2.699	2.646	2.602	2.566	2.534
	8.862	6.515	5.564	5.035	4.695	4.456	4.278	4.140	4.030	3.939	3.864	3.800
15	4.543	3.682	3.287	3.056	2.901	2.791	2.707	2.641	2.588	2.544	2.507	2.475
	8.683	6.359	5.417	4.893	4.556	4.318	4.142	4.005	3.895	3.805	3.730	3.666
16	4.494	3.634	3.239	3.007	2.852	2.741	2.657	2.591	2.538	2.494	2.456	2.425
	8.531	6.226	5.292	4.773	4.437	4.202	4.026	3.890	3.780	3.691	3.616	3.553
17	4.451	3.592	3.197	2.965	2.810	2.699	2.614	2.548	2.494	2.450	2.413	2.381
	8.400	6.112	5.185	4.669	4.336	4.102	3.927	3.791	3.682	3.593	3.519	3.455
18	4.414	3.555	3.160	2.928	2.773	2.661	2.577	2.510	2.456	2.412	2.374	2.342
	8.285	6.013	5.092	4.579	4.248	4.015	3.841	3.705	3.597	3.508	3.434	3.371
19	4.381	3.522	3.127	2.895	2.740	2.628	2.544	2.477	2.423	2.378	2.340	2.308
	8.185	5.926	5.010	4.500	4.171	3.939	3.765	3.631	3.523	3.434	3.360	3.297
20	4.351	3.493	3.098	2.866	2.711	2.599	2.514	2.447	2.393	2.348	2.310	2.278
	8.096	5.849	4.938	4.431	4.103	3.871	3.699	3.564	3.457	3.368	3.294	3.231
21	4.325	3.467	3.073	2.840	2.685	2.573	2.488	2.421	2.366	2.321	2.283	2.250
	8.017	5.780	4.874	4.369	4.042	3.812	3.640	3.506	3.398	3.310	3.236	3.173
22	4.301	3.443	3.049	2.817	2.661	2.549	2.464	2.397	2.342	2.297	2.259	2.226
	7.945	5.719	4.817	4.313	3.988	3.758	3.587	3.453	3.346	3.258	3.184	3.121
23	4.279	3.422	3.028	2.796	2.640	2.528	2.442	2.375	2.320	2.275	2.236	2.204
	7.881	5.664	4.765	4.264	3.939	3.710	3.539	3.406	3.299	3.211	3.137	3.074
24	4.260	3.403	3.009	2.776	2.621	2.508	2.423	2.355	2.300	2.255	2.216	2.183
	7.823	5.614	4.718	4.218	3.895	3.667	3.496	3.363	3.256	3.168	3.094	3.032
25	4.242	3.385	2.991	2.759	2.603	2.490	2.405	2.337	2.282	2.237	2.198	2.165
	7.770	5.568	4.676	4.177	3.855	3.627	3.457	3.324	3.217	3.129	3.056	2.993

续表

分母的自由度 v_2	分子的自由度，v_1											
	14	16	20	24	30	40	50	75	100	200	500	∞
1	245.364	246.464	248.013	249.052	250.095	251.143	251.774	252.618	253.041	253.677	254.059	254.313
	6142.674	6170.101	6208.730	6234.631	6260.649	6286.782	6302.517	6323.561	6334.110	6349.967	6359.501	6365.833
2	19.424	19.433	19.446	19.454	19.462	19.471	19.476	19.482	19.486	19.491	19.494	19.496
	99.428	99.437	99.449	99.458	99.466	99.474	99.479	99.486	99.489	99.494	99.497	99.499
3	8.715	8.692	8.660	8.639	8.617	8.594	8.581	8.563	8.554	8.540	8.532	8.527
	26.924	26.827	26.690	26.598	26.505	26.411	26.354	26.278	26.240	26.183	26.148	26.125
4	5.873	5.844	5.803	5.774	5.746	5.717	5.700	5.676	5.664	5.646	5.635	5.628
	14.249	14.154	14.020	13.929	13.838	13.745	13.690	13.615	13.577	13.520	13.486	13.463
5	4.636	4.604	4.558	4.527	4.496	4.464	4.444	4.418	4.405	4.385	4.373	4.365
	9.770	9.680	9.553	9.467	9.379	9.291	9.238	9.166	9.130	9.075	9.042	9.021
6	3.956	3.922	3.874	3.842	3.808	3.774	3.754	3.726	3.712	3.690	3.678	3.669
	7.605	7.519	7.396	7.313	7.229	7.143	7.092	7.022	6.987	6.934	6.902	6.880
7	3.529	3.494	3.445	3.411	3.376	3.340	3.319	3.290	3.275	3.253	3.239	3.230
	6.359	6.275	6.155	6.074	5.992	5.908	5.858	5.789	5.755	5.702	5.671	5.650
8	3.237	3.202	3.150	3.115	3.079	3.043	3.020	2.990	2.975	2.951	2.937	2.928
	5.559	5.477	5.359	5.279	5.198	5.116	5.065	4.998	4.963	4.911	4.880	4.859
9	3.026	2.989	2.937	2.901	2.864	2.826	2.803	2.772	2.756	2.731	2.717	2.707
	5.005	4.924	4.808	4.729	4.649	4.567	4.517	4.449	4.415	4.363	4.332	4.311
10	2.865	2.828	2.774	2.737	2.700	2.661	2.637	2.605	2.588	2.563	2.548	2.538
	4.601	4.520	4.405	4.327	4.247	4.165	4.116	4.048	4.014	3.962	3.930	3.909
11	2.739	2.701	2.646	2.609	2.571	2.531	2.507	2.473	2.457	2.431	2.415	2.405
	4.293	4.213	4.099	4.021	3.941	3.860	3.810	3.742	3.708	3.656	3.624	3.603
12	2.637	2.599	2.544	2.506	2.466	2.426	2.401	2.367	2.350	2.323	2.307	2.296
	4.052	3.972	3.858	3.781	3.701	3.619	3.569	3.501	3.467	3.414	3.382	3.361
13	2.554	2.515	2.459	2.420	2.380	2.339	2.314	2.279	2.261	2.234	2.218	2.207
	3.857	3.778	3.665	3.587	3.507	3.425	3.375	3.307	3.272	3.219	3.187	3.166
14	2.484	2.445	2.388	2.349	2.308	2.266	2.241	2.205	2.187	2.159	2.142	2.131
	3.698	3.619	3.505	3.427	3.348	3.266	3.215	3.147	3.112	3.059	3.026	3.004
15	2.424	2.385	2.328	2.288	2.247	2.204	2.178	2.142	2.123	2.095	2.078	2.066
	3.564	3.485	3.372	3.294	3.214	3.132	3.081	3.012	2.977	2.924	2.891	2.869
16	2.373	2.334	2.276	2.235	2.194	2.151	2.124	2.087	2.069	2.040	2.022	2.010
	3.451	3.372	3.259	3.181	3.101	3.018	2.968	2.898	2.863	2.808	2.775	2.753
17	2.329	2.289	2.230	2.190	2.148	2.104	2.077	2.040	2.020	1.991	1.973	1.960
	3.353	3.275	3.162	3.084	3.003	2.921	2.869	2.800	2.764	2.709	2.676	2.653
18	2.290	2.250	2.191	2.150	2.107	2.063	2.035	1.998	1.978	1.948	1.929	1.917
	3.269	3.190	3.077	2.999	2.919	2.835	2.784	2.714	2.678	2.623	2.589	2.566
19	2.256	2.215	2.156	2.114	2.071	2.026	1.999	1.960	1.940	1.910	1.891	1.878
	3.195	3.117	3.003	2.925	2.844	2.761	2.709	2.639	2.602	2.547	2.512	2.489
20	2.225	2.184	2.124	2.083	2.039	1.994	1.966	1.927	1.907	1.876	1.856	1.843
	3.130	3.051	2.938	2.859	2.779	2.695	2.643	2.572	2.535	2.479	2.445	2.421
21	2.198	2.156	2.096	2.054	2.010	1.965	1.936	1.897	1.876	1.845	1.825	1.812
	3.072	2.993	2.880	2.801	2.720	2.636	2.584	2.512	2.476	2.419	2.384	2.360
22	2.173	2.131	2.071	2.028	1.984	1.938	1.909	1.869	1.849	1.817	1.797	1.783
	3.020	2.941	2.827	2.749	2.668	2.583	2.531	2.459	2.422	2.365	2.329	2.306
23	2.150	2.109	2.048	2.005	1.961	1.914	1.885	1.844	1.823	1.791	1.771	1.757
	2.973	2.894	2.781	2.702	2.620	2.536	2.483	2.411	2.373	2.316	2.280	2.256
24	2.130	2.088	2.027	1.984	1.939	1.892	1.863	1.822	1.801	1.768	1.747	1.733
	2.930	2.852	2.738	2.659	2.577	2.492	2.440	2.367	2.329	2.271	2.235	2.211
25	2.111	2.069	2.008	1.964	1.919	1.872	1.842	1.801	1.779	1.746	1.725	1.711
	2.892	2.813	2.699	2.620	2.538	2.453	2.400	2.327	2.289	2.230	2.194	2.170

续表

分母的自由度 ν_2	分子的自由度，ν_1											
	1	2	3	4	5	6	7	8	9	10	11	12
26	4.225	3.369	2.975	2.743	2.587	2.474	2.388	2.321	2.266	2.220	2.181	2.148
	7.721	5.526	4.637	4.140	3.818	3.591	3.421	3.288	3.182	3.094	3.021	2.958
27	4.210	3.354	2.960	2.728	2.572	2.459	2.373	2.305	2.250	2.204	2.166	2.132
	7.677	5.488	4.601	4.106	3.785	3.558	3.388	3.256	3.149	3.062	2.988	2.926
28	4.196	3.340	2.947	2.714	2.558	2.445	2.359	2.291	2.236	2.190	2.151	2.118
	7.636	5.453	4.568	4.074	3.754	3.528	3.358	3.226	3.120	3.032	2.959	2.896
29	4.183	3.328	2.934	2.701	2.545	2.432	2.346	2.278	2.223	2.177	2.138	2.105
	7.598	5.420	4.538	4.045	3.725	3.500	3.330	3.198	3.092	3.005	2.931	2.869
30	4.171	3.316	2.922	2.690	2.534	2.421	2.334	2.266	2.211	2.165	2.126	2.092
	7.563	5.390	4.510	4.018	3.699	3.474	3.305	3.173	3.067	2.979	2.906	2.843
32	4.149	3.295	2.901	2.668	2.512	2.399	2.313	2.244	2.189	2.143	2.103	2.070
	7.499	5.336	4.459	3.970	3.652	3.427	3.258	3.127	3.021	2.934	2.860	2.798
34	4.130	3.276	2.883	2.650	2.494	2.380	2.294	2.225	2.170	2.123	2.084	2.050
	7.444	5.289	4.416	3.927	3.611	3.386	3.218	3.087	2.981	2.894	2.821	2.758
36	4.113	3.259	2.866	2.634	2.477	2.364	2.277	2.209	2.153	2.106	2.067	2.033
	7.396	5.248	4.377	3.890	3.574	3.351	3.183	3.052	2.946	2.859	2.786	2.723
38	4.098	3.245	2.852	2.619	2.463	2.349	2.262	2.194	2.138	2.091	2.051	2.017
	7.353	5.211	4.343	3.858	3.542	3.319	3.152	3.021	2.915	2.828	2.755	2.692
40	4.085	3.232	2.839	2.606	2.450	2.336	2.249	2.180	2.124	2.077	2.038	2.004
	7.314	5.179	4.313	3.828	3.514	3.291	3.124	2.993	2.888	2.801	2.727	2.665
42	4.073	3.220	2.827	2.594	2.438	2.324	2.237	2.168	2.112	2.065	2.025	1.991
	7.280	5.149	4.285	3.802	3.488	3.266	3.099	2.968	2.863	2.776	2.703	2.640
44	4.062	3.209	2.817	2.584	2.427	2.313	2.226	2.157	2.101	2.054	2.014	1.980
	7.248	5.123	4.261	3.778	3.465	3.243	3.076	2.946	2.841	2.754	2.680	2.618
46	4.052	3.200	2.807	2.574	2.417	2.304	2.216	2.147	2.091	2.044	2.004	1.970
	7.220	5.099	4.238	3.757	3.444	3.222	3.056	2.925	2.820	2.733	2.660	2.598
48	4.043	3.191	2.798	2.565	2.409	2.295	2.207	2.138	2.082	2.035	1.995	1.960
	7.194	5.077	4.218	3.737	3.425	3.204	3.037	2.907	2.802	2.715	2.642	2.579
50	4.034	3.183	2.790	2.557	2.400	2.286	2.199	2.130	2.073	2.026	1.986	1.952
	7.171	5.057	4.199	3.720	3.408	3.186	3.020	2.890	2.785	2.698	2.625	2.563
60	4.001	3.150	2.758	2.525	2.368	2.254	2.167	2.097	2.040	1.993	1.952	1.917
	7.077	4.977	4.126	3.649	3.339	3.119	2.953	2.823	2.719	2.632	2.559	2.496
70	3.978	3.128	2.736	2.503	2.346	2.231	2.144	2.074	2.017	1.969	1.928	1.893
	7.011	4.922	4.074	3.600	3.291	3.071	2.906	2.777	2.672	2.585	2.512	2.450
80	3.960	3.111	2.719	2.486	2.329	2.214	2.126	2.056	1.999	1.951	1.911	1.875
	6.963	4.881	4.036	3.563	3.255	3.036	2.871	2.742	2.637	2.551	2.478	2.415
100	3.936	3.087	2.696	2.463	2.305	2.191	2.103	2.032	1.975	1.927	1.886	1.850
	6.895	4.824	3.984	3.513	3.206	2.988	2.823	2.694	2.590	2.503	2.430	2.368
120	3.920	3.072	2.680	2.447	2.290	2.175	2.087	2.016	1.959	1.911	1.869	1.834
	6.851	4.787	3.949	3.480	3.174	2.956	2.792	2.663	2.559	2.472	2.399	2.336
150	3.904	3.056	2.665	2.432	2.275	2.160	2.071	2.001	1.943	1.894	1.853	1.817
	6.807	4.750	3.915	3.447	3.142	2.924	2.761	2.632	2.528	2.441	2.368	2.305
200	3.888	3.041	2.650	2.417	2.259	2.144	2.056	1.985	1.927	1.878	1.837	1.801
	6.763	4.713	3.881	3.414	3.110	2.893	2.730	2.601	2.497	2.411	2.338	2.275
400	3.865	3.018	2.627	2.394	2.237	2.121	2.033	1.962	1.903	1.854	1.813	1.776
	6.699	4.659	3.831	3.366	3.063	2.847	2.684	2.556	2.452	2.365	2.292	2.229
1000	3.851	3.005	2.614	2.381	2.223	2.108	2.019	1.948	1.889	1.840	1.798	1.762
	6.660	4.626	3.801	3.338	3.036	2.820	2.657	2.529	2.425	2.339	2.266	2.203
∞	3.842	2.996	2.605	2.372	2.214	2.099	2.010	1.939	1.880	1.831	1.789	1.752
	6.635	4.605	3.782	3.319	3.017	2.802	2.640	2.512	2.408	2.321	2.248	2.185

续表

分母的自由度 ν_2	分子的自由度 ν_1											
	14	16	20	24	30	40	50	75	100	200	500	∞
26	2.094	2.052	1.990	1.946	1.901	1.853	1.823	1.782	1.760	1.726	1.705	1.691
	2.857	2.778	2.664	2.585	2.503	2.417	2.364	2.290	2.252	2.193	2.156	2.132
27	2.078	2.036	1.974	1.930	1.884	1.836	1.806	1.764	1.742	1.708	1.686	1.672
	2.824	2.746	2.632	2.552	2.470	2.384	2.330	2.256	2.218	2.159	2.122	2.097
28	2.064	2.021	1.959	1.915	1.869	1.820	1.790	1.747	1.725	1.691	1.669	1.654
	2.795	2.716	2.602	2.522	2.440	2.354	2.300	2.225	2.187	2.127	2.090	2.064
29	2.050	2.007	1.945	1.901	1.854	1.806	1.775	1.732	1.710	1.675	1.653	1.638
	2.767	2.689	2.574	2.495	2.412	2.325	2.271	2.197	2.158	2.097	2.060	2.034
30	2.037	1.995	1.932	1.887	1.841	1.792	1.761	1.718	1.695	1.660	1.638	1.622
	2.742	2.663	2.549	2.469	2.386	2.299	2.245	2.170	2.131	2.070	2.032	2.006
32	2.015	1.972	1.908	1.864	1.817	1.767	1.736	1.692	1.669	1.633	1.610	1.594
	2.696	2.618	2.503	2.423	2.340	2.252	2.198	2.122	2.082	2.021	1.982	1.956
34	1.995	1.952	1.888	1.843	1.795	1.745	1.713	1.669	1.645	1.609	1.585	1.570
	2.657	2.578	2.463	2.383	2.299	2.211	2.156	2.080	2.040	1.977	1.938	1.911
36	1.977	1.934	1.870	1.824	1.776	1.726	1.694	1.648	1.625	1.587	1.564	1.547
	2.622	2.543	2.428	2.347	2.263	2.175	2.120	2.042	2.002	1.939	1.899	1.872
38	1.962	1.918	1.853	1.808	1.760	1.708	1.676	1.630	1.606	1.568	1.544	1.527
	2.591	2.512	2.397	2.316	2.232	2.143	2.087	2.009	1.968	1.905	1.864	1.837
40	1.948	1.904	1.839	1.793	1.744	1.693	1.660	1.614	1.589	1.551	1.526	1.509
	2.563	2.484	2.369	2.288	2.203	2.114	2.058	1.980	1.938	1.874	1.833	1.805
42	1.935	1.891	1.826	1.780	1.731	1.679	1.646	1.599	1.574	1.535	1.510	1.492
	2.539	2.460	2.344	2.263	2.178	2.088	2.032	1.953	1.911	1.846	1.805	1.776
44	1.924	1.879	1.814	1.768	1.718	1.666	1.633	1.585	1.560	1.520	1.495	1.477
	2.516	2.437	2.321	2.240	2.155	2.065	2.008	1.929	1.887	1.821	1.779	1.750
46	1.913	1.869	1.803	1.756	1.707	1.654	1.621	1.573	1.547	1.507	1.481	1.463
	2.496	2.417	2.301	2.220	2.134	2.044	1.987	1.907	1.864	1.797	1.755	1.726
48	1.904	1.859	1.793	1.746	1.697	1.644	1.610	1.561	1.536	1.495	1.469	1.450
	2.478	2.399	2.282	2.201	2.115	2.024	1.967	1.886	1.844	1.776	1.733	1.704
50	1.895	1.850	1.784	1.737	1.687	1.634	1.600	1.551	1.525	1.484	1.457	1.438
	2.461	2.382	2.265	2.184	2.098	2.007	1.949	1.868	1.825	1.757	1.713	1.683
60	1.860	1.815	1.748	1.700	1.649	1.594	1.559	1.509	1.481	1.438	1.409	1.389
	2.394	2.315	2.198	2.115	2.029	1.936	1.877	1.794	1.749	1.678	1.633	1.601
70	1.836	1.790	1.722	1.674	1.622	1.566	1.530	1.478	1.450	1.404	1.374	1.353
	2.348	2.268	2.150	2.067	1.980	1.886	1.826	1.741	1.695	1.622	1.574	1.541
80	1.817	1.772	1.703	1.654	1.602	1.545	1.508	1.455	1.426	1.379	1.347	1.325
	2.313	2.233	2.115	2.032	1.944	1.849	1.788	1.702	1.655	1.579	1.530	1.494
100	1.792	1.746	1.676	1.627	1.573	1.515	1.477	1.422	1.392	1.342	1.308	1.283
	2.265	2.185	2.067	1.983	1.893	1.797	1.735	1.646	1.598	1.518	1.466	1.427
120	1.775	1.729	1.659	1.608	1.554	1.495	1.457	1.400	1.369	1.316	1.280	1.254
	2.234	2.154	2.035	1.950	1.860	1.763	1.700	1.609	1.559	1.477	1.422	1.381
150	1.758	1.711	1.641	1.590	1.535	1.475	1.436	1.377	1.345	1.290	1.252	1.223
	2.203	2.122	2.003	1.918	1.827	1.729	1.665	1.572	1.520	1.435	1.376	1.332
200	1.742	1.694	1.623	1.572	1.516	1.455	1.415	1.355	1.321	1.263	1.221	1.189
	2.172	2.091	1.971	1.886	1.794	1.695	1.630	1.534	1.481	1.391	1.328	1.279
400	1.717	1.669	1.597	1.545	1.488	1.425	1.383	1.319	1.283	1.219	1.170	1.128
	2.126	2.045	1.925	1.838	1.745	1.643	1.576	1.477	1.421	1.323	1.249	1.187
1000	1.702	1.654	1.581	1.528	1.471	1.406	1.363	1.298	1.260	1.190	1.134	1.078
	2.099	2.018	1.897	1.810	1.716	1.613	1.545	1.442	1.384	1.278	1.195	1.113
∞	1.692	1.644	1.571	1.517	1.459	1.394	1.350	1.283	1.244	1.170	1.107	1.011
	2.082	2.000	1.879	1.791	1.697	1.593	1.523	1.419	1.358	1.248	1.154	1.015

附表 5 q 界值表 (Student-Newman-Keuls 法用)

上行 $\alpha = 0.05$，下行 $\alpha = 0.01$

v	组数, a								
	2	3	4	5	6	7	8	9	10
5	3.64	4.60	5.22	5.67	6.03	6.33	6.58	6.80	6.99
	5.70	6.98	7.80	8.42	8.91	9.32	9.67	9.97	10.24
6	3.46	4.34	4.90	5.30	5.63	5.90	6.12	6.32	6.49
	5.24	6.33	7.03	7.56	7.97	8.32	8.61	8.87	9.10
7	3.34	4.16	4.68	5.06	5.36	5.61	5.82	6.00	6.16
	4.95	5.92	6.54	7.01	7.37	7.68	7.94	8.17	8.37
8	3.26	4.04	4.53	4.89	5.17	5.40	5.60	5.77	5.92
	4.75	5.64	6.20	6.62	6.96	7.24	7.47	7.68	7.86
9	3.20	3.95	4.41	4.76	5.02	5.24	5.43	5.59	5.74
	4.60	5.43	5.96	6.35	6.66	6.91	7.13	7.33	7.49
10	3.15	3.88	4.33	4.65	4.91	5.12	5.30	5.46	5.60
	4.48	5.27	5.77	6.14	6.43	6.67	6.87	7.05	7.21
11	3.11	3.82	4.26	4.57	4.82	5.03	5.20	5.35	5.49
	4.39	5.14	5.62	5.97	6.25	6.48	6.67	6.84	6.99
12	3.08	3.77	4.20	4.51	4.75	4.95	5.12	5.27	5.39
	4.32	5.05	5.50	5.84	6.10	6.32	6.51	6.67	6.81
13	3.06	3.73	4.15	4.45	4.69	4.88	5.05	5.19	5.32
	4.26	4.96	5.40	5.73	5.98	6.19	6.37	6.53	6.67
14	3.03	3.70	4.11	4.41	4.64	4.83	4.99	5.13	5.25
	4.21	4.89	5.32	5.63	5.88	6.08	6.26	6.41	6.54
15	3.01	3.67	4.08	4.37	4.60	4.78	4.94	5.08	5.20
	4.17	4.83	5.25	5.56	5.80	5.99	6.16	6.31	6.44
16	3.00	3.65	4.05	4.33	4.56	4.74	4.90	5.03	5.15
	4.13	4.79	5.19	5.49	5.72	5.92	6.08	6.22	6.35
17	2.98	3.63	4.02	4.30	4.52	4.71	4.86	4.99	5.11
	4.10	4.74	5.14	5.43	5.66	5.85	6.01	6.15	6.27
18	2.97	3.61	4.00	4.28	4.49	4.67	4.82	4.96	5.07
	4.07	4.70	5.09	5.38	5.60	5.79	5.94	6.08	6.20
20	2.95	3.58	3.96	4.23	4.45	4.62	4.77	4.90	5.01
	4.02	4.64	5.02	5.29	5.51	5.69	5.84	5.97	6.09
30	2.89	3.49	3.85	4.10	4.30	4.46	4.60	4.72	4.82
	3.89	4.45	4.80	5.05	5.24	5.40	5.54	5.65	5.76
40	2.86	3.44	3.79	4.04	4.23	4.39	4.52	4.63	4.73
	3.82	4.37	4.70	4.93	5.11	5.26	5.39	5.50	5.60
60	2.83	3.40	3.74	3.98	4.16	4.31	4.44	4.55	4.65
	3.76	4.28	4.59	4.82	4.99	5.13	5.25	5.36	5.45
120	2.80	3.36	3.68	3.92	4.10	4.24	4.36	4.47	4.56
	3.70	4.20	4.50	4.71	4.87	5.01	5.12	5.21	5.30
∞	2.77	3.31	3.63	3.86	4.03	4.17	4.29	4.39	4.47
	3.64	4.12	4.40	4.60	4.76	4.88	4.99	5.08	5.16

附表 6　百分率的可信区间

上行：95%可信区间　　　　　　下行：99%可信区间

n	0	1	2	3	4	5	6	7	8	9	10	11	12	13
1	0—98 0—100													
2	0—84 0—93	1—99 0—100												
3	0—71 0—83	1—91 0—96	9—99 4—100											
4	0—60 0—73	1—81 0—89	7—73 3—97											
5	0—52 0—65	1—72 0—81	5—85 2—92	15—95 8—98										
6	0—46 0—59	0—64 0—75	4—78 2—86	12—88 7—93										
7	0—41 0—53	0—58 0—68	4—78 2—86	12—88 7—93										
8	0—37 0—48	0—53 0—63	3—65 1—74	9—76 5—83	16—84 10—90									
9	0—34 0—45	0—48 0—59	3—60 1—69	7—70 4—78	14—79 9—85	21—86 15—91								
10	0—31 0—41	0—45 0—54	3—56 1—65	7—65 4—74	12—74 8—81	19—81 13—87								
11	0—28 0—38	0—41 0—51	2—52 1—61	6—61 3—69	11—69 7—77	17—77 11—83	23—83 17—89							
12	0—26 0—36	0—38 0—48	2—48 1—57	5—57 3—66	10—65 6—73	15—72 10—79	21—79 15—85							
13	0—25 0—34	0—36 0—45	2—45 1—54	5—54 3—62	9—61 6—69	14—68 9—76	19—75 14—81	25—81 19—86						
14	0—23 0—32	0—34 0—42	2—43 1—51	5—51 3—59	8—58 5—66	13—65 9—72	18—71 13—78	23—77 17—83						
15	0—22 0—30	0—32 0—40	2—41 1—49	4—48 2—56	8—55 5—63	12—62 8—69	16—68 12—74	21—73 16—79	27—79 21—84					
16	0—21 0—28	0—30 0—38	2—38 1—46	4—46 2—53	7—52 5—60	11—59 8—66	15—65 11—71	20—70 15—76	25—75 19—81					
17	0—20 0—27	0—29 0—36	2—36 1—44	4—43 2—51	7—50 4—57	10—56 7—63	14—62 10—69	18—67 14—74	23—72 18—78	28—77 22—82				
18	0—19 0—26	0—27 0—35	1—35 1—42	4—41 2—49	6—48 4—55	10—54 7—61	13—59 10—66	17—64 13—71	22—69 17—75	26—74 21—79				
19	0—18 0—24	0—26 0—33	1—33 1—40	3—40 2—47	6—46 4—53	9—51 6—58	13—57 9—63	16—62 12—68	20—67 16—73	24—71 19—77	29—76 23—81			
20	0—17 0—23	0—25 0—32	1—32 1—39	3—38 2—45	6—44 4—51	9—49 6—56	12—54 9—61	15—59 11—66	19—64 15—70	23—69 18—74	27—73 22—78			
21	0—16 0—22	0—24 0—30	1—30 1—37	3—36 2—43	5—42 3—49	8—47 6—54	11—52 8—59	15—57 11—63	18—62 14—68	22—66 17—71	26—70 21—76	30—74 24—80		
22	0—15 0—21	0—23 0—29	1—29 1—36	3—35 2—42	5—40 3—47	8—45 5—52	11—50 8—57	14—55 10—61	17—59 13—66	21—64 16—70	24—68 20—73	28—72 23—77		
23	0—15 0—21	0—22 0—28	1—28 1—35	3—34 2—40	5—39 3—45	8—44 5—50	10—48 7—55	13—53 10—59	16—57 13—63	20—62 15—67	23—66 19—71	27—69 22—75	31—73 25—78	
24	0—14 0—20	0—21 0—27	1—27 0—33	3—32 2—39	5—37 3—44	7—42 5—49	10—47 7—53	13—51 9—57	16—55 12—61	19—59 15—65	22—63 18—69	26—67 21—73	29—71 24—76	
25	0—14 0—19	0—20 0—26	1—26 0—32	3—31 1—37	5—36 3—42	7—41 5—47	9—45 7—51	12—49 9—56	15—54 11—60	18—58 14—63	21—61 17—67	24—65 20—71	28—69 23—74	31—72 26—77
26	0—13 0—18	0—20 0—25	1—25 0—31	2—30 1—36	4—35 3—41	7—39 4—46	9—44 6—50	12—48 9—54	14—52 11—58	17—56 13—62	20—60 16—65	23—63 19—69	27—67 22—72	30—70 25—75

续表

n	x													
	0	1	2	3	4	5	6	7	8	9	10	11	12	13
27	0—13	0—19	1—24	2—29	4—34	6—38	9—42	11—46	14—50	17—54	19—58	22—61	26—65	29—68
	0—18	0—25	0—30	1—35	3—40	4—44	6—48	8—52	10—56	13—60	15—63	18—67	21—70	24—73
28	0—12	0—18	1—24	2—28	4—33	6—37	8—41	11—45	13—49	16—52	19—56	22—59	25—63	28—66
	0—17	0—24	0—29	1—34	3—39	4—43	6—47	8—51	10—55	12—58	15—62	17—65	20—68	23—71
29	0—12	0—18	1—23	2—27	4—32	6—36	8—40	10—44	13—47	15—51	18—54	21—58	24—61	26—24
	0—17	0—23	0—28	1—33	2—37	4—42	6—46	8—49	10—53	12—57	14—60	17—63	19—66	22—70
30	0—12	0—17	1—22	2—27	4—31	6—35	8—39	10—42	12—46	15—49	17—53	20—56	23—59	26—63
	0—16	0—22	0—27	1—31	2—35	4—39	5—43	7—47	9—50	11—54	13—57	16—60	18—63	20—66
31	0—11	0—17	1—22	2—26	4—30	6—34	8—38	10—41	12—45	14—48	17—51	19—55	22—58	25—61
	0—16	0—22	0—27	1—31	2—35	4—39	5—43	7—47	9—50	11—54	13—57	16—60	18—63	20—66
32	0—11	0—16	1—21	2—25	4—29	5—33	7—36	7—40	12—43	14—47	16—50	19—53	21—56	24—59
	0—15	0—20	0—25	1—30	2—34	4—38	5—42	7—46	9—49	11—52	13—56	15—59	17—62	20—65
33	0—11	0—15	1—20	2—24	3—28	5—32	7—36	9—39	11—42	13—46	16—49	18—52	20—55	23—58
	0—15	0—20	0—25	1—30	2—34	3—37	5—41	7—44	8—48	10—51	12—54	14—57	17—60	19—63
34	0—10	0—15	1—19	2—23	3—28	5—31	7—35	9—38	11—41	13—44	15—48	17—51	20—54	22—56
	0—14	0—20	0—25	1—29	2—33	3—36	5—40	6—43	8—47	10—50	12—53	14—56	16—59	18—62
35	0—10	0—15	1—19	2—23	3—27	5—30	7—34	8—37	10—40	13—43	15—46	17—49	19—52	22—55
	0—14	0—20	0—24	1—28	2—32	3—35	5—39	6—42	8—45	10—49	12—52	14—55	16—57	18—60
36	0—10	0—15	1—18	2—22	3—26	5—29	6—33	8—36	10—39	12—42	14—45	16—48	19—51	21—54
	0—14	0—19	0—23	1—27	2—31	3—35	5—38	6—41	8—44	9—47	11—50	13—53	15—56	17—59
37	0—10	0—14	1—18	2—22	3—25	5—28	6—32	8—35	10—38	12—41	14—44	16—47	18—50	20—53
	0—13	0—18	0—23	1—27	2—30	3—34	4—37	6—40	7—43	9—46	11—49	13—52	15—55	17—58
38	0—10	0—14	1—18	2—21	3—25	5—28	6—32	8—34	10—37	11—40	13—43	15—46	18—49	20—51
	0—13	0—18	0—22	1—26	2—30	3—33	4—36	6—39	7—42	9—45	11—48	12—51	14—54	16—56
39	0—9	0—14	1—17	2—21	3—24	4—27	6—31	8—33	9—36	11—39	13—42	15—45	17—48	19—50
	0—13	0—18	0—21	1—25	2—29	3—32	4—35	6—38	7—41	9—44	10—47	12—50	14—53	16—55
40	0—9	0—13	1—17	2—21	3—24	4—27	6—30	8—33	9—35	11—38	13—41	15—44	17—47	19—49
	0—12	0—17	0—21	1—25	2—28	3—32	4—35	5—38	7—40	9—43	10—46	12—49	13—52	15—54
41	0—9	0—13	1—17	2—20	3—23	4—26	6—29	7—32	9—35	11—37	12—40	14—43	16—46	18—48
	0—12	0—17	0—21	1—24	2—28	3—31	4—34	5—37	7—40	8—42	10—45	11—48	13—50	15—53
42	0—9	0—13	1—16	2—20	3—23	4—26	6—28	7—31	9—34	10—37	12—39	14—42	16—45	18—47
	0—12	0—17	0—20	1—24	2—27	3—30	4—33	5—36	7—39	8—42	9—44	11—47	13—49	15—52
43	0—9	0—12	1—16	2—19	3—23	4—25	5—28	7—31	8—33	10—36	12—39	14—41	15—44	17—46
	0—12	0—16	0—20	1—23	2—26	3—30	4—33	5—35	6—38	8—41	9—43	11—46	13—49	14—51
44	0—9	0—12	1—15	2—19	3—22	4—25	5—28	7—30	8—33	10—35	11—38	13—40	15—43	17—45
	0—11	0—16	0—19	1—23	2—26	3—29	4—32	5—35	6—37	8—40	9—42	11—45	12—47	14—50
45	0—8	0—12	1—15	2—18	3—21	4—24	5—27	7—30	8—32	9—34	11—37	13—39	15—42	16—44
	0—11	0—15	0—19	1—22	2—25	3—28	4—31	5—34	6—37	8—39	9—42	10—44	12—47	14—49
46	0—8	0—12	1—15	2—18	3—21	4—24	5—26	7—29	8—31	9—34	11—36	13—39	14—41	16—43
	0—11	0—15	0—19	1—22	2—25	3—28	4—31	5—33	6—36	7—39	9—41	10—44	12—46	13—48
47	0—8	0—12	1—15	2—17	3—20	4—23	5—26	6—28	8—31	9—34	11—36	12—38	14—40	16—43
	0—11	0—15	0—18	1—21	2—24	2—27	3—30	5—33	6—35	7—38	9—40	10—42	11—45	13—47
48	0—8	0—11	1—14	2—17	3—20	4—22	5—25	6—28	8—30	9—33	11—35	12—37	14—39	15—42
	0—10	0—14	0—18	1—21	2—24	2—27	3—29	5—32	6—35	7—37	8—40	10—42	11—44	13—47
49	0—8	0—11	1—14	2—17	3—20	4—22	5—25	6—27	7—30	9—32	10—35	12—37	13—39	15—41
	0—10	0—14	0—17	1—20	1—24	2—26	3—29	4—32	6—34	7—36	8—39	9—41	11—44	12—46
50	0—7	0—11	1—14	2—17	2—19	3—22	5—24	6—26	7—29	9—31	10—34	11—36	13—38	15—41
	0—10	0—14	0—17	1—20	1—23	2—26	3—28	4—31	5—33	7—36	8—38	9—40	11—43	12—45

n	x											
	14	15	16	17	18	19	20	21	22	23	24	25
26												
27	32—71 27—76											
28	31—69 26—74											
29	30—68 25—72	33—71 28—75										
30	28—66 24—71	31—69 27—74										
31	27—64 23—69	30—67 26—72	33—70 28—75									
32	26—62 22—67	29—65 25—70	32—68 27—73									
33	26—61 21—66	28—64 24—69	31—67 26—71	34—69 29—74								
34	25—59 21—64	27—62 23—67	30—65 25—70	32—68 28—72								
35	24—58 20—63	26—61 22—66	29—63 24—68	31—66 27—71	34—69 29—73							
36	23—57 19—62	26—59 22—64	28—62 23—67	30—65 26—69	33—67 28—72							
37	23—55 19—60	25—58 21—63	27—61 23—65	30—63 25—68	32—66 28—70	34—68 30—73						
38	22—54 18—59	24—57 20—61	26—59 22—64	29—62 25—66	31—64 27—69	33—67 29—71						
39	21—53 18—58	23—55 20—60	26—58 22—63	28—60 24—65	30—63 26—68	32—65 28—70	35—68 30—72					
40	21—52 17—57	23—54 19—59	25—57 21—61	27—59 23—64	29—62 25—66	32—64 27—68	34—66 30—71					
41	20—51 17—55	22—53 19—58	24—56 21—60	26—58 23—63	29—60 25—65	31—63 27—67	33—65 29—69	35—67 31—71				
42	20—50 16—54	22—52 18—57	24—54 20—59	26—57 22—61	28—59 24—64	30—61 26—66	32—64 28—67	34—66 30—70				
43	19—49 16—53	21—51 18—56	23—53 19—58	25—56 21—60	27—58 23—62	29—60 25—65	31—62 27—66	33—65 29—69	36—67 31—71			
44	19—48 15—52	21—50 17—55	22—52 19—57	24—55 21—59	26—57 23—61	28—59 25—63	30—61 26—65	33—63 28—68	35—65 30—70			
45	18—47 15—51	20—49 17—54	22—51 19—56	24—54 20—58	26—56 22—60	28—58 24—62	30—60 26—64	32—62 28—66	34—64 30—68	36—66 32—70		
46	18—46 15—50	20—48 16—53	21—50 18—56	23—53 20—57	25—55 22—59	27—57 23—61	29—59 25—63	31—61 27—65	33—63 29—67	35—65 31—69		
47	18—45 14—19	19—47 16—52	21—49 18—54	23—52 19—56	25—54 21—58	26—56 23—60	28—58 25—62	30—60 26—64	32—62 28—66	34—64 30—68	36—66 32—70	
48	17—44 14—49	19—46 16—51	21—48 17—53	22—51 19—55	24—53 21—57	26—55 22—59	28—57 24—61	30—59 26—63	31—61 28—65	33—63 29—67	35—65 31—69	
49	17—43 14—48	18—45 15—50	20—47 17—52	22—50 19—54	24—52 20—56	25—54 22—58	27—56 23—60	29—58 25—62	31—60 27—64	33—62 29—66	34—64 31—68	36—66 32—70
50	16—43 14—47	18—45 15—49	20—47 17—51	21—49 18—53	23—51 20—55	25—53 21—57	26—55 23—59	28—57 25—61	30—59 26—63	32—61 28—65	34—63 30—67	36—65 32—68

附表 7　Poission 分布 μ 的可信区间

样本计数	95%		99%		样本计数	95%		99%	
x	下限	上限	下限	上限	x	下限	上限	下限	上限
0	0.0	3.7	0.0	5.3					
1	0.1	5.6	0.0	7.4	26	17.0	38.0	14.7	42.2
2	0.2	7.2	0.1	9.3	27	17.8	39.2	15.4	43.5
3	0.6	8.8	0.3	11.0	28	18.6	40.4	16.2	44.8
4	1.0	10.2	0.6	12.6	29	19.4	41.6	17.0	46.0
5	1.6	11.7	1.0	14.1	30	20.2	42.8	17.7	47.2
6	2.2	13.1	1.5	15.6	31	21.0	44.0	18.5	48.4
7	2.8	14.4	2.0	17.1	32	21.8	45.1	19.3	49.6
8	3.4	15.8	2.5	18.5	33	22.7	46.3	20.0	50.8
9	4.0	17.1	3.1	20.0	34	23.5	47.5	20.8	52.1
10	4.7	18.4	3.7	21.3	35	24.3	48.7	21.6	53.3
11	5.4	19.7	4.3	22.6	36	25.1	49.8	22.4	54.5
12	6.2	21.0	4.9	24.0	37	26.0	51.0	23.2	55.7
13	6.9	22.3	5.5	25.4	38	26.8	52.2	24.0	56.9
14	7.7	23.5	6.2	26.7	39	27.7	53.3	24.8	58.1
15	8.4	24.8	6.8	28.1	40	28.6	54.5	25.6	59.3
16	9.4	26.0	7.5	29.4	41	29.4	55.6	26.4	60.5
17	9.9	27.2	8.2	30.7	42	30.3	56.8	27.2	61.7
18	10.7	28.4	8.9	32.0	43	31.1	57.9	28.0	62.9
19	11.5	29.6	9.6	33.3	44	32.0	59.0	28.8	64.1
20	12.2	30.8	10.3	34.6	45	32.8	60.2	29.6	65.3
21	13.0	32.0	11.0	35.9	46	33.6	61.3	30.4	66.5
22	13.8	33.2	11.8	37.2	47	34.5	62.5	31.2	67.7
23	14.6	34.4	12.5	38.4	48	35.3	63.6	32.0	68.9
24	15.4	35.6	13.2	39.7	49	36.1	64.8	32.8	70.1
25	16.2	36.8	14.0	41.0	50	37.0	65.9	33.6	71.3

附表 8　χ² 界值表

自由度 ν	概率，P												
	0.995	0.990	0.975	0.950	0.900	0.750	0.500	0.250	0.100	0.050	0.025	0.010	0.005
1					0.02	0.10	0.45	1.32	2.71	3.84	5.02	6.63	7.88
2	0.01	0.02	0.05	0.10	0.21	0.58	1.39	2.77	4.61	5.99	7.38	9.21	10.60
3	0.07	0.12	0.22	0.35	0.58	1.21	2.37	4.11	6.25	7.82	9.35	11.35	12.84
4	0.21	0.30	0.48	0.71	1.06	1.92	3.36	5.39	7.78	9.49	11.14	13.28	14.86
5	0.41	0.55	0.83	1.15	1.61	2.67	4.35	6.63	9.24	11.07	12.83	15.09	16.75
6	0.68	0.87	1.24	1.64	2.20	3.45	5.35	7.84	10.64	12.59	14.45	16.81	18.55
7	0.99	1.24	1.69	2.17	2.83	4.25	6.35	9.04	12.02	14.07	16.01	18.48	20.28
8	1.34	1.65	2.18	2.73	3.49	5.07	7.34	10.22	13.36	15.51	17.53	20.09	21.95
9	1.73	2.09	2.70	3.33	4.17	5.90	8.34	11.39	14.68	16.92	19.02	21.67	23.59
10	2.16	2.56	3.25	3.94	4.87	6.74	9.34	12.55	15.99	18.31	20.48	23.21	25.19
11	2.60	3.05	3.82	4.57	5.58	7.58	10.34	13.70	17.28	19.68	21.92	24.72	26.76
12	3.07	3.57	4.40	5.23	6.30	8.44	11.34	14.85	18.55	21.03	23.34	26.22	28.30
13	3.57	4.11	5.01	5.89	7.04	9.30	12.34	15.98	19.81	22.36	24.74	27.69	29.82
14	4.08	4.66	5.63	6.57	7.79	10.17	13.34	17.12	21.06	23.69	26.12	29.14	31.32
15	4.60	5.23	6.26	7.26	8.55	11.04	14.34	18.25	22.31	25.00	27.49	30.58	32.80
16	5.14	5.81	6.91	7.96	9.31	11.91	15.34	19.37	23.54	26.30	28.85	32.00	34.27
17	5.70	6.41	7.56	8.67	10.09	12.79	16.34	20.49	24.77	27.59	30.19	33.41	35.72
18	6.26	7.01	8.23	9.39	10.86	13.68	17.34	21.60	25.99	28.87	31.53	34.81	37.16
19	6.84	7.63	8.91	10.12	11.65	14.56	18.34	22.72	27.20	30.14	32.85	36.19	38.58
20	7.43	8.26	9.59	10.85	12.44	15.45	19.34	23.83	28.41	31.41	34.17	37.57	40.00
21	8.03	8.90	10.28	11.59	13.24	16.34	20.34	24.93	29.62	32.67	35.48	38.93	41.40
22	8.64	9.54	10.98	12.34	14.04	17.24	21.34	26.04	30.81	33.92	36.78	40.29	42.80
23	9.26	10.20	11.69	13.09	14.85	18.14	22.34	27.14	32.01	35.17	38.08	41.64	44.18
24	9.89	10.86	12.40	13.85	15.66	19.04	23.34	28.24	33.20	36.42	39.36	42.98	45.56
25	10.52	11.52	13.12	14.61	16.47	19.94	24.34	29.34	34.38	37.65	40.65	44.31	46.93
26	11.16	12.20	13.84	15.38	17.29	20.84	25.34	30.43	35.56	38.89	41.92	45.64	48.29
27	11.81	12.88	14.57	16.15	18.11	21.75	26.34	31.53	36.74	40.11	43.19	46.96	49.64
28	12.46	13.56	15.31	16.93	18.94	22.66	27.34	32.62	37.92	41.34	44.46	48.28	50.99
29	13.12	14.26	16.05	17.71	19.77	23.57	28.34	33.71	39.09	42.56	45.72	49.59	52.34
30	13.79	14.95	16.79	18.49	20.60	24.48	29.34	34.80	40.26	43.77	46.98	50.89	53.67
40	20.71	22.16	24.43	26.51	29.05	33.66	39.34	45.62	51.81	55.76	59.34	63.69	66.77
50	27.99	29.71	32.36	34.76	37.69	42.94	49.34	56.33	63.17	67.51	71.42	76.15	79.49
60	35.53	37.49	40.48	43.19	46.46	52.29	59.34	66.98	74.40	79.08	83.30	88.38	91.95
70	43.28	45.44	48.76	51.74	55.33	61.70	69.33	77.58	85.53	90.53	95.02	100.43	104.22
80	51.17	53.54	57.15	60.39	64.28	71.15	79.33	88.13	96.58	101.88	106.63	112.33	116.32
90	59.20	61.75	65.65	69.13	73.29	80.63	89.33	98.65	107.57	113.15	118.14	124.12	128.30
100	67.33	70.07	74.22	77.93	82.36	90.13	99.33	109.14	118.50	124.34	129.56	135.81	140.17

附表 9 T 界值表（配对比较的符号秩和检验用）

N	单侧: 双侧:	0.05 0.10	0.025 0.05	0.01 0.02	0.005 0.010
5		0—15	.—.	.—.	.—.
6		2—19	0—21	.—.	.—.
7		3—25	2—26	0—28	.—.
8		5—31	3—33	1—35	0—36
9		8—37	5—40	3—42	1—44
10		10—45	8—47	5—50	3—52
11		13—53	10—56	7—59	5—61
12		17—61	13—65	9—69	7—71
13		21—70	17—74	12—79	9—82
14		25—80	21—84	15—90	12—93
15		30—90	25—95	19—101	15—105
16		35—101	29—107	23—113	19—117
17		41—112	34—119	27—126	23—130
18		47—124	40—131	32—139	27—144
19		53—137	46—144	37—153	32—158
20		60—150	52—158	43—167	37—173
21		67—164	58—173	49—182	42—189
22		75—178	65—188	55—198	48—205
23		83—193	73—203	62—214	54—222
24		91—209	81—219	69—231	61—239
25		100—225	89—236	76—249	68—257
26		110—241	98—253	84—267	75—276
27		119—259	107—271	92—286	83—295
28		130—276	116—290	101—305	91—315
29		140—295	126—309	110—325	100—335
30		151—314	137—328	120—345	109—356
31		163—333	147—349	130—366	118—378
32		175—353	159—369	140—388	128—400
33		187—374	170—391	151—410	138—423
34		200—395	182—413	162—433	148—447
35		213—417	195—435	173—457	159—471
36		227—439	208—458	185—481	171—495
37		241—462	221—482	198—505	182—521
38		256—485	235—506	211—530	194—547
39		271—509	249—531	224—556	207—573
40		286—534	264—556	238—582	220—600
41		302—559	279—582	252—609	233—628
42		319—584	294—609	266—637	247—656
43		336—610	310—636	281—665	261—685
44		353—637	327—663	296—694	276—714
45		371—664	343—692	312—723	291—744
46		389—692	361—720	328—753	307—774
47		407—721	378—750	345—783	322—806
48		426—750	396—780	362—814	339—837
49		446—779	415—810	379—846	355—870
50		466—809	434—841	397—878	373—902

附表 10　T界值表（两样本比较的秩和检验用）

	单侧	双侧
1行	$P=0.05$	$P=0.10$
2行	$P=0.025$	$P=0.05$
3行	$P=0.01$	$P=0.02$
4行	$P=0.005$	$P=0.01$

n_1 (较小 n)	n_2-n_1										
	0	1	2	3	4	5	6	7	8	9	10
2				3—13	3—15	3—17	4—18	4—20	4—22	4—24	5—25
							3—19	3—21	3—23	3—25	4—26
3	6—15	6—18	7—20	8—22	8—25	9—27	10—29	10—32	11—34	11—37	12—39
			6—21	7—23	7—26	8—28	8—31	9—33	9—36	10—38	10—41
				6—27	6—30	7—32	7—35	7—38	8—40	8—43	
							6—33	6—36	6—39	7—41	7—44
4	11—25	12—28	13—31	14—34	15—37	16—40	17—43	18—46	19—49	20—52	21—55
	10—26	11—29	12—32	13—35	14—38	14—42	15—45	16—48	17—51	18—54	19—57
		10—30	11—33	11—37	12—40	13—43	13—47	14—50	15—53	15—57	16—60
			10—34	10—38	11—41	11—45	12—48	12—52	13—55	13—59	14—62
5	19—36	20—40	21—44	23—47	24—51	26—54	27—58	28—62	30—65	31—69	33—72
	17—38	18—42	20—45	21—49	22—53	23—57	24—61	26—64	27—68	28—72	29—76
	16—39	17—43	18—47	19—51	20—55	21—59	22—63	23—67	24—71	25—75	26—79
	15—40	16—44	16—49	17—53	18—57	19—61	20—65	21—69	22—73	22—78	23—82
6	28—50	29—55	31—59	33—63	35—67	37—71	38—76	40—80	42—84	44—88	46—92
	26—52	27—57	29—61	31—65	32—70	34—74	35—79	37—83	38—88	40—92	42—96
	24—54	25—59	27—63	28—68	29—73	30—78	32—82	33—87	34—92	36—96	37—101
	23—55	24—60	25—65	26—70	27—75	28—80	30—84	31—89	32—94	33—99	34—104
7	39—66	41—71	43—76	45—81	47—86	49—91	52—95	54—100	56—105	58—110	61—114
	36—69	38—74	40—79	42—84	44—89	46—94	48—99	50—104	52—109	54—114	56—119
	34—71	35—77	37—82	39—87	40—93	42—98	44—103	45—109	47—114	49—119	51—124
	32—73	34—78	35—84	37—89	38—95	40—100	41—106	43—111	44—117	45—122	47—128
8	51—85	54—90	56—96	59—101	62—106	64—112	67—117	69—123	72—128	75—133	77—139
	49—87	51—93	53—99	55—105	58—110	60—116	62—122	65—127	67—133	70—138	72—144
	45—91	47—97	49—103	51—109	53—115	56—120	58—126	60—132	62—138	64—144	66—150
	43—93	45—99	47—105	49—111	51—117	53—123	54—130	56—136	58—142	60—148	62—154
9	66—105	69—111	72—117	75—123	78—129	81—135	84—141	87—147	90—153	93—159	96—165
	62—109	65—115	68—121	71—127	73—134	76—140	79—146	82—152	84—159	87—165	90—171
	59—112	61—119	63—126	66—132	68—139	71—145	73—152	76—158	78—165	81—171	83—178
	56—115	58—122	61—128	63—135	65—142	67—149	69—156	72—162	74—169	76—176	78—183
10	82—128	86—134	89—141	92—148	96—154	99—161	103—167	106—174	110—180	113—187	117—193
	78—132	81—139	84—146	88—152	91—159	94—166	97—173	100—180	103—187	107—193	110—200
	74—136	77—143	79—151	82—158	85—165	88—172	91—179	93—187	96—194	99—201	102—208
	71—139	73—147	76—154	79—161	81—169	84—176	86—184	89—191	92—198	94—206	97—213

附表 11 *H* 界值表（三样本比较的秩和检验用）

n	n_1	n_2	n_3	*P*	
				0.05	0.01
7	3	2	2	4.71	
	3	3	1	5.14	
8	3	3	2	5.36	
	4	2	2	5.33	
	4	3	1	5.21	
	5	2	1	5.00	
9	3	3	3	5.60	7.20
	4	3	2	5.44	6.44
	4	4	1	4.97	6.67
	5	2	2	5.16	6.53
	5	3	1	4.96	
10	4	3	3	5.73	6.75
	4	4	2	5.45	7.04
	5	3	2	5.25	6.82
	5	4	1	4.99	6.95
11	4	4	3	5.60	7.14
	5	3	3	5.65	7.08
	5	4	2	5.27	7.12
	5	5	1	5.13	7.31
12	4	4	4	5.69	7.65
	5	4	3	5.63	7.44
	5	5	2	5.34	7.27
13	5	4	4	5.62	7.76
	5	5	3	5.71	7.54
14	5	5	4	5.64	7.79
15	5	5	5	5.78	7.98

附表 12 *M* 界值表（随机区组比较的秩和检验用）

（ *P* = 0.05 ）

区组数	处理数（ *k* ）													
（ *b* ）	2	3	4	5	6	7	8	9	10	11	12	13	14	15
2	—	—	20	38	64	96	138	192	258	336	429	538	664	808
3	—	18	37	64	104	158	225	311	416	542	691	865	1063	1292
4	—	26	52	89	144	217	311	429	574	747	950	1189	1460	1770
5	—	32	65	113	183	277	396	547	731	950	1210	1512	1859	2254
6	18	42	76	137	222	336	482	664	887	1155	1469	1831	2253	2738
7	24.5	50	92	167	272	412	591	815	1086	1410	1791	2233	2740	3316
8	32	50	105	190	310	471	676	931	1241	1612	2047	2552	3131	3790
9	24.5	56	118	214	349	529	760	1047	1396	1813	2302	2871	3523	4264
10	32	62	131	238	388	588	845	1164	1551	2014	2558	3189	3914	4737
11	40.5	66	144	261	427	647	929	1280	1706	2216	2814	3508	4305	5211
12	32	72	157	285	465	706	1013	1396	1862	2417	3070	3827	4697	5685
13	40.5	78	170	309	504	764	1098	1512	2017	2618	3326	4146	5088	6159
14	50	84	183	333	543	823	1182	1629	2172	2820	3581	4465	5479	6632
15	40.5	90	196	356	582	882	1267	1745	2327	3021	3837	4784	5871	7106

附表13　r 界 值 表

自由度 v	概率，P								
	单侧：0.25	0.10	0.05	0.025	0.01	0.005	0.0025	0.001	0.0005
	双侧：0.50	0.20	0.10	0.05	0.02	0.01	0.005	0.002	0.001
1	0.707	0.951	0.988	0.997	1.000	1.000	1.000	1.000	1.000
2	0.500	0.800	0.900	0.950	0.980	0.990	0.995	0.998	0.999
3	0.404	0.687	0.805	0.878	0.934	0.959	0.974	0.986	0.991
4	0.347	0.608	0.729	0.811	0.882	0.917	0.942	0.963	0.974
5	0.309	0.551	0.669	0.755	0.833	0.875	0.906	0.935	0.951
6	0.281	0.507	0.621	0.707	0.789	0.834	0.870	0.905	0.925
7	0.260	0.472	0.582	0.666	0.750	0.798	0.836	0.875	0.898
8	0.242	0.443	0.549	0.632	0.715	0.765	0.805	0.847	0.872
9	0.228	0.419	0.521	0.602	0.685	0.735	0.776	0.820	0.847
10	0.216	0.398	0.497	0.576	0.658	0.708	0.750	0.795	0.823
11	0.206	0.380	0.476	0.553	0.634	0.684	0.726	0.772	0.801
12	0.197	0.365	0.457	0.532	0.612	0.661	0.703	0.750	0.780
13	0.189	0.351	0.441	0.514	0.592	0.641	0.683	0.730	0.760
14	0.182	0.338	0.426	0.497	0.574	0.623	0.664	0.711	0.742
15	0.176	0.327	0.412	0.482	0.558	0.606	0.647	0.694	0.725
16	0.170	0.317	0.400	0.468	0.542	0.590	0.631	0.678	0.708
17	0.165	0.308	0.389	0.456	0.529	0.575	0.616	0.662	0.693
18	0.160	0.299	0.378	0.444	0.515	0.561	0.602	0.648	0.679
19	0.156	0.291	0.369	0.433	0.503	0.549	0.589	0.635	0.665
20	0.152	0.284	0.360	0.423	0.492	0.537	0.576	0.622	0.652
21	0.148	0.277	0.352	0.413	0.482	0.526	0.565	0.610	0.640
22	0.145	0.271	0.344	0.404	0.472	0.515	0.554	0.599	0.629
23	0.141	0.265	0.337	0.396	0.462	0.505	0.543	0.588	0.618
24	0.138	0.260	0.330	0.388	0.453	0.496	0.534	0.578	0.607
25	0.136	0.255	0.323	0.381	0.445	0.487	0.524	0.568	0.597
26	0.133	0.250	0.317	0.374	0.437	0.479	0.515	0.559	0.588
27	0.131	0.245	0.311	0.367	0.430	0.471	0.507	0.550	0.579
28	0.128	0.241	0.306	0.361	0.423	0.463	0.499	0.541	0.570
29	0.126	0.237	0.301	0.355	0.416	0.456	0.491	0.533	0.562
30	0.124	0.233	0.296	0.349	0.409	0.449	0.484	0.526	0.554
31	0.122	0.299	0.291	0.344	0.403	0.442	0.477	0.518	0.546
32	0.120	0.225	0.287	0.339	0.397	0.436	0.470	0.511	0.539
33	0.118	0.222	0.283	0.334	0.392	0.430	0.464	0.504	0.532
34	0.116	0.219	0.279	0.329	0.386	0.424	0.458	0.498	0.525
35	0.115	0.216	0.275	0.325	0.381	0.418	0.452	0.492	0.519
36	0.113	0.213	0.271	0.320	0.376	0.413	0.446	0.486	0.513
37	0.111	0.210	0.267	0.316	0.371	0.408	0.441	0.480	0.507
38	0.110	0.207	0.264	0.312	0.367	0.403	0.435	0.474	0.501
39	0.108	0.204	0.261	0.308	0.362	0.398	0.430	0.469	0.495
40	0.107	0.202	0.257	0.304	0.358	0.393	0.425	0.463	0.490
41	0.106	0.199	0.254	0.301	0.354	0.389	0.420	0.458	0.484
42	0.104	0.197	0.251	0.297	0.350	0.384	0.416	0.453	0.479
43	0.103	0.195	0.248	0.294	0.346	0.380	0.411	0.449	0.474
44	0.102	0.192	0.246	0.291	0.342	0.376	0.407	0.444	0.469
45	0.101	0.190	0.243	0.288	0.338	0.372	0.403	0.439	0.465
46	0.100	0.188	0.240	0.285	0.335	0.368	0.399	0.435	0.460
47	0.099	0.186	0.238	0.282	0.331	0.365	0.395	0.431	0.456
48	0.098	0.184	0.235	0.279	0.328	0.361	0.391	0.427	0.451
49	0.097	0.182	0.233	0.276	0.325	0.358	0.387	0.423	0.447
50	0.096	0.181	0.231	0.273	0.322	0.354	0.384	0.419	0.443

附表 14 r_s 界值表

n	单侧:	概率，P								
		0.25	0.10	0.05	0.025	0.01	0.005	0.0025	0.001	0.0005
	双侧:	0.50	0.20	0.10	0.05	0.02	0.01	0.005	0.002	0.001
4		0.600	1.000	1.000						
5		0.500	0.800	0.900	1.000	1.000				
6		0.371	0.657	0.829	0.886	0.943	1.000	1.000		
7		0.321	0.571	0.714	0.786	0.893	0.929	0.964	1.000	1.000
8		0.310	0.524	0.643	0.738	0.833	0.881	0.905	0.952	0.976
9		0.267	0.483	0.600	0.700	0.783	0.833	0.867	0.917	0.933
10		0.248	0.455	0.564	0.648	0.745	0.794	0.830	0.879	0.903
11		0.236	0.427	0.536	0.618	0.709	0.755	0.800	0.845	0.873
12		0.217	0.406	0.503	0.587	0.678	0.727	0.769	0.818	0.846
13		0.209	0.385	0.484	0.560	0.648	0.703	0.747	0.791	0.824
14		0.200	0.367	0.464	0.538	0.626	0.679	0.723	0.771	0.802
15		0.189	0.354	0.446	0.521	0.604	0.654	0.700	0.750	0.779
16		0.182	0.341	0.429	0.503	0.582	0.635	0.679	0.729	0.762
17		0.176	0.328	0.414	0.485	0.566	0.615	0.662	0.713	0.748
18		0.170	0.317	0.401	0.472	0.550	0.600	0.643	0.695	0.728
19		0.165	0.309	0.391	0.460	0.535	0.584	0.628	0.677	0.712
20		0.161	0.299	0.380	0.447	0.520	0.570	0.612	0.662	0.696
21		0.156	0.292	0.370	0.435	0.508	0.556	0.599	0.648	0.681
22		0.152	0.284	0.361	0.425	0.496	0.544	0.586	0.634	0.667
23		0.148	0.278	0.353	0.415	0.486	0.532	0.573	0.622	0.654
24		0.144	0.271	0.344	0.406	0.476	0.521	0.562	0.610	0.642
25		0.142	0.265	0.337	0.398	0.466	0.511	0.551	0.598	0.630
26		0.138	0.259	0.331	0.390	0.457	0.501	0.541	0.587	0.619
27		0.136	0.255	0.324	0.382	0.448	0.491	0.531	0.577	0.608
28		0.133	0.250	0.317	0.375	0.440	0.483	0.522	0.567	0.598
29		0.130	0.245	0.312	0.368	0.433	0.475	0.513	0.558	0.589
30		0.128	0.240	0.306	0.362	0.425	0.467	0.504	0.549	0.580
31		0.126	0.236	0.301	0.356	0.418	0.459	0.496	0.541	0.571
32		0.124	0.232	0.296	0.350	0.412	0.452	0.489	0.533	0.563
33		0.121	0.229	0.291	0.345	0.405	0.446	0.482	0.525	0.554
34		0.120	0.225	0.287	0.340	0.399	0.439	0.475	0.517	0.547
35		0.118	0.222	0.283	0.335	0.394	0.433	0.468	0.510	0.539
36		0.116	0.219	0.279	0.330	0.388	0.427	0.462	0.504	0.533
37		0.114	0.216	0.275	0.325	0.382	0.421	0.456	0.497	0.526
38		0.113	0.212	0.271	0.321	0.378	0.415	0.450	0.491	0.519
39		0.111	0.210	0.267	0.317	0.373	0.410	0.444	0.485	0.513
40		0.110	0.207	0.264	0.313	0.368	0.405	0.439	0.479	0.507
41		0.108	0.204	0.261	0.309	0.364	0.400	0.433	0.473	0.501
42		0.107	0.202	0.257	0.305	0.359	0.395	0.428	0.468	0.495
43		0.105	0.199	0.254	0.301	0.355	0.391	0.423	0.463	0.490
44		0.104	0.197	0.251	0.298	0.351	0.386	0.419	0.458	0.484
45		0.103	0.194	0.248	0.294	0.347	0.382	0.414	0.453	0.479
46		0.102	0.192	0.246	0.291	0.343	0.378	0.410	0.448	0.474
47		0.101	0.190	0.243	0.288	0.340	0.374	0.405	0.443	0.469
48		0.100	0.188	0.240	0.285	0.336	0.370	0.401	0.439	0.465
49		0.098	0.186	0.238	0.282	0.333	0.366	0.397	0.434	0.460
50		0.097	0.184	0.235	0.279	0.329	0.363	0.393	0.430	0.456

附表 15　随机排列表（$n = 20$）

编号	1	2	3	4	5	6	7	8	9	10	11	12	13	14	15	16	17	18	19	20	r_k
1	8	6	19	13	5	18	12	1	4	3	9	2	17	14	11	7	16	15	10	0	−0.0632
2	8	19	7	6	11	14	2	13	5	17	9	12	0	16	15	1	4	10	18	3	−0.0632
3	18	1	10	13	17	2	0	3	8	15	7	4	19	12	5	14	9	11	6	16	0.1053
4	6	19	1	5	18	12	4	0	13	10	16	17	7	14	11	15	8	3	9	2	−0.0842
5	1	2	7	4	18	0	15	13	5	12	19	10	9	14	16	8	6	11	3	17	0.2000
6	11	19	2	15	14	10	8	12	1	17	4	3	0	9	16	6	13	7	18	5	−0.1053
7	14	3	16	7	9	2	15	12	11	4	13	19	8	1	18	6	0	5	17	10	−0.0526
8	3	2	16	6	1	13	17	19	8	14	0	15	9	18	11	5	4	10	7	12	0.0526
9	16	9	10	3	15	0	11	2	1	5	18	8	19	13	6	12	17	4	7	14	0.0947
10	4	11	18	6	0	8	12	16	17	3	2	9	5	7	19	10	15	13	14	1	0.0947
11	5	15	18	13	7	3	10	14	16	1	8	2	17	6	9	4	0	12	19	11	−0.0526
12	0	18	10	15	11	12	3	13	14	1	17	2	6	9	16	4	7	8	19	5	−0.0105
13	10	9	14	18	12	17	15	3	5	2	11	19	8	0	1	4	7	13	6	16	−0.1579
14	11	9	13	0	14	12	18	7	2	10	4	17	19	6	5	8	3	15	1	16	−0.0526
15	17	1	0	16	9	12	2	4	5	14	15	7	19	6	8	11	3	10	13	18	0.1053
16	17	1	5	2	8	12	15	13	19	14	7	16	6	3	9	10	4	11	0	18	0.0105
17	5	16	15	7	18	10	12	9	11	6	13	17	14	1	0	4	3	2	19	8	−0.2000
18	16	19	0	8	6	10	13	17	4	3	15	18	11	1	12	9	5	7	2	14	−0.1368
19	13	9	17	12	15	4	3	1	16	2	10	18	8	6	7	19	14	11	0	5	−0.1263
20	11	12	8	16	3	19	14	7	9	17	4	1	10	0	18	15	6	5	13	2	−0.2105
21	19	12	13	8	4	15	16	7	0	11	1	5	14	18	3	6	10	9	2	17	−0.1368
22	2	18	8	14	6	11	1	9	15	0	17	10	4	7	13	3	12	5	16	19	0.1158
23	9	16	17	18	5	7	12	2	4	10	0	13	8	3	14	15	6	11	1	19	−0.0632
24	15	0	14	6	1	2	9	8	18	4	10	17	3	12	16	11	19	13	7	5	0.1789
25	14	0	9	18	19	16	10	4	5	1	6	2	12	3	11	13	7	8	17	15	0.0526

附表 16 随机数字表

编号	1~10	11~20	21~30	31~40	41~50
1	22 17 68 65 81	68 95 23 92 35	87 02 22 57 51	61 09 43 95 06	58 24 82 03 47
2	19 36 27 59 46	13 79 93 37 55	39 77 32 77 09	85 52 05 30 62	47 83 51 62 74
3	16 77 23 02 77	09 61 87 25 21	28 06 24 25 93	16 71 13 59 78	23 05 47 47 25
4	78 43 76 71 61	20 44 90 32 64	97 67 63 99 61	46 38 03 93 22	69 81 21 99 21
5	03 28 28 26 08	73 37 32 04 05	69 30 16 09 05	88 69 58 28 99	35 07 44 75 47
6	93 22 53 64 39	07 10 63 76 35	87 03 04 79 88	08 13 13 85 51	55 34 57 72 69
7	78 76 58 54 74	92 38 70 96 92	52 06 79 79 45	82 63 18 27 44	69 66 92 19 09
8	23 68 35 26 00	99 53 93 61 28	52 70 05 48 34	56 65 05 61 86	90 92 10 70 80
9	15 39 25 70 99	93 86 52 77 65	15 33 59 05 28	22 87 26 07 47	86 96 98 29 06
10	58 71 96 30 24	18 46 23 34 27	85 13 99 24 44	49 18 09 79 49	74 16 32 23 02
11	57 35 27 33 72	24 53 63 94 09	41 10 76 47 91	44 04 95 49 66	39 60 04 59 81
12	48 50 86 54 48	22 06 34 72 52	82 21 15 65 20	33 29 94 71 11	15 91 29 12 03
13	61 96 48 95 03	07 16 39 33 66	98 56 10 56 79	77 21 30 27 12	90 49 22 23 62
14	36 93 89 41 26	29 70 83 63 51	99 74 20 52 36	87 09 41 15 09	98 60 16 03 03
15	18 87 00 42 31	57 90 12 02 07	23 47 37 17 31	54 08 01 88 63	39 41 88 92 10
16	88 56 53 27 59	33 35 72 67 47	77 34 55 45 70	08 18 27 38 90	16 95 86 70 75
17	09 72 95 84 29	49 41 31 06 70	42 38 06 45 18	64 84 73 31 65	52 53 37 97 15
18	12 96 88 17 31	65 19 69 02 83	60 75 86 90 68	24 64 19 35 51	56 61 87 39 12
19	85 94 57 24 16	92 09 84 38 76	22 00 27 69 85	29 81 94 78 70	21 94 47 90 12
20	38 64 43 59 98	98 77 87 68 07	91 51 67 62 44	40 98 05 93 78	23 32 65 41 18
21	53 44 09 42 72	00 41 86 79 79	68 47 22 00 20	35 55 31 51 51	00 83 63 22 55
22	40 76 66 26 84	57 99 99 90 37	36 63 32 08 58	37 40 13 68 97	87 64 81 07 83
23	02 17 79 18 05	12 59 52 57 02	22 07 90 47 03	28 14 11 30 79	20 69 22 40 98
24	95 17 82 06 53	31 51 10 96 46	92 06 88 07 77	56 11 50 81 69	40 23 72 51 39
25	35 76 22 42 92	96 11 83 44 80	34 68 35 48 77	33 42 40 90 60	73 96 53 97 86
26	26 29 31 56 41	85 47 04 66 08	34 72 57 59 13	82 43 80 46 15	38 26 61 70 04
27	77 80 20 75 82	72 82 32 99 90	63 95 73 76 63	89 73 44 99 05	48 67 26 43 18
28	46 40 66 44 52	91 36 74 43 53	30 82 13 54 00	78 45 63 98 35	55 03 36 67 68
29	37 56 08 18 09	77 53 84 46 47	31 91 18 95 58	24 16 74 11 53	44 10 13 85 57
30	61 65 61 68 66	37 27 47 39 19	84 83 70 07 48	53 21 40 06 71	95 06 79 88 54
31	93 43 69 64 07	34 18 04 52 35	56 27 09 24 86	61 85 53 83 45	19 90 70 99 00
32	21 96 60 12 99	11 20 99 45 18	48 13 93 55 34	18 37 79 49 90	65 97 38 20 46
33	95 20 47 97 97	27 37 83 28 71	00 06 41 41 74	45 89 09 39 84	51 67 11 52 49
34	97 86 21 78 73	10 65 81 92 59	58 76 17 14 97	04 76 62 16 17	17 95 70 45 80
35	69 92 06 34 13	59 71 74 17 32	27 55 10 24 19	23 71 82 13 74	63 52 52 01 41
36	04 31 17 21 56	33 73 99 19 87	26 72 39 27 67	53 77 57 68 93	60 61 97 22 61
37	61 06 98 03 91	87 14 77 43 96	43 00 65 98 50	45 60 33 01 07	98 99 46 50 47
38	85 93 85 86 88	72 87 08 62 40	16 06 10 89 20	23 21 34 74 97	76 38 03 29 63
39	21 74 32 47 45	73 96 07 94 52	09 65 90 77 47	25 76 16 19 33	53 05 70 53 30
40	15 69 53 82 80	79 96 23 53 10	65 39 07 16 29	45 33 02 43 70	02 87 40 41 45
41	02 89 08 04 49	20 21 14 68 86	87 63 93 95 17	11 29 01 95 80	35 14 97 35 33
42	87 18 15 89 79	85 43 01 72 73	08 61 74 51 69	89 74 39 82 15	94 51 33 41 67
43	98 83 71 94 22	59 97 50 99 52	08 52 85 08 40	87 80 61 65 31	91 51 80 32 44
44	10 08 58 21 66	72 68 49 29 31	89 85 84 46 06	59 73 19 85 23	65 09 29 75 63
45	47 90 56 10 08	88 02 84 27 83	42 29 72 23 19	66 56 45 65 79	20 71 53 20 25
46	22 85 61 68 90	49 64 92 85 44	16 40 12 89 88	50 14 49 81 06	01 82 77 45 12
47	67 80 43 79 33	12 83 11 41 16	25 58 19 68 70	77 02 54 00 52	53 43 37 15 26
48	27 62 50 96 72	79 44 61 40 15	14 53 40 65 39	27 31 58 50 28	11 39 03 34 25
49	33 78 80 87 15	38 30 06 38 21	14 47 47 07 26	54 96 87 53 32	40 36 40 96 76
50	13 13 92 66 99	47 24 49 57 74	32 25 43 62 17	10 97 11 69 84	99 63 22 32 98

附表 17 百分率与概率单位换算表

%	0.0	0.1	0.2	0.3	0.4	0.5	0.6	0.7	0.8	0.9
0	—	1.9098	2.1218	2.2522	2.3479	2.4242	2.4879	2.5427	2.5911	2.6344
1	2.6737	2.7096	2.7429	2.7738	2.8027	2.8299	2.8556	2.8799	2.9031	2.9251
2	2.9463	2.9665	2.9859	3.0046	3.0226	3.0400	3.0569	3.0732	3.0890	3.1043
3	3.1192	3.1337	3.1478	3.1616	3.1750	3.1881	3.2009	3.2134	3.2256	3.2376
4	3.2493	3.2608	3.2721	3.2831	3.2940	3.3046	3.3151	3.3253	3.3354	3.3454
5	3.3551	3.3648	3.3742	3.3836	3.3928	3.4018	3.4107	3.4195	3.4282	3.4368
6	3.4452	3.4536	3.4618	3.4699	3.4780	3.4859	3.4937	3.5015	3.5091	3.5167
7	3.5242	3.5316	3.5389	3.5462	3.5534	3.5605	3.5675	3.5745	3.5813	3.5882
8	3.5949	3.6016	3.6083	3.6148	3.6213	3.6278	3.6342	3.6405	3.6468	3.6531
9	3.6592	3.6654	3.6715	3.6775	3.6835	3.6894	3.6953	3.7012	3.7070	3.7127
10	3.7184	3.7241	3.7298	3.7354	3.7409	3.7464	3.7519	3.7574	3.7628	3.7681
11	3.7735	3.7788	3.7840	3.7893	3.7945	3.7996	3.8048	3.8099	3.8150	3.8200
12	3.8250	3.8300	3.8350	3.8399	3.8448	3.8497	3.8545	3.8593	3.8641	3.8699
13	3.8736	3.8783	3.8830	3.8877	3.8923	3.8969	3.9015	3.9061	3.9107	3.9152
14	3.9197	3.9242	3.9286	3.9331	3.9375	3.9419	3.9463	3.9506	3.9550	3.9593
15	3.9636	3.9678	3.9721	3.9763	3.9806	3.9848	3.9890	3.9931	3.9973	4.0014
16	4.0055	4.0096	4.0137	4.0178	4.0218	4.0259	4.0299	4.0339	4.0379	4.0419
17	4.0458	4.0498	4.0537	4.0567	4.0615	4.0654	4.0693	4.0731	4.0770	4.0808
18	4.0846	4.0884	4.0922	4.0960	4.0998	4.1035	4.1073	4.1110	4.1147	4.1184
19	4.1221	4.1258	4.1295	4.1331	4.1367	4.1404	4.1440	4.1476	4.1512	4.1548
20	4.1584	4.1619	4.1655	4.1690	4.1726	4.1761	4.1796	4.1831	4.1866	4.1901
21	4.1936	4.1970	4.2005	4.2039	4.2074	4.2108	4.2142	4.2176	4.2210	4.2244
22	4.2278	4.2312	4.2345	4.2379	4.2412	4.2446	4.2479	4.2512	4.2546	4.2579
23	4.2612	4.2644	4.2677	4.2710	4.2743	4.2775	4.2808	4.2840	4.2872	4.2905
24	4.2937	4.2969	4.3001	4.3033	4.3065	4.3097	4.3129	4.3160	4.3192	4.3224
25	4.3255	4.3287	4.3318	4.3349	4.3380	4.3412	4.3443	4.3474	4.3505	4.3536
26	4.3567	4.3597	4.3628	4.3659	4.3689	4.3720	4.3750	4.3781	4.3811	4.3842
27	4.3872	4.3902	4.3932	4.3962	4.3992	4.4022	4.4052	4.4082	4.4112	4.4142
28	4.4172	4.4201	4.4231	4.4260	4.4290	4.4319	4.4349	4.4378	4.4408	4.4437
29	4.4466	4.4495	4.4524	4.4554	4.4583	4.4612	4.4641	4.4670	4.4698	4.4727
30	4.5756	4.4785	4.4813	4.4842	4.4871	4.4899	4.4928	4.4956	4.4985	4.5013
31	4.5041	4.5070	4.5098	4.5126	4.5155	4.5183	4.5211	4.5239	4.5267	4.5295
32	4.5323	4.5351	4.5379	4.5407	4.5435	4.5462	4.5490	4.5518	4.5546	4.5573
33	4.5601	4.5628	4.5656	4.5684	4.5711	4.5739	4.5766	4.5793	4.5821	4.5848
34	4.5875	4.5903	4.5930	4.5957	4.5984	4.6011	4.6039	4.6066	4.6093	4.6120
35	4.6147	4.6174	4.6201	4.6228	4.6255	4.6281	4.6308	4.6335	4.6362	4.6389
36	4.6415	4.6442	4.6469	4.6495	4.6522	4.6549	4.6575	4.6602	4.6628	4.6655
37	4.6681	4.6708	4.6734	4.6761	4.6787	4.6814	4.6840	4.6866	4.6893	4.6919
38	4.6945	4.6971	4.6998	4.7024	4.7050	4.7076	4.7102	4.7129	4.7155	4.7181
39	4.7207	4.7233	4.7259	4.7285	4.7311	4.7337	4.7363	4.7389	4.7415	4.7441
40	4.7467	4.7492	4.7518	4.7544	4.7570	4.7596	4.7622	4.7647	4.7673	4.7699
41	4.7725	4.7750	4.7776	4.7802	4.7827	4.7853	4.7879	4.7904	4.7930	4.7955
42	4.7981	4.8007	4.8032	4.8058	4.8083	4.8109	4.8134	4.8160	4.8185	4.8211
43	4.8236	4.8262	4.8287	4.8313	4.8338	4.8363	4.8389	4.8414	4.8440	4.8465
44	4.8490	4.8516	4.8541	4.8566	4.8592	4.8617	4.8642	4.8668	4.8693	4.8718
45	4.8743	4.8769	4.8794	4.8819	4.8844.	4.8870	4.8895	4.8920	4.8945	4.8970
46	4.8996	4.9021	4.9046	4.9017	4.9096	4.9122	4.9147	4.9172	4.9197	4.9222
47	4.9247	4.9272	4.9298	4.9323	4.9348	4.9373	4.9398	4.9423	4.9448	4.9473
48	4.9498	4.9524	4.9549	4.9574	4.9599	4.9624	4.9649	4.9674	4.9699	4.9724
49	4.9749	4.9774	4.9799	4.9825	4.9850	4.9875	4.9900	4.9925	4.9950	4.9975

续表

%	0.0	0.1	0.2	0.3	0.4	0.5	0.6	0.7	0.8	0.9
50	5.0000	5.0025	5.0050	5.0075	5.0100	5.0125	5.0150	5.0175	5.0201	5.0226
51	5.0251	5.0276	5.0301	5.0326	5.0351	5.0376	5.0401	5.0426	5.0451	5.0476
52	5.0502	5.0527	5.0552	5.0577	5.0602	5.0627	5.0652	5.0677	5.0702	5.0728
53	5.0753	5.0778	5.0803	5.0828	5.0853	5.0878	5.0904	5.0929	5.0954	5.0979
54	5.1004	5.1030	5.1055	5.1080	5.1105	5.1130	5.1156	5.1181	5.1206	5.1231
55	5.1257	5.1282	5.1307	5.1332	5.1358	5.1383	5.1408	5.1434	5.1459	5.1484
56	5.1510	5.1535	5.1560	5.1586	5.1611	5.1637	5.1662	5.1687	5.1713	5.1738
57	5.1764	5.1789	5.1815	5.1840	5.1866	5.1891	5.1917	5.1942	5.1968	5.1993
58	5.2019	5.2045	5.2070	5.2096	5.2121	5.2147	5.2173	5.2198	5.2224	5.2250
59	5.2275	5.2301	5.2327	5.2353	5.2378	5.2404	5.2430	5.2456	5.2482	5.2508
60	5.2533	5.2559	5.2585	5.2611	5.2637	5.2663	5.2689	5.2715	5.2741	5.2767
61	5.2793	5.2819	5.2845	5.2871	5.2898	5.2924	5.2950	5.2976	5.3002	5.3029
62	5.3055	5.3081	5.3107	5.3134	5.3160	5.3186	5.3213	5.3239	5.3266	5.3292
63	5.3319	5.3345	5.3372	5.3398	5.3425	5.3451	5.3478	5.3505	5.3531	5.3558
64	5.3585	5.3611	5.3638	5.3665	5.3692	5.3719	5.3745	5.3772	5.3799	5.3826
65	5.3853	5.3880	5.3907	5.3934	5.3961	5.3989	5.4016	5.4043	5.4070	5.4097
66	5.4125	5.4152	5.4179	5.4207	5.4234	5.4261	5.4289	5.4316	5.4344	5.4372
67	5.4399	5.4427	5.4454	5.4482	5.4510	5.4538	5.4565	5.4593	5.4621	5.4649
68	5.4677	5.4705	5.4733	5.4761	5.4789	5.4817	5.4845	5.4874	5.4902	5.4930
69	5.4959	5.4987	5.5015	5.5044	5.5072	5.5101	5.5129	5.5158	5.5187	5.5215
70	5.5244	5.5273	5.5302	5.5330	5.5359	5.5388	5.5417	5.5446	5.5476	5.5505
71	5.5534	5.5563	5.5592	5.5622	5.5651	5.5681	5.5710	5.5740	5.5769	5.5799
72	5.5828	5.5858	5.5888	5.5918	5.5948	5.5978	5.6008	5.6038	5.6068	5.6098
73	5.6128	5.6158	5.6189	5.6219	5.6250	5.6280	5.6311	5.6341	5.6372	5.6403
74	5.6433	5.6464	5.6495	5.6526	5.6557	5.6588	5.6620	5.6651	5.6682	5.6713
75	5.6745	5.6776	5.6808	5.6840	5.6871	5.6903	5.6935	5.6967	5.6999	5.7031
76	5.7063	5.7095	5.7128	5.7160	5.7192	5.7225	5.7257	5.7290	5.7323	5.7356
77	5.7388	5.7421	5.7454	5.7488	5.7521	5.7554	5.7588	5.7621	5.7655	5.7688
78	5.7722	5.7756	5.7790	5.7824	5.7858	5.7892	5.7926	5.7961	5.7995	5.8030
79	5.8064	5.8099	5.8134	5.8169	5.8204	5.8239	5.8274	5.8310	5.8345	5.8381
80	5.8416	5.8452	5.8488	5.8524	5.8560	5.8596	5.8633	5.8669	5.8705	5.8742
81	5.8779	5.8816	5.8853	5.8890	5.8927	5.8965	5.9002	5.9040	5.9078	5.9116
82	5.9154	5.9192	5.9230	5.9269	5.9307	5.9346	5.9385	5.9424	5.9463	5.9502
83	5.9542	5.9581	5.9621	5.9661	5.9701	5.9741	5.9782	5.9822	5.9863	5.9904
84	5.9945	5.9986	6.0027	6.0069	6.0110	6.0152	6.0194	6.0237	6.0279	6.0322
85	6.0364	6.0407	6.0450	6.0494	6.0537	6.0581	6.0625	6.0669	6.0714	6.0758
86	6.0803	6.0848	6.0893	6.0939	6.0985	6.1031	6.1077	6.1123	6.1170	6.1217
87	6.1264	6.1311	6.1359	6.1407	6.1455	6.1503	6.1552	6.1601	6.1650	6.1700
88	6.1750	6.1800	6.1850	6.1901	6.1952	6.2004	6.2055	6.2107	6.2160	6.2212
89	6.2265	6.2319	6.2372	6.2426	6.2481	6.2536	6.2591	6.2646	6.2702	6.2759
90	6.2816	6.2873	6.2930	6.2988	6.3047	6.3106	6.3165	6.3225	6.3285	6.3346
91	6.3408	6.3469	6.3532	6.3595	6.3658	6.3722	6.3787	6.3852	6.3917	6.3984
92	6.4051	6.4118	6.4187	6.4255	6.4325	6.4395	6.4466	6.4538	6.4611	6.4684
93	6.4758	6.4833	6.4909	6.4985	6.5063	6.5141	6.5220	6.5301	6.5382	6.5464
94	6.5548	6.5632	6.5718	6.5805	6.5893	6.5982	6.6072	6.6164	6.6258	6.6352
95	6.6449	6.6546	6.6646	6.6747	6.6849	6.6954	6.7060	6.7169	6.7279	6.7392
96	6.7507	6.7624	6.7744	6.7866	6.7991	6.8119	6.8250	6.8384	6.8522	6.8663
97	6.8808	6.8957	6.9110	6.9268	6.9431	6.9600	6.9774	6.9954	7.0141	7.0335
98	7.0537	7.0749	7.0969	7.1201	7.1444	7.1701	7.1973	7.2262	7.2571	7.2904
99	7.3263	7.3656	7.4089	7.4573	7.5121	7.5758	7.6521	7.7478	7.8782	8.0902

附表 18 加权系数

估计概率单位 $\hat{Y}$	加权系数 w	极小值 α	全距 β	估计概率单位 $\hat{Y}$	加权系数 w	极小值 α	全距 β
1.1	0.00082	0.8578	5033.84	5.1	0.63431	3.7401	2.5192
1.2	0.00118	0.9521	3425.28	5.2	0.62742	3.7187	2.5573
1.3	0.00167	1.0462	2354.16	5.3	0.61609	3.6798	2.6220
1.4	0.00235	1.1399	1634.25	5.4	0.60052	3.6203	2.7154
1.5	0.00327	1.2334	1145.89	5.5	0.58099	3.5360	2.8404
1.6	0.00451	1.3205	811.54	5.6	0.55788	3.4220	3.0010
1.7	0.00614	1.4193	580.53	5.7	0.53159	3.2724	3.2025
1.8	0.00828	1.5118	419.45	5.8	0.50260	3.0794	3.4519
1.9	0.01104	1.6038	306.11	5.9	0.47144	2.8335	3.7582
2.0	0.01457	1.6954	225.639	6.0	0.43863	2.5229	4.1327
2.1	0.01903	1.7865	167.996	6.1	0.40474	2.1325	4.5903
2.2	0.02458	1.8772	126.335	6.2	0.37031	1.6429	5.1497
2.3	0.03143	1.9673	95.961	6.3	0.33589	1.0295	5.8354
2.4	0.03977	2.0568	73.622	6.4	0.30199	0.2606	6.6788
2.5	0.04979	2.1457	57.051	6.5	0.26907	−0.7051	7.7210
2.6	0.06168	2.2339	44.654	6.6	0.23753	−1.9214	9.0154
2.7	0.07564	2.3214	35.302	6.7	0.20774	−3.4589	10.6327
2.8	0.09179	2.4081	28.189	6.8	0.17994	−6.4111	12.6662
2.9	0.11026	2.4938	22.736	6.9	0.15436	−7.9026	15.2402
3.0	0.13112	2.5786	18.5216	7.0	0.13112	−11.1002	18.5216
3.1	0.15436	2.6624	15.2402	7.1	0.11026	−15.230	22.736
3.2	0.17994	2.7449	12.6662	7.2	0.09179	−20.597	28.189
3.3	0.20774	2.8261	10.6327	7.3	0.07564	−27.623	35.302
3.4	0.23753	2.9060	9.0154	7.4	0.06168	−36.888	44.65
3.5	0.26907	2.9842	7.7210	7.5	0.04979	−49.196	57.051
3.6	0.30199	3.0606	6.6788	7.6	0.03977	−65.678	73.622
3.7	0.88589	3.1351	5.8354	7.7	0.03143	−87.928	95.961
3.8	0.37031	3.2704	5.1497	7.8	0.02458	−118.212	126.335
3.9	0.40474	3.2773	4.5903	7.9	0.01903	−159.782	167.996
4.0	0.43863	3.3443	4.1327	8.0	0.01457	−217.335	225.639
4.1	0.47144	3.4083	3.7582	8.1	0.01104	−297.71	306.11
4.2	0.50260	3.4687	3.4519	8.2	0.00828	−410.96	419.45
4.3	0.53159	3.5251	3.2025	8.3	0.00614	−571.95	580.53
4.4	0.55788	3.5770	3.0010	8.4	0.00451	−802.87	811.54
4.5	0.58099	3.6236	2.8404	8.5	0.00327	−1137.13	1145.89
4.6	0.60052	3.6643	2.7154	8.6	0.00235	−1625.39	1634.25
4.7	0.61609	3.6982	2.6220	8.7	0.00167	−2345.20	2354.16
4.8	0.62742	3.7241	2.5573	8.8	0.00118	−3416.23	3425.28
4.9	0.63431	3.7407	2.5192	8.9	0.00082	−5024.70	5033.84
5.0	0.63662	3.7467	2.5068	9.0	0.00057	−7462.92	7472.15

附录二　英汉名词索引

E

eigenvalue 特征根
emergency envelope 应急事件
equal variances 方差齐性
ethics committee 伦理委员会
Euclidean distance 欧几里德(氏)距离法
evaluation 评价
exact probability 确切概率
exact probabilities in 2×2 table 四格表确切概率法
exclusion criteria 排除标准
experiment effect 实验效应
experiment group 实验组
experimental control 实验对照
experimental design 实验设计
experimental effect 实验效应
experimental study 实验性研究
exposure 暴露

F

F distribution F 分布
F test F 检验
face to face interview 面对面采访
factor 因素
factorial design 析因设计
field trial 现场试验
finite population 有限总体
Fisher's least significant difference t test LSD-t 检验
focus group discussion 专题小组讨论
follow–up study 随访研究
fourfold table 四格表
frequency distribution table 频数分布表
frequency table method 频数表法
Friedman test Friedman 检验

G

Gaussian distribution Gauss 分布
general fertility rate, GFR 总生育率
geometric mean 几何均数
gold standard 金标准
Good Clinical Practice, GCP 药品临床试验管理规范
goodness of fit test 拟合优度检验
gross reproduction rate, GRR 粗再生育率

H

harmonic mean 调和均数
histogram 直方图
historical control 历史对照
homogeneity 同质
homogeneity of variance 方差齐性
homogeneity of variance test 方差齐性检验
hypothesis test 假设检验

I

incidence density, ID 发病密度
incidence probability, IP 发病概率
incidence rate, IR 发病率
inclusion criteria 纳入标准
independent variable 自变量
indicator 指标
individual 个体

individual variation 个体变异
infant mortality rate, IMR 婴儿死亡率
infinite population 无限总体
information bias 信息偏倚
informed consent 知情同意
interaction 交互作用、交互效应
intercept 截距
inter-percentiles range 百分位数间距
inter-quartiles range 四分位数间距
interval estimation 区间估计
intervention study 干预性研究

J

judgmental sampling 判断抽样

K

Kruskal-Wallis rank sum test Kruskal-Wallis 秩和检验
kurtosis 峰度

L

least square method 最小二乘法
least squared estimation, LSE 最小二乘估计
level 水平
Levene's test Levene 检验
life expectancy 期望寿命
life-time fertility rate, LTFR 终生生育率
likelihood ratio chi-square 似然比 χ^2
likelihood ratio test 似然比检验
line graph 线图
linear correlation 线性相关
linear correlation coefficient 直线相关系数
linear regression equation 直线回归方程
linearity 线性
logarithmic transformation 对数变换
logistic regression logistic 回归
losses to follow-up 失访偏倚
lower limit 下限

M

main effect 主效应
maternal mortality rate 孕产妇死亡率
maximum likelihood ratio test 似然比检验
maximum likelihood, ML 最大似然法
mean 均数
mean square deviation 均方差
mean square, MS 均方
measurement data 计量资料
median 中位数
median effective dose, ED_{50} 半数效量
medical ethics 医学伦理学
medical reference range 医学参考值范围
medical statistician 医学统计学家
medical statistics 医学统计学
minimum effective dose 最小剂量
mode 众数
morbidity statistics 疾病统计
mortality probability 死亡概率
mortality rate 死亡率
multiple comparisons 多重比较（两两比较）
multiple correlation coefficient 复相关系数
multiple linear correlation 多重线性相关

response variable　反应变量
retrospective cohort study　回顾性队列研究
risk factor　危险因素

S

sample　样本
sample size　样本量、样本含量
sampling　抽样
sampling error　抽样误差
sampling research　抽样研究
sampling survey　抽样调查
scatter plot　散点图
self-controls　自身前后对照
semi-logarithmic linear chart　半对数线图
sensitivity　灵敏度
simple linear regression　简单直线回归
simple linear regression model　简单线性回归模型
simple random sampling　单纯随机抽样
simple randomization　简单随机化
simple randomized design　简单随机分组设计
simple regression　简单回归
single blind method　单盲法
single blind trial　单盲试验
size of a test　检验水准
Spearman's rank correlation　Spearman 等级相关
specific death rate　死亡专率
specificity　特异度
sphericity　球形性
square root transformation　平方根变换
square multiple correlation coefficient　决定系数
standard control　标准对照
standard deviation, S　标准差
standard error of estimate　估计的标准误
standard error　标准误
standard normal deviate　标准正态离差
standard normal distribution　标准正态分布
standardized mortality rate　标准化死亡率
standardized mortality ratio, SMR　标准化死亡比
standardized rate　标准化率
statistic　统计量
Statistical Analysis System, SAS　统计分析系统
statistical description　统计描述
statistical graph　统计图
statistical index　统计指标
statistical inference　统计推断
statistical package　统计软件包
Statistical Package for Social Sciences, SPSS　社会科学统计软件包
statistical significance　有统计学意义
statistical table　统计表
statistical test　统计检验
statistics　统计学
strata　层
stratified random sampling　分层随机抽样
stratified randomization　分层随机化
stratified sampling　分层抽样
Student's t-distribution　Student t 分布
study population　研究总体

study subjects　受试对象
sum of square　离均差平方和
survey design　调查设计
survey research　调查研究
synthetic evaluation　综合评价
systematic error　系统误差
systematic sampling　系统抽样

T

t test　t 检验
table of random number　随机数字表
target population　目标总体
t-distribution　t 分布
tendency of dispersion　离散趋势
test-retest reliability　重测信度
The Package for Encyclopaedia of Medical Statistics　《中国医学百科全书·医学统计学》统计软件包
theoretical frequency　理论频数
tie　相持
tolerance　容忍度
total fertility rate, TFR　总和生育率
total person-years of survival　生存总人年数
total variation　总变异
treatment　处理
treatment effect　处理效应
treatment factor　处理因素
triple blind method　三盲法
two-tailed probability　双侧概率
two-way ANOVA　两因素方差分析
type I error　第一类错误，I 型错误
type II error　第二类错误，II 型错误
typical survey　典型调查

U

uncontrolled studies　无对照研究
univariate　单变量
upper limit　上限

V

validity　效度
variable　变量
variable value　变量值
variance　方差
variation　变异
variation between groups　组间变异
variation within groups　组内变异

W

weight　权重
weighting coefficient　权重系数
weighting method　加权法
Wilcoxon rank sum test　Wilcoxon 秩和检验
Wilcoxon signed rand test　Wilcoxon 符号秩和检验

Z

Z test　Z 检验
zero correlation　零相关